开化中草药图鉴

KAIHUA ZHONGCAOYAO TUJIAN

开化县文化和广电旅游体育局
开化县中医学会 编

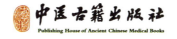

图书在版编目(CIP)数据

开化中草药图鉴/开化县文化和广电旅游体育局，开化县中医学会编. — 北京：中医古籍出版社，2023.6

ISBN 978-7-5152-2618-7

Ⅰ.①开… Ⅱ.①开…②开… Ⅲ.①中草药—开化县—图集 Ⅳ.①R282-64

中国版本图书馆CIP数据核字(2022)第229341号

开化中草药图鉴

责任编辑	张　磊
装帧设计	书道闻香
出版发行	中医古籍出版社
社　　址	北京市东城区东直门内南小街16号（100700）
电　　话	010-64089446（总编室）　010-64002949（发行部）
网　　址	www.zhongyiguji.com.cn
印　　刷	杭州富春印务有限公司
开　　本	889mm×1194mm　　1/16
印　　张	34.75
字　　数	750千字
版　　次	2023年6月第1版　2023年6月第1次印刷
书　　号	ISBN 978-7-5152-2618-7
定　　价	158.00元

《开化中草药图鉴》编委会

总 策 划	方 明	谷 声				
策 划	金树明	吴根良	张国友	曹 蓉	夏增龙	童春华
	朱建平					
主 编	吴国伟	黄红卫				

副 主 编（按姓氏笔画为序）

丁士英　占永良　叶志成　汪晓宏　张晓群　郑丽宏
胡金寿　胡德门　徐 健　程利彬　鲍滨辉

编 委（按姓氏笔画为序）

丁 力　万红建　万卓成　方 超　叶 青　叶为诺
朱久明　刘阳艳　刘志坚　江 涛　江美潮　吾小芬
吴仙花　吴志君　汪建刚　汪瑞峰　张圣洁　张伟群
陆剑锋　郑小萍　郑卫华　郑顺安　郑校平　徐文君
徐建峰　诸葛军　程 芳　程汀燕　程志雄　傅声武
鲁永华　曾骏菲

编写说明

本书根据自然界植物、动物进行分类，收录植物类中草药为主；植物类中草药按低等植物、高等植物进行分类收录，并结合开化当地生态分布按科属进行编录，共收录中草药1000余种，均按正名、别名、来源、采收加工、生长习性、分布及资源、性味归经、功能主治、用法用量、注意事项等编写。其中，"分布及资源"所述之地名，如音坑、村头、马金、长虹、苏庄、芹阳等地，均为开化县所辖乡镇。

前 言

药,是医的作战武器,所以医与药互相依存,密不可分。中华上下五千年来,医药在人民与疾病的斗争中发挥了巨大的作用,保障了整个民族的健康,孕育了博大精深的中草药文化,因此中药草在我国医学史上占据了极其重要的地位。

党的二十大报告提出,推进健康中国建设,把保障人民健康放在优先发展的战略位置,建立生育支持政策体系,实施积极应对人口老龄化国家战略,促进中医药传承创新发展,健全公共卫生体系,加强重大疫情防控救治体系和应急能力建设,有效遏制重大传染性疾病传播。这充分体现了党中央对卫生健康事业和中医药事业的高度重视和亲切关怀。为更好促进开化中药材产业发展,进一步完善1986年编写的《开化县中药资源名录》,由开化县人民政府办公室、县中医药产业服务小组牵头,会同县中医协会、县中药材产业协会、县农业农村局、县林业局、县卫健局、县市场监督局、县文广旅体局联合编撰出版《开化中草药图鉴》,这是开化县以中草药产业发展推进共同富裕的一项新成果,可喜可贺!

"百草聚凝日月光",中草药的生长离不开大自然的滋养。开化有着得天独厚的自然优势,是国家生态县,县域版图的85%为山地,全县森林覆盖率80.8%,生物丰度指数、植被覆盖指数均列全国前10名,被誉为"华东绿肺""中国天然氧吧"。优越的地理环境和气候条件,为中草药的自然生长和培植提供了优良的条件,成为中草药特别钟爱的"风水宝地"。开化可供药用的资源极其丰富,主要种类有1186种,其中植物类1129种,动物类57种。其中珍稀名贵药用植物近百种。至今常年收购的野生药材有40多种,是浙江省野生中药材主要产区之一。优质的生态环境孕育出的各类中草药品种纯良、质味道地。其中,铁皮石斛等中药材的各项检测指标均高于全国平均值。开化的杜仲、白花蛇舌草、菊花、前胡等中药材品质均位列全国优质水平。

"神农尝百草,一日而遇七十毒"。每一味中草药,都有一段动人心魄的故事,一个妙趣横生的传说,一曲意味悠长的神话。这一草、一木、一花、一树,虽然有着神奇的疗效,但都是我们的先祖在与大自然作斗争中用生命换来的。《开化中草药图鉴》既是开化生态文明建设成果的一次集中展示,也是县委、县政府弘扬中华传统文化的一次用心表达。书中共收集了79个科目、1078种中草药，涵盖了县域主要的中草药品种，并分门别类地介绍了历史溯源、生长习性、资源分布、性味归经、功能主治、用法用量、注意事项等，既方便大家更好地识辨各类中草药，又可进一步了解开化的风光地貌，与自然面对面。

当前，健康开化建设工作正处于全省推进卫生健康现代化建设的机遇期，以及在连续获得健康浙江考核优秀县的基础上争创健康浙江建设先进县的挑战期，开化将继续大力推动中药材发展，紧紧围绕"人人有健康、家家有暖医"目标指向，加快推动卫生健康事业质量变革、效率变革和动力变革，努力实现城乡医疗资源更加均衡、县域医疗卫生服务更加优质、人才队伍重点学科建设更加有力，不断提升群众健康获得感和满意度，为奋力打造中国式现代化山区县样板提供更强健康助力。

《开化中草药图鉴》编委会

2022年10月

目 录

植 物 类

水绵科
水绵 003

念球藻科
葛仙米 003

麦角科
蝉花 004

肉座科
竹黄（苦竹花）................................. 004

银耳科
银耳（白木耳）................................. 005

木耳科
木耳（黑木耳）................................. 005

多孔菌科
灵芝 006
茯苓 006

伞菌科
蘑菇 007
雷丸 007

马勃科
脱皮马勃 008

松萝科
松萝 008

地钱科
蛇苔 009
地钱 009

泥炭藓科
泥炭藓 010

石松科
蛇足石松（千层塔）......................... 010
石松（伸筋草）................................. 011
灯笼草 011

柳杉叶马尾杉 012
闽浙马尾杉 012

卷柏科

深绿卷柏 013
江南卷柏（摩来卷柏）................013
小地柏 014
毛枝卷柏 014
卷柏 015
翠云草 015

木贼科

节节草 016

瓶尔小草科

瓶尔小草 016

阴地蕨科

阴地蕨 017
华东阴地蕨 017

紫萁科

紫萁 018

瘤足蕨科

镰叶瘤足蕨 018

海金沙科

海金沙 019

里白科

芒萁 019

碗蕨科

边缘鳞盖蕨 020

姬蕨科

姬蕨 020

鳞始蕨科

乌韭 021

凤尾蕨科

蕨 021
凤尾蕨 022
蜈蚣草 022
刺齿凤尾蕨 023

中国蕨科

毛轴碎米蕨 023
银粉背蕨 024
野鸡尾 024

铁线蕨科

猪鬃草 025
香青 025

裸子蕨科

凤丫草 026

蹄盖蕨科

假蹄盖蕨 026
长江蹄盖蕨 027
华东蹄盖蕨 027

单叶双盖蕨 028
华中介蕨 028

铁角蕨科

万年柏 029
铁杆地柏枝 029
地柏叶 030
铁角凤尾草 030

金星蕨科

鸡雪莲 031
渐尖毛蕨 031
延羽卵果蕨 032

乌毛蕨科

狗脊贯众 032

鳞毛蕨科

斜方复叶耳蕨 033
长尾复叶耳蕨 033
镰羽贯众 034
贯众 034
毛贯众 035
黑色鳞毛蕨 035
黄山鳞毛蕨 036
熊蕨根 036
变异鳞毛蕨 037
对马耳蕨 037
对生耳蕨 038
黑鳞大耳蕨 038

水龙骨科

申姜 039
抱石莲 039
瓦韦 040
粤瓦韦 040
乌苏里瓦韦 041
一皮草 041
大叶骨牌草 042
金鸡脚 042
水龙骨 043
假友水龙骨 043
庐山石韦 044
石韦 044
石蕨 045

书带蕨科

树韭菜 045

苹科

苹 046

槐叶苹科

槐叶苹 046

满江红科

满江红 047

苏铁科

苏铁 047

银杏科

白果 048
银杏叶 048

紫杉科

南方红豆杉 049
榧树 049

罗汉松科

短叶罗汉松 050
竹柏 050

粗榧科

三尖杉 051
粗榧子 051

松科

马尾松（松树） 052
金钱松皮 052

杉科

柳杉 053
杉木 053

柏科

柏树 054
刺柏 054
山刺柏 055
侧柏叶 055
圆柏 056

三白草科

鱼腥草 056
三白草 057

胡椒科

山蒟 057
风藤 058

金粟兰科

及己 058

四块瓦 059
草珊瑚 059

杨柳科

响叶杨 060
垂柳 060
银叶柳 061
旱柳 061

杨梅科

杨梅 062

胡桃科

山核桃 062
核桃 063
枫杨 063
化香树 064

桦木科

亮叶桦 064

壳斗科

板栗 065
茅栗 065
钩栗 066
多穗石柯 066
白栎 067
麻栎 067

榆科

紫弹树 068
朴树 068
刺榆 069
山油麻 069

榔榆 070

桑科

构皮麻 070
谷皮藤 071
构树 071
穿破石 072
柘树 072
天仙果 073
奶浆果 073
无花果 074
琴叶榕 074
薜荔 075
珍珠莲 075
爬藤榕 076
桑 076
鸡桑 077
华桑 077

大麻科

火麻仁 078
葎草 078

荨麻科

苎麻 079
庐山楼梯草 079
糯米团 080
花点草 080
毛花点草 081
赤车 081
透茎冷水花 082
冷水花 082
水石油菜 083

三角叶冷水花 083
石油菜 084
雾水葛 084

铁青树科

脆骨风 085

檀香科

百蕊草 085

桑寄生科

槲寄生 086

马兜铃科

马兜铃 086
大叶马兜铃 087
杜衡 087
细辛 088

蓼科

辣蓼 088
金线草 089
野荞麦 089
荞麦 090
萹蓄 090
虎杖 091
水蓼 091
何首乌 092
尼泊尔蓼 092
荭草 093
杠板归 093
刺蓼 094
支柱蓼 094

丛枝蓼	095
赤胫散	095
皱叶酸模（牛耳大黄）	096
羊蹄	096
酸模	097
土大黄	097

藜科

藜	098
土荆芥	098
菠菜	099

苋科

牛膝	099
土牛膝	100
莲子草	100
空心莲子草	101
刺苋菜	101
苋	102
白苋	102
青葙	103
鸡冠花	103
千日红	104

紫茉莉科

紫茉莉	104

商陆科

商陆	105

番杏科

粟米草	105

马齿苋科

马齿苋	106
土人参	106

石竹科

小无心菜	107
簇生卷耳	107
鹅肠草	108
女娄菜	108
漆姑草	109
蚊子草	109
雀舌草	110
繁缕	110

睡莲科

莲	111
萍蓬草	111

金鱼藻科

金鱼藻	112

连香树科

连香树	112

毛茛科

草乌头	113
秋牡丹	113
打破碗花花	114
女萎	114
大木通	115
威灵仙	115

小木通 116
山木通 116
单叶铁线莲 117
黄连 117
还亮草 118
赤芍药 118
牡丹花 119
猫爪草 119
毛茛 120
天葵 120
大叶马尾连 121

木通科

木通 121
鹰爪枫 122
野木瓜 122
大血藤 123

小檗科

黄疸树 123
山荷叶 124
八角莲 124
淫羊藿 125
十大功劳 125
南天竹 126

马兜铃科

木防己 126

防己科

蝙蝠葛 127
防己 127
白药子 128

千金藤 128
粉防己 129
轮环藤 129

八角科

莽草 130

木兰科

南五味子 130
鹅掌楸 131
黄山木兰 131
厚朴 132
玉兰花 132
木莲 133
乳源木莲 133
小血藤 134

蜡梅科

蜡梅花 134

樟科

樟 135
细叶香桂 135
红叶甘橿 136
山胡椒 136
山橿 137
乌药 137
豹皮樟 138
山苍子叶 138
大叶楠 139
红楠 139
新木姜子 140
紫楠 140

檫树 ……………………………… 141	凹叶景天 ……………………………… 152
	紫花景天 ……………………………… 153

罂粟科

水鳖科

无柄紫堇 ……………………………… 141	马尿花 ………………………………… 153
紫花鱼灯草 …………………………… 142	垂盆草 ………………………………… 154
紫堇 …………………………………… 142	
小花黄堇 ……………………………… 143	

虎耳草科

黄堇 …………………………………… 143	落新妇 ………………………………… 154
延胡索 ………………………………… 144	落新妇根 ……………………………… 155
血水草 ………………………………… 144	草绣球 ………………………………… 155
博落回 ………………………………… 145	大叶金腰 ……………………………… 156
	中华金腰 ……………………………… 156

白花菜科

臭矢菜 ………………………………… 145	宁波溲疏 ……………………………… 157
	绣球花 ………………………………… 157

十字花科

	伞形绣球 ……………………………… 158
芸苔子 ………………………………… 146	矩形叶鼠刺 …………………………… 158
芥菜 …………………………………… 146	扯根菜 ………………………………… 159
卷心菜 ………………………………… 147	绢毛山梅花 …………………………… 159
荠菜 …………………………………… 147	冠盖藤 ………………………………… 160
弹裂碎米荠 …………………………… 148	三升米 ………………………………… 160
碎米荠 ………………………………… 148	虎耳草 ………………………………… 161
北美独行菜 …………………………… 149	钻地风 ………………………………… 161
莱菔子 ………………………………… 149	黄水枝 ………………………………… 162
地骷髅（老根） ……………………… 150	
蔊菜 …………………………………… 150	

海桐科

崖花海桐 ……………………………… 162

茅膏菜科

金缕梅科

光萼茅膏菜 …………………………… 151

	中华蜡瓣花 …………………………… 163

景天科

	金缕梅 ………………………………… 163
瓦松 …………………………………… 151	枫树 …………………………………… 164
光板猫叶草 …………………………… 152	路路通 ………………………………… 164

枫香脂 165
檵木 165

杜仲科

杜仲 166

蔷薇科

仙鹤草 166
贴梗木瓜 167
野山楂 167
湖北山楂 168
山楂 168
蛇莓 169
枇杷叶 169
华东水杨梅 170
棣棠 170
野海棠 171
石楠叶 171
莓叶委陵菜 172
三叶委陵菜 172
蛇含 173
杏 173
无腺樱木 174
梅 174
乌梅 175
桃 175
樱桃 176
李 176
豆梨 177
石斑木 177
硕苞蔷薇 178
月季花 178
小果蔷薇 179

金樱子 179
野蔷薇 180
玫瑰 180
寒莓 181
掌叶覆盆子 181
山莓 182
蓬蘽 182
白叶莓 183
高粱泡 183
太平莓 184
茅莓 184
盾叶莓 185
锈毛莓 185
牛奶莓 186
光叶绣线菊 186
单瓣笑靥花 187
野珠兰 187

豆科

合萌 188
合欢 188
三籽两型豆 189
土圞儿 189
落花生 190
紫云英 190
云实 191
刀豆 191
锦鸡儿 192
短叶决明 192
决明 193
望江南 193
紫荆 194
香槐 194

响铃豆	195
野百合	195
黄檀	196
香港黄檀	196
小槐花	197
小叶三点金	197
山蚂蝗	198
皂荚	198
扁豆	199
大豆	199
野大豆	200
马棘	200
宁波木蓝	201
鸡眼草	201
中华胡枝子	202
截叶胡枝子	202
大叶胡枝子	203
铁鞭草	203
美丽胡枝子	204
铁马鞭	204
香花鸡血藤	205
昆明鸡血藤	205
常春油麻藤	206
毛叶红豆树	206
赤豆	207
绿豆	207
四季豆	208
野葛	208
豌豆	209
鹿藿	209
刺槐	210
槐树	210
苦参	211
野豇豆	211
小巢菜	212
豇豆	212
蚕豆	213
紫藤	213

酢浆草科

| 酢浆草 | 214 |
| 红花酢浆草 | 214 |

牻牛儿苗科

| 野老鹳草 | 215 |

芸香科

臭节草	215
酸橙	216
代代花	216
柚	217
佛手	217
早橘	218
臭辣树	218
吴茱萸	219
青灰叶下珠	219
罗浮	220
茵芋	220
枸橘	221
臭椿	221
樗叶花椒	222
苦木	222
毛竹叶椒	223

楝科

| 苦楝 | 223 |

香椿 224
瓜子金 224

大戟科

交让木 225
铁苋菜 225
山麻杆 226
油桐 226
续随子 227
斑地锦 227
算盘子 228
粗糠柴 228
石岩枫 229
叶下珠 229
蓖麻 230
白乳木 230
乌桕 231
一叶萩 231

黄杨科

匙叶黄杨 232
小叶黄杨 232
黄杨 233
南酸枣 233

漆树科

黄连木 234
盐肤木 234
木蜡树 235
野漆树 235
漆树 236

冬青科

冬青 236

枸骨 237
大叶冬青 237
毛东青 238
铁东青 238

卫矛科

苦皮藤 239
南蛇藤 239
卫矛 240
冬青卫矛 240
丝棉木 241
肉花卫矛 241
扶芳藤 242
大果卫矛 242
垂丝卫矛 243

槭树科

雷公藤 243
秀丽槭 244
茶条槭 244
鸡爪槭 245

省沽油科

野鸦椿 245

七叶树科

七叶树 246

无患子科

全缘叶栾树 246
无患子 247

清风藤科

笔罗子 247

凤仙花科

凤仙花 248
牯岭凤仙花（野凤仙） 248

鼠李科

紫青藤 249
毛勾儿茶 249
枳椇 250
冻绿刺 250
黎辣根 251
鼠李 251
雀梅藤 252
枣 252

葡萄科

蛇葡萄 253
蛇葡萄根皮 253
无莿根 254
九牛薯 254
乌蔹莓 255
五叶壁藤 255
爬山虎 256
吊岩风 256
粉叶地锦 257
三叶青 257
刺葡萄 258
葛藟 258
蘡薁（婴奥） 259
葡萄 259
野葡萄根 260

椴树科

田麻 260
黄麻 261
扁担杆 261
吉利子树 262

锦葵科

蜀葵 262
棉花 263
木芙蓉 263
扶桑 264
木槿（木槿子） 264
木槿叶 265
木槿皮 265
木槿花 266
木槿根 266
地桃花 267

猕猴桃科

猕猴桃 267
水梨藤 268
毛冬瓜 268
黑蕊猕猴桃 269
猫人参 269

梧桐科

梧桐 270

山茶科

连蕊茶 271
油茶 271
山茶花 272
茶 272
柃木 273
木荷 273
厚皮香 274

金丝桃科

红旱莲 274

小对叶草 275

地耳草 275

金丝梅 276

胡堇菜（南山堇菜）.................. 276

元宝草 277

堇菜科

葡伏堇 277

紫花地丁 278

戟叶堇菜、毛堇菜、长萼堇菜

.... 278

大风子科

堇菜 278

柞木 279

旌节花科

中国旌节花 279

紫花堇菜 280

仙人掌科

仙人球 280

仙人掌 281

瑞香科

芫花 281

毛瑞香 282

结香 282

南岭荛花 283

胡颓子科

蔓胡颓子 283

木半夏 284

胡颓子 284

千屈菜科

紫薇 285

圆叶节节菜 285

石榴科

安石榴（石榴）........................ 286

蓝果树科

喜树 286

八角枫科

八角枫 287

长毛八角枫 287

瓜木 288

桃金娘科

赤楠 288

野牡丹科

秀丽野海棠 289

中华野海棠 289

菱科

地菍（地茄）............................ 290

柳叶菜科

金锦香 ... 290
菱 ... 291
柳叶菜 ... 291
心叶谷蓼 ... 292
丁香蓼 ... 292

小二仙草科

小二仙草 ... 293

五加科

五加 ... 293
树三加 ... 294
三加刺 ... 294
鸟不宿 ... 295
红楤木 ... 295
毛叶楤木 ... 296
树参（枫荷梨） ... 296
中华常春藤 ... 297
刺楸 ... 297

伞形科

杭白芷 ... 298
旱芹 ... 298
积雪草 ... 299
芫荽（香菜） ... 299
峨参 ... 300
鸭儿芹 ... 300
野胡萝卜 ... 301
红马蹄草 ... 301
天胡荽 ... 302
水芹 ... 302
紫花前胡 ... 303
白花前胡 ... 303
苦爹菜（羊腥草） ... 304
变豆菜 ... 304
薄片变豆菜 ... 305
直刺变豆菜 ... 305

山茱萸科

四照花 ... 306
狭叶四照花 ... 306
青狭叶 ... 307
台灯树 ... 307
山茱萸 ... 308

山柳科

华东山柳 ... 308

鹿蹄草科

鹿衔草 ... 309

杜鹃花科

毛果南烛 ... 309
马醉木 ... 310
云锦杜鹃 ... 310
麂角杜鹃 ... 311
闹羊花 ... 311
马银花 ... 312
映山红（杜鹃花） ... 312
满山红 ... 313
乌饭树 ... 313
小叶乌饭树（短尾越桔） ... 314

江南越桔(米饭花)..................314

紫金牛科

短茎紫金牛..........................315

朱砂根..............................315

两百金..............................316

紫金牛..............................316

杜茎山..............................317

报春花科

点地梅..............................317

小叶星宿菜..........................318

细梗香草............................318

过路黄..............................319

聚花过路黄..........................319

浙江过路黄..........................320

点腺过路黄..........................320

星宿菜..............................321

珍珠菜..............................321

黑腺珍珠菜..........................322

长梗排草............................322

柿科

柿树................................323

浙江柿、野柿........................323

山矾科

山矾................................323

华山矾..............................324

白檀................................324

四川山矾............................325

安息香科

野茉莉..............................325

栓叶安息香..........................326

木犀科

金钟花..............................326

白腊树..............................327

茉莉花..............................327

女贞................................328

小腊................................328

木犀................................329

马钱科

醉鱼草..............................329

蓬莱葛..............................330

龙胆科

鲤鱼胆(五岭龙胆)..................330

龙胆草..............................331

当药................................331

双蝴蝶(肺形草)....................332

夹竹桃科

夹竹桃..............................332

白花夹竹桃..........................333

络石................................333

石血................................334

萝藦科

飞来鹤(白首乌)....................334

徐长卿(一枝香) 335
柳叶白前 335
娃儿藤 336

旋花科

打碗花(喇叭花) 336
日本打碗花 337
金灯藤 337
菟丝子 338
马蹄金(荷包草) 338
土丁桂 339
蕹菜(空心菜) 339
甘薯(番薯) 340
牵牛(喇叭花) 340
透骨草 341
翼萼藤(飞蛾藤) 341

紫草科

附地菜 342

马鞭草科

紫珠 342
珍珠枫、老鸭糊、红紫珠 342
兰香草 343
臭牡丹 343
大青 344
海州常山(臭梧桐) 344
豆腐柴 345
马鞭草 345
牡荆 346

唇形科

筋骨草(白毛夏枯草) 346

风轮菜 347
多头风轮菜 347
瘦风轮菜 347
光风轮 347
香薷 348
海州香薷 348
活血丹(连线草、铜钱草) 349
益母草 349
白花益母草 350
硬毛地瓜儿苗(泽兰) 350
薄荷 351
华荠苎 351
苏州荠苎 351
小鱼仙草 352
石荠苎(石荠苧) 352
粗齿荠苎 352
牛至 353
紫苏 353
野紫苏、回回苏 353
夏枯草 354
大花夏枯草 354
香茶菜 355
石见穿 355
鼠尾草 356
南丹参(紫丹参、赤丹参) 356
荔枝草 357
红根草 357
并头草(半枝莲) 358
水苏 358
山藿香(血见愁) 359

骨碎补科

草石蚕 359

茄科

辣椒 360
朝天椒、灯笼椒 360
白花曼陀罗（洋金花）..................360
地骨皮 361
烟草 361
苦蘵 362
龙葵（野辣椒）..................362
白英（白毛藤）..................363
茄 363
龙珠 364

玄参科

母草 364
长果母草 364
通泉草 365
弹刀子菜 365
山萝花 366
绵毛鹿茸草（沙氏鹿茸草）..................366
鹿茸草 366
泡桐 367
松蒿（草茵陈）..................367
天目地黄 368
玄参（浙玄参）..................368
阴行草（角茵陈）..................369
腺毛阴行草 369
紫色翼蓼 369
婆婆纳 370
直立婆婆纳 370
蚊母草 371
波斯婆婆纳 371

水苦荬 372
腹水草 372
毛腹水草 373

列当科

野菰 373
中国野菰 374

柴葳科

凌霄花（倒挂金钟）..................374
梓树 375

脂麻科

脂麻（芝麻）..................375

苦苣苔科

旋蒴苣苔 376
浙皖粗筒苣苔 376
苦苣苔 377
半蒴苣苔 377
石吊兰 378

爵床科

白接骨 378
杜根藤 379
水蓑衣 379
九头狮子草 380
爵床 380

车前草科

车前（车前草）..................381
蛤蟆草 381

大车前 ... 382

茜草科

香果树 ... 382
水团花 ... 383
水杨梅 ... 383
风箱树 ... 384
虎刺(绣花针) ... 384
串珠虎刺、大叶虎刺(短刺虎刺) ... 384
猪殃殃 ... 385
四叶葎 ... 385
栀子(山栀、栀黄) ... 386
重瓣栀子 ... 386
黄毛耳草 ... 387
伞房花耳草 ... 387
白花蛇舌草 ... 388
纤花耳草 ... 388
羊角藤 ... 389
大叶白纸扇 ... 389
蛇根草 ... 390
鸡矢藤 ... 390
毛鸡矢藤 ... 390
茜草 ... 391
白马骨(六月雪) ... 391
毛乌口树(乌口树) ... 392
狗骨柴 ... 392
钩藤(双钩藤) ... 393

忍冬科

忍冬(金银花) ... 393
大花忍冬、盾腺忍冬、拟大花忍冬、短柄忍冬 ... 393
蒴藋(陆英) ... 394
接骨木 ... 394
荚迷 ... 394
糯米条荚迷(糯米柴) ... 395
蝴蝶荚迷 ... 395
饭汤子 ... 396

川续断科

续断 ... 396

葫芦科

盒子草 ... 397
冬瓜 ... 397
西瓜 ... 398
甜瓜 ... 398
黄瓜 ... 399
南瓜 ... 399
绞股蓝 ... 400
葫芦 ... 400
丝瓜(天罗) ... 401
铁灯兔耳风 ... 401
马交儿 ... 402
苦瓜 ... 402
南赤瓟 ... 403
王瓜 ... 403
栝楼(瓜蒌、黄栝楼) ... 404

桔梗科

杏叶沙参(沙参、南沙参) ... 404
轮叶沙参 ... 404
土党参 ... 405
羊乳参(山海螺) ... 405
半边莲 ... 406
桔梗 ... 406

兰花参 ………………………………… 407

菊科

下田菊 ………………………………… 407
藿香蓟(胜红蓟) ……………………… 408
杏香兔耳风 …………………………… 408
牛蒡(大力子) ………………………… 409
黄花蒿(青蒿) ………………………… 409
青蒿 …………………………………… 410
六月霜(刘寄奴) ……………………… 410
艾 ……………………………………… 411
茵陈蒿 ………………………………… 411
野蒿(野艾) …………………………… 412
牧蒿 …………………………………… 412
四季菜(白蒿) ………………………… 413
细叶艾 ………………………………… 413
矮蒿 …………………………………… 414
鳢肠(墨旱莲) ………………………… 414
三脉叶马兰 …………………………… 415
白术 …………………………………… 415
鬼针草 ………………………………… 416
三叶鬼针草 …………………………… 416
狼把草 ………………………………… 417
台湾艾纳香 …………………………… 417
天名精 ………………………………… 418
烟管头草 ……………………………… 418
金挖耳 ………………………………… 419
球子草 ………………………………… 419
小蓟 …………………………………… 420
大蓟 …………………………………… 420
线叶蓟 ………………………………… 421
小飞蓬 ………………………………… 421
野菊花 ………………………………… 422
菊花 …………………………………… 422
东风菜 ………………………………… 423
一点红 ………………………………… 423
一年蓬(长毛草) ……………………… 424
泽兰 …………………………………… 424
上海佩兰 ……………………………… 425
白鼓钉 ………………………………… 425
鼠曲草 ………………………………… 426
多茎鼠曲草 …………………………… 426
秋鼠曲草 ……………………………… 426
白背鼠曲草(天青地白) ……………… 427
菊叶三七 ……………………………… 427
向日葵 ………………………………… 428
菊芋(洋生姜) ………………………… 428
泥胡菜 ………………………………… 429
旋覆花 ………………………………… 429
窄叶旋覆花 …………………………… 429
苦荬菜 ………………………………… 430
多头苦荬 ……………………………… 430
马兰(马兰头、鸡儿肠) ……………… 431
丁萝卜 ………………………………… 431
山莴苣 ………………………………… 432
六棱菊 ………………………………… 432
稻槎菜 ………………………………… 433
大丁草 ………………………………… 433
蜂斗菜 ………………………………… 434
风毛菊 ………………………………… 434
狗舌草 ………………………………… 435
蒲儿根 ………………………………… 435
千里光 ………………………………… 436
豨莶 …………………………………… 436
毛梗豨莶 ……………………………… 437
一枝黄花 ……………………………… 437

苦苣菜 438	稻 450
兔儿伞 438	狼尾草 451
臭山牛蒡 439	
万寿菊 439	**石竹科**
蒲公英 440	石竹 451
苍耳 440	刚竹 452
百日菊 441	

眼子菜科

乔本科

眼子菜 441

毛竹 452
苦竹 453
金丝草 453
甘蔗 454
粟 454
皱叶狗尾草 455
棕叶狗尾草 455
狗尾草（狗尾巴草）............ 456
大狗尾草 456
金色狗尾草 456
蜀黍（高粱）............ 456
黄背草 457
小麦 457
玉蜀黍（玉米）............ 458
菰（茭白）............ 458

泽泻科

长瓣慈姑 442
矮慈姑 442

禾本科

看麦娘 442
茵草 443
芦竹（芦竹根）............ 443
野燕麦（鸟麦）............ 444
毛臂形草 444
薏苡仁 445
狗牙根 445
光头稗子 446
牛筋草 446
无毛画眉草 447
大麦 447
白茅 448
阔叶箬竹（竹箬）............ 448
假稻 449
淡竹叶（竹叶麦冬）............ 449
芒 450

莎草科

异型莎草 459
三方草（碎米莎草）............ 459
莎草（香附子）............ 460
荸荠 460
牛毛毡（地毛）............ 461
日照飘拂草 461
水蜈蚣 462

砖子苗 462
萤蔺 463

灯心草科

龙须草 463

棕榈科

棕榈(棕树) 464

天南星科

菖蒲(水菖蒲) 464
石菖蒲(九节菖蒲) 465
华东魔芋 465
异叶天南星 466
天南星 466
细齿灯台莲 466
粗齿灯台莲 466
芋(芋头) 467
滴水珠(独龙珠) 467
半夏 468
大藻(大浮萍) 468

浮萍科

紫萍 469
浮萍 469

谷精草科

谷精草 469
白药谷精草 469

鸭跖草科

鸭跖草 470
裸花水竹叶 470

水竹叶 471
杜若 471
吊竹梅 472

雨久花科

鸭舌草 472

灯心草科

野灯心草 473
地杨梅 473

百部科

百部 474

百合科

肺筋草 474
葱 475
山蒜(野白头、薤白) 475
薤(荞头) 476
大蒜 476
韭(韭菜) 477
天门冬 477
宝铎草 478
金针菜(黄花萱草) 478
萱草 479
紫萼 479
白花百合 480
卷丹 480
麦冬 481
阔叶土麦冬 481
多花黄精(野生姜) 482
长梗黄精 482
玉竹 482

吉祥草 483
万年青（白重楼）................................ 483
绵枣儿 484
菝葜 484
小菝葜 484
粉菝葜 484
光菝葜（土茯苓、硬饭）.................... 485
牛尾菜（千层塔）................................ 485
白背牛尾菜 485
油点草 486
凤尾兰（剑麻）.................................... 486

黑药花科

华重楼（七叶一枝花）........................ 487
狭叶重楼 487

石蒜科

石蒜 487
水仙 488

薯蓣科

黄独 488

天门冬科

文竹 489
荞麦叶贝母 489
薯莨（红孩儿）.................................... 490
粉草薢 490
纤细薯蓣 490
山草薢 491
绵草薢（山畚箕）................................ 491
薯蓣（山药）.. 492
野山药 492

鸢尾科

射干 492
蝴蝶花 493
马蔺 493

芭蕉科

芭蕉 494
大花美人蕉 494

姜科

山姜 495
蘘荷 495
姜（生姜）.. 496

兰科

无柱兰（独叶一枝花）........................ 496
广东石豆兰 497
白及 497
广东石豆兰 498
钩距虾脊兰 498
反瓣虾脊兰 498
春兰 499
铜皮石斛 499
天麻（明天麻）.................................... 500
斑叶兰 500
鹅毛玉凤兰 501
大唇羊耳兰 501
小舌唇兰 502
独蒜兰 502
盘龙参 503
小花蜻蜓兰 503

动物类

水蛭科
宽体蚂蟥 507

田螺科
方环棱螺 507

蜈蚣科
蜈蚣 508

金龟子科
粪食金龟子 508

芫青科
南方大斑蝥 509

蚕蛾科
家蚕 509

蜜蜂科
中华蜜蜂 510

鳖蠊科
中华地鳖 510

鲤科
鲢鱼 511
鲫鱼 511
草鱼 512

鳅科
泥鳅 512

合鳃科
黄鳝 513

蟾蜍科
黑眶蟾蜍 513

蛙科
棘胸蛙 514

龟科
乌龟 514

鳖科
鳖 515

壁虎科
多疣壁虎 515
无疣壁虎 515

游蛇科
乌蛇（乌梢蛇） 516

水蛇 516

蝰科

蕲蛇（齐蛇、五步蛇） 517
竹叶青 517

鸭科

家鹅 518
鸭 518

雉科

乌骨鸡（家鸡） 519
家鸡 519
雉（山鸡） 520

鸠鸽科

鸽 520

椋鸟科

八哥 521

鸦科

乌鸦 521

文鸟科

雀 522

蝙蝠科

蝙蝠 522

松鼠科

赤腹松鼠 523

兔科

华南兔 523

犬科

狗 524

猪科

野猪 524
家猪 525

牛科

水牛 525
黄牛 526

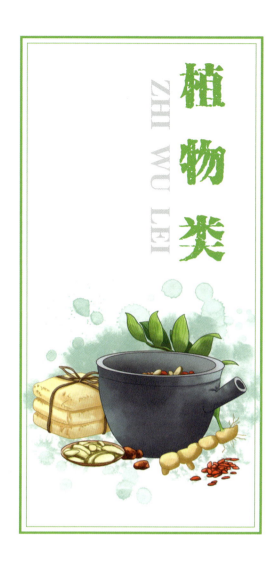

植物类
ZHI WU LEI

水绵科

水 绵

【别名】脆水绵。

【来源】藻类绿藻门水绵，以叶状体入药。

【生长习性】生于水稻田、水沟、池塘、藕田及水渠中，四季均可生长；生于河流靠岸的地方，夏季较多。

【分布及资源】全县广布，量较多。

【性味归经】甘，平，无毒。归心经。

【功能主治】清热解毒。主治丹毒，赤游，漆疮，烫火伤。

【用法用量】外用捣烂敷患处。

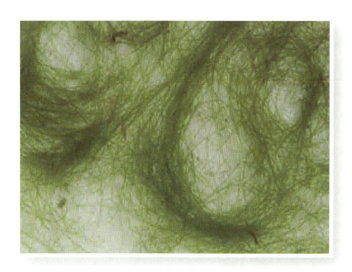

念球藻科

葛仙米

【别名】地软、地木耳、地耳。

【来源】藻类蓝藻纲念珠藻科念珠藻属植物念珠藻，以全植物入药。

【采收加工】夏秋雨后采收，洗净，去杂质，鲜用或晒干。可食。

【生长习性】附生于水中的沙石间或阴湿的泥土上。

【分布及资源】村头、池淮等地，量少。

【性味归经】淡，寒。归肝经。

【功能主治】清热收敛，益气明目。主治夜盲症。外用治烧烫伤。

【用法用量】30～60g，煎服。外用适量，研粉调敷患处。

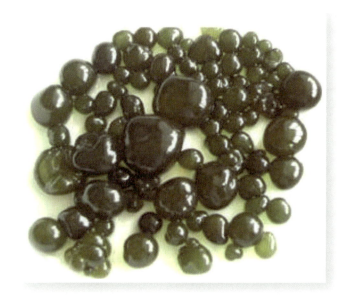

麦角科

蝉 花

【别名】蝉蛹草、蛹茸、蝉茸菌、虫花。

【来源】麦角菌科真菌大蝉草的分生孢子阶段即蝉棒束孢菌及其寄主山蝉幼虫的干燥体。

【采收加工】6—8月间，自土中挖出，去掉泥土，晒干。

【生长习性】常见于毛竹产区。

【分布及资源】全县各地，量极少。

【性味归经】甘，寒，无毒。归肺、肝经。

【功能主治】疏散风热，透疹，息风止痉，明目退翳。主治惊痫，心悸，小儿夜啼，久翳不退，疟疾。

【用法用量】3~9g，煎服。

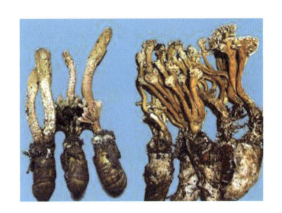

肉座科

竹黄（苦竹花）

【别名】淡竹黄、竹三七、血三七、竹参、天竹花、淡竹花、竹花、竺黄、赤团子、淡菊花。

【来源】真菌类子囊菌纲肉座菌科竹黄属真菌竹黄，以子座入药。

【采收加工】全年可采，晒干。

【生长习性】生于箣竹属、刚竹属的竹竿上，多生长在将衰败或已衰败的竹林中。

【分布及资源】音坑、村头等地，量少。

【性味归经】淡，辛，平。归肺、肝经。

【功能主治】化痰止咳，祛风除湿，活血止痛。主治咳嗽痰多，百日咳，小儿惊风，风湿痹痛，四肢麻木，白带过多，胃痛，牙痛，跌打损伤。

【用法用量】6~15g，煎服或浸酒。外用适量，酒浸敷。

【注意事项】孕妇禁用。服药期间忌食萝卜、酸辣。

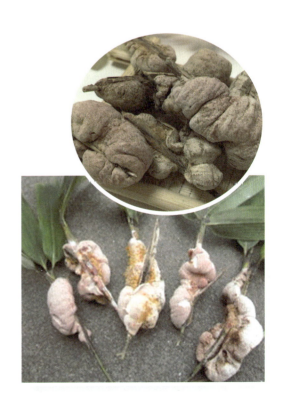

银耳科

银耳（白木耳）

【别名】白木耳、雪耳、白耳子、银耳子。

【来源】真菌类银耳科银耳属植物银耳，以子实体入药。

【采收加工】春秋采收，用老斑竹浸猪油制成竹刀采割，将鲜品以清水洗净后，晒干即成。

【生长习性】夏秋季生于阔叶树腐木上。

【分布及资源】边缘山区，野生量极少，多人工栽培。

【性味归经】甘、淡，平。归肺、胃、肾经。

【功能主治】补肺益气，养阴润燥。主治病后体虚，肺虚久咳，痰中带血，崩漏，大便秘结，高血压病，血管硬化。

【用法用量】煮或蒸熟食，或研末服。

【注意事项】风寒咳嗽，湿痰咳嗽、痰多和外感口干者忌用。

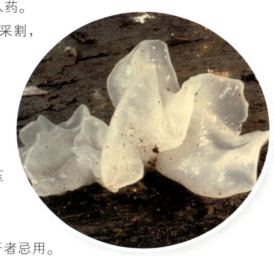

木耳科

木耳（黑木耳）

【别名】木檽、黑木耳。

【来源】真菌类担子菌纲木耳科木耳属植物木耳，以子实体入药。

【采收加工】夏秋采收，晒干。

【生长习性】寄生于阴湿、腐朽的树干上，生长于栎、杨、榕、槐等120多种阔叶树的腐木上，单生或群生。

【分布及资源】中山地带有少量野生，齐溪、林山、华埠等地有栽培。

【性味归经】甘，平。归胃、大肠经。

【功能主治】益气，凉血，止血。主治咯血，吐血，衄血，肠风，血痢，崩漏，痔血，产后血虚，便秘，腰酸，痹痛，高血压病。

【用法用量】9～30g，煎服。止血炒用。

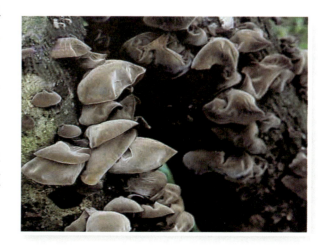

多孔菌科

灵 芝

【别名】赤芝、红芝、丹芝、瑞草、木灵芝、菌灵芝、万年蕈、灵芝草。

【来源】多孔菌科真菌赤芝或紫芝的干燥子实体。

【采收加工】全年采收，除去杂质，剪除附有朽木、泥沙或培养基质的下端菌柄，阴干或在40～50℃烘干。

【生长习性】生于湿度高且光线昏暗的山林中，主要生长在腐树或是其他树木的根部。

【分布及资源】全县各地，量少。

【性味归经】甘，平。归心、肺、肝、肾经。

【功能主治】补气安神，止咳平喘。主治眩晕不眠，心悸气短，虚劳咳喘。

【用法用量】6～12g，煎服。

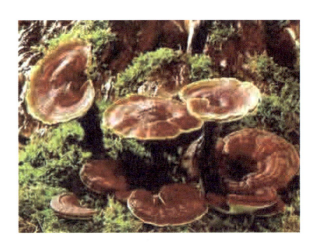

茯 苓

【别名】茯苓个、茯苓皮、茯苓块、赤茯苓、白茯苓。

【来源】多孔菌科真菌茯苓的干燥菌核。

【采收加工】多于7—9月采挖，挖出后除去泥沙，堆置"发汗"后，摊开晾至表面干燥，再"发汗"，反复数次至现皱纹、内部水分大部散失后，阴干，称为"茯苓个"；或将鲜茯苓按不同部位切制，阴干，分别称为"茯苓皮"及"茯苓块"。

【生长习性】寄生于松科植物赤松或马尾松等树根上。偶见于其他针叶树及阔叶树的根部，其土质为砂质适宜。

【分布及资源】山区有零星野生，苏庄、杨林等地有栽培，量较多。

【性味归经】甘、淡，平。归心、肺、脾、肾经。

【功能主治】利水渗湿，健脾宁心。主治水肿尿少，痰饮眩悸，脾虚食少，便溏泄泻，心神不安，惊悸失眠。

【用法用量】9～15g，煎服。

【注意事项】阴虚火旺者忌服。

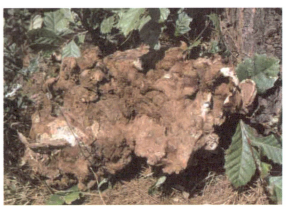

伞菌科

蘑 菇

【别名】双孢蘑菇、洋蘑菇、洋蕈、洋菌、洋茸、西洋草菇。

【来源】真菌类担子菌纲伞菌目伞菌科蘑菇，以子实体入药。

【采收加工】多在秋、冬、春季栽培，成长后采集，除净杂质，晒干或烘干。

【生长习性】生在森林、草原、山丘和平原。

【分布及资源】芹阳、华埠等地，量较多。

【性味归经】甘，微寒、凉。归肝、胃经。

【功能主治】消食，清神，平肝阳。主治消化不良，高血压。

【用法用量】每日鲜品240g，炒、煮食均可。治高血压：每天鲜品300g，分2次食用。

【注意事项】对蘑菇过敏的人要忌食，便泄者慎食。

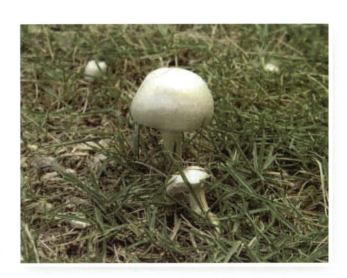

雷 丸

【别名】竹苓、雷实、竹铃芝。

【来源】白蘑科真菌雷丸的干燥菌核。

【采收加工】秋季采挖，洗净，晒干。

【生长习性】多寄生于病竹根部。

【分布及资源】桐村、杨林及长虹各乡镇有分布，量少。

【性味归经】微苦，寒。归胃、大肠经。

【功能主治】杀虫消积。主治绦虫、钩虫、蛔虫病，虫积腹痛，小儿疳积。

【用法用量】15～21g，不宜入煎剂，一般研粉服。一次5～7g，饭后用温开水调服，一日3次，连服3天。

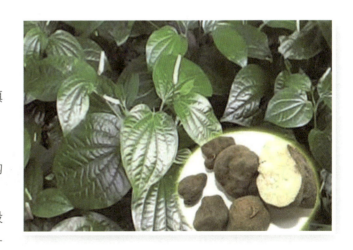

马勃科

脱皮马勃

【别名】灰包、马粪包。

【来源】灰包科脱皮马勃属植物脱皮马勃、马勃属植物大马勃和紫色马勃的近成熟子实体。

【采收加工】秋季子实体刚成熟时采集，去净泥沙，晒干。

【生长习性】生于山地腐殖质丰富之处。

【分布及资源】低山、丘陵有分布，量稀。

【性味归经】辛，平。归肺经。

【功能主治】清热，利咽，止血。主治咽喉炎，扁桃体炎。外用治外伤出血，痔疮出血，冻疮。

【用法用量】3～6g，煎服。外用适量，敷患处。

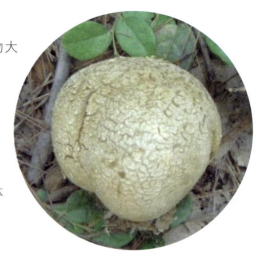

松萝科

松 萝

【别名】树挂、云雾草、海风藤、金线草、老君须。

【来源】松萝科松萝属植物节松萝（女萝、接筋草）或长松萝（蜈蚣松萝、天蓬草），以地衣体（叶状体）入药。

【采收加工】全年可采，去杂质，晒干备用。

【生长习性】生于深山的老树枝干或高山岩石上，成悬垂条丝状。

【分布及资源】西部及东北部山区，量少。

【性味归经】甘、苦，平。归心、肾、肺经。

【功能主治】清热解毒，止咳化痰。主治肺结核（多用松萝酸的钠盐），慢性支气管炎。外用治创伤感染，术后刀口感染，化脓性中耳炎，疮疖，淋巴结结核，乳腺炎，烧伤，阴道滴虫。

【用法用量】3～9g，煎服。外用适量，研末外敷或煎水洗患处。

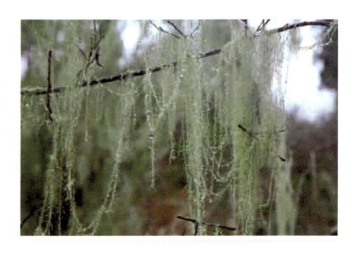

地钱科

蛇苔

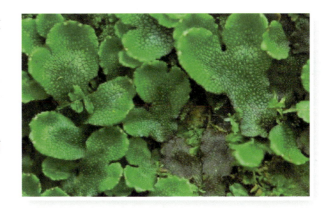

【来源】苔藓植物门苔纲的一种植物，全草入药。

【生长习性】多生于溪边林下湿碎石和土上。

【分布及资源】全县山区，量少。

【性味归经】辛、微甘，寒。归心经。

【功能主治】清热解毒，消肿止痛。主治痈肿、蛇咬伤，无名肿毒、烫伤、刀伤、骨折。

【用法用量】外用适量。

地钱

【别名】巴骨龙、脓痂草、米海苔、地梭罗、龙眼草。

【来源】苔藓类地钱科地钱属植物地钱的叶状体。

【采收加工】夏秋采收，洗净，鲜用或晒干。

【生长习性】多生于阴湿的土坡、墙隅或水边的土表或石表。

【分布及资源】全县广布，量较多。

【性味归经】淡，凉。归肝、胃经。

【功能主治】清热利湿，解毒敛疮。主治湿热黄疸，疮痈肿毒，毒蛇咬伤，水火烫伤，骨折，刀伤。

【用法用量】内服：5～15g，煎汤或入丸、散。外用适量，捣敷或研末调敷。

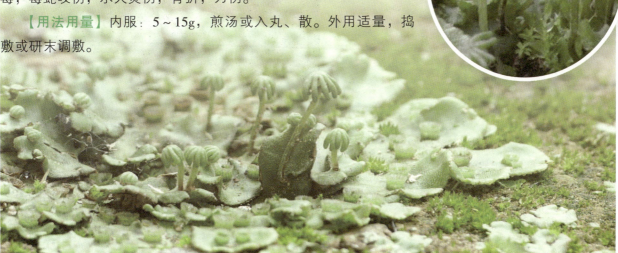

泥炭藓科

泥炭藓

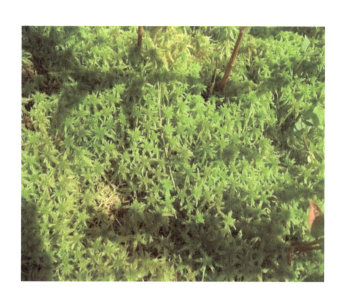

【别名】大泥炭藓、水藓、水苔、地毛衣。
【来源】泥炭藓科植物泥炭藓的植物体。
【采收加工】四季均可采收，洗净，鲜用或晒干。
【生长习性】生于水湿环境及沼泽地带。四季均生长，适于高山带的湿冷环境。
【分布及资源】华埠、杨林等地，量少。
【性味归经】淡、甘，凉。归肝经。
【功能主治】清热明目，止痒。主治云翳，皮肤病，虫叮咬瘙痒。
【用法用量】9～12g，煎服。外用适量，捣敷。

石松科

蛇足石松（千层塔）

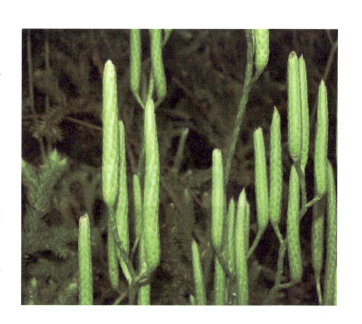

【别名】蛇足草、虱子草、矮松。
【来源】石松科植物蛇足石松的全草。
【生长习性】生于林荫下湿地或沟谷石上。
【分布及资源】全县各地，量较多。
【性味归经】辛、甘，平，有小毒。归肺、大肠、肝、肾经。
【功能主治】散瘀止痛，解毒，生肌。
【用法用量】3～9g，煎服。外用，全草煎膏涂。
【注意事项】内服过量，可致中毒，出现头昏、恶心、呕吐等症。孕妇忌服。

石松（伸筋草）

【别名】狮子草、牛尾菜、大顺筋藤、大伸筋、百部伸筋、水摇竹、龙须草、牛尾伸筋、牛尾节、牛尾卷、水球花、大叶伸筋、宽筋草、牛尾蕨、伸筋灵。

【来源】石松科植物石松的干燥全草。

【采收加工】夏、秋二季茎叶茂盛时采收，除去杂质，晒干。

【生长习性】生于山坡、林缘或林内，附生于悬崖绝壁或生有苔藓植物的老树桠间。

【分布及资源】全县有零星分布，量少。

【性味归经】微苦、辛，温。归肝、脾、肾经。

【功能主治】祛风除湿，舒筋活络。主治关节酸痛，屈伸不利。

【用法用量】3～12g，煎服。

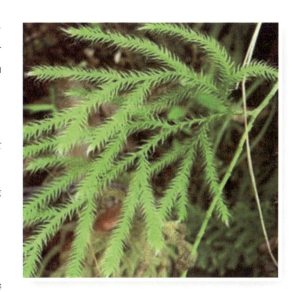

灯笼草

【别名】灯笼果、打额泡、地灯笼、天泡果、打扑草、苦灯笼草、炮仔草、母炮草。

【来源】茄科灯笼草，以全草入药。

【采收加工】夏、秋季采收，洗净，鲜用或晒干。

【生长习性】生于山坡、路边、林下、灌丛中。

【分布及资源】全县有零星分布，量少。

【性味归经】苦，凉。归肺经。

【功能主治】清热解毒，消炎利水。主治感冒发热，腮腺炎，支气管炎，急性肾盂肾炎，睾丸炎，疱疹，疥疮，疝气痛。

【用法用量】15～30g，煎服。

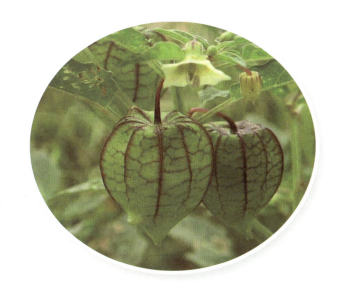

柳杉叶马尾杉

【来源】石杉科马尾杉属植物，以全草入药。

【生长习性】附生于海拔400~800m的林下树干或岩石上，有时土生。

【分布及资源】西部山区（古田山），量少。

【性味归经】辛，温。归肺经。

【功能主治】活络祛瘀，透疹解毒。主治跌打损伤，无名肿毒，麻疹不透。

【用法用量】10~15g，煎服。外用适量，捣敷。

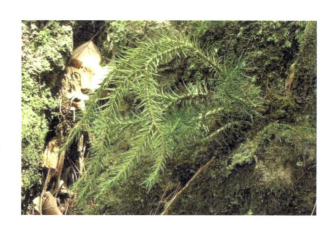

闽浙马尾杉

【别名】青丝龙、阳痧草、阴痧草、晒不死、地松杉。

【来源】石杉科植物闽浙马尾杉的全草。

【生长习性】附生于海拔700~1600m的林下石壁、树干，或土生。

【分布及资源】西部山区（古田山），量少。

【性味归经】苦，寒。归肺、大肠经。

【功能主治】清热燥湿、退热消炎。主治泄泻，头痛，高热，咳嗽。

【用法用量】9~12g，煎服。

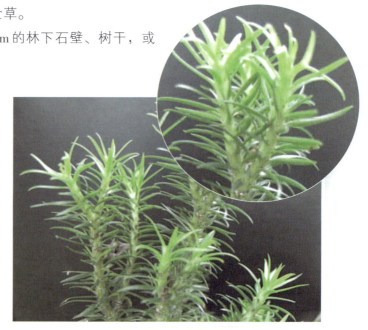

卷柏科

深绿卷柏

【别名】地侧柏、梭罗草、山扁柏。

【来源】卷柏科植物深绿卷柏的全草。

【采收加工】四季可采，洗净晒干。

【生长习性】林下土生，海拔200~1350m。

【分布及资源】全县山区，量少。

【性味归经】甘，凉。归肝、心经。

【功能主治】清热解毒，抗癌，止血。主治癌症，肺炎，急性扁桃体炎，眼结膜炎，乳腺炎。

【用法用量】9~30g或鲜品15~60g，煎服。

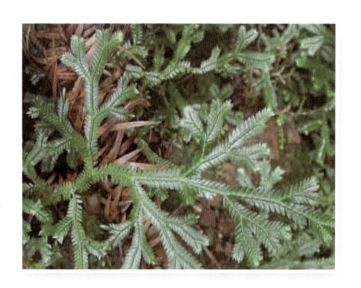

江南卷柏（摩来卷柏）

【别名】石柏、岩柏草、黄疸卷柏。

【来源】卷柏科植物江南卷柏的全草。

【采收加工】夏、秋季采收全草。

【生长习性】生于林下或溪边。

【分布及资源】全县各地，量少。

【性味归经】甘，平。归肾、肝经。

【功能主治】清热利尿，活血消肿。主治急性传染性肝炎，胸胁腰部挫伤，全身浮肿，血小板减少。

【用法用量】6~15g，煎服。

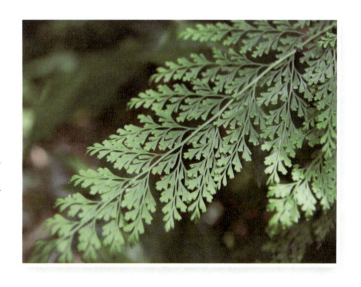

小地柏

【别名】伏地卷柏。

【来源】卷柏科小地柏，以全草入药。

【生长习性】生于山坡林下阴湿地、溪边岩石上、或路旁阴湿地，海拔710～2600m。

【分布及资源】全县各地，量少。

【性味归经】微苦，凉。归肺、大肠经。

【功能主治】止咳平喘，止血，清热解毒。主治咳嗽气喘，吐血，痔血，外伤出血，淋证，烫火伤。

【用法用量】9～15g，煎服。外用适量。

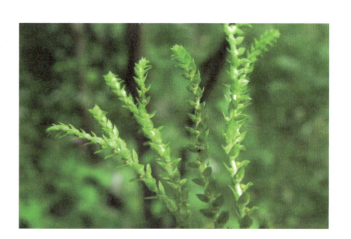

毛枝卷柏

【别名】拨云丹、岩白草、土柏子。

【来源】卷柏科植物毛枝卷柏的全草。

【采收加工】全年均可采收，洗净，晒干或鲜用。

【生长习性】生在山坡草地或林边。

【分布及资源】全县各地，量少。

【性味归经】辛、微甘，平。归肺、肝、心经。

【功能主治】清热利湿、止咳。主治黄疸、痢疾、肺热咳嗽、烫火伤。

【用法用量】15～30g，煎服。外用适量，捣敷。

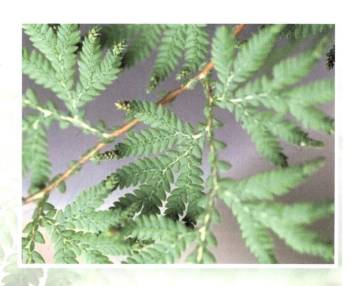

卷柏

【别名】豹足、求股、神投时、交时、石莲花、回阳草、不死草、长生不死草、万年松、长生草、石花、还魂草、九死还魂草、见水还阳草、佛手草、万年青、老虎爪、山拳柏、打不死、铁拳头、岩松、卷柏叶、卷柏炭、万岁、一把抓、大还魂草、回生草、含生草、地面草。

【来源】卷柏科植物卷柏的全草。

【采收加工】全年均可采收，去根洗净，晒干。

【生长习性】生于向阳山坡或岩石缝内。

【分布及资源】全县山区，量少。

【性味归经】辛，平，无毒。归肝、心经。

【功能主治】活血通经。主治经闭，癥瘕，跌打损伤，腹痛，哮喘，吐血，便血，尿血，衄血。

【用法用量】4.5~10g，煎服。外用适量，研末敷。

【注意事项】孕妇禁服。

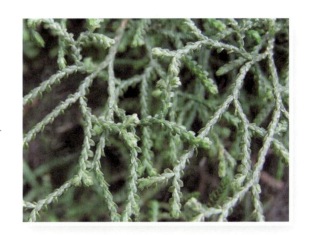

翠云草

【别名】剑柏、蓝地柏、地柏叶、伸脚草、绿绒草、烂皮蛇。

【来源】卷柏科卷柏属植物翠云草，以全草入药。

【采收加工】全年可采，鲜用或晒干。

【生长习性】生于海拔40~1000m的山谷林下，多腐殖质土壤或溪边阴湿杂草中，以及岩洞内，湿石上或石缝中。喜温暖湿润的半阴环境。

【分布及资源】全县低山丘陵，量少。

【性味归经】甘、淡，凉。归肝、肺、肾经。

【功能主治】清热利湿，止血，止咳。主治急性黄疸型传染性肝炎，胆囊炎，肠炎，痢疾，肾炎水肿，泌尿系感染，风湿关节痛，肺结核咯血。外用治疖肿，烧烫伤，外伤出血，跌打损伤。

【用法用量】15~30g，煎服。外用鲜全草捣烂敷，或全草晒干研粉外敷患处。

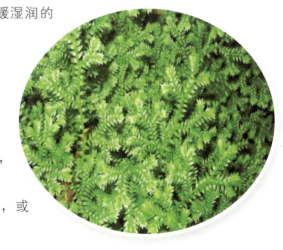

木贼科

节节草

【别名】笔头菜、接续草。
【来源】木贼科植物节节草的全草。
【采收加工】四季可采，割取地上全草，洗净，晒干。
【生长习性】喜近水，生于路边，山坡草丛，溪边沼泽旁。
【分布及资源】全县广布，量较多。
【性味归经】苦，凉。归肺、胃、肝经。
【功能主治】利尿，止血，止咳，明目。主治尿路感染，小便涩痛，水肿，吐血，衄血，便血，痔血，月经过多，慢性气管炎，目赤生翳。
【用法用量】6～9g，煎服。

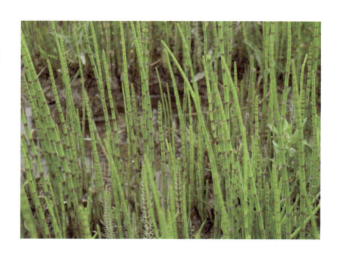

瓶尔小草科

瓶尔小草

【别名】一支箭、一支枪、独叶一支箭、单枪一支箭、一矛一盾、矛盾草、蛇须草。
【来源】瓶尔小草科植物瓶尔小草或有梗瓶尔小草，以全草入药。
【采收加工】夏、秋采收，洗净晒干，或鲜用。
【生长习性】生于林下和山坡阴凉稍潮湿的土中，怕高温。
【分布及资源】杨林有分布，量少。
【性味归经】微甘、酸，凉。归肺、胃经。
【功能主治】清热解毒，消肿止痛。主治小儿肺炎，脘腹胀痛，毒蛇咬伤，疔疮肿毒。外用治急性结膜炎，角膜薄翳，眼睑缘炎。
【用法用量】9～15g，煎服。外用适量捣烂敷患处。

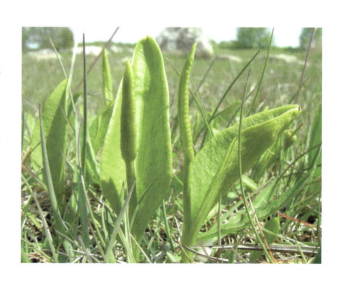

阴地蕨科

阴地蕨

【别名】一朵云、花蕨、独立金鸡、独脚蒿、冬草、郎萁细辛、背蛇生、破天云、散血叶、小春花、蛇不见、吊竹良枝、良枝草、独脚金鸡、丹桂移星草。

【来源】阴地蕨科植物阴地蕨的带根全草。

【采收加工】冬季或春季采收，连根挖取，洗净晒干。

【生长习性】生于山区的草坡灌丛阴湿处。

【分布及资源】白石尖、大龙山等地，量极少。

【性味归经】甘，苦，凉，微寒。归肺、肝经。

【功能主治】清热解毒，平肝熄风，止咳，止血，明目去翳。主治小儿高热惊搐，肺热咳嗽，咳血，百日咳，癫狂，痫疾，疮疡肿毒，瘰疬，毒蛇咬伤，目赤火眼，目生翳障。

【用法用量】6～12g，鲜品15～30g，煎服。外用适量，捣烂敷。

【注意事项】虚寒、体弱及腹泻者禁服。

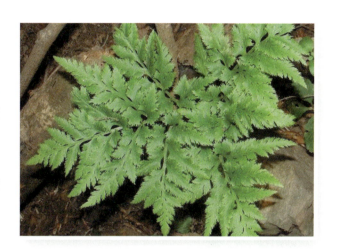

华东阴地蕨

【来源】阴地蕨科植物华东阴地蕨的全草或根茎。

【采收加工】全草夏、秋季采收，洗净，晒干或鲜用。根茎秋季采挖，洗净，去须根与叶柄，晒干。

【生长习性】生于山地阔叶林下阴湿地溪边。

【分布及资源】白石尖、大龙山等地，量极少。

【性味归经】甘，苦，微寒。归肝、肺经。

【功能主治】清肝明目，化痰消肿。主治目赤肿痛，小儿高热抽搐，咳嗽，吐血，瘰疬，痈疮。

【用法用量】9～15g，煎服。外用适量，捣敷。

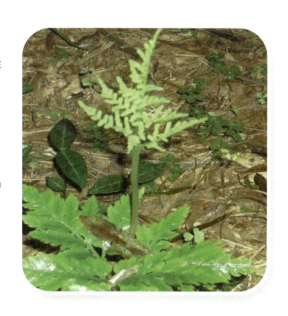

紫萁科

紫萁

【别名】紫萁贯众、高脚贯众、老虎台、老虎牙、水骨菜、黑背龙、见血长。

【来源】紫萁科紫萁属植物紫萁的根状茎和幼叶上的细毛（老虎台衣）。

【采收加工】春秋采根状茎，洗净晒干；绵毛（老虎台衣）在幼叶初出时采集。

【生长习性】多生于山地林缘、坡地草丛中，为酸性土指示植物。

【分布及资源】全县各地，量多。

【性味归经】苦，微寒。归肝经。

【功能主治】清热解毒，止血。主治痢疾，崩漏，白带。幼叶上的绵毛，外用治创伤出血。

【用法用量】9～30g，煎服。绵毛外用适量，研粉敷患处。

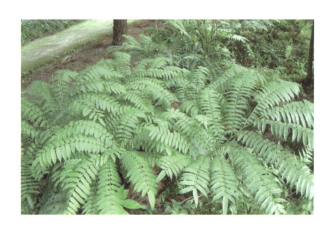

瘤足蕨科

镰叶瘤足蕨

【别名】高山瘤足蕨、小贯众、斗鸡草。

【来源】瘤足蕨科植物镰叶瘤足蕨的全草或根茎。

【采收加工】夏、秋季采收，洗净，晒干或鲜用。

【生长习性】生于海拔100～1800m的常绿阔叶林或针叶林下及溪边。

【分布及资源】全县各地，量较少。

【性味归经】辛，凉。归膀胱、肺、肝经。

【功能主治】发表清热，祛风止痒，透疹。主治流行性感冒，麻疹，皮肤瘙痒，血崩，扭伤。

【用法用量】9～15g，煎服；或研末。外用适量，鲜品捣敷，或烧灰研末调敷。

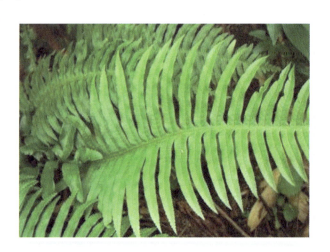

海金沙科

海金沙

【别名】金沙藤、左转藤、蛤蟆藤、罗网藤、铁线藤、吐丝草、鼎擦藤、猛古藤、左转藤灰、海金砂。

【来源】海金沙科植物海金沙的干燥成熟孢子。

【采收加工】秋季孢子未脱落时采割藤叶，晒干，搓揉或打下孢子，除去藤叶。

【生长习性】一般生长于阴湿的山坡或路边的灌木丛中。

【分布及资源】全县广布，量较多。

【性味归经】甘、咸，寒。归膀胱、小肠经。

【功能主治】清利湿热，通淋止痛。主治热淋，石淋，血淋，膏淋，尿道涩痛。

【用法用量】6~15g，包煎。

【注意事项】肾阴亏虚者慎用。

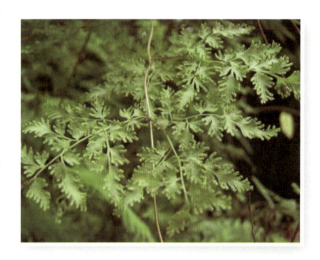

里白科

芒萁

【别名】蕨萁、芒萁骨、路萁、狼萁、小黑白。

【来源】蕨类里白科芒萁属植物芒萁以全草或根状茎入药。

【采收加工】四季可采，鲜用或晒干。

【生长习性】生于林下或山坡酸性土上。

【分布及资源】全县各地，量多。

【性味归经】苦，涩，平。归肝、膀胱经。

【功能主治】清热利尿，化瘀，止血。主治鼻衄，肺热咳血，尿道炎，膀胱炎，小便不利，水肿，月经过多，血崩，白带。外用治创伤出血，跌打损伤，蜈蚣咬伤。

【用法用量】根状茎或茎心15~30g，全草30~60g，煎服。外用全草（或根状茎或茎心）捣烂敷，或晒干研粉敷患处。

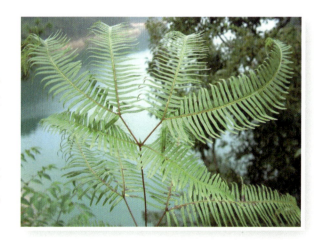

碗蕨科

边缘鳞盖蕨

【别名】边缘鳞蕨、小叶山鸡尾巴、黑鸡婆、冷蕨萁。
【来源】碗蕨科植物边缘鳞盖蕨的嫩叶。
【采收加工】夏、秋采收，洗净，鲜用或晒干。
【生长习性】生于海拔 300～1800m 的常绿阔叶林灌丛中、竹林下或山沟阴湿处。
【分布及资源】全县各地，量多。
【性味归经】苦，寒。归肝经。
【功能主治】清热解毒，祛风活络。主治痈疮疖肿，风湿痹痛，跌打损伤。
【用法用量】9～15g，煎服。外用适量捣敷。

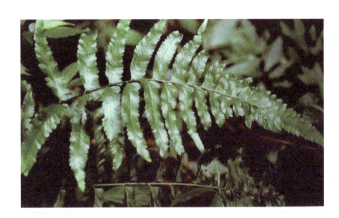

姬蕨科

姬蕨

【别名】冷水蕨。
【来源】蕨类姬蕨科姬蕨，以全草、叶入药。
【采收加工】夏、秋季采收，洗净，鲜用或晒干。
【生长习性】生于海拔 500～2300m 的潮湿草地、林边，有时生在石隙或墙缝内。
【分布及资源】全县各地，量较少。
【性味归经】苦、辛，凉。归肺、肝经。
【功能主治】清热解毒，收敛止痛。主治烧烫伤。外伤出血。
【用法用量】烧烫伤：鲜品全草捣烂，用洗米水或冷开水调匀，取汁外涂；外伤出血：鲜嫩叶捣烂敷伤处，或用干叶研粉撒患处。

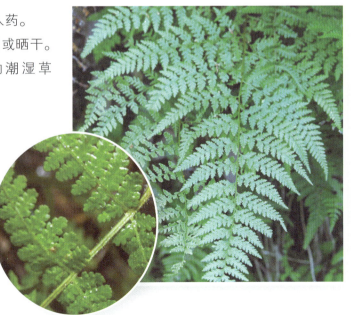

鳞始蕨科

乌 韭

【别名】金花草、雉鸡尾、孔雀尾、乌韭、细叶凤凰尾。

【来源】鳞始蕨科植物乌蕨的全草或根茎。

【采收加工】夏、秋季挖取带根茎的全草，去杂质，洗净，鲜用或晒干。

【生长习性】生于海拔200～1900m的林下、路边或空旷处。

【分布及资源】全县广布，量多。

【性味归经】微苦、寒，无毒。归肝、肺、大肠经。

【功能主治】清热，解毒，利湿，止血。主治感冒发热，咳嗽，咽喉肿痛，肠炎，痢疾，肝炎，湿热带下，痈疮肿毒，痄腮，口疮，烫火伤，毒蛇、狂犬咬伤，皮肤湿疹，吐血，尿血，便血，外伤出血。

【用法用量】15～30g，煎服。或绞汁。外用适量，捣敷；或研末外敷；或煎汤洗。

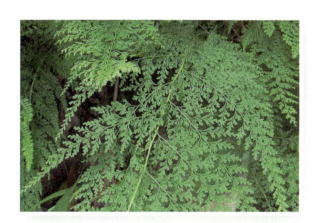

凤尾蕨科

蕨

【别名】蕨菜、如意菜、狼萁。

【来源】凤尾蕨科蕨属植物蕨，以根状茎或全草入药。

【采收加工】夏秋采，洗净，鲜用或晒干。

【生长习性】生长于林下草地。

【分布及资源】全县广布，量多。

【性味归经】甘、寒。归脾、心、小肠经。

【功能主治】清热利湿，消肿，安神。主治发热，痢疾，湿热黄疸，高血压病，头昏失眠，风湿性关节炎，白带，痔疮，脱肛。

【用法用量】9～30g，煎服。

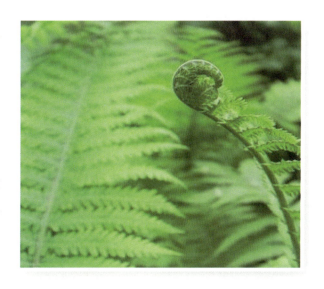

凤尾蕨

【别名】背阴草、金鸡尾、鸡脚草、井口边草、凤尾蕨。

【来源】凤尾蕨科植物凤尾草的全草或根。

【生长习性】生于竹林边、河谷、墙壁、井边、石缝和山林湿地海拔400~3200m处。性喜温暖、湿润、阴暗的环境。

【分布及资源】全县各地，量不多。

【性味归经】淡、微苦，凉。归肝、肾、大肠经。

【功能主治】清热利湿，凉血解毒。治湿热痢，泄泻，黄疸，淋浊，带下，鼻衄，吐血，尿血，便血，崩漏，感冒发热，咽喉肿痛，乳腺炎。

【用法用量】9~18g，煎服；治腮腺炎、疔疮、湿疹，鲜品捣烂敷；荨麻疹，凤尾草适量，食盐少许，水煎洗。

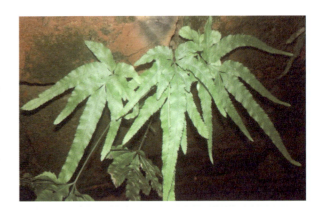

蜈蚣草

【别名】蜈蚣蕨、长叶甘草蕨、舒筋草、牛肋巴。

【来源】蕨类凤尾蕨科凤尾蕨属植物蜈蚣草，以全草或根状茎入药。

【采收加工】全年可采，洗净，晒干。

【生长习性】常地生和附生于溪边林下的石缝中和树干上，喜温暖潮润和半阴环境。

【分布及资源】石灰岩地带，量较多。

【性味归经】淡，平。归肝、大肠、膀胱经。

【功能主治】祛风活血，解毒杀虫。主治流行性感冒，痢疾，风湿疼痛，跌打损伤。外用治蜈蚣咬伤，疥疮。

【用法用量】根状茎6~12g，煎服。外用全草捣烂敷或煎水洗患处。

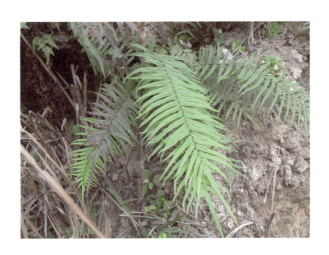

刺齿凤尾蕨

【别名】半边双、半边旗。
【来源】凤尾蕨科植物刺齿凤尾蕨。
【药用部位】全草。
【采收加工】全年均可采收，鲜用或晒干。
【生长习性】生于海拔400~950m的阔叶林中或疏林下。
【分布及资源】全县各地，量较少。
【性味归经】苦、涩，凉。归肝、大肠经。
【功能主治】清热解毒，祛瘀凉血。主治痢疾，泄泻，痄腮，风湿痹痛，跌打损伤，痈疮肿毒，毒蛇咬伤。
【用法用量】15~30g，煎服。外用适量，捣敷。

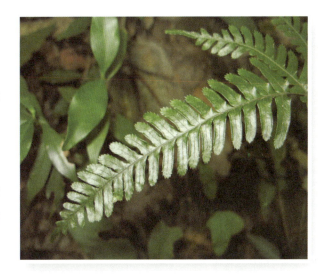

中国蕨科

毛轴碎米蕨

【别名】舟山碎米蕨、细凤尾草、凤凰路鸡、铁线路鸡、小样线鸡尾。
【来源】蕨类中国蕨科毛轴碎米蕨。
【药用部位】以全草入药。
【生长习性】生于路边、林下或溪边石缝，海拔120~830m。
【分布及资源】全县各地，量少。
【性味归经】微苦，寒。归心、肾、肺经。
【功能主治】止泻利尿，清热解毒，止血散血。主治痢疾，小便痛，喉痛，蛇咬伤，痈疖肿疡。
【用法用量】6~9g，煎服。

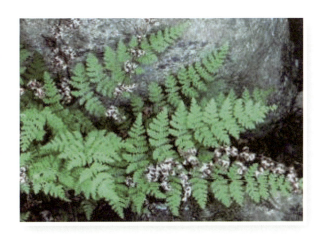

银粉背蕨

【别名】通经草、金丝草、铜丝草、金牛草。

【来源】中国蕨科粉背蕨属植物银粉背蕨。

【药用部位】全草。

【采收加工】春秋采,拔出全草,去须根及泥土,晒干或鲜用。

【生长习性】为石生蕨,多生于石灰岩缝隙中,性喜阳也耐阴,耐寒也耐旱,喜生长在疏松的钙质土壤中,在中性或微酸性土壤中也能生长。

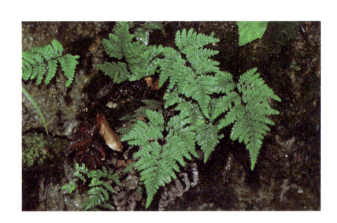

【分布及资源】大溪边乡等石灰岩地带,量较少。

【性味归经】淡、微涩,温。归肺、肝经。

【功能主治】活血调经,补虚止咳。主治月经不调,闭经腹痛,肺结核咳嗽,咯血。

【用法用量】9～15g,煎服。外用适量,水煎熏洗,或捣敷。

野鸡尾

【别名】孔雀尾、小野鸡尾、金花草、凤尾连、解毒蕨。

【来源】中国蕨科植物野鸡尾。

【药用部位】全草。

【采收加工】夏、秋季采收全草,或割取叶片,鲜用或晒干。

【生长习性】生于海拔200～1800m的山坡路旁、林下沟边或灌丛阴处,喜温暖、湿润环境,不甚耐旱,喜明亮散射光,也较耐阴,忌强光直射,以疏松、透气的微酸性中性土壤为宜。

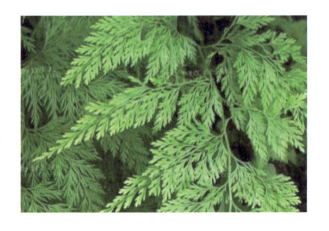

【分布及资源】全县各地,量少。

【性味归经】苦、寒。归心、肝、肺、胃、小肠、大肠经。

【功能主治】清热解毒,利湿,止血。主治风热感冒,急性胃肠炎,痢疾,黄疸,咳血,吐血,便血,尿血,小便不利。

【用法用量】15～30g,煎服。治疗疮,外伤出血,烧烫伤,研粉调敷。

铁线蕨科

猪鬃草

【别名】铁线蕨、铁线草、水猪毛七、猪毛七、石中珠、乌脚芒、铁丝草。

【来源】铁线蕨科铁线蕨属植物铁线蕨。

【药用部位】以全草入药。

【采收加工】秋季采收，洗净，晒干或鲜用。

【生长习性】常生于流水溪旁石灰岩上或石灰岩洞底和滴水岩壁上，为钙质土的指示植物，海拔 100～2800m。

【分布及资源】各地有零星分布，量少。

【性味归经】淡、凉。归肝、肾经。

【功能主治】清热解毒，利尿消肿。主治感冒发热，咳嗽咯血，肝炎，肠炎，痢疾，尿路感染，急性肾炎，乳腺炎。外用治疗疮，烧烫伤。

【用法用量】15～30g，煎服；或浸酒。外用适量，煎水洗，或研末调敷。

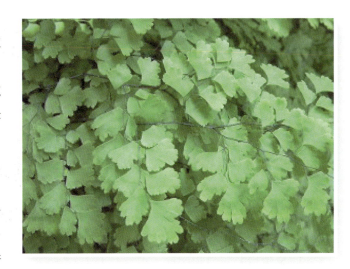

香青

【别名】打火草、清明草。

【来源】菊科植物尼泊尔香青。

【药用部位】全草。

【生长习性】生于路旁、山坡、草丛中。

【分布及资源】全县各山区，量多。

【采收加工】7—9月开花后采收，洗净，晒干。

【性味归经】微苦，微温。归肺经。

【功能主治】清凉解毒，平咳定喘。主治感冒咳嗽，急慢性气管炎，风湿性腿痛，高血压。

【用法用量】3～12g，煎服。

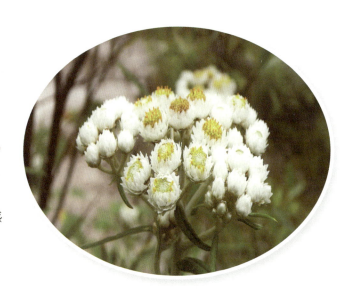

裸子蕨科

凤丫草

【别名】大叶凤凰尾巴草、马肋巴、金鸡草、散血莲、活血莲、蛇眼草、眉风草。

【来源】蕨类裸子蕨科凤丫蕨属植物凤丫蕨。

【药用部位】以根状茎及全草入药。

【采收加工】四季可采，洗净，鲜用或晒干。

【生长习性】生于海拔100～1800m的阔叶林下和溪沟阴湿处。

【分布及资源】全县山区，量多。

【性味归经】辛、苦，凉。归肝经。

【功能主治】祛风除湿，活血止痛，清热解毒。主治风湿筋骨痛，跌打损伤，瘀血腹痛，闭经，面赤肿痛，肿毒初起，乳腺炎。

【用法用量】15～30g，煎服。或泡酒服。

【注意事项】孕妇慎服。

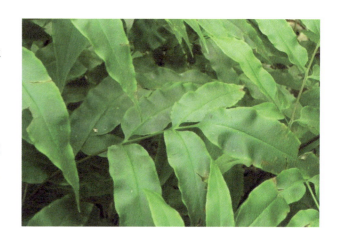

蹄盖蕨科

假蹄盖蕨

【来源】蹄盖蕨科植物假蹄盖蕨。

【药用部位】根茎或全草。

【生长习性】生于林下湿地及山谷溪沟边，海拔60～2000m。

【分布及资源】全县各地，量不多。

【性味归经】苦，凉。归心、肝经。

【功能主治】清热解毒，祛瘀止痛。主治目赤肿痛，肿毒初起，乳痈等。

【用法用量】15～30g，煎服。

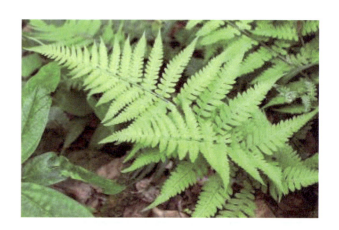

长江蹄盖蕨

【别名】散柏枝、山柏、大寺柏枝(江西)。
【来源】蹄盖蕨科植物长江蹄盖蕨。
【药用部位】全草。
【生长习性】生山谷林下阴湿处，海拔50～2800m。
【分布及资源】全县各地，量少。
【性味归经】苦，凉。归肝、肺、心、大肠经。
【功能主治】清热解毒，凉血止血。主治疮毒，鼻衄，痢疾。
【用法用量】3～9g，煎服。

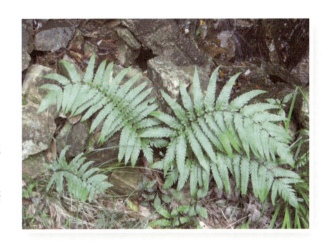

华东蹄盖蕨

【来源】蹄盖蕨科蹄盖蕨属植物。
【药用部位】以全草或叶入药。
【生长习性】生于低山丘陵区林下或林缘湿地，海拔200～600m。
【分布及资源】全县各地，量多。
【性味归经】苦，凉。归心经。
【功能主治】清热解毒，消肿止血。主治疮毒疔肿，痢疾，衄血。
【用法用量】3～9g，煎服。

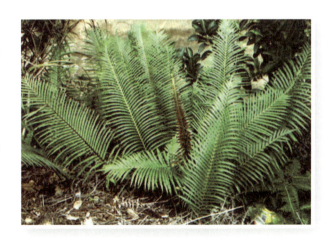

单叶双盖蕨

【别名】矛叶蹄盖蕨、篦梳剑、小石剑。
【来源】蹄盖蕨科双盖蕨属下。
【药用部位】全草。
【生长习性】通常生于溪旁林下酸性土或岩石上，海拔200～1600m。
【分布及资源】全县分布广泛，量多。
【性味归经】微苦，寒。归心、肾经。
【功能主治】清热凉血、利尿通淋。主治肺结核咳血，热淋，尿血，目赤肿痛。
【用法用量】15～60g，煎服。

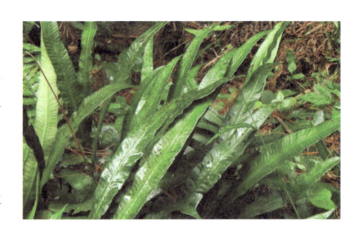

华中介蕨

【来源】蹄盖蕨科植物华中介蕨。
【药用部位】叶。
【生长习性】生山谷林下、林缘或沟边阴湿处，海拔60～2100m。
【分布及资源】苏庄、杨林、齐溪等地，量不多。
【性味归经】苦，寒。归肝经。
【功能主治】清热解毒，祛风活络。主治痈疮疖肿，风湿痹痛，跌打损伤。
【用法用量】9～15g，煎服。外用适量，捣敷。

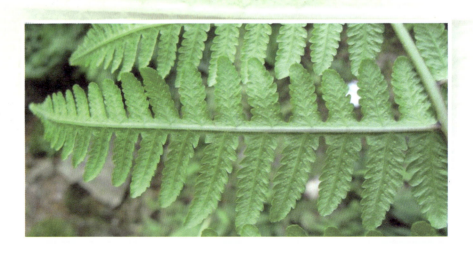

铁角蕨科

万年柏

【别名】虎尾蕨、深裂铁角蕨、地柏枝、洞里仙。

【来源】蕨类铁角蕨科铁角蕨属植物虎尾铁角蕨。

【药用部位】以全草入药。

【采收加工】夏、秋采集,洗净,晒干。

【生长习性】生于林下湿岩石上。

【分布及资源】全县各地,资源不多。

【性味归经】苦、甘,凉。归肺、肝、胃经。

【功能主治】清热解毒,平肝镇惊,止痛。主治肝炎,小儿疳积,牙痛,毒蛇咬伤。

【用法用量】15~30g,煎服。外用适量,捣敷;清热生用;止血炒用。

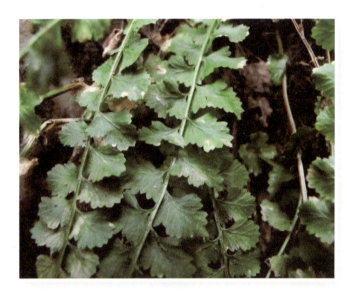

铁杆地柏枝

【别名】地柏枝、一炷香。

【来源】蕨类铁角蕨科铁角蕨属植物北京铁角蕨。

【药用部位】以全草入药。

【采收加工】春季采挖,洗净晒干。

【生长习性】生于海拔400~3200m的溪边石上或干旱的山谷。

【分布及资源】全县各地,量少。

【性味归经】甘、微辛,温。归肺经。

【功能主治】化痰止咳,止血。主治外感咳嗽,肺结核。外用治外伤出血。

【用法用量】15~30g,煎服。外用捣敷,或研末敷。

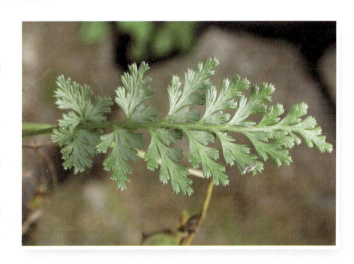

地柏叶

【别名】地柏枝、金花草、凤凰尾、避风草、奶子草、石灰草。
【来源】蕨类铁角蕨科铁角蕨属植物华中铁角蕨。
【药用部位】以全草入药。
【采收加工】四季可采,洗净,鲜用或晒干。
【生长习性】生长在潮湿岩壁上或石缝中,海拔300～2800m。
【分布及资源】齐溪、苏庄等地,量多。
【性味归经】苦、微甘,凉。归肝、肺经。
【功能主治】清热解毒,止咳利咽,利湿消肿,止血止痛。主治流行性感冒,感冒,咳嗽,扁桃体炎,腮腺炎,目赤肿痛,肠炎,痢疾,乳汁不下。外用治疮肿疔毒,跌打损伤,湿疹,烧烫伤,刀伤出血。
【用法用量】30～60g,鲜草90～150g,煎服。外用适量,全草煎水洗或捣烂敷患处。

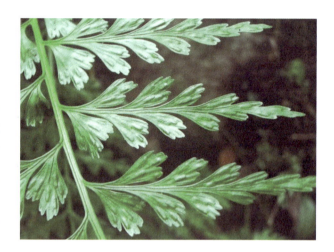

铁角凤尾草

【别名】石林珠、金星草、止血草、洞里仙、鸡毛草、石蜈蚣、乌骨草、鹿仙草。
【来源】蕨类铁角蕨科铁角蕨属植物铁角蕨。
【药用部位】以全草入药。
【采收加工】四季可采,洗净,鲜用或晒干。
【生长习性】常生于林下、林缘及山谷石岩、岩壁上,海拔400～3400m,喜温暖湿润环境。
【分布及资源】全县各地,量少。
【性味归经】淡,凉。归心、脾经。
【功能主治】清热解毒,调经止血,收敛止带。主治小儿高热,白带,月经不调。外用治烧烫伤,外伤出血,疗疮肿毒,毒蛇咬伤。
【用法用量】10～30g,煎服。外用适量。

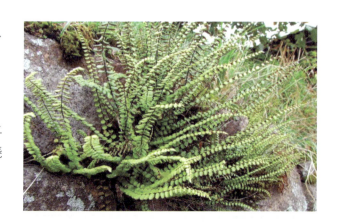

金星蕨科

鸡雪莲

【别名】披针新月蕨、地苏木、过山龙、蕨萁钻石黄。
【来源】蕨类蹄盖蕨科披针新月蕨。
【药用部位】以根状茎、全草入药。
【生长习性】群生疏林下或阴地水沟边，海拔900～3600m。
【分布及资源】全县各地，量多。
【性味归经】苦、涩，凉。归肝、脾经。
【功能主治】散瘀血，除湿。主治跌打腰痛，血瘀，气滞。
【用法用量】9～18g，煎服，或泡酒服。

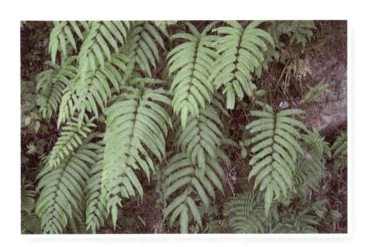

渐尖毛蕨

【别名】金星草、小叶凤凰尾巴草、小水花蕨、牛肋巴、黑舒筋、舒筋草。
【来源】金星蕨科植物渐尖毛蕨。
【药用部位】根茎。
【采收加工】夏、秋季采收，晒干。
【生长习性】生于海拔100～1200m的田边、路旁或林下溪谷边。
【分布及资源】全县各地，量多。
【性味归经】微苦，平，归心、肝经。
【功能主治】清热解毒，祛风除湿，健脾。主治泄泻，痢疾，热淋，咽喉肿痛，风湿痹痛，小儿疳积，狂犬咬伤，烧烫伤。
【用法用量】15～30g，大剂量150～180g，煎服。

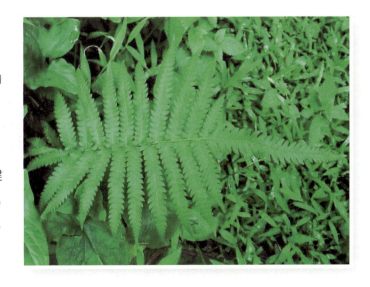

延羽卵果蕨

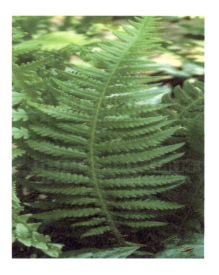

【别名】延羽针毛蕨。
【来源】蕨类蹄盖蕨科延羽卵果蕨。
【药用部位】以根状茎入药。
【生长习性】生冲积平原和丘陵低山区的河沟两岸或路边林下，海拔50~2000m。
【分布及资源】全县各地，量较少。
【性味归经】酸，凉。归肾经。
【功能主治】利湿消肿，收敛解毒。主治水湿膨胀，疖毒溃烂，久不收口。
【用法用量】30~90g，煎服。外用捣烂外敷。

乌毛蕨科

狗脊贯众

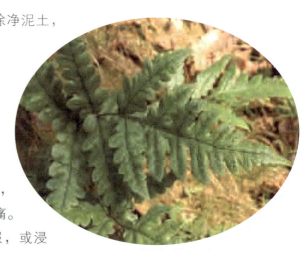

【别名】狗脊、虾公草、毛狗头、大叶贯众、贯众、黄狗蕨、茄板菜。
【来源】乌毛蕨科植物狗脊蕨、单芽狗脊蕨。
【药用部位】根茎。
【采收加工】春、秋采挖，削去叶柄、须根，除净泥土，晒干。
【生长习性】生于疏林下及溪沟旁阴湿处。
【分布及资源】全县广布，量多。
【性味归经】苦，凉、有毒。归肝、胃、肾、大肠经。
【功能主治】清热解毒，杀虫，止血，祛风湿。主治风热感冒，时行瘟疫，恶疮痈肿，虫积腹痛，小儿疳积，痢疾，便血，崩漏，外伤出血，风湿痹痛。
【用法用量】9~15g，大剂量可用至30g，煎服，或浸酒，或入丸、散。外用适量，捣敷，或研末调涂。
【注意事项】素体虚寒者及孕妇禁服。

鳞毛蕨科

斜方复叶耳蕨

【别名】可赏复叶耳蕨。

【来源】鳞毛蕨科植物复叶耳蕨属。

【药用部位】根茎。

【生长习性】生山林下岩缝或泥土上，海拔260～1200m。

【分布及资源】苏庄、齐溪等地，量多。

【性味归经】微苦，涩，凉，归心经。

【功能主治】清热解毒，敛疮。主治痢疾，烧烫伤。

【用法用量】15～30g，煎服。外用适量，研末调敷。

【注意事项】本品久服可致宫寒不孕。

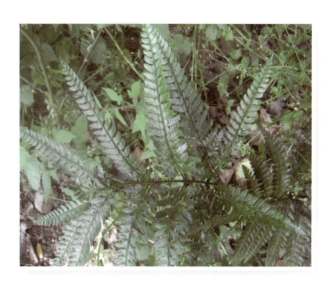

长尾复叶耳蕨

【生长习性】生于林下或溪边阴湿地。

【分布及资源】全县各地，量多。

【药用部分】根茎。

【应用】同斜方复叶耳蕨。

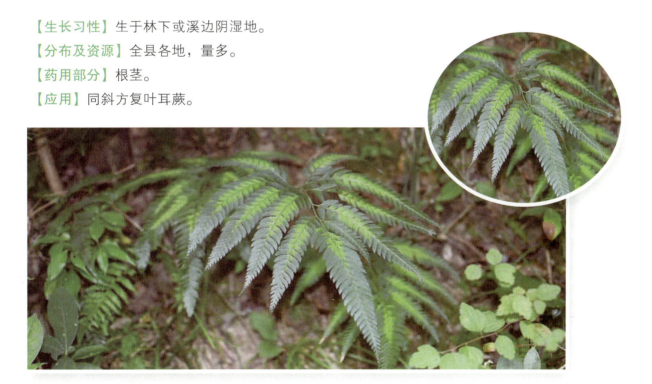

镰羽贯众

【别名】巴兰贯众。
【来源】鳞毛蕨科植物镰羽贯众。
【药用部位】根茎。
【采收加工】全年均可采挖，除去泥沙及叶，晒干或鲜用。
【生长习性】生于海拔200～1600m的山谷溪沟边或林下阴湿处。
【分布及资源】全县各地，量多。
【性味归经】苦，寒。归肺、大肠经。
【功能主治】清热解毒，驱虫。主治流行性感冒，肠道寄生虫病。
【用法用量】15～30g，煎服。

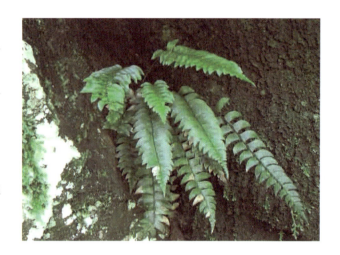

贯　众

【别名】小贯众、昏鸡头、小金鸡尾。
【来源】鳞毛藤科植物贯众。
【药用部位】根茎及叶柄基部。
【采收加工】全年或春、秋季采收，以秋季采者为好，除去地上部分及须根，晒干。
【生长习性】生于山坡林下、溪沟边、石缝中、墙脚边等阴湿地区。
【分布及资源】全县广布，量较多。
【性味归经】苦，寒，有小毒。归肝、胃经。
【功能主治】清热解毒，止血，杀虫。主治感冒发热，痢疾，湿热，疮疡，便血，尿血，月经过多，刀伤出血，产后出血，蛔虫、饶虫、绦虫病。
【用法用量】5～15g，煎服，或入丸、散。外用适量，研末调涂。
【注意事项】阴虚内热及脾胃虚寒者不宜，孕妇慎用。

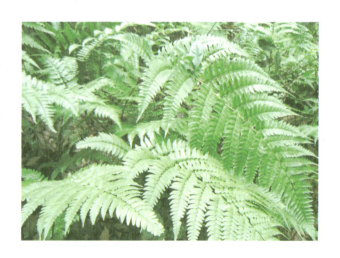

毛贯众

【别名】小龙骨、小贯众、蕨难脑、蕨务子、细叶土凤尾、雌鸡尾。

【来源】鳞毛蕨科植物阔鳞鳞毛蕨。

【药用部位】根茎。

【采收加工】夏、秋季采收,挖出全株,洗净,去须根和叶柄,晒干。

【生长习性】生于海拔300~1500m的山坡疏林下或灌木丛中。

【分布及资源】全县山区,量多。

【性味归经】苦,寒。归肺、大肠经。

【功能主治】清热解毒,平喘,止血敛疮,驱虫。主治感冒,目赤肿痛,气喘,便血,疮毒溃烂,烫伤,钩虫病。

【用法用量】15~30g,煎服。外用适量,捣敷。

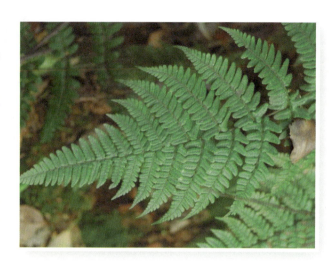

黑色鳞毛蕨

【别名】山鸡尾草。

【来源】蕨类鳞毛蕨科黑色鳞毛蕨。

【药用部位】以根状茎入药。

【采收加工】全年均可采挖,除去叶及杂质,洗净,鲜用或晒干。

【生长习性】生于山坡、溪旁、林下及石壁的裂缝中。

【分布及资源】全县山区,量多。

【性味归经】苦,寒。归肺经。

【功能主治】清热解毒,生肌敛疮。主治目赤肿痛,疮疡溃烂,久不收口。

【用法用量】3~9g,煎服,外用适量,捣烂敷。

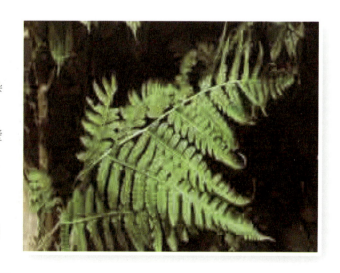

黄山鳞毛蕨

【别名】小叶凤凰尾巴草。
【来源】鳞毛蕨科植物黄山鳞毛蕨。
【药用部位】根茎。
【采收加工】全年均可采收，挖出后除去叶，洗净泥沙，鲜用或晒干。
【生长习性】生于海拔800～1600m的山地林下或阴湿沟边岩石上。
【分布及资源】全县山区，量多。
【性味归经】微苦，凉。归肝经。
【功能主治】清热明目。主治目赤肿痛。
【用法用量】10～15g，煎服。

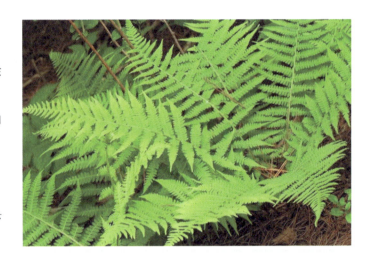

熊蕨根

【别名】半边草、毛头黄。
【来源】鳞毛蕨科植物狭顶鳞毛蕨。
【药用部位】根茎或叶。
【采收加工】根茎全年均可采收，挖出后洗净，去叶柄与须根，叶幼嫩时米，鲜用或晒干。
【生长习性】生于海拔400～800m的山坡林下阴湿处。
【分布及资源】全县山区，量多。
【性味归经】微苦，凉。归脾经。
【功能主治】清热，活血，杀虫。主治跌打损伤，痢疾，绦虫病。
【用法用量】5～10g，煎服。或研末。

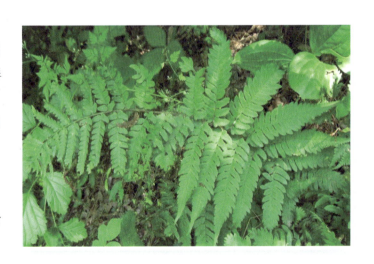

变异鳞毛蕨

【别名】小叶金鸡尾巴草、小狗脊子。
【来源】鳞毛蕨植物变异鳞毛蕨。
【药用部位】根茎。
【采收加工】全年均可采收，挖出后除去叶柄及须根，洗净，鲜用或晒干。
【生长习性】生于林下湿地或岩缝中。
【分布及资源】全县山区，量多。
【性味归经】微涩，凉。归肺、胃、大肠经。
【功能主治】清热，止痛。主治内热腹痛，肺结核。
【用法用量】10~15g，煎服。

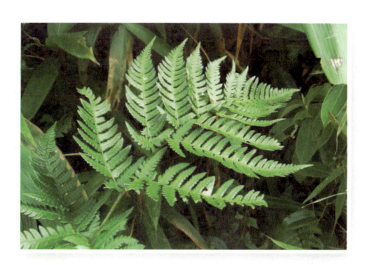

对马耳蕨

【别名】毛脚鸡、蕨萁、线鸡尾。
【来源】鳞毛蕨科植物对马耳蕨。
【药用部位】根茎或嫩叶。
【采收加工】根茎全年均可采收，以秋季采集较好。挖出后除去叶，洗净，鲜用或晒干；嫩叶春季采集，鲜用。
【生长习性】生于海拔400~3000m的山坡林下沟边岩石缝中。
【分布及资源】全县各地，量多。
【性味归经】苦，凉。归心、脾经。
【功能主治】清热解毒，凉血散瘀。主治痢疾，目赤肿痛，乳痈，疮疖肿毒，痔疮出血，烫火伤。
【用法用量】10~15g，煎服。外用适量，捣敷。

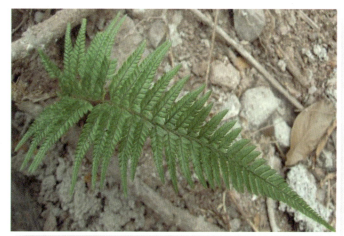

对生耳蕨

【别名】蜈蚣草、灰贯众。
【来源】蕨类鳞毛蕨科对生耳蕨。
【药用部位】以全草入药。
【生长习性】生于海拔1000~2600m的山地常绿阔叶林下石灰岩隙。
【分布及资源】全县各地，量稀少。
【性味归经】酸、涩，微寒。归肝、肾经。
【功能主治】活血止痛，消肿，利尿。可用于预防感冒。外用治跌打损伤，蛇咬伤。
【用法用量】15~30g，煎服。外用适量，捣敷或研末撒。

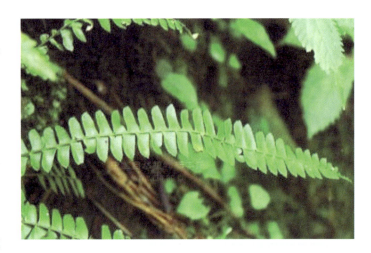

黑鳞大耳蕨

【别名】大叶山鸡尾巴草、冷蕨萁。
【来源】鳞毛蕨科植物黑鳞耳蕨。
【药用部位】嫩叶或根茎。
【采收加工】嫩叶，春季采收；根茎，四季均可采挖。鲜用或晒干。
【生长习性】生于海拔600~2500m的林下湿地、岩石、山坡或沟边上。
【分布及资源】全县各地，量少。
【性味归经】甘，微凉。归肺经。
【功能主治】清热解毒。主治痈肿疮疖，泄泻痢疾。
【用法用量】10~15g，煎服。外用适量，捣敷。
【注意事项】忌食酸辣。

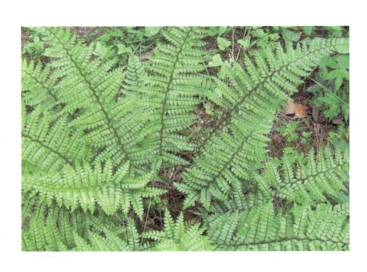

水龙骨科

申 姜

【别名】毛姜、申姜、猴姜。
【来源】水龙骨科植物槲蕨。
【药用部位】根茎。
【生长习性】附生于海拔100～1800m的树干或石上，偶生于墙缝。
【分布及资源】华埠、音坑等地，量较多。
【性味归经】苦，温。归肝、肾经。
【功能主治】补肾壮骨，接骨续伤，祛风除湿，活血止痛。主治肾虚久泻，耳鸣，耳聋，腰痛，牙痛，风湿痹痛，足跟痛。
【用法用量】3～9g，煎服。或外敷，酒浸汁外搽。

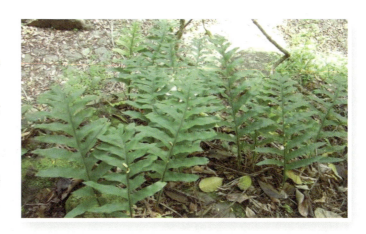

抱石莲

【别名】鱼鳖金星、瓜子金、石瓜子、金星草、瓜米菜、肉石斛、抱树莲。
【来源】水龙骨科骨牌蕨。
【药用部位】全草。
【采收加工】夏秋采集，以鲜用为好，亦可晒干用。
【生长习性】附生于海拔300～1000m的阴湿树干和岩石上。
【分布及资源】全县各地，尤以杨林、苏庄、齐溪等地，量较少。
【性味归经】甘、苦，寒。归肝、肺经。
【功能主治】祛风化痰，清热解毒，凉血祛瘀。主治淋巴结炎，肺结核，风湿骨痛，小儿高热，内外伤出血，跌打损伤，外用治疗疮肿毒。
【用法用量】15～30g，煎服。外用适量，煎水洗，或捣敷。

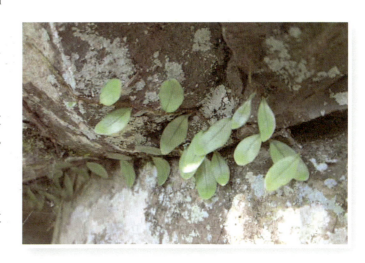

瓦　韦

【别名】剑丹、七星草、骨牌草、小叶骨牌草、七星剑、小舌头草、细骨牌草、大金刀、千只眼、泡泡草、小肺筋。

【来源】水龙骨科植物瓦韦。

【药用部位】全草。

【采收加工】夏、秋季采收带根茎全草，洗净，晒干或鲜用。

【生长习性】生于海拔250～1400m的林中树干、石上或瓦缝中。

【分布及资源】全县各地，量极少。

【性味归经】苦，寒。归肺、小肠经。

【功能主治】清热解毒，利尿通淋，止血。主治小儿高热，惊风，咽喉肿痛，痈肿疮疡，毒蛇咬伤，小便淋沥涩痛，尿血，咳嗽咳血。

【用法用量】9～15g，煎服。外用适量，捣敷，或煅存性研末撒。

【注意事项】凡虚寒泄泻者忌用。

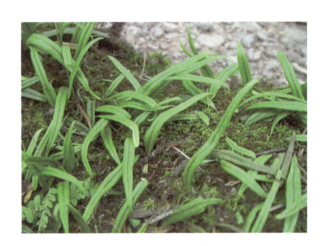

粤瓦韦

【别名】小金刀、叶下子、大茅镰、骨牌伸筋、独立枝生、剑丹、一枝枪。

【来源】水龙骨科植物粤瓦韦。

【药用部位】全草。

【采收加工】夏、秋季采收，洗净，晒干。

【生长习性】生于林下树干或岩石上。

【分布及资源】全县各地，量少。

【性味归经】苦，凉。归肺、脾、膀胱经。

【功能主治】清热解毒，利水通淋，止血。主治咽喉肿痛，痈肿疮疡，烫火伤，蛇咬伤，小儿惊风，呕吐腹泻，热淋，吐血。

【用法用量】10～60g，煎服。外用适量，捣敷。

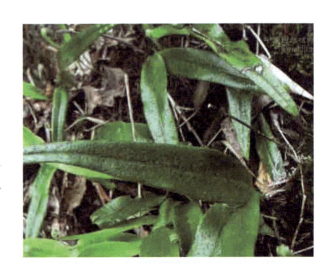

乌苏里瓦韦

【别名】骗鸡尾、人头发、飞惊草、铁包针、小石韦、青根、大石韦、剑刀草、大金刀、青叶红、大骨牌草、七星剑、金星草。

【来源】水龙骨科植物乌苏里瓦韦。

【药用部位】全草。

【采收加工】夏季采收,除去泥沙,洗净,晒干。

【生长习性】生于海拔800m左右的山地树干或岩石上。

【分布及资源】东、西部山区,量少。

【性味归经】苦,平。归肺、肾经。

【功能主治】清热解毒,利尿,止咳,止血。主治小便不利,小便淋痛,水肿,尿血,湿热痢疾,肺热咳嗽,哮喘,咽喉肿痛,疮疡肿毒,风湿疼痛,月经不调,跌打损伤,刀伤出血。

【用法用量】9～15g,煎服。外用适量,捣敷。

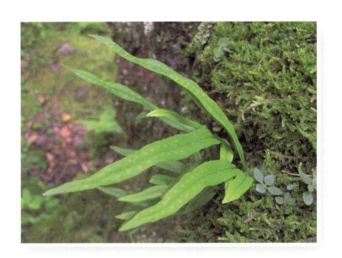

一皮草

【别名】小肺筋。

【来源】水龙骨科植物扭瓦韦。

【药用部位】全草。

【采收加工】5—8月连根拔起全草,洗净晒干。

【生长习性】生于海拔1400～3600m的山地石上或树干上。

【分布及资源】东、西部山区,量多。

【性味归经】微寒,微苦。归心、肝经。

【功能主治】活血止痛,清热解毒。主治烫火伤,化脓感染,热涩淋痛,咽喉肿痛,跌打损伤,外伤出血。

【用法用量】9～15g,煎服。外用适量,捣敷。

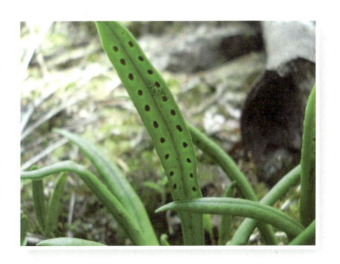

大叶骨牌草

【别名】七星草、旋鸡尾、金鸡尾、七星凤尾草、鳝鸡尾、凤尾金星、七星剑、石扁担、凤尾草、骨牌草、连天草、连贴草、石韦、掘不尽、大经刀草、金星剑、大号七星剑、牛舌草、华星蕨、疏鳞星蕨、大号石韦、岩剑、岩刀、岩带、剑刀草、大号石剑、拉舌狗、石刀青、锦鸡尾。

【来源】水龙骨科植物江南星蕨带根茎。

【药用部位】全草。

【采收加工】全年均可采收，洗净，鲜用或晒干。

【生长习性】生于海拔200~1800m的山坡林下、溪谷边树干或岩石上。

【分布及资源】各地有零星分布，量少。

【性味归经】苦，寒。归肝、脾、心、肺经。

【功能主治】清热利湿，凉血解毒。主治热淋，小便不利，赤白带下，痢疾，黄疸，咳血，衄血，痔疮出血，瘰疬结核，痈肿疮毒，毒蛇咬伤，风湿疼痛，跌打骨折。

【用法用量】15~30g，煎服，或捣汁。外用适量，鲜品捣敷。

【注意事项】虚寒者慎服。

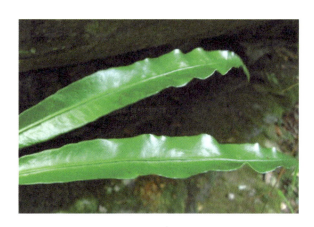

金鸡脚

【别名】鹅掌金星草、鸭脚草、鸭脚掌、鸭脚香、三角风、鸡脚叉、三叉剑、七星草。

【来源】水龙骨科假密网蕨属植物金鸡脚。

【药用部位】以全草入药。

【采收加工】夏秋采收，洗净鲜用或晒干。

【生长习性】生于海拔200~2300m的林下或少阴处。

【分布及资源】全县有零星分布，量少。

【性味归经】苦、微辛，凉。归肺、小肠经。

【功能主治】祛风清热，利湿解毒。主治小儿惊风，感冒咳嗽，小儿支气管肺炎，咽喉肿痛，扁桃体炎，中暑腹痛，痢疾，腹泻，泌尿系感染，筋骨疼痛。外用治痈疖，疔疮，毒蛇咬伤。

【用法用量】15~30g，煎服。外用适量，鲜品捣烂敷患处。

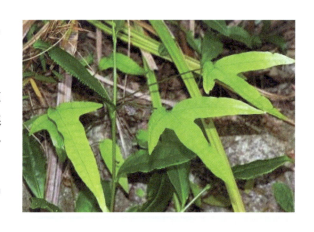

水龙骨

【别名】草石蚕、石蚕、跌打粗、石豇豆、青石莲、骗鸡尾、青竹标、人头发、岩鸡尾、青豆梗、青石蚕、绿脚代骨丹、石龙、拐枣金钗、爬岩姜、青筋、鸡尾天麻、九连环、岩尾七。

【来源】水龙骨科植物水龙骨的根茎。

【采收加工】全年均可采挖，洗净，鲜用或晒干。

【生长习性】附生于海拔150～2300m的疏林中湿石或岩壁上。

【分布及资源】苏庄、齐溪等地，资源极少。

【性味归经】苦，凉。归心、肝、肺经。

【功能主治】清热利湿，活血通络。主治小便淋浊，泄泻，风湿痹痛，跌打损伤。

【用法用量】15～30g，煎服。外用适量，煎水洗；或鲜品捣敷。

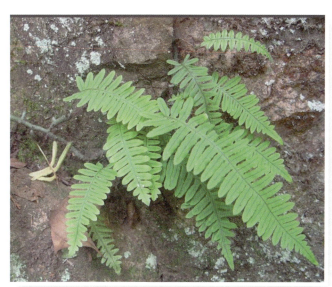

假友水龙骨

【来源】蕨类水龙骨科假友水龙骨，以根状茎入药。

【生长习性】附生于海拔2400～3300m树干上和石上。

【分布及资源】西部、东部山区，量少。

【性味归经】甘、苦，平。归肺经。

【功能主治】清热解毒，祛风除湿。主治风湿关节疼痛，咳嗽，小儿高热。外用治背痈，无名肿毒，骨折。

【用法用量】6～12g，煎服。

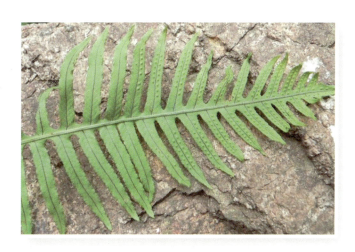

庐山石韦

【别名】大石韦、光板石韦。
【来源】水龙骨科植物庐山石韦的叶。
【采收加工】四季均可采收，除去根茎及根，晒干，切碎生用。
【生长习性】生于海拔500～2290m石上或树干上。
【分布及资源】全县山区，量较多。
【性味归经】苦甘，凉，无毒。归肺、膀胱、小肠经。
【功能主治】利水通淋，凉血止血。主治小便短赤，淋沥涩痛，血淋，咳嗽。
【用法用量】9～15g，煎服，或入散剂。

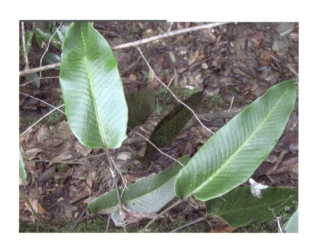

石　韦

【别名】石皮、石兰、飞刀剑、金汤匙、单叶草、石剑箬、小石韦、金背茶匙、石皮、石兰、肺心草。
【来源】水龙骨科植物石或庐山石韦等的叶。
【采收加工】全年可采，除去根茎及根，晒干或阴干。
【生长习性】附生于海拔100～1800m的林下树干上或稍干的岩石上。喜阴凉干燥的气候。
【分布及资源】全县山区，量较多。
【性味归经】苦、甘，微寒。归肺、膀胱经。
【功能主治】利尿通淋，清热止血。主治热淋、石淋、小便不利、淋沥涩痛、吐血、衄血、尿血、崩漏、肺热咳嗽。
【用法用量】6～12g，煎服。

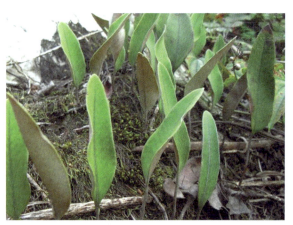

石 蕨

【别名】石豇豆、石豆角、石针、石小豆、鸭舌韦、鸭舌鱼鳖。

【来源】蕨类水龙骨科石蕨属植物石蕨,以全草入药。

【采收加工】四季可采,连根挖出,洗净晒干。

【生长习性】生于海拔700~2000m荫湿石上或树干上。

【分布及资源】西、北部山区(马金石壁山),量少。

【性味归经】苦,平。归心经。

【功能主治】清热利湿,凉血止血。主治目赤,咽喉肿痛,小便不利,白带异常,风湿腰腿痛,咯血,吐血,衄血,崩漏。

【用法用量】15~30g,煎服。

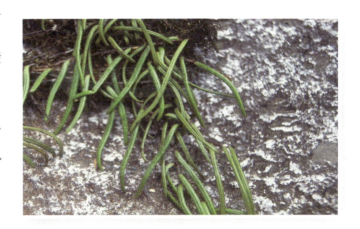

书带蕨科

树韭菜

【别名】龙须草。

【来源】蕨类书带蕨科书带蕨属植物平肋书带蕨,以全草入药。

【采收加工】四季可采,洗净,鲜用或晒干。

【生长习性】附生于常绿阔叶林中树干上或岩石上,海拔1300~2800m。

【分布及资源】林山乡白石尖,量极少。

【性味归经】微苦,微温。归肝、胃经。

【功能主治】理气,活血止痛。主治胃痛,筋骨疼痛。

【用法用量】15~30g,煎服,大剂量可用至90g,或泡酒。外用适量鲜品,捣敷。

【注意事项】忌生冷食物。孕妇忌服。

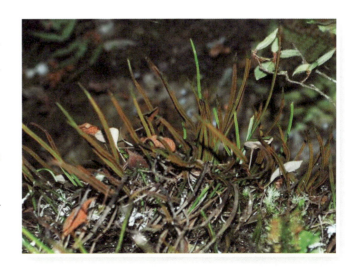

苹科

苹

【别名】蘋草、大萍、四叶菜、田字草、破铜钱、四眼草、四叶草、田子草、夜合草、水对草、四瓣草、夜关门、水羚羊、四瓣连船、水浮钱、四蝶草、山田芝、四面金钱草、水草头、水金花头、野连菜、十字草、夜里串、水对菜、青萍、水灵台、月字草、田荠、田浆味酸酸、水吐丝、四叶苹。

【来源】苹科植物苹的全草。

【采收加工】春、夏、秋三季均可采收，洗净，鲜用或晒干。

【生长习性】生于水稻田及沟塘边。

【分布及资源】全县各地，量较少。

【性味归经】甘，寒。归肺、肝、肾经。

【功能主治】利水消肿，清热解毒，止血，除烦安神。主治水肿，热淋，小便不利，黄疸，吐血，衄血，尿血，崩漏，白带异常，月经量多，心烦不眠，消渴，感冒，小儿夏季热，痈肿疮毒，瘰疬，乳腺炎，咽喉肿痛，急性结膜炎，毒蛇咬伤。

【用法用量】15～30g，煎服。鲜品60～90g，或捣汁。外用适量，鲜品捣敷。

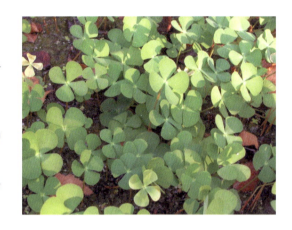

槐叶苹科

槐叶苹

【别名】蜈蚣漂、大浮萍、蜈蚣萍。

【来源】槐叶苹科槐叶苹属植物槐叶苹，以全草入药。

【采收加工】全年可采，鲜用或晒干。

【生长习性】生于池塘、水田、静水溪河。

【分布及资源】全县各地，量少。

【性味归经】辛，寒。归肺经。

【功能主治】清热解表，解毒消肿，活血止痛。主治感冒，麻疹未透，虚劳发热。外用治痈肿疔毒，湿疹，流火，瘀血积痛，烫伤。

【用法用量】9～15g，煎服。外用适量，捣烂敷，或焙干研粉调敷患处。

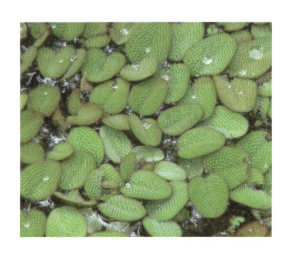

满江红科

满江红

【别名】水浮漂、草无根、红浮萍、浮漂、紫藻、带子藻、三角藻、红浮漂、紫萍、红叶草、绿萍。
【来源】满江红科植物满江红的叶。
【采收加工】夏、秋季捞取，晒干。
【生长习性】生于池沼、水沟或水田中。
【分布及资源】全县各地，量少。
【性味归经】辛，凉。归肺、膀胱经。
【功能主治】解表透疹，祛风胜湿，解毒。主治感冒咳嗽，麻疹不透，风湿疼痛，小便不利，水肿，荨麻疹，皮肤瘙痒，疮疡，丹毒，烫火伤。
【用法用量】3～15g，煎服，大剂量可用至30g。外用适量，煎水洗；热熨；炒存性，研末，调油敷。

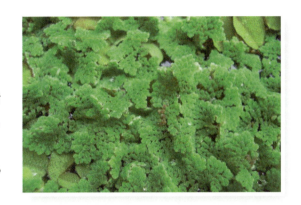

苏铁科

苏 铁

【别名】铁树、凤尾棕、凤尾蕉、梭罗花、铁甲松、金边凤尾。
【来源】苏铁科苏铁属植物苏铁，以叶、根、花及种子入药。
【采收加工】四季可采根、叶，夏季采花，秋冬采种子，晒干。
【生长习性】喜暖热湿润的环境，不耐寒冷，生长甚慢，寿命约200年。
【分布及资源】庭园栽培，量少。
【性味归经】甘、淡，平，有小毒。归肺、肾经。
【功能主治】叶：收敛止血，解毒止痛。主治各种出血，胃炎，胃溃疡，高血压，神经痛，闭经，癌症。
花：理气止痛，益肾固精。主治胃痛，遗精，白带，痛经。
种子：平肝，降血压。主治高血压。
根：祛风活络，补肾。主治肺结核咯血，肾虚牙痛，腰痛，白带，风湿关节麻木疼痛，跌打损伤。
【用法用量】叶、花，30～60g，煎服。种子、根，9～15g，煎服。
【注意事项】苏铁种子和茎顶部树心有毒，用时宜慎。

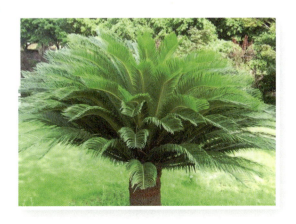

银杏科

白 果

【别名】银杏、公孙果、银杏核、公孙树子、鸭脚树子。

【来源】银杏科植物银杏的干燥成熟种子。

【采收加工】秋季种子成熟时采收，除去肉质外种皮，洗净，稍蒸或略煮后，烘干。

【生长习性】银杏为阳性树，喜适当湿润而排水良好的深厚壤土，适于生长在水热条件比较优越的亚热带季风区。

【分布及资源】苏庄、齐溪、村头等地，量多。

【性味归经】甘，苦，涩，平，有小毒。归肺、肾经。

【功能主治】敛肺气，定喘嗽，止带浊，缩小便。主治支气管哮喘，慢性气管炎，白带异常，白浊，遗精，小便频数。

【用法用量】3~9g，煎服，治肺结核。秋季采嫩银杏，连同肉质外种皮浸菜油中百日，每次食种仁1枚，每日3次，连食3个月；外用捣敷治无名肿毒，头癣，疥疮，阴部虫痒。

【注意事项】有实邪者不可服用。

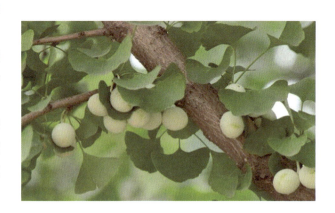

银杏叶

【别名】飞蛾叶、鸭脚子。

【来源】银杏科植物银杏（白果树、公孙树）的干燥叶。

【采收加工】秋季叶尚绿时采收，及时干燥。

【生长习性】银杏为阳性树，喜适当湿润而排水良好的深厚壤土，适于生长在水热条件比较优越的亚热带季风区。

【分布及资源】苏庄、齐溪、村头等地，量多。

【性味归经】甘、苦、涩，平。归心、肺经。

【功能主治】敛肺，平喘，活血化瘀，止痛。主治肺虚咳喘，冠心病，心绞痛，高血脂。

【用法用量】9~12g，煎服。

【注意事项】有实邪者忌用。

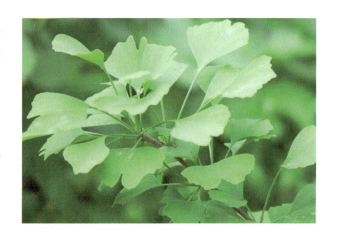

紫杉科

南方红豆杉

【别名】海罗杉、美丽红豆杉。

【来源】红豆杉科南方红豆杉，根、茎、叶、种子均可入药。

【生长习性】生于海拔1000m或1500m以下的山谷、溪边、缓坡腐殖质丰富的酸性土壤中。

【分布及资源】全县各地有零星分布，量少。

【性味归经】甘，平。归胃经。

【功能主治】驱虫，消食，抗癌。主治食积，蛔虫病，月经不调，产后瘀血、痛经，癌症。

【用法用量】9～15g，炒热，煎服。

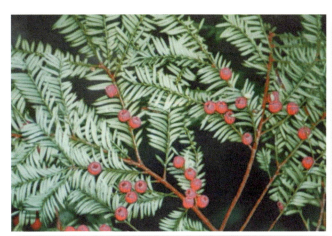

榧树

【别名】香榧、野榧、羊角榧、榧子。

【来源】红豆杉科榧树。

【生长习性】生于海拔1400m以下，温暖多雨，黄壤、红壤、黄褐土地区。

【分布及资源】苏庄、齐溪等地，量少。

【性味归经】甘，平，归肺、胃、大肠经。

【功能主治】杀虫，消积，润燥。主治虫积腹痛，小儿疳积，燥咳，便秘，痔疮。

【用法用量】15～30g，煎服，或入丸、散。

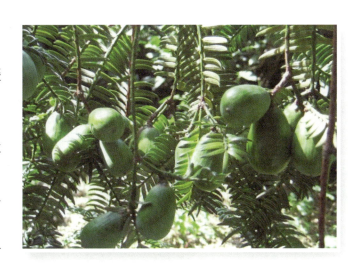

罗汉松科

短叶罗汉松

【别名】小罗汉松、土杉。
【来源】罗汉松科罗汉松属植物。
【生长习性】喜阴湿环境，常散生于阔叶树林或生于高山矮林内，或生于岩缝间。
【分布及资源】芹阳、华埠等地，量少。
【性味归经】淡，平。归肝、胃经。
【功能主治】活血，止痛，杀虫。主治咳血，吐血；外用治跌打损伤，疥癣。
【用法用量】9~18g，煎服。外用适量。

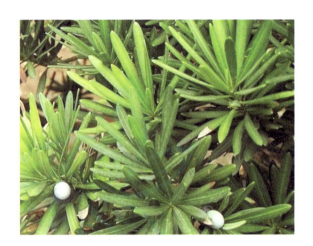

竹 柏

【别名】椰树、罗汉柴、椤树、山杉、糖鸡子、船家树、宝芳、铁甲树、猪肝树、大果竹柏。
【来源】罗汉松科植物竹柏的叶。
【采收加工】全年可采，洗净，鲜用或晒干。
【生长习性】散生于低海拔常绿阔叶林中。
【分布及资源】芹阳等地，量少。
【性味归经】淡、涩，平。归肝经。
【功能主治】止血，接骨。主治外伤出血，骨折。
【用法用量】外用适量，鲜品捣敷，或干品研末调敷。

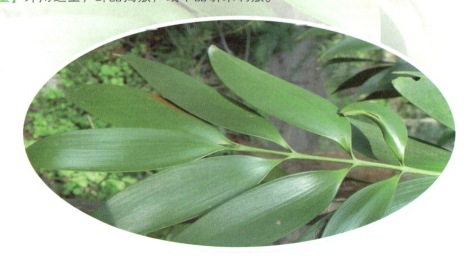

粗榧科

三尖杉

【别名】榧子、血榧、石榧、水柏子、藏杉、桃松、狗尾松、尖松、山榧树、白头杉、崖头杉、岩杉。

【来源】粗榧科粗榧属植物三尖杉，以种子和枝、叶入药。

【采收加工】种子秋季采摘；枝、叶四季可采。

【生长习性】生于阔叶树、针叶树混交林中。

【分布及资源】全县各地，量多。

【性味归经】甘、涩，微温。归肺经。

【功能主治】抗癌，润肺，消积，杀虫。主治癌肿，咳嗽，疳积，虫积蛊毒，痔漏。

【用法用量】6～15g，煎服。

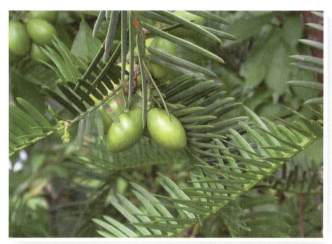

粗榧子

【别名】榧子、山榧子、血榧。

【来源】粗榧科粗榧属植物三尖杉和中国粗榧的种子。

【采收加工】秋季采摘，晒干。

【生长习性】多数生于海拔600～2200m的花岗岩、砂岩及石灰岩山地。

【分布及资源】苏庄、齐溪等地，量少。

【性味归经】甘、涩，平。归胃经。

【功能主治】驱虫，消积。主治蛔虫病，钩虫病，食积。

【用法用量】4.5～15g，煎服，早晚饭前各服一次，或炒熟食。

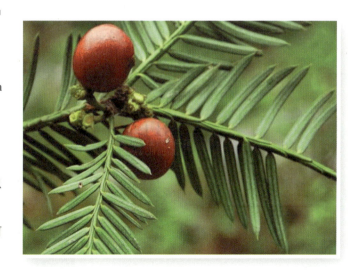

松 科

马尾松（松树）

【来源】松科松属植物中的马尾松。

【生长习性】生于石砾土、沙质土、黏土、山脊和阳坡的冲刷薄地上以及陡峭的石山岩缝里。

【分布及资源】全县广布，量多。

【药用部分】松油脂及松香、叶、根、茎节、嫩叶（俗称树心）等入药。

【性味归经】苦，温，无毒，归肺、肾经。

【功能主治】祛风湿，活血祛瘀，止痛，止血。祛风止痛、活血行气。舒筋，止血。主治咳嗽、胃及十二指肠溃疡、习惯性便秘、湿疹、黄水疮、外伤出血。

【用法用量】外用适量，焙干研粉，用香油调搽患处，或煎水洗患处。

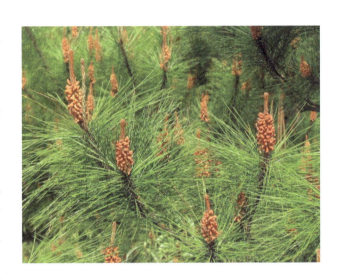

金钱松皮

【别名】土荆皮、荆树皮。

【来源】松科植物金钱松的根皮。

【生长习性】生于海拔100～1500m地，带散生于针叶树、阔叶树林中。

【分布及资源】芹阳等地，量多。

【性味归经】苦、辛，温，有毒。归肺经。

【功能主治】杀虫止痒。主治体癣，脚癣，疥疮，湿疹，神经性皮炎。

【用法用量】浸酒涂擦或研末醋调敷。

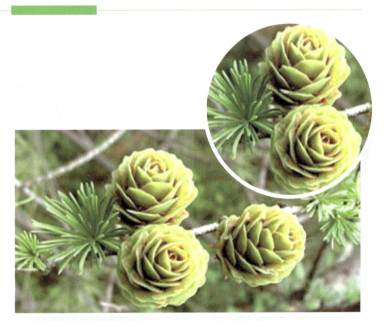

杉 科

柳 杉

【别名】长叶柳杉、宝树、沙罗树、孔雀杉。
【来源】杉科柳杉属植物柳杉，以根皮入药。
【采收加工】全年可采，去栓皮，鲜用或晒干。
【生长习性】生于海拔400～2500m的山谷边，山谷溪边潮湿林中，山坡林中，并有栽培。
【分布及资源】全县各地，量多。
【性味归经】苦，寒。归肺经。
【功能主治】解毒杀虫。主治癣疮。
【用法用量】外用柳杉鲜根皮（去栓皮）半斤，捣烂，加食盐1两，开水冲泡，洗患处。

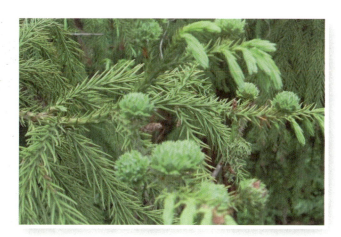

杉 木

【别名】杉、杉树、正杉、刺杉、天蜈蚣、千把刀。
【来源】杉科杉属植物杉木，以根、树皮、球果、木材、叶和杉节入药。
【采收加工】四季可采，鲜用或晒干备用。
【生长习性】喜温暖湿润，多雾静风的气候环境，不耐严寒及湿热，怕风，怕旱。喜肥沃、深厚、湿润、排水良好的酸性土壤。
【分布及资源】全县广布，量多。
【性味归经】辛，微温。归肺、胃经。
【功能主治】祛风止痛，散瘀止血。主治慢性气管炎，胃痛，风湿关节痛。外用治跌打损伤，烧烫伤，外伤出血，过敏性皮炎。
【用法用量】根、皮，为15～30g，球果30～90g，煎服；外用适量，皮研粉外敷，或皮叶煎水洗，烧烫伤用杉木炭研粉调油敷患处。

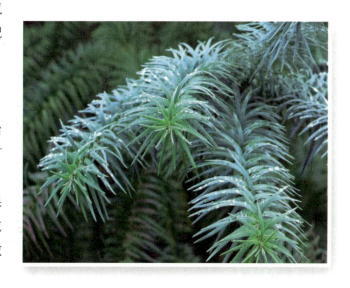

柏 科

柏 树

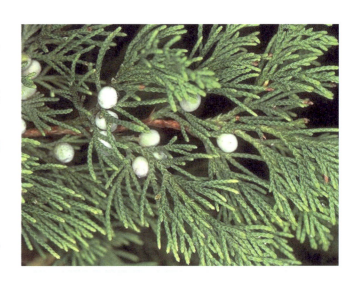

【别名】柏、香扁柏。

【来源】柏科柏属植物柏木，以种子、叶和树脂等入药。

【采收加工】种子于球果秋季未裂开前采摘，树脂在夏秋采收，叶四季可采。

【生长习性】喜生于温暖湿润的各种土壤地带，尤以在石灰岩山地钙质土上生长良好。

【分布及资源】全县各地，量较多。

【性味归经】苦、涩，温。归肺、胃经。

【功能主治】解表，和中，止血。主治风寒感冒，胃痛，吐血。

【用法用量】9～15g，煎服。

刺 柏

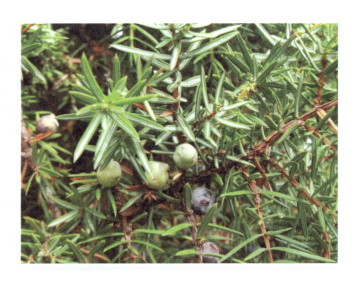

【别名】山刺柏、刺柏树、短柏木。

【来源】柏科刺柏，以根入药。

【生长习性】喜光，耐寒，耐旱，主侧根均甚发达，在干旱沙地、在肥沃通透性土壤生长最好。向阳山坡以及岩石缝隙处均可生长。

【分布及资源】全县山区，量少。

【性味归经】苦，寒。归膀胱经。

【功能主治】清热，解毒，杀虫。主治结核病，尿路感染，皮肤癣症。

【用法用量】12～15g，煎服。

山刺柏

【别名】叶如针、刺人、故称刺柏、刺松。

【来源】柏科植物刺柏的根及根皮或枝叶。

【采收加工】根，秋、冬季采收，或剥取根皮；枝叶，全年可采，洗净，晒干。

【生长习性】喜光，耐寒，耐旱，主侧根均甚发达，在干旱沙地、在肥沃通透性土壤生长最好。向阳山坡以及岩石缝隙处均可生长。

【分布及资源】全县山区，量少。

【性味归经】苦，寒。归肝经。

【功能主治】清热解毒，燥湿止痒。主治麻疹高热、湿疹、癣疮。

【用法用量】6～15g，煎服。外用适量，煎水洗。

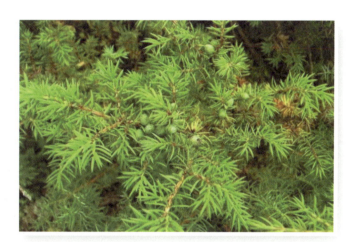

侧柏叶

【别名】柏叶、扁柏叶、丛柏叶。

【来源】柏科植物侧柏的枝梢与叶。

【采收加工】全年均可采收，以夏、秋季采收者为佳。剪下大枝，干燥后取其小枝叶，扎成小把，置通风处风干，不宜曝晒。

【生长习性】生于湿润肥沃地，石灰岩石地也有生长。

【分布及资源】华埠、芹阳等地，量较多。

【性味归经】苦、涩，微寒。归肺、肝、大肠经。

【功能主治】凉血止血，止咳祛痰，祛风湿，散肿毒。主治咯血、吐血、衄血、尿血、血痢、肠风下血、崩漏不止、咳嗽痰多、风湿痹痛、丹毒、痄腮、烫伤。

【用法用量】6～15g，煎服，或入丸、散。外用适量，煎水洗，捣敷或研末调敷。

【注意事项】多食亦能倒胃。

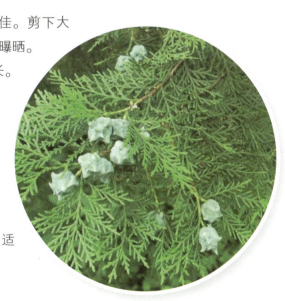

圆柏

【别名】刺柏、柏树、桧、桧柏。

【来源】柏科圆柏属植物圆柏,以枝、叶及树皮入药。

【采收加工】全年可采,鲜用或晒干。

【生长习性】喜光树种,较耐荫,喜温凉、温暖气候及湿润土壤。生于中性土、钙质土及微酸性土上,各地亦多栽培。

【分布及资源】全县各地,量少。

【性味归经】苦、辛,温,有小毒,归肺经。

【功能主治】祛风散寒,活血消肿,解毒利尿。主治风寒感冒、肺结核、尿路感染。外用治荨麻疹、风湿关节痛。

【用法用量】9～15g,煎服。外用适量煎水洗,或燃烧取烟熏烤患处。

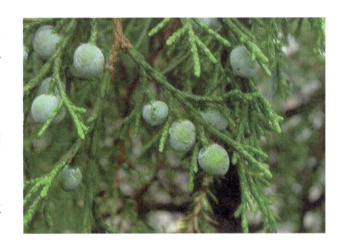

三白草科

鱼腥草

【别名】岑草、蕺儿菜、折耳菜、紫蕺、侧耳根、野花麦、九节莲、肺形草、臭菜、臭腥草、折耳根、臭根草、臭灵丹。

【来源】三白草科植物蕺菜的地上部分。

【采收加工】夏秋茎叶茂盛花穗多时采割,除去杂质,晒干。

【生长习性】生于山地、沟边、塘边、田埂或林下湿地。

【分布及资源】全县各地,量较多。

【性味归经】苦,微寒。归肺经。

【功能主治】清热解毒,清痈排脓,利尿通淋。主治肺痈吐脓,痰热喘咳,热痢,热淋,痈肿疮毒。

【用法用量】15～25g,煎服,不宜久煎;鲜品用量加倍,水煎或捣汁服。外用适量,捣敷或煎汤熏洗患处。

【注意事项】虚寒性体质及疔疮肿疡属阴寒,无红肿热痛者,不宜服食。

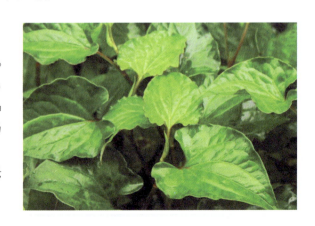

三白草

【别名】五路叶白、白花莲、白水鸡、过塘莲、白面姑、塘边藕、水木通。

【来源】三白草科植物三白草的根茎或全草。

【采收加工】四季均可采,洗净,晒干。

【生长习性】生于低湿沟边,塘边或溪旁。

【分布及资源】杨林等地,量多。

【性味归经】甘、辛,寒。归肺经。

【功能主治】清热解毒,利水消肿。主治水肿,脚气,黄疸,白带,尿路感染,尿路结石,高血压病,肝炎,肝癌腹水。

【用法用量】15～30g,煎服。治疗疮痈肿,捣烂敷。癣疥、绣球风,煎水洗。

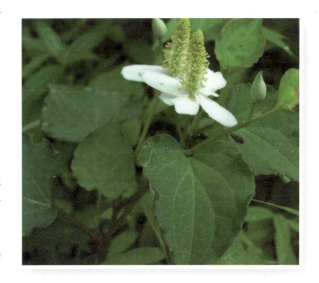

胡椒科

山 蒟

【别名】酒饼藤、爬岩香、二十四症、上树风、石蒟、穿壁风、满天香、小风藤、山蒌绿藤、香藤、钻骨风、辣椒姜、见风追、过节风、于节风、上树蛇、抱蛇、水蒌、血姜、山老叶、也侧苗。

【来源】胡椒科植物山蒟的茎叶或根。

【采收加工】秋季采收,切段,晒干。

【生长习性】生于林中,常攀缘于树上或石上。

【分布及资源】全县各地,尤以西、北部山区为多。

【性味归经】辛,温。归肺、脾经。

【功能主治】祛风除湿,活血消肿,行气止痛,化痰止咳。主治风湿痹痛、胃痛、痛经、跌打损伤、风寒咳喘、疝气痛。

【用法用量】9～15g,煎服,鲜品加倍。或浸酒。外用适量,煎水洗或鲜品捣敷。

【注意事项】孕妇及阴虚火旺者禁服。

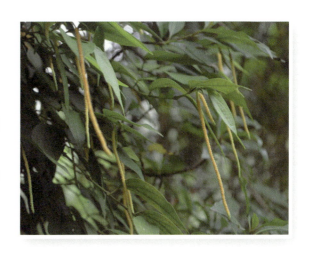

风 藤

【别名】风藤、巴岩香。
【来源】胡椒科植物细叶青蒌藤的藤茎。
【生长习性】生于海岸或深山的树林中。
【分布及资源】全县各地，尤以西、北部山区为多。
【性味归经】辛、苦，微温。归肝、脾、肾经。
【功能主治】祛风湿，通经络，止痹痛。主治风寒湿痹，关节不利，腰膝疼痛，筋脉拘挛，跌打损伤。
【用法用量】9~15g，煎服。或浸酒饮。

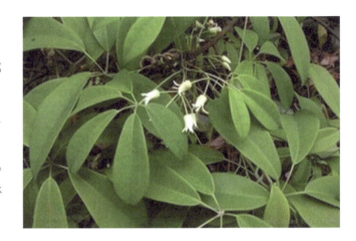

金粟兰科

及 己

【别名】四叶对、四皮风、獐耳细辛、四角金、对叶四块瓦。
【来源】金粟兰科金粟兰属植物及己，以根或全草入药。
【采收加工】夏、秋采挖全草，洗净，晒干；或将根砍下，分别晒干。
【生长习性】生长于地林下阴湿处和山谷溪边草丛中。
【分布及资源】全县各地，量少。
【性味归经】辛，温，有毒，归肝经。
【功能主治】疏筋活络，祛风止痛，消肿解毒。主治跌打损伤，风湿腰腿痛，疔疮肿毒，毒蛇咬伤。
【用法用量】3~6g，煎服。外用适量，鲜草捣烂敷患处。
【注意事项】孕妇禁用。

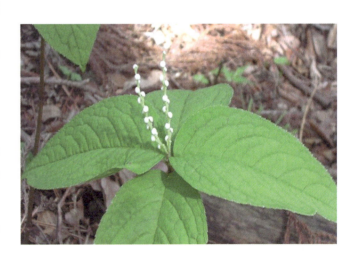

四块瓦

【别名】四匹瓦。

【来源】金粟兰科植物宽叶金粟兰的全草。

【生长习性】生于海拔750~1900m山坡林下阴湿地或路边灌丛中。

【分布及资源】全县各地，量少。

【性味归经】辛，温，有毒。归肝经。

【功能主治】祛风除湿，活血散瘀。主治风寒咳嗽，跌打损伤，风湿麻木，筋骨疼痛，闭经，治瘀血肿痛，毒蛇咬伤。捣敷。

【用法用量】1.5~2.4g，煎服。

【注意事项】心脏病患者及孕妇忌服。

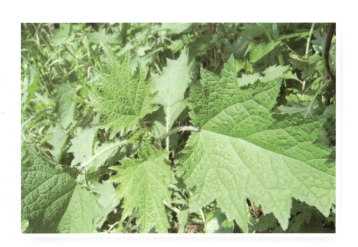

草珊瑚

【别名】接骨金粟兰、九节茶、九节花、九节风、竹节茶、接骨莲。

【来源】金粟兰科植物草珊瑚的干燥全株。

【采收加工】夏、秋二季采收，除去杂质，晒干。

【生长习性】生长于海拔400~1500m的山坡、沟谷常绿阔叶林下阴湿处。

【分布及资源】西南部山区，量少。

【性味归经】苦、辛，平。归心、肝经。

【功能主治】清热凉血，活血消斑，祛风通络。主治血热紫斑、紫癜，风湿痹痛，跌打损伤。

【用法用量】9~30g，煎服。

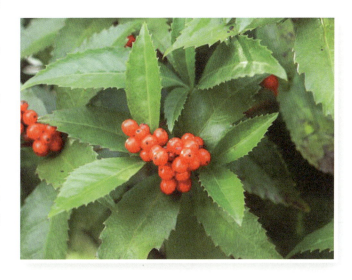

杨柳科

响叶杨

【别名】白杨树、绵杨。

【来源】杨柳科植物响叶杨的根皮、树皮或叶。

【采收加工】多在冬、春季采收，趁鲜剥取根皮和树皮，鲜用或晒干；夏季采收叶，鲜用或晒干。

【生长习性】生于海拔300～2500m的阳坡灌丛中、杂木林中，或沿河两旁，有时成小片纯林或与其他树种混交成林。

【分布及资源】东部、西北部山区，量少。

【性味归经】苦，平。归肝，脾经。

【功能主治】祛风止痛，活血通络。主治风湿痹痛，四肢不遂，龋齿疼痛，损伤瘀血肿痛。

【用法用量】9～15g，煎服。或泡酒。外用适量，煎水洗；或鲜品捣敷。

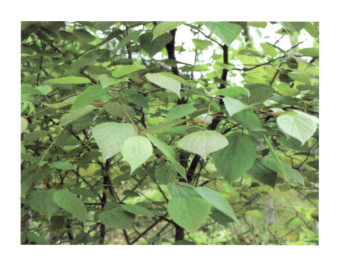

垂 柳

【别名】柳树、清明柳、吊杨柳、线柳、倒垂柳、青龙须。

【来源】杨柳科柳属植物垂柳，以枝、叶、树皮、根皮、须根等入药。

【采收加工】枝、叶夏季采，须根、根皮、树皮四季可采。

【生长习性】喜光，喜温暖湿润气候及潮湿深厚之酸性及中性土壤。较耐寒，特耐水湿，但亦能生于土层深厚之高燥地区。

【分布及资源】全县各地，量较多。

【性味归经】苦，寒。归肝经。

【功能主治】祛风止痛，利湿解毒。主治风湿性关节炎，黄疸型肝炎，湿热白带，牙龈肿痛，丹毒，痈疽，疮疖，烫伤。

【用法用量】9～15g，煎服。外用柳叶煎膏敷患处。

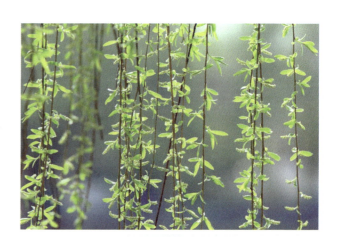

银叶柳

【别名】小叶杨柳、白水杨柳、水柳。

【来源】杨柳科植物银叶柳的根或枝叶。

【采收加工】根多在夏、秋季采收,枝叶宜在春、夏季采收,鲜用或晒干。

【生长习性】生于海拔500～600m的溪流两岸或灌丛中。

【分布及资源】全县各地,量多。

【性味归经】辛,苦,性寒。归肺、胃、膀胱经。

【功能主治】清热解毒,祛风止痒,止痛。主治感冒发热,咽喉肿痛,皮肤瘙痒,膀胱炎,尿道炎,跌打伤痛。

【用法用量】9～15g。外用适量,煎水洗。

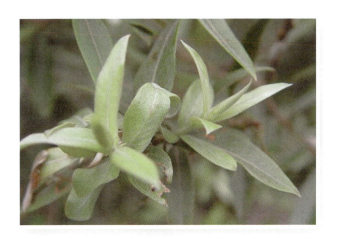

旱　柳

【别名】杨柳、山杨柳。

【来源】杨柳科旱柳,以根、根须、皮、枝、种子入药。

【生长习性】生长于海拔10～3600m的地区,常生长在干旱地或水湿地。喜光,耐寒,湿地、旱地皆能生长,但以湿润而排水良好的土壤上生长最好。

【分布及资源】全县各地,量少。

【性味归经】苦,寒。归肾、膀胱经。

【功能主治】清热除湿,消肿止痛。主治急性膀胱炎,小便不利,关节炎,黄水疮,疮毒,牙痛。

【用法用量】9～15g,煎服。外用适量。

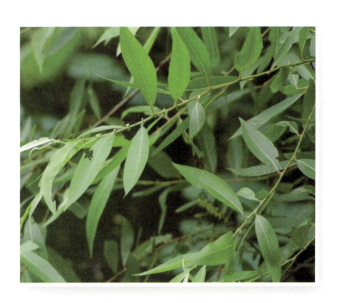

杨梅科

杨 梅

【别名】树梅、珠红。

【来源】杨梅科杨梅属植物杨梅，以根、树皮及果实入药。

【采收加工】根及茎皮全年可采，去粗皮切片晒干备用。果夏季成熟时采，鲜用，干用或盐渍备用。

【生长习性】喜酸性土壤，生于海拔125～1500m的山坡或山谷林中。

【分布及资源】边缘山区有野生，芹阳、马金、池淮等地有栽培，量多。

【性味归经】根、树皮：苦，温。归肝经。

果：酸、甘，平。归肺、胃经。

【功能主治】根、树皮：散瘀止血，止痛。主治跌打损伤，骨折，痢疾，胃、十二指肠溃疡，牙痛；外用治创伤出血，烧烫伤。

果：生津止渴。主治口干，食欲不振。

【用法用量】15～30g，煎服，或烧灰，或盐藏。外用适量，烧灰涂敷。

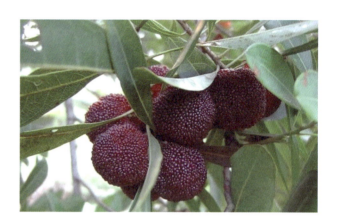

胡桃科

山核桃

【别名】小核桃。

【来源】胡桃科山核桃，以种仁、根皮、果皮入药。

【生长习性】生于山麓疏林中或腐殖质丰富的山谷，海拔可达400～1200m。

【分布及资源】苏庄、马金等地，量少。

【性味归经】甘，平。归肺，肾经。

【功能主治】种仁：补益肝肾，纳气平喘。主治腰膝酸软、隐痛，虚喘久咳；根皮及果皮：清热解毒，杀虫止痒。主治脚趾湿痒，皮肤癣证。

【用法用量】

腰痛：山核桃肉（种仁）微炒，黄酒送服。

脚癣：鲜根皮煎汤浸洗。

皮肤癣：鲜外果皮捣取汁擦患处。

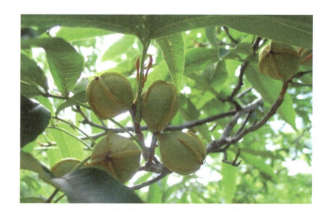

核 桃

【别名】核桃仁、山核桃、胡桃仁、羌桃、黑桃、胡桃肉、万岁子、长寿果。

【来源】胡桃科植物胡桃的种仁。

【生长习性】喜光，耐寒，抗旱、抗病能力强，适应多种土壤生长，喜肥沃湿润的沙质壤土及石灰性土壤，常见于山区河谷两旁土层深厚的地方。

【分布及资源】大溪边、林山等地，量较少。

【性味归经】甘，温。归肾、肺、大肠经。

【功能主治】补肾，温肺，润肠。主治腰膝酸软，阳痿遗精，虚寒喘嗽，大便秘结。

【用法用量】可生食，熟食，或作药膳粥，煎汤等。

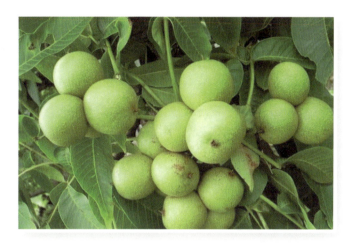

枫 杨

【别名】麻柳树、水麻柳、小鸡树、枫柳、蜈蚣柳、平杨柳。

【来源】胡桃科枫杨属植物枫杨，以枝及叶入药。

【采收加工】夏秋采，晒干备用。叶多鲜用。

【生长习性】生于海拔1500m以下的沿溪涧河滩、阴湿山坡地的林中。

【分布及资源】全县各地，量较多。

【性味归经】辛、苦，温，有小毒。归肺、肾经。

【功能主治】杀虫止痒，利尿消肿。叶：治疗血吸虫病。外用治黄癣、脚癣，枝、叶捣烂可杀蛆虫、孑孓。

【用法用量】6～9g，煎服。外用适量，鲜叶捣烂敷或搽患处。

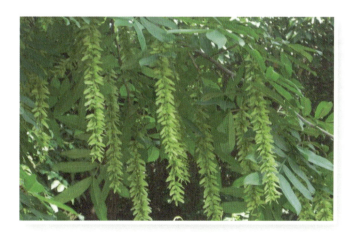

化香树

【别名】山麻柳。

【来源】胡桃科化香树属植物化香树，以叶入药。

【采收加工】随用随采，洗净鲜用或晒干。

【生长习性】常生长在海拔600～1300m，少数至2200m的向阳山坡及杂木林中，也有栽培。

【分布及资源】全县各地，尤以苏庄、杨林等地为多，量少。

【性味归经】苦，寒，有毒。归心、脾经。

【功能主治】解毒，止痒，杀虫。主治疮疖肿毒，阴囊湿疹，顽癣。

【用法用量】不可内服，外用适量，煎水洗或嫩叶搽患处。熏烟可以驱蚊，投入粪坑、污水可以灭蛆、杀孑孓。

【注意事项】忌内服。

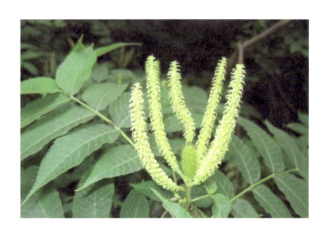

桦木科

亮叶桦

【别名】光皮桦、尖叶桦、大叶榔、红桦树、桦角、花胶树、狗啃木。

【来源】桦木科亮叶桦，以叶入药。

【生长习性】生于海拔500～2500m之阳坡杂木林内。

【分布及资源】苏庄、齐溪等地，量少。

【性味归经】甘、辛，凉。归心、肾经。

【功能主治】清热利尿。主治水肿，疮毒，小便不利，水肿，感冒，风湿痹痛，食积饱胀，小便短赤，乳痈，疮毒，风疹。

【用法用量】疮毒：鲜叶捣烂敷患处。水肿：15g，煎服。

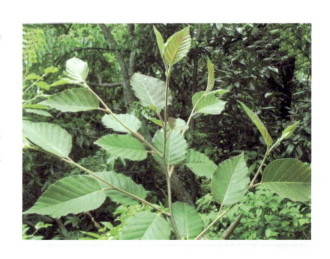

壳斗科

板 栗

【别名】栗、栗子、风栗。

【来源】壳斗科植物板栗的干燥种子。

【生长习性】生长于海拔370~2800m的地区,多见于山地,已由人工广泛栽培。

【分布及资源】杨林、桐村、华埠、林山等地,量多。

【性味归经】甘,温。归肾、脾、胃经。

【功能主治】养胃健脾、补肾强筋、活血止血。主治反胃,泄泻,腰膝酸软,吐衄,便血,金疮,折伤肿痛,瘰疬,月家病,九子疡,赤白痢等。

【用法用量】生食、煮食,或炒存性研末服。外用捣敷。

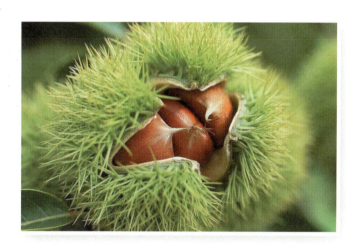

茅 栗

【别名】野栗子、金栗、野茅栗、毛栗。

【来源】壳斗科茅栗,以根、果实入药。

【生长习性】生于海拔400~2000m丘陵山地,较常见于山坡灌木丛中,与阔叶常绿或落叶树混生。

【分布及资源】全县广布,量多。

【性味归经】甘,平。归心经。

【功能主治】安神,解毒,消食健胃。主治失眠,积食,肺结核,肺炎,丹毒,疮毒。

【用法用量】15~30g。外用适量,煎水洗。

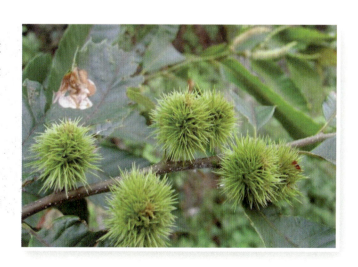

钩栗

【别名】巢钩子、长甜槠子、(木都)子、栲槠、猴栗、木栗、猴板栗。

【来源】壳斗科植物钩栲的果实。

【采收加工】秋季果实成熟时采收，去壳，种子晒干，研粉。

【生长习性】生于海拔200~1600的山地杂木林中。

【分布及资源】苏庄、齐溪、杨林等地，较少。

【性味归经】甘，平。归脾经。

【功能主治】健脾止痢。主治痢疾。

【用法用量】内服：研粉，15~30g，沸水冲。

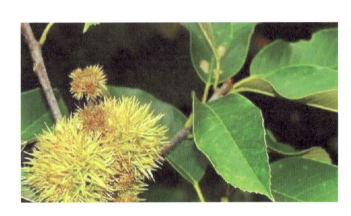

多穗石柯

【别名】甜茶。

【来源】壳斗科石柯属植物多穗石柯，以根、叶及果实入药。

【采收加工】根、叶四季可采，秋季采果，分别晒干。

【生长习性】喜光，喜热，生长于亚热带地区。生于山坡杂木林内。

【分布及资源】西部地区，量较多。

【性味归经】叶：甘，苦，平。

根：甘，涩，平。归肝、肾经。

【功能主治】叶：清热利湿，主治湿热痢疾，皮肤瘙痒，痈疽恶疮。

根：补肾益阴，主治虚损病。

【用法用量】叶，9~15g，煎服。根，30g，炖肉服。

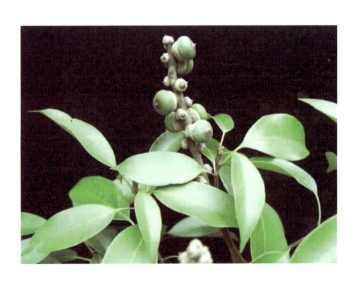

白　栎

【别名】栗子树、白紫蒲树。

【来源】壳斗科白栎，以果实的虫瘿入药。

【采收加工】秋季采收。

【生长习性】生于海拔50～1900m的丘陵、山地杂木林中。

【分布及资源】全县各地，量较多。

【性味归经】辛，凉。归肝、脾经。

【功能主治】健脾消积，理气，清火，明目。治小儿疳积，大人疝气，急性结膜炎。

【用法用量】15～30g，煎服。

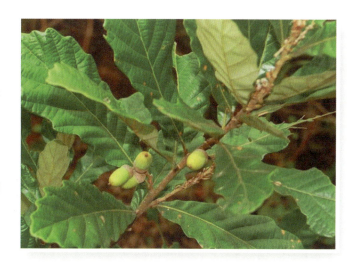

麻　栎

【别名】青刚、橡椀树。

【来源】壳斗科栎属植物麻栎，以果实及树皮、叶入药。

【采收加工】秋季采果实，晒干；夏季采鲜叶入药。

【生长习性】生于海拔60～2200m的山地阳坡，成小片纯林或混交林。

【分布及资源】全县各地，量较多。

【性味归经】树皮、叶：苦、涩，微温。归肾经。

【功能主治】树皮、叶：收敛，止痢。主治久泻痢疾。

果：解毒消肿。主治乳腺炎。

【用法用量】树皮、叶、果：3～9g，煎服。

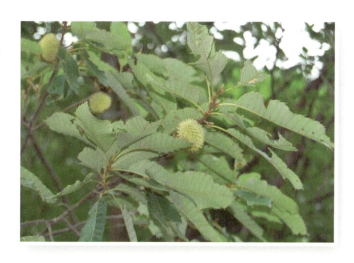

榆科

紫弹树

【别名】朴树、中筋树、沙楠子树、香丁。

【来源】榆科紫弹树，以叶、根皮、茎、枝入药。

【生长习性】喜湿润及肥厚的黏质土壤，常生于山坡、山沟边及杂木林中。

【分布及资源】西部山区，量少。

【性味归经】甘，寒，归肝、肾经。

【功能主治】清热解毒，祛痰，利小便。主治小儿脑积水及小儿头颅软骨症，腰骨酸痛，乳腺炎。外用治疮毒，溃烂。

【用法用量】30～60g，煎服。外用适量鲜叶加白糖，捣烂敷患处，每天换2次。

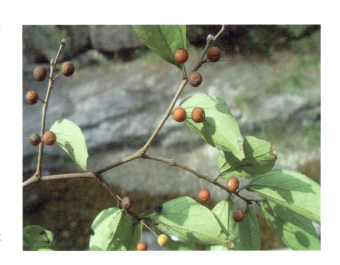

朴树

【别名】小叶牛筋树。

【来源】榆科朴树，以根皮、树皮、叶入药。

【生长习性】多生于路旁、山坡、林缘，海拔100～1500m。

【分布及资源】全县有零星分布，量较少。

【性味归经】辛，平。归脾经。

【功能主治】树皮：祛风透疹，消合化滞。主治麻疹透发不畅，消化不良。树叶：消热，凉血，解毒，主治漆疮，荨麻疹。

【用法用量】15～30g，煎服。外用叶捣汁涂。

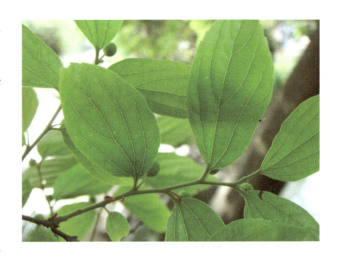

刺 榆

【别名】枢、荎、柘榆、梗榆、钉枝榆、刺梅。

【来源】榆科植物刺榆的根皮、树皮或嫩叶。

【生长习性】常生于海拔2000m以下的坡地次生林中，也常见于村落路旁、土堤上、石栎河滩。

【分布及资源】全县有零星分布，量少。

【性味归经】苦、辛，微寒。归心经。

【功能主治】利尿，解毒，消肿。可治水肿，痈毒。

【用法用量】30～60g，煎服。外用适量。

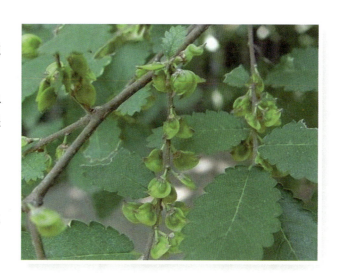

山油麻

【别名】山脚麻。

【来源】榆科山油麻，以嫩叶、根入药。

【生长习性】生于向阳山坡、干燥山谷、旷地或灌木丛。

【分布及资源】全县各地，量较多。

【性味归经】涩，凉。归心经。

【功能主治】清热解毒，止痛，止血。主治疖毒，外伤出血。

【用法用量】嫩叶捣烂加白糖敷患处。

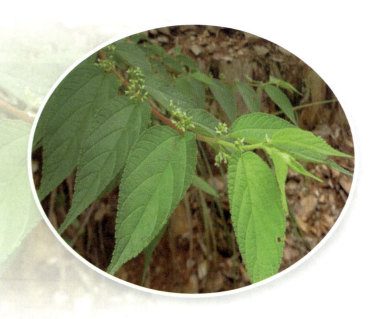

榔榆

【别名】小叶榆。

【来源】榆科植物榔榆的根皮、树皮及嫩叶。

【生长习性】生于平原、丘陵、山坡及谷地。

【分布及资源】杨林等地，量少。

【性味归经】苦，寒。归心经。

【功能主治】清热解毒，祛风消肿止血。主治乳腺炎，多发性脓疡，痈疽疮疖，内外伤出血，腰肌劳损，烫伤。

【用法用量】30～60g，煎服。外用适量。

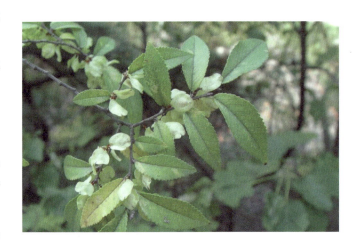

桑科

构皮麻

【别名】葡蟠、酱叶树、尖叶楮皮。

【来源】桑科植物小构树的全株或根、根皮。

【采收加工】全年均可采剥，晒干。

【生长习性】生于海拔200～1700m的山地灌丛、溪边路旁或次生杂木林中。

【分布及资源】全县各地，以齐溪、苏庄、马金等地较多。

【性味归经】甘、淡，平。归肝、肾、膀胱经。

【功能主治】祛风除湿，散瘀消肿。主治风湿痹痛，泄泻，痢疾，黄疸，浮肿，痈疖，跌打损伤。

【用法用量】30～60g，煎服。

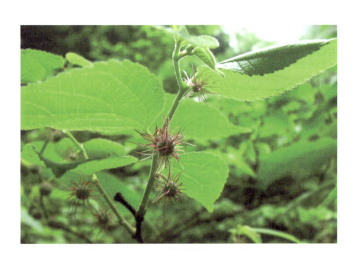

谷皮藤

【别名】藤葡蟠、黄皮藤。
【来源】桑科植物谷皮藤的全株或根、根皮。
【采收加工】4—11月采挖，洗净，切片，晒干或鲜用。
【生长习性】生于村边、路旁、灌木丛中。
【分布及资源】全县各地，以齐溪、苏庄、马金等地较多。
【性味归经】微甘，平。归肺经。
【功能主治】清热利尿，活血消肿。主治肺热咳嗽，砂石淋，黄疸，跌打损伤。
【用法用量】30～60g，煎服。外用捣敷。

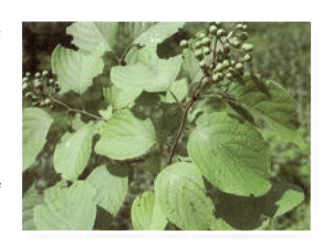

构　树

【别名】楮实子、楮树、沙纸树、谷木、谷浆树。
【来源】桑科楮属植物构树，以乳液、根皮、树皮、叶、果实及种子入药。
【采收加工】夏秋采乳液、叶、果实及种子；冬春采根皮、树皮，鲜用或阴干。
【生长习性】常野生或栽于村庄附近的荒地、田园及沟旁。
【分布及资源】全县有零星分布，以大溪边、村头为多，量较少。
【性味归经】子：甘，寒。

叶：甘，凉。

皮：甘，平。归肝、脾、肾经。

【功能主治】子：补肾，强筋骨，明目，利尿。主治腰膝酸软，肾虚目昏，阳痿，水肿。

叶：清热，凉血，利湿，杀虫。主治鼻衄，肠炎，痢疾。

皮：利尿消肿，祛风湿。主治水肿，筋骨酸痛；外用治神经性皮炎及癣症。

【用法用量】子：6～12g。叶：9～15g。皮：9～15g，煎服。外用：割伤树皮取鲜浆汁外擦。

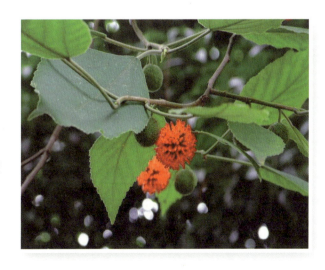

穿破石

【别名】葨芝、金蝉退壳、黄龙退壳、牵牛入石、金腰带、黄蛇根、山荔枝、千重皮。
【来源】桑科柘属植物构棘，以根入药。
【采收加工】全年可采，洗净切片晒干。
【生长习性】生于山坡、溪边、灌丛中。
【分布及资源】苏庄、齐溪等地，量较多。
【性味归经】微苦，平。归肺、肝经。
【功能主治】止咳化痰，祛风利湿，散瘀止痛。主治肺结核，黄疸型肝炎，肝脾肿大，胃、十二指肠溃疡，风湿性腰腿痛。外用治骨折，跌打损伤。
【用法用量】15～30g，煎服。外用适量，根皮捣烂敷患处。
【注意事项】孕妇忌服。

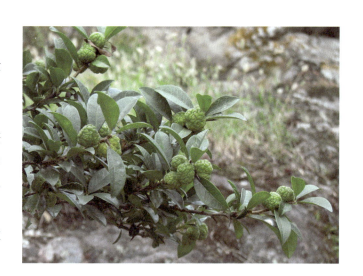

柘 树

【别名】柘、柘桑、文章树、灰桑树、柘子、野梅子、野荔枝、老虎肝、黄桑、黄了刺、刺钉、黄疸树、山荔枝、痄腮树、痄刺、九重皮、大丁癀。
【来源】桑科植物柘树的木材。
【生长习性】生于阳光充足的荒地和路旁。
【分布及资源】西部及东部山区，量少。
【性味归经】甘，温。归肝、脾经。
【功能主治】化瘀止血，清肝明目，截疟。治崩漏，飞丝入目，疟疾。
【用法用量】30～60g，煎服。外用适量，煎水洗。

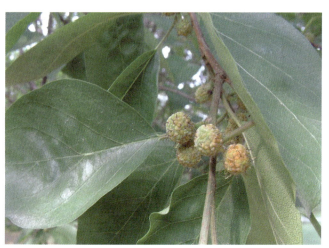

天仙果

【别名】 水风藤、牛乳茶、山无花果、加星里。

【来源】 桑科天仙果,以根入药。

【生长习性】 生于山坡林下或溪边。

【分布及资源】 西部山区,量少。

【性味归经】 辛、酸、涩,温。归肝、肾经

【功能主治】 祛风化湿,止痛。主治关节风湿疼痛,头风疼痛,跌打损伤,月经不调,腹痛,腰痛,带下病,小儿发育缓慢。

【用法用量】 鲜根 30~60g,煎服。外用捣敷患处。

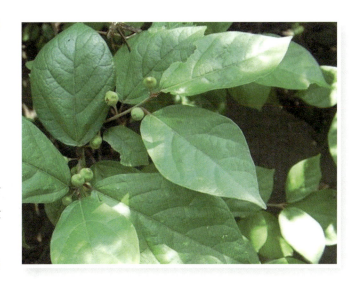

奶浆果

【别名】 异叶榕、大山枇杷、牛奶子、大斑鸠食子。

【来源】 桑科奶浆果,以果入药。

【生长习性】 生于低山区林下半阴处。

【分布及资源】 西部山区,量少。

【性味归经】 甘、酸,温。归脾、肝经。

【功能主治】 下乳补血。主治脾虚胃弱,缺乳等症。

【用法用量】 干品 30~60g,鲜品 500g,炖肉服。

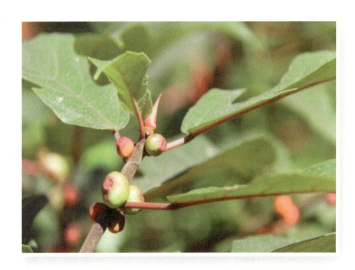

无花果

【别名】文先果、奶浆果、树地瓜、映日果、明目果、密果。

【来源】桑科榕属植物无花果的果实，其根及叶也入药。

【采收加工】根全年可采；果、叶夏秋采，晒干用或鲜用。

【生长习性】喜温暖湿润气候，耐瘠，抗旱，不耐寒，不耐涝，以向阳、土层深厚、疏松肥沃，排水良好的砂质壤或黏质壤土栽培为宜。

【分布及资源】各地有零星分布，量少。

【性味归经】果：甘、平。根、叶：淡、涩，平。归脾、肺经。

【功能主治】果：润肺止咳，清热润肠。主治咳喘，咽喉肿痛，便秘，痔疮。根、叶：治肠炎，腹泻。外用治痈肿。

【用法用量】果、叶：15～30g，煎服。根、叶外用适量，煎水熏洗患处。

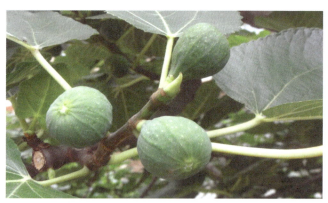

琴叶榕

【别名】牛奶子树、铁牛入石。

【来源】桑科榕属植物琴叶榕，以根或叶入药。

【采收加工】全年采根，晒干。叶夏季采。

【生长习性】生于山地疏林、灌木丛或村落路旁。

【分布及资源】全县各地，尤以苏庄、齐溪、杨林等地较多。

【性味归经】甘，温。归肝经。

【功能主治】行气活血，舒筋活络。主治月经不调，乳汁不通，跌打损伤，腰腿疼痛。外用治乳腺炎。

【用法用量】9～15g，煎服。外用适量，鲜品捣烂敷患处。

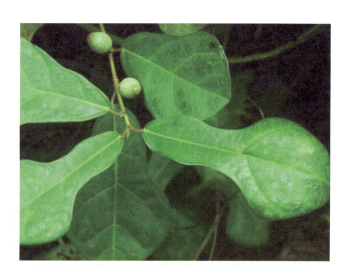

薜 荔

【别名】木莲藤、辟荸、石壁莲、木瓜藤、膨泡树、饼泡树、壁石虎、木壁莲、爬墙虎、风不动、彭蜂藤、石龙藤、常春藤、石壁藤、补血王、追骨风、爬岩风、墙脚柱、红墙套、烟筒丕、田螺掩、爬山虎、大鼓藤、石绷藤、薜荔络石藤、老鸦馒头藤、凉粉藤、爬墙藤、牛屎藤。

【来源】桑科植物薜荔的茎、叶。

【采收加工】4—6月间采取带叶的茎枝，晒干，除去气根。

【生长习性】生于山坡树木间或断墙破壁上。

【分布及资源】全县各地，量较多。

【性味归经】酸，平。归肝经。

【功能主治】祛风，利湿，活血，解毒。治风湿痹痛，泻痢，淋病，跌打损伤，痈肿疮疖。

【用法用量】9～15g，煎服。鲜品捣汁涂或煎水熏洗。

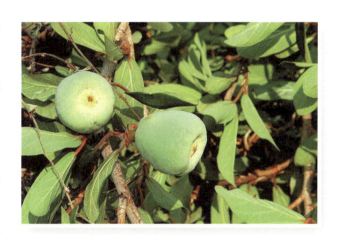

珍珠莲

【别名】冰粉树。

【来源】桑科珍珠莲，以藤、根入药。

【采收加工】全年均可采收，洗净，切片，鲜用或晒干。

【生长习性】生于低山疏林或山麓、山谷及溪边树丛中。

【分布及资源】全县各地，量少。

【性味归经】微辛，平。归肝经。

【功能主治】祛风除湿，消肿解毒，杀虫。主治风湿性关节炎，乳腺炎，疮疖，癣。

【用法用量】藤或根30～60g，煎服。外用：根和米汤磨汁外敷。

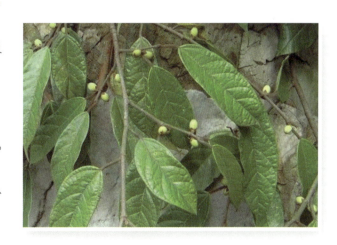

爬藤榕

【别名】长叶铁牛入石、小号牛奶仔。

【来源】桑科爬藤榕，以根入药。

【生长习性】常攀缘于树上、岩石上或陡坡峭壁及屋墙上。

【分布及资源】西部山区，量少。

【性味归经】辛、甘，温，归肝、脾经。

【功能主治】祛风除湿，行气活血，消肿止痛。主治风湿痹痛，神经痛，头痛，跌打损伤，消化不良，气血亏虚。

【用法用量】15～30g，水煎或炖肉服。

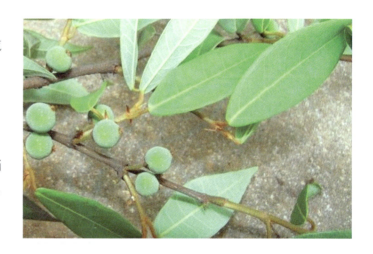

桑

【来源】桑科桑属桑的嫩枝、叶及将成熟的聚合果。

【生长习性】栽培于溪河两岸的砂质土壤或山边地。

【分布及资源】全县有栽培，以华埠、长虹为多。

【性味归经】桑枝：微苦，平。桑叶：微苦、甘，寒。桑椹子：甘、酸，温。归肝、肾、心经。

【功能主治】桑枝：祛风利湿。桑叶：散热疏风，清肝明目。桑椹子：滋阴养血，生津润肺。主治肝肾阴虚，眩晕耳鸣，心悸失眠。

【用法用量】9～15g，煎服。

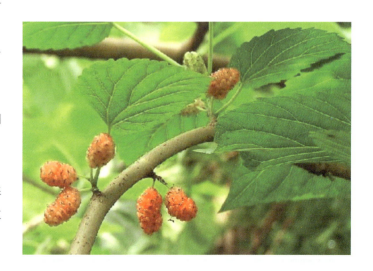

鸡 桑

【来源】桑科植物鸡桑的根或根皮及叶。

【采收加工】根或根皮：秋、冬季采挖，乘鲜时刮去栓皮，洗净；或剥取白皮，晒干。叶：夏季采收，鲜用或晒干。

【生长习性】生于海拔500~1000m石灰岩、山地或林缘及荒地。

【分布及资源】全县有栽培，以华埠、长虹为多。

【性味归经】甘、辛，寒。归肺经。

【功能主治】叶：清热解表，宣肺止咳。主治风热感冒，肺热咳嗽，头痛，咽痛。

根：清肺，凉血，利湿。主治肺热咳嗽，鼻衄，水肿，腹泻，黄疸。

【用法用量】叶：3~9g，根：6~15g，煎服。

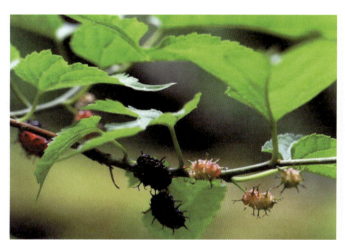

华 桑

【来源】桑科植物华桑的根皮。

【生长习性】生于海拔900~1300m的向阳山坡或沟谷，性耐干旱。

【分布及资源】全县各地，量多。

【性味归经】甘，寒。归肺经。

【功能主治】泻肺平喘，行水消肿。主治肺热咳嗽，水肿胀满，尿少。

【用法用量】6~12g，煎服。

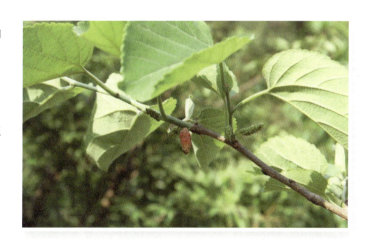

大麻科

火麻仁

【别名】麻子、麻子仁、大麻仁。
【来源】桑科植物大麻的种仁。
【采收加工】8—9月果实成熟后割取果穗或连茎割下，晒干，打下果实。
【生长习性】喜光，耐大气干旱而不耐土壤干旱，生长期间不耐涝，对土壤的要求比较严格。
【分布及资源】池淮等地，量少。
【性味归经】甘，平，有小毒。归脾、胃、大肠经。
【功能主治】润肠，消渴，通淋，活血。主治肠燥便秘，产后血虚便秘，消渴，热淋，风痹，经闭。
【用法用量】9～15g，煎服。
【注意事项】食入过量可致中毒，出现恶心、呕吐、腹泻、四肢麻木、哭闹、失去定向力、瞳孔散大、抽搐，甚至昏迷。

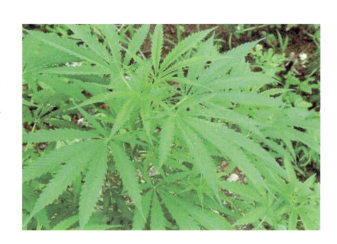

葎草

【别名】拉拉秧、拉拉藤、五爪龙、勒草、大叶五爪龙、拉狗蛋、割人藤。
【来源】桑科葎草属植物葎草的全草。
【采收加工】夏秋采集，切段晒干。
【生长习性】常生于荒地、废墟、林缘、沟边等地。
【分布及资源】全县各地，量较多。
【性味归经】甘、苦，寒。归肺，肾经。
【功能主治】清热解毒，利尿消肿。主治肺结核潮热，肠胃炎，痢疾，感冒发热，小便不利，肾盂肾炎，急性肾炎，膀胱炎，泌尿系结石；外用治痈疖肿毒，湿疹，毒蛇咬伤。
【用法用量】9～15g，煎服。外用适量，鲜品捣烂外敷，蛇咬伤则敷伤口周围。

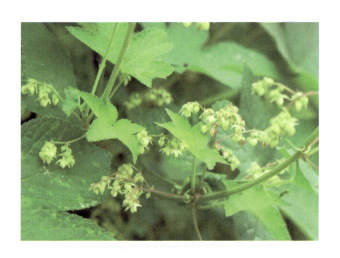

荨麻科

苎 麻

【别名】家苎麻、白麻、圆麻。

【来源】荨麻科苎麻属植物苎麻，以根、叶入药。

【采收加工】冬初挖根、秋季采叶，洗净、切碎晒干或鲜用。

【生长习性】生于山谷林边或草坡，海拔200～1700m。

【分布及资源】全县各地，量较多。

【性味归经】根：甘，寒。叶：甘，凉，归肾经。

【功能主治】根：清热利尿，凉血安胎。主治感冒发热，麻疹高烧，尿路感染，肾炎水肿，孕妇腹痛，胎动不安，先兆流产；外用治跌打损伤，骨折，疮疡肿毒。

叶：止血，解毒。外用治创伤出血，虫、蛇咬伤。

【用法用量】根9～15g，煎服。根、叶外用适量，鲜品捣烂敷或干品研粉撒患处。

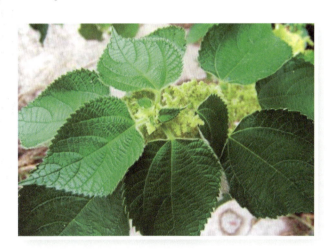

庐山楼梯草

【别名】接骨草、白龙骨。

【来源】荨麻科庐山楼梯草，以全草入药。

【生长习性】生长于海拔580～1400m的地区，多生长于山谷沟边或林下阴湿之地。

【分布及资源】边缘山区，量较少。

【性味归经】淡，温。归肺经。

【功能主治】活血祛瘀，消肿解毒，止咳。主治挫伤，扭伤，骨折，流行性腮腺炎，闭经，肺结核发热，咳嗽。

【用法用量】30～60g，煎服。外用鲜全草捣烂敷患处。

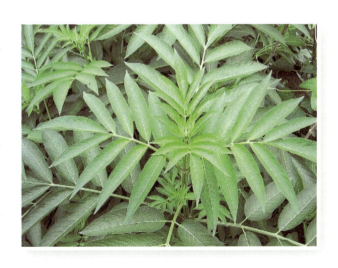

糯米团

【别名】糯米草、糯米藤、糯米条、红石藤、生扯拢、蔓苎麻、乌蛇草、小粘药。

【来源】荨麻科蔓苎麻属植物糯米团，以根或茎、叶入药。

【采收加工】秋季采根，洗净晒干或碾粉；茎叶随时可采。

【生长习性】生于山坡、溪旁或林下阴湿处，润湿、肥沃和阳光充足的土坎、矮草丛或石缝中。

【分布及资源】全县各地，量较多。

【性味归经】淡，平。归脾、肾经。

【功能主治】健脾消食，清热利湿，解毒消肿。主治消化不良，食积胃痛，白带过多。外用治血管神经性水肿，疔疮疖肿，乳腺炎，跌打肿痛，外伤出血。

【用法用量】30～60g，煎服。外用适量，鲜全草或根捣烂敷患处。

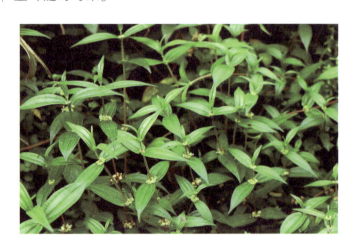

花点草

【别名】幼油草。

【来源】荨麻科花点草属植物花点草的全草。夏秋采收，晒干。

【生长习性】生于山坡、山麓阴湿草丛或溪边岩缝中。

【分布及资源】全县各地，资源较少。

【性味归经】酸，温。归肺经。

【功能主治】化痰止咳，止血。主治咳嗽，咯血。

【用法用量】30～60g，煎服。

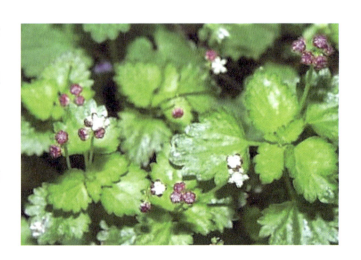

毛花点草

【别名】透骨消、波丝草、雪药。

【来源】荨麻科植物毛花点草的全草。

【采收加工】夏、秋采收。

【生长习性】生于山谷溪旁和石缝、路旁阴湿地区和草丛中，海拔25～1400m。

【分布及资源】全县各地，量少。

【性味归经】苦、辛，凉。归肺、肝经。

【功能主治】通经活血，清热解毒。主治肺病咳嗽，疮毒，痱疹，烫伤，火伤。

【用法用量】15～30g，煎服。外用：捣敷或浸菜油外敷。

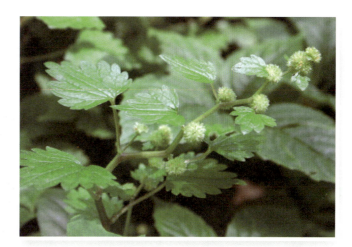

赤　车

【别名】岩下青、冷坑青、阴蒙藤、拔血红、小铁木、吊血丹、凤阳草、坑兰。

【来源】荨麻科赤车属植物赤车，以根或全草入药。

【采收加工】春夏秋采集，鲜用或晒干。

【生长习性】生于海拔200～1500m的山地山谷林下、灌丛中阴湿处或溪边。

【分布及资源】杨林、桐村等地，量少。

【性味归经】辛、苦，温。归心经。

【功能主治】祛瘀，消肿，解毒，止痛。主治挫伤肿痛，牙痛，疖子，毒蛇咬伤。

【用法用量】15g，煎服。外用适量，捣烂外敷。

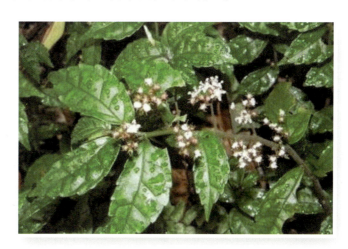

透茎冷水花

【别名】美豆、直苎麻。

【来源】荨麻科透茎冷水花，以根、茎入药。

【采收加工】夏、秋季采收，洗净，鲜用或晒干。

【生长习性】生于山坡林下或沟谷旁阴湿处。

【分布及资源】西部山区，量少。

【性味归经】甘，寒。归脾、肾、膀胱经。

【功能主治】利尿解热，安胎。主治糖尿病，孕妇胎动，先兆流产，跌打损伤，痈肿初起，虫蛇咬伤。

叶：为止血剂，主治创伤出血、瘀血。

根、叶：主治急性肾炎，尿道炎，出血，子宫脱垂，子宫内膜炎，赤白带下。

【用法用量】15～30g，煎服。外用适量，捣敷。

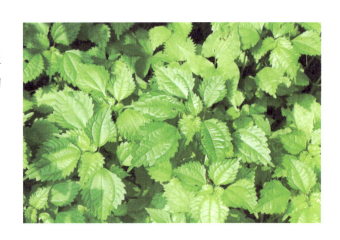

冷水花

【别名】水麻叶。

【来源】荨麻科冷水花属植物冷水花，以全草入药。

【采收加工】夏秋采集，晒干。

【生长习性】生于山谷、溪旁或林下阴湿处，海拔300～1500m。

【分布及资源】西部山区，量少。

【性味归经】淡、微苦，凉。归肝、肺经。

【功能主治】清热利湿。主治黄疸，肺结核。

【用法用量】15～30g，煎服。

【注意事项】孕妇忌用。

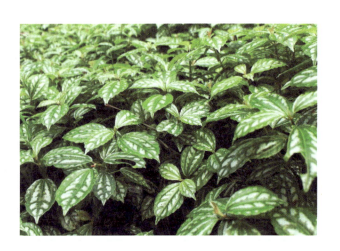

水石油菜

【别名】虎牙草、地油仔、蚯蚓草、矮冷水花、苔水花、透明草、圆叶豆瓣草、坐镇草、水麻儿。

【来源】荨麻科植物齿叶矮冷水花的全草。

【采收加工】全年均可采收，洗净，鲜用或晒干。

【生长习性】生于海拔500~1600m的阔叶林下、沟边湿地或岩石上。

【分布及资源】全县各地，量少。

【性味归经】淡、微辛，微寒。归肺、肝经。

【功能主治】清热解毒，化痰止咳，祛风除湿，祛瘀止痛。主治咳嗽，哮喘，风湿痹痛，水肿，跌打损伤，骨折，痈疖肿毒，皮肤瘙痒，毒蛇咬伤。

【用法用量】6~9g，煎服。鲜品可用至30~60g；或浸酒。外用：鲜全草适量，捣敷，或浸酒涂。

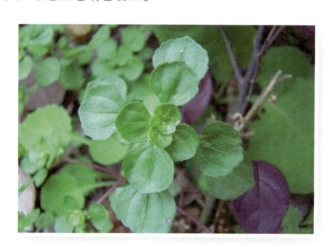

三角叶冷水花

【别名】玻璃草。

【来源】荨麻科三角叶冷水花，以全草入药。

【采收加工】全年均可采收，洗净，鲜用或晒干。

【生长习性】生于山谷沟边或石上阴处。

【分布及资源】全县各地，量少。

【性味归经】淡、微甘，凉。归肾经。

【功能主治】解毒消肿。主治毒蛇（竹叶青）咬伤。

【用法用量】鲜全草15~60g，煎服。黄酒随量炖服。外用鲜全草捣烂敷患处。

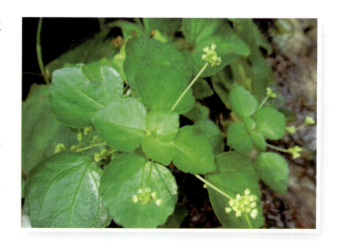

石油菜

【别名】石苋菜、肥奴奴草。

【来源】荨麻科冷水花属植物波缘冷水花，以全草入药。

【采收加工】全年可采，鲜用或晒干。

【生长习性】生于海拔300~1300m的石灰岩上或荫地岩石上。

【分布及资源】全县各地，量少。

【性味归经】甘、淡，凉。归肺、脾经。

【功能主治】清热解毒，润肺止咳，消肿止痛。主治肺热咳嗽，肺结核病，肾炎水肿；外用治跌打损伤，烧烫伤，疮疖肿毒。

【用法用量】全草15~30g，煎服。外用适量，鲜草捣烂敷患处。

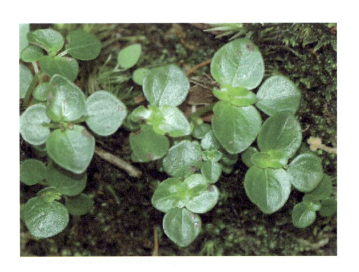

雾水葛

【别名】粘榔根、啜脓羔。

【来源】荨麻科雾水葛属植物雾水葛，以全草入药。

【采收加工】全年可采，洗净晒干或鲜用。

【生长习性】生于潮湿的山地、沟边和路旁或低山灌丛中或疏林中。

【分布及资源】全县各地，量少。

【性味归经】甘，凉。归脾、心经。

【功能主治】清热利湿，解毒排脓。主治痢疾，肠炎，尿路感染。外用治疖肿，乳腺炎。

【用法用量】15~30g，煎服。外用适量，鲜品捣烂敷患处。

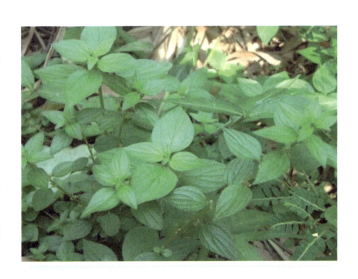

铁青树科

脆骨风

【别名】碎骨风、吊钟花、鸡白柴、茶条树、羊脆骨、青皮木。

【来源】铁青树科脆骨风，以全株入药。

【生长习性】生于海拔300~2600m的山谷、沟边、山坡、路旁的密林或疏林中。

【分布及资源】西部、东部山区，资源稀少。

【性味归经】甘、淡、微涩，平。归肝、肾经。

【功能主治】散瘀，消肿止痛。主治急性风湿性关节炎，跌打肿痛。

【用法用量】30~60g，煎服。外用：鲜叶适量，捣敷。

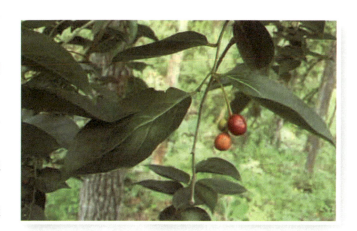

檀香科

百蕊草

【别名】一棵松、凤芽蒿、青龙草、珊瑚草、打食草、石菜子、松毛参、小草、白风草。

【来源】檀香科百蕊草属植物百蕊草的全草。

【采收加工】夏秋采集，洗净晒干。

【生长习性】生于沙地草丛中或石坎边或草坡。

【分布及资源】全县各地，量极少。

【性味归经】辛、苦、涩，平。归脾、肾经。

【功能主治】清热解毒，解暑。主治肠炎，肺脓疡，扁桃体炎，中暑，急性乳腺炎，淋巴结结核，急性膀胱炎。

【用法用量】15~30g，煎服。

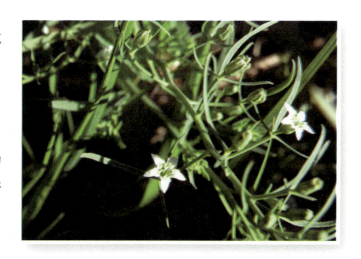

桑寄生科

槲寄生

【别名】北寄生、桑寄生、柳寄生、寄生子。

【来源】桑寄生科植物槲寄生的带叶茎枝。

【采收加工】全年可采，切碎，晒干备用。

【生长习性】生于海拔300～2000m的阔叶林中，寄生于榆树、柳树、杨树、栎树、梨树、李树、苹果、枫杨、赤杨、椴树等植物上。

【分布及资源】全县各地，量少。

【性味归经】甘、苦，平。归肝、肾经。

【功能主治】祛风湿，补肝肾，强筋骨，安胎。主治风湿痹痛，腰膝酸软，胎动不安。

【用法用量】10～15g，煎服。或入丸、散。浸酒或捣汁。外用适量，捣敷。

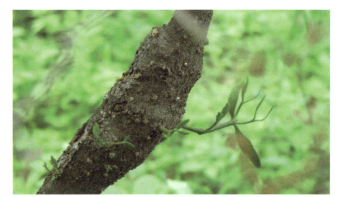

马兜铃科

马兜铃

【别名】葫芦罐、臭铃铛、水马香果、水马香果、三角草秋木香罐。

【来源】马兜铃科植物北马兜铃或马兜铃的果实。

【采收加工】秋季果实由绿变黄时采收，干燥。

【生长习性】生于路旁、沟边阴湿处及山坡丛林中。

【分布及资源】大溪边、村头等地，量少。

【性味归经】苦、微辛，寒。归肺、大肠经。

【功能主治】清肺降气，止咳平喘。主治肺热咳喘，咯血失音，痔疮肿痛，水肿。

【用法用量】4.5～9g，煎服。

【注意事项】虚寒咳喘及脾弱便泄者慎服。

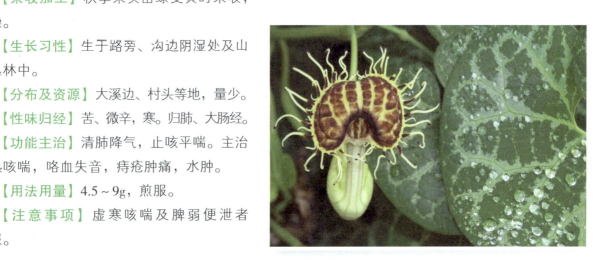

大叶马兜铃

【来源】马兜铃科植物大叶马兜铃的根、果实。

【生长习性】生于山坡、林缘、乱石堆中。

【分布及资源】全县有零星分布，量少。

【性味归经】苦，寒。归脾、肺经。

【功能主治】清热解毒，活血，健脾利湿。主治痈疮肿毒，跌打损伤，消化不良，毒蛇咬伤。

【用法用量】3～9g，煎服。

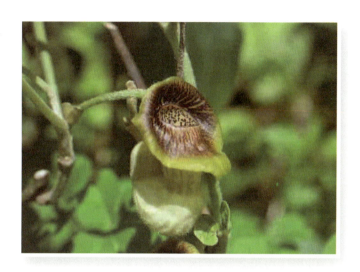

杜　衡

【别名】怀、蘅薇香、杜、土卤、楚蘅、杜蘅、土杏、马蹄香、襄香、杜衡葵、土细辛、钹儿草、杜葵、南细辛、马辛、马蹄细辛、泥里花、土里开花。

【来源】马兜铃科植物杜衡的根茎及根或全草。

【采收加工】4—6月间采挖，洗净，晒干。

【生长习性】生于林下或沟边阴湿地。

【分布及资源】各地有零星分布，量少。

【性味归经】辛、温，小毒。归肺、肝、肾、膀胱经。

【功能主治】疏风散寒，消痰利水，活血止痛。主治风寒感冒，痰饮喘咳，水肿，风寒湿痹，跌打损伤，头痛，齿痛，胃痛，痧气腹痛，瘰疬，肿毒，蛇咬伤。

【用法用量】1.5～6g，煎服。研末，0.6～3g；或浸酒。外用适量，研末吹鼻，或鲜品捣敷。

【注意事项】体虚多汗、咳嗽咯血及孕妇忌服。

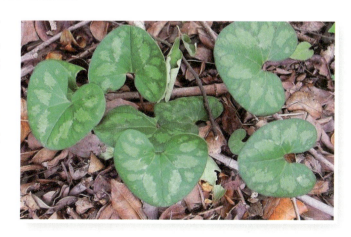

细 辛

【别名】小辛、细草、少辛、细条、绿须姜、独叶草、金盆草、万病草、卧龙丹、铃铛花、四两麻、玉香丝。

【来源】马兜铃科植物辽细辛、细辛及汉城细辛的带根全草。

【生长习性】生于林下坡地或山沟阴湿而肥沃的地上。

【分布及资源】全县有零星分布,量少。

【性味归经】辛,温,小毒。归肺、肾、心、肝、胆、脾经。

【功能主治】散寒祛风,止痛,温肺化饮,通窍。主治风寒表证,头痛,牙痛,风湿痹痛,痰饮咳喘,鼻塞,鼻渊,口疮。

【用法用量】1.5～9g,煎服。研末,1～3g。外用适量,研末吹鼻、塞耳、敷脐;或煎水含漱。

【注意事项】气虚多汗,血虚头痛,阴虚咳嗽等忌服。

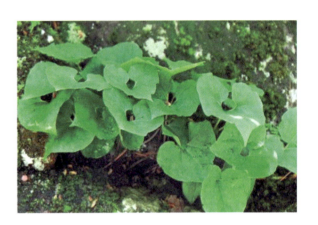

蓼 科

辣 蓼

【别名】辣蓼草。

【来源】蓼科蓼属植物辣蓼及水蓼,以全草或根、叶入药。

【采收加工】全草四季可采,根和叶随时可采,晒干。

【生长习性】生河滩、水沟边、山谷湿地,海拔50～3500m。

【分布及资源】全县各地,资源稀少。

【性味归经】辛,温。归胃、大肠经。

【功能主治】祛风利湿,散瘀止痛,解毒消肿,杀虫止痒。主治痢疾,胃肠炎,腹泻,风湿关节痛,跌打肿痛,功能性子宫出血。外用治毒蛇咬伤,皮肤湿疹。

【用法用量】15～30g,煎服。外用适量,煎水浸洗或捣敷。

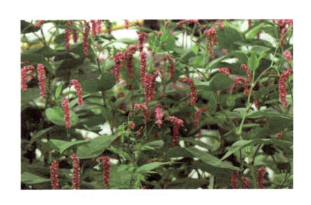

金线草

【别名】毛蓼、山蓼、一串红、铁拳头、红花铁菱角、蓼子七、鸡心七、九龙盘。

【来源】蓼科金线草属植物金线草，以根或全草入药。

【采收加工】秋季采全草，割下茎叶，分别晒干备用。

【生长习性】生于山地林缘、路旁阴湿地。

【分布及资源】全县各地，资源稀少。

【性味归经】辛，凉。归肺、肝经。

【功能主治】凉血止血，祛瘀止痛。主治吐血，肺结核咯血，异常子宫出血，淋巴结结核，胃痛，痢疾，跌打损伤，骨折，风湿痹痛，腰痛。

【用法用量】9～30g，煎服。外用适量，煎水洗或捣敷。

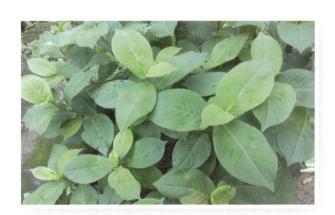

野荞麦

【别名】苦荞头、金荞麦、荞麦三七、万年荞、铁石子、金锁银开、开金锁、铁拳头、铁甲将军草、野南荞。

【来源】蓼科荞麦属植物天荞麦，以根状茎入药。

【采收加工】秋季挖根，晒干。

【生长习性】生于山坡、旷野路边、沟边及阴湿瘠薄的山地。

【分布及资源】全县有零星分布，量少。

【性味归经】辛、苦，凉。归肝、脾、肺经。

【功能主治】清热解毒，活血散瘀，健脾利湿。主治咽喉肿痛，肺脓疡，脓胸，肺炎，胃痛，肝炎，痢疾，消化不良，盗汗，痛经，闭经，白带过多。外用治淋巴结结核，痈疖肿毒，跌打损伤。

【用法用量】15～30g，煎服。外用适量，鲜品捣烂敷患处。

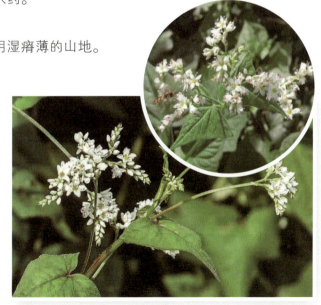

荞 麦

【别名】花麦、三角麦。

【来源】蓼科荞麦属植物荞麦，以种子、茎、叶入药。

【采收加工】秋季采收，晒干。

【生长习性】生荒地、路边。

【分布及资源】全县各地，量较少。

【性味归经】甘，凉。归脾、胃、大肠经。

【功能主治】茎叶：降压，止血。主治高血压，毛细血管脆弱性出血，视网膜出血，肺出血。防治中风。

种子：健胃，收敛。主治虚汗。炒香研末，外用收敛止汗，消炎。

【用法用量】内服：入丸、散，或制面食服。外用：适量，研末掺或调敷。

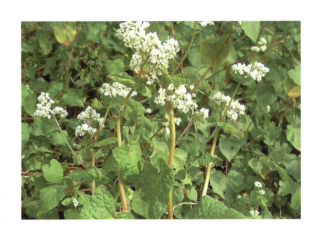

萹 蓄

【别名】竹、萹、蓄辩、萹蔓、萹竹、地萹蓄、编竹、粉节草、道生草、萹蓄蓼、百节、百节草、铁绵草、大蓄片、野铁扫把、路柳、斑鸠台、扁猪牙萹蓄。

【来源】蓼科植物萹蓄的全草。

【采收加工】在播种当年的7—8月生长旺盛时采收，齐地割取全株，除去杂草、泥沙，捆成把，晒干或鲜用。

【生长习性】生于山坡、田野、路旁等处。

【分布及资源】全县各地，量较多。

【性味归经】苦，微寒。归膀胱、大肠经。

【功能主治】利水通淋，杀虫止痒。主治淋证，小便不利，黄疸，带下过多，泻痢，蛔虫病，蛲虫病，钩虫病，妇女阴蚀，皮肤湿疮，疥癣，痔疾。

【用法用量】10~15g煎服。杀虫：单用30~60g，鲜品捣汁饮50~100g。外用适量，煎水洗，捣烂敷或捣汁搽。

【注意事项】多服泄精气。

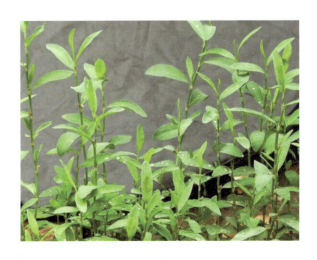

虎 杖

【别名】花斑竹、酸筒杆、酸汤梗、川筋龙、斑庄、斑杖根、大叶蛇总管、黄地榆。

【来源】蓼科植物虎杖的干燥根茎和根。

【采收加工】春、秋二季采挖,除去须根,洗净,趁鲜切短段或厚片,晒干。

【生长习性】生于山谷溪边。

【分布及资源】全县广布,量较多。

【性味归经】微苦,微寒。归肝、胆、肺经。

【功能主治】祛风利湿,散瘀定痛,止咳化痰。主治关节痹痛,湿热黄疸,经闭,癥瘕,水火烫伤,跌仆损伤,痈肿疮毒,咳嗽痰多。

【用法用量】9~15g。外用适量,制成煎液或油膏涂敷。

【注意事项】孕妇慎用。

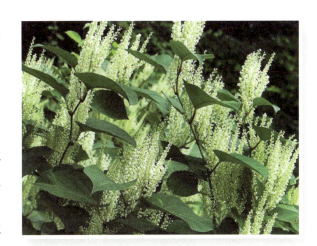

水 蓼

【别名】蔷、虞蓼、泽蓼、辣蓼草、柳蓼、川蓼、水红花、药蓼子草、红蓼子草、白辣蓼、胡辣蓼、痛骨消、红辣蓼、假辣蓼、斑蕉草、水辣蓼、小叶辣蓼。

【来源】蓼科植物水蓼的全草。

【采收加工】秋季开花时采收,晒干。

【生长习性】生于湿地,水边或水中。

【分布及资源】全县广布,量较多。

【性味归经】辛、苦,平。归脾、胃、大肠经。

【功能主治】化湿,行滞,祛风,消肿。主治痧秽腹痛,吐泻转筋,泄泻,痢疾,风湿,脚气,痈肿,疥癣,跌打损伤。

【用法用量】15~30g(鲜品30~60g),煎服。或捣汁。外用:煎水浸洗或捣敷。

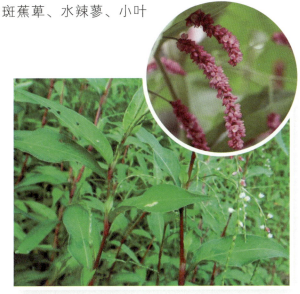

何首乌

【别名】首乌、地精、赤敛、陈知白、红内消、马肝石、疮帚、山奴、山哥、山伯、山翁、山精、夜交藤根、黄花污根、血娃娃、小独根、田猪头、铁称陀、赤首乌、山首乌、药首乌、何相公。

【来源】蓼科植物何首乌的块根。

【采收加工】培育3~4年即可收获，在秋季落叶后或早春萌发前采挖。除去茎藤，将根挖出，洗净泥土，大的切成2cm左右的厚片，小的不切，晒干或烘干即成。

【生长习性】生于草坡、路边、山坡石隙及灌木丛中。

【分布及资源】全县各地，量多。

【性味归经】苦、甘、涩，微温。归肝、肾经。

【功能主治】养血滋阴，润肠通便，截疟，祛风，解毒。主治血虚头昏目眩，心悸，失眠，肝肾阴虚之腰膝酸软，须发早白，耳鸣，遗精，肠燥便秘，久疟体虚，风疹瘙痒，疮痈，瘰疬，痔疮。

【用法用量】10~20g，煎服。熬膏、浸酒或入丸、散。外用适量，煎水洗、研末撒或调涂。

【注意事项】大便清泄及有湿痰者不宜。

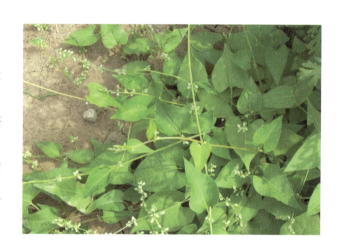

尼泊尔蓼

【来源】蓼科植物尼泊尔蓼的全草。

【生长习性】生山坡草地、山谷路旁，海拔200~4000m。

【分布及资源】全县广布，量较多。

【性味归经】酸、涩，平。归肝经。

【功能主治】清湿热。主治肠炎痢疾，关节疼痛。

【用法用量】9~12g，煎服。

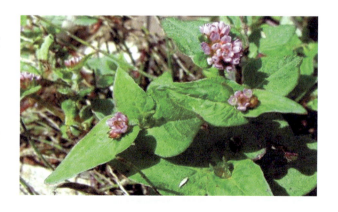

荭草

【别名】游龙、石龙、天蓼、大蓼，茏古。
【来源】蓼科植物红蓼的地上部分。
【采收加工】夏、秋割取地上部分，或将打下水红花子后剩下的地上部分收集起来，晒干。
【生长习性】生于路旁和水边湿地。
【分布及资源】全县各地，量较多。
【性味归经】辛，平，有小毒。归肝、脾经。
【功能主治】祛风除湿，清热解毒，活血，截疟。主治风湿痹痛，痢疾，腹泻，吐泻转筋，水肿，脚气，痈疮疔疖，蛇虫咬伤，小儿疳积，疝气，跌打损伤，疟疾。
【用法用量】9～15g，煎服。浸酒或研末。外用适量，研末或捣敷；或煎汁洗。

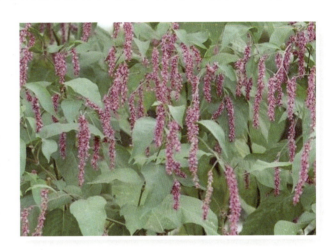

杠板归

【别名】河白草、蛇倒退、梨头刺、蛇不过。
【来源】蓼科植物杠板归的地上部分。
【采收加工】夏季花开时采割，晒干。
【生长习性】生于山谷、灌木丛中或水沟旁。
【分布及资源】全县各地，量较多。
【性味归经】酸，微寒。归肺、膀胱经。
【功能主治】利水消肿，清热解毒，止咳。主治肾炎水肿，百日咳，泻痢，湿疹，疖肿，毒蛇咬伤。
【用法用量】15～30g，煎服。外用适量，鲜品捣烂敷或干品煎水洗患处。

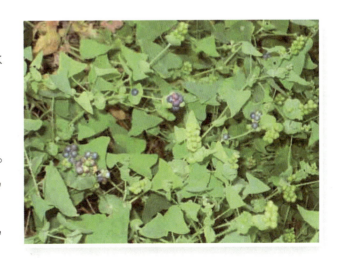

刺 蓼

【别名】廊茵、急解素、蛇不钻、猫舌草、红火老鸦酸草。

【来源】蓼科蓼属植物刺蓼，以全草入药。

【采收加工】夏秋采集，除去泥土晒干。

【生长习性】生于沟边、路旁及山谷灌丛中。

【分布及资源】全县各地，量较多。

【性味归经】酸、微辛，平。归肝经。

【功能主治】解毒消肿，利湿止痒。主治湿疹、黄水疮、疔疮、痈疖、蛇咬伤。

【用法用量】不作内服，外用煎水外洗或捣烂敷患处。

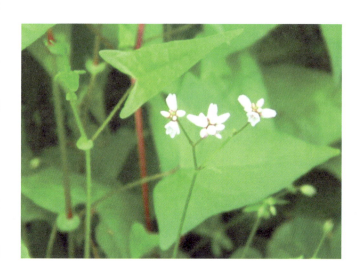

支柱蓼

【别名】九牛造、螺丝三七、算盘七、鸡血七、九龙盘、蓼子七、红三七、赶山鞭。

【来源】蓼科蓼属植物支柱蓼，以根状茎入药。

【采收加工】秋季采挖，洗净，切片，晒干备用。

【生长习性】生于山坡路旁、林下湿地及沟边。

【分布及资源】白石尖有分布，量极少。

【性味归经】苦、涩，凉。归脾、肝经。

【功能主治】收敛止血，止痛生肌。主治跌打损伤、外伤出血、便血、崩漏、痢疾、脱肛。

【用法用量】9～15g，煎服。水煎冲黄酒或红糖服。

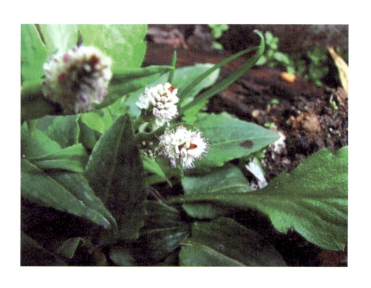

丛枝蓼

【别名】辣蓼、蓼辣草、簇蓼、辣蓼草、水红辣蓼、小辣蓼、红杆辣子、野辣子棵、白辣蓼草、钻之连、辣蓼、水红花蓼、野红辣蓼、家马蓼、小红辣蓼、旱辣蓼、水红花、丛生蓼、马辣子。

【来源】蓼科植物丛枝蓼的全草。

【采收加工】7—9月花期采收，鲜用或晒干。

【生长习性】生于溪边或阴湿地处。

【分布及资源】全县各地，量较多。

【性味归经】辛，性平。归肝、脾经。

【功能主治】清热燥湿，健脾消疳，活血调经，解毒消肿。主治泄泻，痢疾，疳疾，月经不调，湿疹，脚癣，毒蛇咬伤。

【用法用量】15～30g，煎服。外用适量，捣敷或煎水洗。

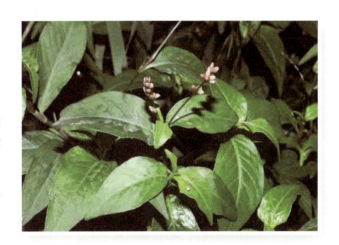

赤胫散

【别名】蛇头蓼、血当归、缺腰叶蓼、红泽兰、花蝴蝶、红皂药、散血丹。

【来源】蓼科蓼属植物赤胫散，以根及全草入药。

【采收加工】夏秋采，洗净切片，鲜用或晒干。

【生长习性】生于路边、沟渠、草丛等阴湿地，或栽培。

【分布及资源】池淮等地，量极少。

【性味归经】微苦、涩，平。归心、肝、脾经。

【功能主治】清热解毒，活血止痛，解毒消肿。主治急性胃肠炎，吐血咯血，痔疮出血，月经不调，跌打损伤。外用治乳腺炎，痈疖肿毒。

【用法用量】9～15g，煎服，鲜品15～30g。或泡酒。外用适量，鲜品捣敷。或研末调敷。或醋磨搽。或煎水熏洗。

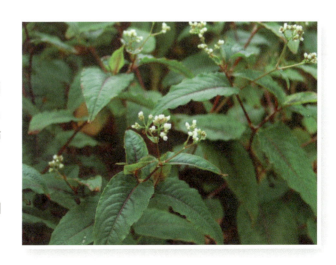

皱叶酸模（牛耳大黄）

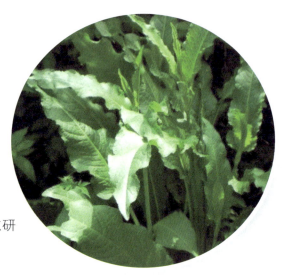

【别名】土大黄、四季菜根、牛耳大黄根、火风棠、羊蹄根、羊蹄、牛舌片。

【来源】蓼科植物皱叶酸模的根。

【采收加工】4—5月采其根，洗净，晒干或鲜用。

【生长习性】生于沟边湿地、河岸及水甸子旁。

【分布及资源】全县各地，量极少。

【性味归经】苦，寒。归心、肝、大肠经。

【功能主治】清热解毒，凉血止血，通便杀虫。主治急慢性肝炎，肠炎，痢疾，慢性气管炎，吐血，衄血，便血，崩漏，热结便秘，痈疖肿毒，疥癣，秃疮。

【用法用量】10～15g，煎服。外用适量，捣敷；或研末调搽。

【注意事项】脾虚泄泻者忌用。

羊　蹄

【别名】东方宿、连虫陆、鬼目、败毒菜根、羊蹄大黄、土大黄、牛舌根、牛蹄、牛舌大黄、野萝卜、野菠菱、癣药、山萝卜、牛舌头、牛大黄。

【来源】蓼科植物羊蹄或尼泊尔羊蹄的根。

【采收加工】栽种2年后，秋季当地上叶变黄时，挖出根部，洗净鲜用或切片晒干。

【生长习性】生于山野、路旁、湿地。

【分布及资源】全县各地，量较少。

【性味归经】苦，寒。归心、肝、大肠经。

【功能主治】清热通便，凉血止血，杀虫止痒。主治大便秘结，吐血衄血，肠风便血，痔血，崩漏，疥癣，白秃，痈疮肿毒，跌打损伤。

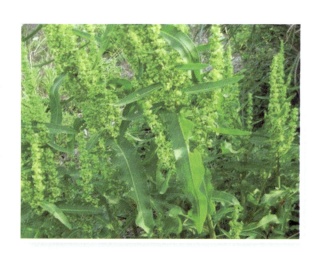

【用法用量】9～15g，煎服。捣汁或熬膏。外用适量，捣敷；磨汁涂；或煎水洗。

【注意事项】脾胃虚寒，泄泻不食者切勿入口。

酸 模

【别名】山菠菜、野菠菜、酸溜溜、牛舌头棵、水牛舌头、田鸡脚。

【来源】蓼科酸模属植物酸模，以根或全草入药。

【采收加工】夏秋采收，晒干。

【生长习性】生于路边、山坡及湿地。

【分布及资源】全县各地，量少。

【性味归经】酸、苦，寒。归肝、脾经。

【功能主治】凉血，解毒，通便，杀虫。主治内出血，痢疾，便秘，内痔出血。外用治疥癣，疔疮，神经性皮炎，湿疹。

【用法用量】9～15g，煎服。外用适量，捣汁或干根用醋磨汁涂患处。

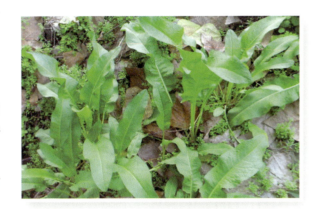

土大黄

【别名】红筋大黄、金不换、血三七、化雪莲、鲜大青。

【来源】蓼科酸模属植物土大黄，以根和叶入药。

【采收加工】秋季挖根，洗净，切片，晒干或鲜用。叶随用随采。

【生长习性】生于原野山坡边。

【分布及资源】全县各地，量较少。

【性味归经】苦、辛，凉。归肺、脾、大肠经。

【功能主治】清热解毒，止血，祛瘀，通便，杀虫。主治肺脓疡，肺结核咯血，衄血，流行性乙型脑炎，急、慢性肝炎，便秘。外用治跌打损伤，烧烫伤，痈疖肿毒，流行性腮腺炎，疥疮，湿疹，皮炎。

【用法用量】根、叶9～15g（鲜品15～30g），煎服。外用适量，研末敷患处。

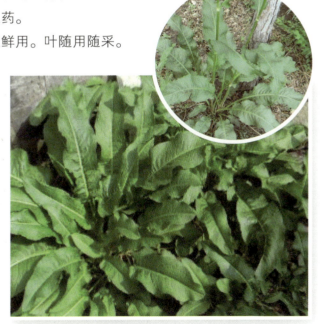

藜科

藜

【别名】莱、厘、蔓华、蒙华、鹤顶草、红落藜、舜芒谷、红心灰、落黎、胭脂菜、飞扬草、灰苋菜。

【来源】藜科植物藜及灰绿藜的幼嫩全草。

【采收加工】春、夏季割取全草，去杂质，鲜用或晒干备用。

【生长习性】生于荒地、路旁及山坡。

【分布及资源】中部、南部河谷地带，量较多。

【性味归经】甘，平，有小毒。归肝、脾经。

【功能主治】清热祛湿，解毒消肿，杀虫止痒。主治发热，咳嗽，痢疾，腹泻，腹痛，疝气，龋齿痛，湿疹，疥癣，白癜风，疮疡肿痛，毒虫咬伤。

【用法用量】15～30g，煎服。外用适量，煎水漱口或熏洗，或捣涂。

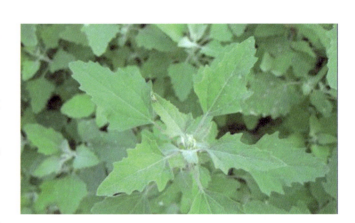

土荆芥

【别名】臭草、臭藜藿、杀虫芥、钩虫草、鹅脚草、狗咬癀。

【来源】藜科藜属植物土荆芥，以全草入药。播种当年8—9月果实成熟时，割取全草，放通风处阴干。

【生长习性】生于旷野、路旁、河岸和溪边。

【分布及资源】林山等地，量较少。

【性味归经】辛、苦，微温，有小毒。归脾经。

【功能主治】祛风除湿，杀虫，止痒。主治蛔虫病，钩虫病，蛲虫病。外用治皮肤湿疹，瘙痒，并杀蛆虫。

【用法用量】3～9g，研粉或制成丸剂，或制成土荆芥油。外用适量，煎水洗患处。

【注意事项】孕妇忌服。

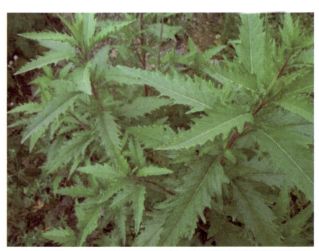

菠 菜

【别名】菠薐、波棱菜、红根菜、赤根菜、波斯草、鹦鹉菜、鼠根菜、角菜、甜菜、拉筋菜、敏菜、飞薐菜、飞龙菜。

【来源】藜科植物菠菜的全草。

【采收加工】冬、春季采收，除去泥土、杂质，洗净鲜用。

【生长习性】喜肥沃湿润土壤。

【分布及资源】全县各地，量较多。

【性味归经】甘，平。归肝、胃、大肠、小肠经。

【功能主治】养血，止血，平肝，润燥。主治衄血，便血，头痛，目眩，目赤，夜盲症，消渴引饮，便闭，痔疮。

【用法用量】内服适量，煮食；或捣汁。

【注意事项】多食发疮。

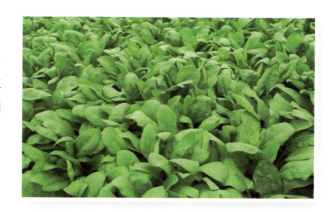

苋 科

牛 膝

【别名】怀牛藤。

【来源】苋科植物牛膝的根。

【采收加工】冬季茎叶枯萎时采挖，除去须根和泥沙，捆成小把，晒至干皱后，将顶端切齐，晒干。

【生长习性】生于山坡林下，海拔200～1750m。

【分布及资源】全县各地，量较少。

【性味归经】苦、酸，平。归肝、肾经。

【功能主治】生用活血，行瘀，消肿，主治闭经，痛经，癥瘕，产后瘀积腹痛，淋痛，尿血，高血压，喉痹，痈肿。酒制补肝肾，强筋骨。主治寒湿痿痹，腰脊酸痛，足膝软弱。

【用法用量】9～15g，煎服。

【注意事项】孕妇忌服。

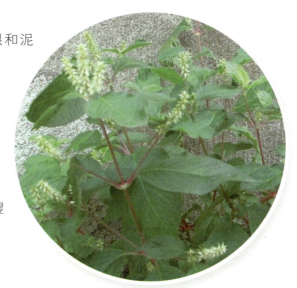

土牛膝

【别名】倒扣草、倒扣簕、倒钩草、粗毛牛膝、鸡掇鼻、鸡骨癀。
【来源】苋科牛膝属植物土牛膝，以根（土牛膝）或全草（倒扣草）入药。
【采收加工】夏、秋采收，除去茎叶，将根晒干，即为土牛膝，若将全草晒干则为倒扣草。
【生长习性】生于海拔200～1750m的山坡林下、平原、丘陵、路边、田埂、宅旁。
【分布及资源】全县各地，量较少。
【性味归经】微苦，凉。归肝、肾经。
【功能主治】清热，解毒，利尿。主治感冒发热，扁桃体炎，白喉，流行性腮腺炎，疟疾，风湿性关节炎，泌尿系结石，肾炎水肿。
【用法用量】9～15g，煎服（鲜品30～60g）。外用：适量，捣敷；或捣汁滴耳，或研末吹喉。
【注意事项】孕妇忌用。

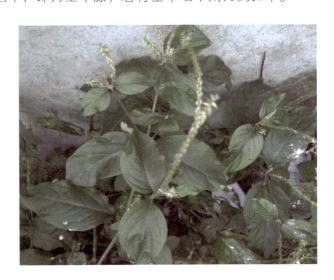

莲子草

【别名】虾钳菜、节节花、水牛膝、鲎脚菜。
【来源】苋科虾钳菜属植物莲子草的全草。
【采收加工】夏秋采。洗净晒干。
【生长习性】生于旷野路边、水边、田边潮湿处，村庄附近的草坡、水沟。
【分布及资源】全县各地，量较少。
【性味归经】微甘、淡，凉。归心、肝经。
【功能主治】清热凉血，利湿消肿，拔毒止痒。主治痢疾，鼻衄，咯血，便血，尿道炎，咽炎，乳腺炎，小便不利。外用治疮疖肿毒，湿疹，皮炎，体癣，毒蛇咬伤。
【用法用量】15～30g，煎服，或鲜全草30～120g，绞汁炖温服。外用适量，鲜全草捣烂敷或水煎浓汁洗患处。

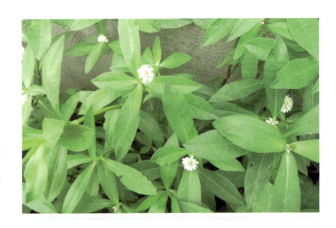

空心莲子草

【别名】空心苋、革命草、水花生、过塘蛇、空心蕹藤菜、水蕹菜、螃蜞菊、假蕹菜。

【来源】苋科莲子草属植物空心莲子草的全草。

【采收加工】秋季采集，洗净鲜用。

【生长习性】生于池沼、水沟。

【分布及资源】中部及南部水塘中，量较少。

【性味归经】苦、甘，寒。归肺、膀胱经。

【功能主治】清热利尿，凉血解毒。主治乙脑，流感初期，肺结核咯血。外用治湿疹，带状疱疹，疔疮，毒蛇咬伤，流行性出血性结膜炎。

【用法用量】鲜品30～60g，煎服。外用鲜全草取汁外涂，或捣烂调蜜糖外敷。治眼病时用药汁点眼，每日3～4次。

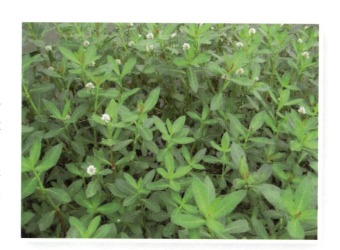

刺苋菜

【别名】刺苋、野苋菜、野刺苋、假苋菜、猪母刺、白刺苋。

【来源】苋科苋属植物刺苋，以全草或根、茎、叶入药。

【采收加工】夏秋采挖，分别晒干备用。

【生长习性】生于草丛、河边荒地、荒地、开阔地、山坡等。

【分布及资源】中部地区，量少。

【性味归经】甘、淡，凉。归肝、肾经。

【功能主治】清热利湿，解毒消肿，凉血止血。主治痢疾，肠炎，胃、十二指肠溃疡出血，痔疮便血。外用治毒蛇咬伤，皮肤湿疹，疖肿脓疡。

【用法用量】30～60g，煎服。外用适量，鲜品捣烂敷患处。

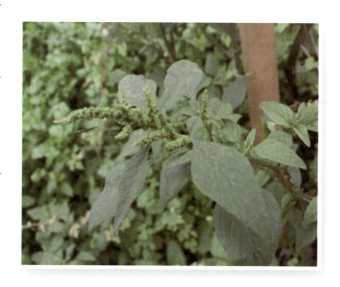

苋

【别名】苋菜、人苋、红人苋、雁来红、老少年、十样锦、老来少、三色苋、青香苋、老来变、秋红。

【来源】苋科植物苋的茎叶。

【采收加工】春、夏季采收，洗净，鲜用或晒干。

【生长习性】苋菜喜温暖气候，耐热力强，不耐寒冷。全国各地均有栽培，有时亦为半野生。

【分布及资源】中部地区，量少。

【性味归经】甘，微寒。归大肠、小肠经。

【功能主治】清热解毒，通利二便。主治痢疾，二便不通，蛇虫螫伤，疮毒。

【用法用量】内服：30~60g，煎服或煮粥。外用适量，捣敷或煎液熏洗。

【注意事项】脾弱便溏者慎服。

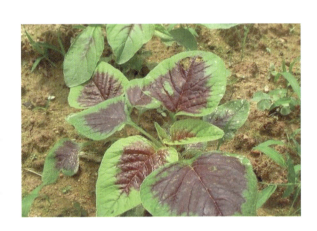

白苋

【别名】细苋、糠苋、野苋、猪苋。

【来源】苋科植物皱果苋的全草或根。

【采收加工】春、夏、秋季均可采收全株或根，洗净，鲜用或晒干。

【生长习性】多生于庭园、路边及开垦后被废弃的沙荒地。

【分布及资源】中部地区，量少。

【性味归经】甘、淡，寒。归大肠、小肠经。

【功能主治】清热，利湿，解毒。主治痢疾，泄泻，小便赤涩，疮肿，蛇虫螫伤，牙疳。

【用法用量】15~30g，煎服。鲜品倍量，捣烂绞汁。外用适量，捣敷或煅研外擦；煎液，熏洗。

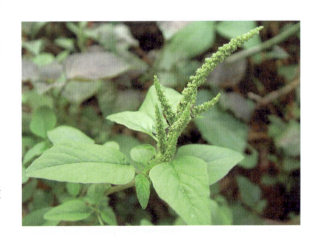

青葙

【别名】草蒿、姜蒿、昆仑草、野鸡冠、冠苋、鸡冠苋、土鸡冠、狐狸尾、指天笔、牛尾巴花、犬尾鸡冠花、牛母莴、牛尾行。

【来源】苋科植物青葙的茎叶或根。

【采收加工】夏季采收，鲜用或晒干。

【生长习性】生于坡地、路边、平原较干燥的向阳处。

【分布及资源】全县各地，量较少。

【性味归经】苦，寒。归肝、膀胱经。

【功能主治】燥湿清热，杀虫止痒，凉血止血。主治湿热带下，小便不利，尿浊，泄泻，阴痒，疮疥，皮肤瘙痒，痔疮，衄血，创伤出血。

【用法用量】10～15g，煎服。外用适量，捣敷；或煎汤熏洗。

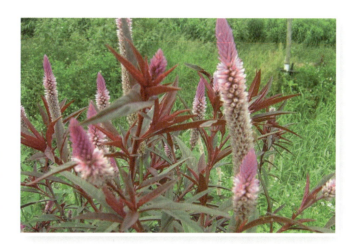

鸡冠花

【别名】鸡髻花、鸡公花、鸡角枪、鸡冠头、鸡骨子花、老来少。

【来源】苋科植物鸡冠花的花序。

【采收加工】8—10月间，花序充分长大，并有部分果实成熟时，剪下花序，晒干。

【生长习性】喜温暖干燥气候，怕干旱，喜阳光，不耐涝，一般土壤庭院都能种植。

【分布及资源】全县各地，量较多。

【性味归经】甘，凉，无毒。归肝、肾经。

【功能主治】凉血，止血。主治痔漏下血，赤白下痢，吐血，咳血，血淋，妇女崩中，赤白带下。

【用法用量】6～12g，煎服，或入丸、散。外用：煎水熏洗。

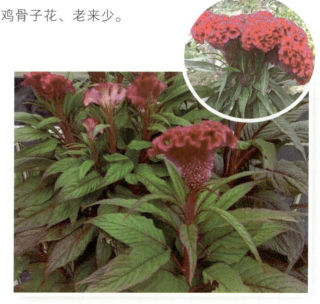

千日红

【别名】百日红、千金红、百日白、千日白、千年红、吕宋菊、滚水花、沸水菊、长生花、蜻蜓红、球形鸡冠花、千日娇。

【来源】苋科植物千日红的花序或全草。

【采收加工】夏、秋采摘花序或拔取全株，鲜用或晒干。

【生长习性】喜阳光，生性强健，早生，耐干热、耐旱、不耐寒、怕积水，喜疏松肥沃土壤。

【分布及资源】芹阳、华埠等地，量少。

【性味归经】甘，微咸，平。归肺、肝经。

【功能主治】止咳平喘，清肝明目，解毒。主治咳嗽，哮喘，百日咳，小儿夜啼，目赤肿痛，肝热头晕，头痛，痢疾，疮疖。

【用法用量】花3～9g；全草15～30g，煎服。外用：适量，捣敷或煎水洗。

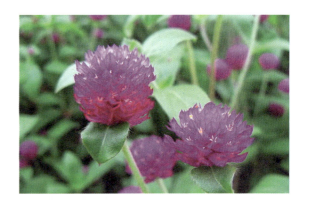

紫茉莉科

紫茉莉

【别名】胭脂花、胭粉豆、水粉花、粉子头、夜娇娇、夜晚花、入地老鼠。

【来源】紫茉莉科紫茉莉属植物紫茉莉，以根及全草入药。

【采收加工】秋后挖根，洗净切片晒干。一般以开白花者供药用。茎、叶多鲜用，随用随采。

【生长习性】生于水沟、墙脚下或栽培丁庭园中。

【分布及资源】芹阳、华埠、村头等地，量较少。

【性味归经】甘、淡，凉。归肝、肾经。

【功能主治】清热利湿，活血调经，解毒消肿。根：扁桃体炎，月经不调，白带过多，子宫颈糜烂，前列腺炎，泌尿系感染，风湿关节酸痛；根、全草外用治乳腺炎，跌打损伤，痈疖疔疮，湿疹。

【用法用量】根9～15g，煎服。根、全草外用适量，鲜品捣烂外敷，或煎汤外洗。

【注意事项】孕妇忌服。

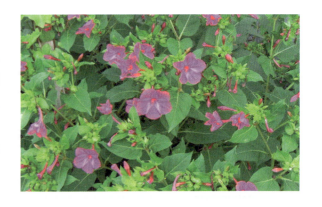

商陆科

商 陆

【别名】花商陆、见肿消、土冬瓜、抱母鸡、土母鸡、地萝卜、章柳、金七娘、莪羊菜、山萝卜。
【来源】商陆科植物商陆和垂序商陆的根。移栽后1~2年收获。
【采收加工】冬季倒苗时采挖，割去茎杆，挖出根部，洗净，横切成1cm厚的薄片，晒或炕干即成。
【生长习性】生于林下、路边及宅旁阴湿处，或栽培于庭园。
【分布及资源】各地有零星栽培，量少。
【性味归经】苦，寒，有毒。归脾、膀胱、小肠经。
【功能主治】逐水消肿，通利二便，解毒散结。主治水肿胀满，二便不通，癥瘕，痃癖，瘰疬，疮毒。
【用法用量】3~10g，煎服，或入散剂。外用适量，捣敷。

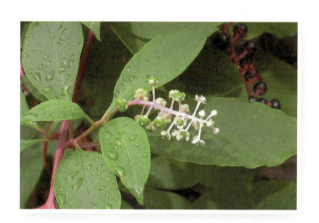

番杏科

粟米草

【别名】四月飞、瓜仔草、瓜疮草。
【来源】番杏科粟米草属植物粟米草，以全草入药。
【采收加工】夏秋采收，去杂质，鲜用或晒干。
【生长习性】生于空旷荒地、农田和海岸沙地。
【分布及资源】全县各地，量少。
【性味归经】淡，平。归脾、肺经。
【功能主治】清热解毒，利湿。主治腹痛泻泄，感冒咳嗽，皮肤风疹。外用治眼结膜炎，疮疖肿毒。
【用法用量】9~30g，煎服。外用适量，鲜草捣烂塞鼻或敷患处。

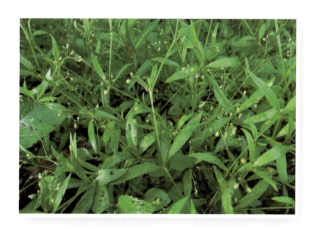

马齿苋科

马齿苋

【别名】 马齿菜、马苋菜、猪母菜、瓜仁菜、瓜子菜、长寿菜、马蛇子菜。

【来源】 马齿苋科植物马齿苋的干燥地上部分。

【采收加工】 夏、秋二季采收,除去残根及杂质,洗净,略蒸或烫后晒干。

【生长习性】 生于田野路边及庭园废墟等向阳处。

【分布及资源】 各地有零星分布,量较少。

【性味归经】 酸,寒。归肝、大肠经。

【功能主治】 清热解毒,凉血止血。主治热毒血痢,痈肿疔疮,湿疹,丹毒,蛇虫咬伤,便血,痔血,崩漏下血。

【用法用量】 9~15g(鲜品30~60g),煎服。外用适量捣敷患处。

【注意事项】 凡脾胃虚寒,肠滑作泄者勿用;不得与鳖甲同入。

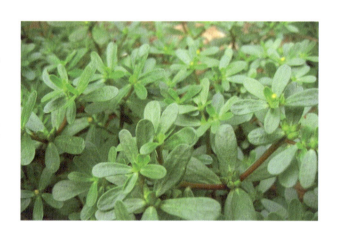

土人参

【别名】 参草、土高丽参、假人参、土洋参、土参、紫人参、瓦坑头、福参、土红参、飞来参、瓦参、锥花、桃参、申时花。

【来源】 马齿苋科植物栌兰的根。

【采收加工】 8—9月采,挖出后,洗净,除去细根,晒干或刮去表皮,蒸熟晒干。

【生长习性】 生于田野、路边、墙脚石旁、山坡沟边等阴湿处。

【分布及资源】 苏庄、池淮等地,量稀少。

【性味归经】 甘、淡,平。归脾、肺、肾经。

【功能主治】 补气润肺,止咳,调经。主治气虚劳倦,食少,泄泻,肺痨咳血,眩晕,潮热,盗汗,自汗,月经不调,带下,产妇乳汁不足。

【用法用量】 30~60g,煎服。外用适量,捣敷。

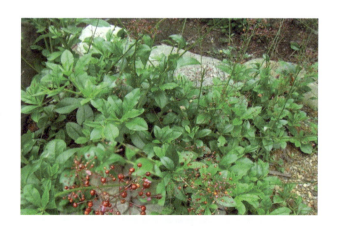

石竹科

小无心菜

【别名】鹅不食草、大叶米牺草、鸡肠子草、雀儿蛋、蚤缀、铃铃草、白莲子草、星子草、鹅肠子草、蚂蚁草、灯笼草。

【来源】石竹科植物蚤缀的全草。

【采收加工】初夏采集,晒干或鲜用。

【生长习性】生于海拔4000m以下的山坡路旁荒地或田野中。

【分布及资源】全县各地,量较少。

【性味归经】苦、辛,凉。归肝、肺经。

【功能主治】清热,明目,止咳。主治肝热目赤,翳膜遮睛,肺痨咳嗽,咽喉肿痛,牙龈炎。

【用法用量】15~30g,煎服,或浸酒。外用适量,捣敷或塞鼻孔。

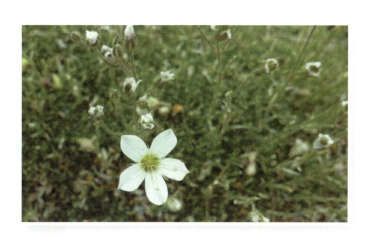

簇生卷耳

【来源】石竹科簇生卷耳,以全草入药。

【生长习性】生于山地林缘杂草间或疏松沙质土壤。

【分布及资源】全县各地,量少。

【性味归经】苦,微寒。归肺、心经。

【功能主治】清热解毒,消肿止痛。主治感冒,乳痈初起,疔疮肿痛。

【用法用量】15~30g,煎服。外用适量,鲜全草捣烂敷患处。

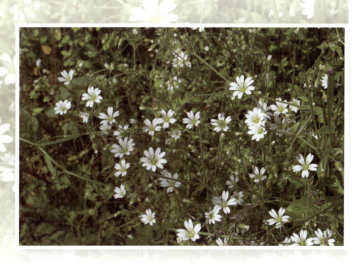

鹅肠草

【别名】鹅肠菜、鹅儿肠、抽筋草。

【来源】石竹科牛繁缕属植物牛繁缕，以全草入药。

【采收加工】夏秋采，洗净切段，晒干或鲜用。

【生长习性】生于海拔3000m以下的山野阴湿处或路旁田间草地。

【分布及资源】全县各地，量较多。

【性味归经】酸，平。归肝、胃经。

【功能主治】清热凉血，消肿止痛，消积通乳。主治小儿疳积，牙痛，痢疾，痔疮肿毒，乳腺炎，乳汁不通，外用治疮疖。

【用法用量】15～30g，煎服。鲜草60g捣汁服。外用适量，鲜草捣烂敷或煎浓汁熏洗。

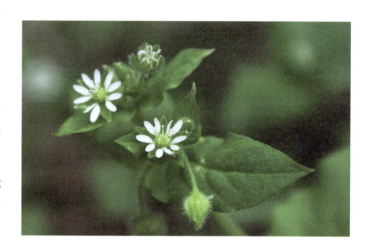

女娄菜

【别名】野罂粟、罐罐花、对叶草、对叶菜。

【来源】石竹科女娄菜属植物女娄菜，以全草入药。

【采收加工】夏秋采，洗净晒干。

【生长习性】生于海拔3800m以下的山坡草地或旷野路旁草丛中。

【分布及资源】苏庄、长虹等地，量较少。

【性味归经】苦、甘，平。归肝、脾经。

【功能主治】健脾，利尿，通乳。主治乳汁少，体虚浮肿。

【用法用量】9～15g，大剂量可用至30g，煎服。外用适量，鲜品捣敷。

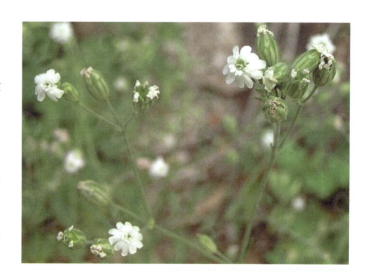

漆姑草

【别名】羊儿草、地松、星秀草、珍珠草。

【来源】石竹科漆姑草属植物漆姑草，以全草入药。

【采收加工】夏秋采集，晒干。

【生长习性】生于山地或田间路旁阴湿草地。

【分布及资源】全县各地，量较多。

【性味归经】苦、辛，凉。归肝、胃经。

【功能主治】散结消肿，解毒止痒。主治白血病，漆疮，痈肿，淋巴结结核，龋齿痛。

【用法用量】15～30g，煎服。外用适量，捣烂敷或取汁搽患处。

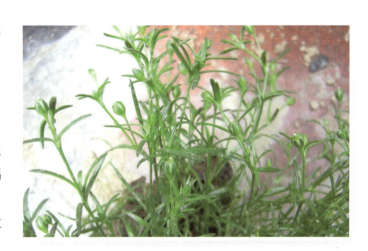

蚊子草

【别名】银柴胡、土桔梗、脱力草、粘蝇草、野蚊子草。

【来源】石竹科麦瓶草属植物蝇子草，以全草入药。

【采收加工】秋季采集，洗净晒干。

【生长习性】生于山坡、林下及杂草丛中。

【分布及资源】长虹、华埠等地，量少。

【性味归经】辛、涩，凉。归心、肝、小肠经。

【功能主治】清热利湿，解毒消肿。主治痢疾，肠炎。外用治蝮蛇咬伤，扭挫伤，关节肌肉酸痛。

【用法用量】15～30g，煎服。外用适量，鲜品捣烂敷患处或浸酒搽患处。

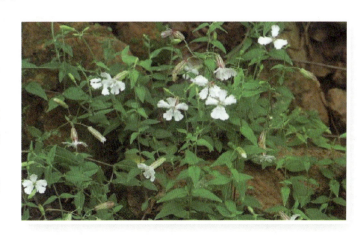

雀舌草

【别名】滨繁缕丛、石灰草、抽筋草。
【来源】石竹科雀舌草,以全草入药。
【生长习性】生长于海拔30～4000m的地区,多生于田间、溪岸以及潮湿地。
【分布及资源】全县各地,量少。
【性味归经】辛,平。归肺、肝经。
【功能主治】祛风散寒,续筋接骨,活血止痛,解毒。主治伤风感冒,风湿骨痛,疮疡肿毒,跌打损伤,骨折,蛇咬伤。
【用法用量】9～15g,煎服。外用鲜草适量捣烂敷。

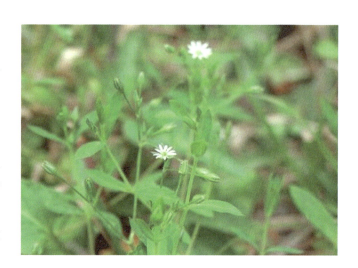

繁　缕

【别名】鹅儿肠、鸡肠菜、合筋草、小被单草、园酸菜。
【来源】石竹科繁缕属植物繁缕,以全草入药。
【采收加工】夏秋采,晒干或鲜用。
【生长习性】生于田间路边或溪旁草地。
【分布及资源】全县广布,量多。
【性味归经】甘、酸,凉。归肝、大肠经。
【功能主治】清热解毒,化瘀止痛,催乳。主治肠炎,痢疾,肝炎,阑尾炎,产后瘀血腹痛,子宫收缩痛,牙痛,头发早白,乳汁不下,乳腺炎,跌打损伤,疮疡肿毒。
【用法用量】15～30g,煎服。外用适量,鲜草捣烂敷患处。

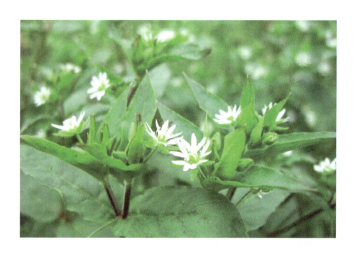

睡莲科

莲

【别名】荷、芙蕖、鞭蓉、水芙蓉、水芝、水芸、水旦、水华。

【来源】睡莲科莲属植物的根状茎节、雄蕊、干燥成熟的果实、胚、除去果实的花托、叶。

【生长习性】生于池塘、浅湖泊及稻田中。

【分布及资源】华埠、池淮、村头等地，量少。

【性味归经】藕节：涩，平。归肝、肺、胃经。莲须：甘、涩，平，归心、肾经。石莲子：甘、微苦，平。归脾、胃、心、肺经。莲子：甘、涩，平。归脾、肾、心经。莲心：苦，寒，归心、肾经。莲房：苦、涩，温，归肝经。荷叶：苦，平。归肝、脾、胃经。

【功能主治】藕节：收敛止血，活血化瘀。莲须：止涩固精。石莲子：健脾止泻。莲子：补脾养心，涩肠，固精。莲心：清心安神。莲房：消瘀止血。荷叶：消暑，解热，升阳，散瘀。

【用法用量】藕节：9～15g，煎服。莲须：3～4.5g，煎服。石莲子：9～12g，煎服。莲子：6～15g，煎服。莲心：2～5g，煎服。莲房：4.5～9g，煎服。荷叶：3～9g；鲜品15～30g；荷叶炭3～6g，煎服。

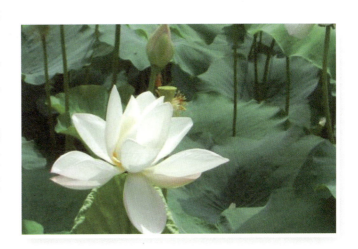

萍蓬草

【别名】黄金莲、萍蓬莲。

【来源】睡莲科萍蓬草，以根状茎入药。

【生长习性】生于沼泽或湖泊中。

【分布及资源】古田山有分布，量少。

【性味归经】甘，寒。归肺、肾经。

【功能主治】退虚热，除蒸止汗，止咳，止血，祛瘀调经。主治痨热，骨蒸，盗汗，肺结核咳嗽，神经衰弱，月经不调，刀伤。

【用法用量】9～15g，煎服。

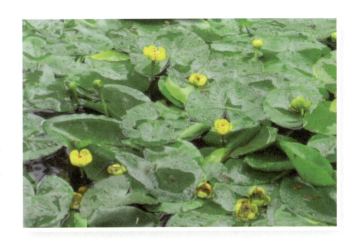

金鱼藻科

金鱼藻

【别名】藻、细草、软草、鱼草。
【来源】金鱼藻科植物金鱼藻的全草。
【采收加工】四季可采,洗净,晒干。
【生长习性】生于海拔2700m以下的淡水池沼、湖泊及河沟中,常生于1~3m深的水域中,形成密集的水下群落。
【分布及资源】全县广布,资源丰富。
【性味归经】甘、淡,凉。归心、肺经。
【功能主治】凉血止血,清热利水。主治血热吐血,咳血,热淋涩痛。
【用法用量】3~6g,煎服。或入散剂。
【注意事项】虚寒性出血以及大便溏泄者禁服。

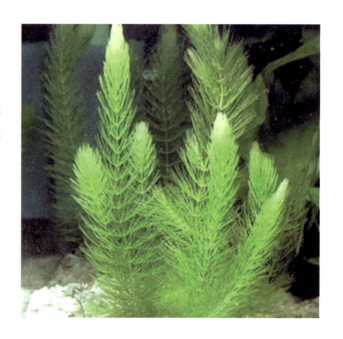

连香树科

连香树

【别名】芭蕉香清,五君树、山白果。
【来源】连香树科植物连香树的果实。
【生长习性】生于较高山地的林中或山谷溪边杂木林中。
【分布及资源】古田山有分布,量极少,为国家保护树种。
【性味归经】苦,平。归肝经。
【功能主治】祛风止痉。主治小儿惊风抽搐肢冷。
【用法用量】连香树鲜果30g,煎服。

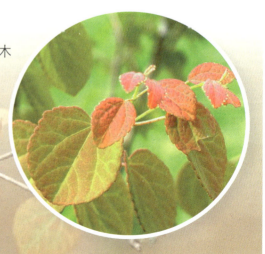

毛茛科

草乌头

【别名】堇、芨、乌头、乌喙、奚毒、即子、鸡毒、毒公、耿子、土附子、草乌、竹节乌头、金鸦、五毒根、耗子头。

【来源】毛茛科植物乌头（野生种）、北乌头等的块根。

【采收加工】当年晚秋或次年早春采收，将地下部分挖出，剪去根头部洗净，晒干。

【生长习性】生于山地草坡和灌木丛中。

【分布及资源】大溪边、何田、长虹等地，量少。

【性味归经】辛、苦，热，大毒。归心、肝、脾经。

【功能主治】祛风除湿，温经散寒，消肿止痛。主治风寒湿痹，关节疼痛，头风头痛，中风不遂，心腹冷痛，寒疝作痛，跌打损伤，瘀血肿痛，阴疽肿毒，麻醉止痛。

【用法用量】3～6g，煎服，或入丸、散。外用适量，研末调敷，或醋、酒磨涂。

【注意事项】阴虚火旺、各种热症患者及孕妇禁服。

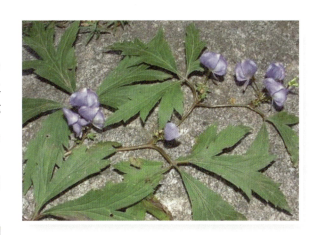

秋牡丹

【别名】野棉花、吹牡丹、土牡丹、秋明菊、贵船菊。

【来源】毛茛科植物秋牡丹的根。

【采收加工】夏、秋季采集，洁净，鲜用或晒干。

【生长习性】生于海拔400～1800m间低山或丘陵的草坡或沟边。

【分布及资源】全县各地，量多。

【性味归经】苦，寒，有毒。归胃、大肠经。

【功能主治】杀虫，清热解毒。主治蛔虫病，蛲虫病，体癣，肌癣，中暑发热。

【用法用量】3～9g，煎服。或研末，0.6～1.5g，温开水送。外用适量，捣汁或研粉外搽。

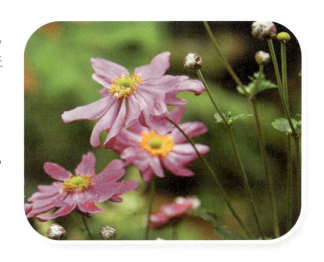

打破碗花花

【别名】湖北秋牡丹、大头翁、山棉花、秋芍药、野棉花。

【来源】毛茛科植物打破碗花花的根或全草。

【采收加工】栽培2～3年，6—8月花未开放前挖取根部，除去茎叶、须根及泥土，晒干。茎叶切段，晒干或鲜用。

【生长习性】生于海拔400～1800m的低山、丘陵草坡或沟边。

【分布及资源】全县各地，量多。

【性味归经】苦、辛，平，小毒。归脾、胃、大肠经。

【功能主治】清热利湿，解毒杀虫，消肿散瘀。主治痢疾，泄泻，疟疾，蛔虫病，疮疖痈肿，瘰疬，跌打损伤。

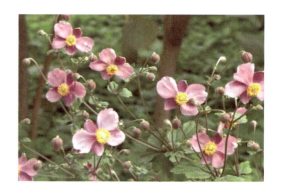

【用法用量】3～9g，煎服。或研末，或泡酒。外用适量，煎水洗，或捣敷，或鲜叶捣烂取汁涂。

【注意事项】孕妇慎服，肾炎及肾功能不全者禁服。

女　萎

【别名】蔓楚、牡丹蔓、山木通、木通草、白木通、穿山藤、苏木通、小叶鸭脚力刚、钥匙藤、花木通、菊叶威灵仙。

【来源】毛茛科植物女萎的藤茎、叶或根。

【采收加工】秋季开花时采收带叶茎蔓，扎成小把，晒干或随时采用鲜品。

【生长习性】生于海拔150～1000m的山野林边。

【分布及资源】全县各地，量少。

【性味归经】辛，温，有小毒。归肝、脾、大肠经。

【功能主治】祛风除湿，温中理气，利尿，消食。主治风湿痹证，吐泻，痢疾，腹痛肠鸣，小便不利，水肿。

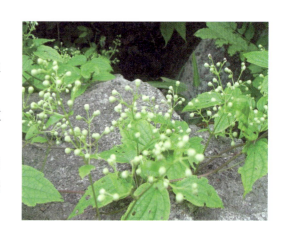

【用法用量】15～30g，煎服。外用适量，鲜品捣敷或煎水熏洗。

【注意事项】本品内服剂量不可过大，否则可引起胃部不适，呕吐，腹泻，食欲大减，头痛，胸闷，四肢无力或面部浮肿。

大木通

【别名】接骨丹、白头公公、黄藤通、丝瓜藤、小木通、线不通。

【来源】毛茛科植物粗齿铁线莲的茎藤。

【采收加工】全年均可采收，除去枝、叶及粗皮，切成小段，晒干。

【生长习性】生于海拔450～3200m的山坡或山沟灌木丛中。

【分布及资源】毛坦、西坑等地，量较少。

【性味归经】微苦，平。归肝、肾经。

【功能主治】利尿，解毒，祛风湿。主治小便不利，淋病，乳汁不通，疮疖肿毒，亦治风湿关节疼痛，肢体麻木。

【用法用量】6～12g，煎服。外用适量，捣敷或煎汤洗。

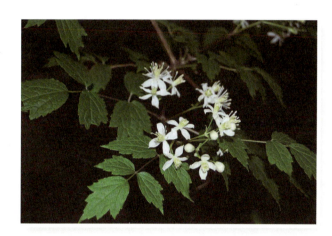

威灵仙

【别名】能消、铁脚威灵仙、灵仙、黑脚威灵仙、黑骨头。

【来源】毛茛科植物威灵仙、棉团铁线莲、辣蓼铁线莲、毛柱铁线和柱果铁线莲的根及根茎。秋季挖出，去净茎叶，洗净泥土，晒干，或切成段后晒干。

【生长习性】生于海拔80～150m的山坡、山谷灌木丛中、沟边路旁草丛中。

【分布及资源】苏庄、长虹、何田等地，量多。

【性味归经】辛、咸、微苦，温，有小毒，归膀胱、肝经。

【功能主治】祛风除湿，通络止痛。主治风湿痹痛，肢体麻木，筋脉拘挛，屈伸不利，脚气肿痛，疟疾，骨哽咽喉，痰饮积聚。

【用法用量】6～9g，煎服，治骨哽咽喉可用到30g。或入丸、散，或浸酒。外用适量，捣敷，或煎水熏洗，或作发泡剂。

【注意事项】气血亏虚者及孕妇慎服。

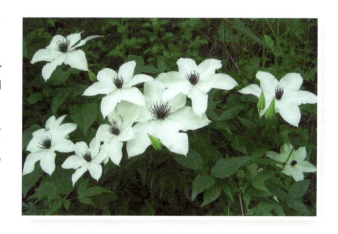

小木通

【别名】丝瓜花。

【来源】毛茛科植物毛蕊铁线莲的茎藤和根。

【采收加工】秋季采收，切段，晒干或鲜用。

【生长习性】生于沟边、山坡地或灌木丛中。

【分布及资源】苏庄、长虹、何田等地，量多。

【性味归经】甘、淡、辛，寒。归心、小肠经。

【功能主治】舒筋活络，清热利尿。主治风湿关节疼痛，跌打损伤，水肿，热淋，小便不利，痈疮肿毒。

【用法用量】15～30g，煎服。外用适量，煎汤熏洗，或捣烂塞鼻。

【注意事项】孕妇慎服。

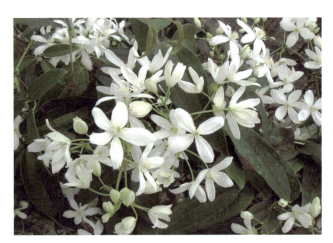

山木通

【别名】搜山虎。

【来源】毛茛科植物山木通的根、茎、叶。

【采收加工】四季可采，鲜用或晒干。

【生长习性】生于山坡疏林溪边或路旁灌木丛中。

【分布及资源】苏庄、长虹、何田等地，量多。

【性味归经】辛、苦，温。归肝、膀胱经。

【功能主治】祛风活血，利尿通淋。主治关节肿痛，跌打损伤，小便不利，乳汁不通。

【用法用量】15～30g，煎服，鲜品可用至60g。外用适量，鲜品捣敷发泡。

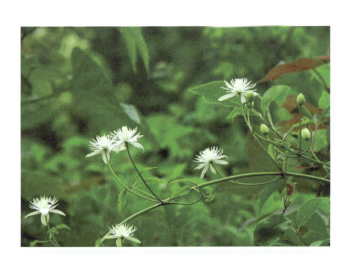

单叶铁线莲

【别名】地里根、雪里开、拐子药。

【来源】毛茛科铁线莲属植物单叶铁线莲，以膨大的根入药。

【采收加工】秋冬采集，洗净晒干。

【生长习性】生于溪边、山谷、阴湿的坡地、林下及灌丛中，缠绕于树上。

【分布及资源】苏庄、大溪边等地，较多。

【性味归经】辛，平。归肝、膀胱经。

【功能主治】行气止痛，活血消肿。主治胃痛，腹痛，跌打损伤，跌仆晕厥，支气管炎，外用治腮腺炎。

【用法用量】1.5~6g，煎服。外用适量，磨汁涂患处。

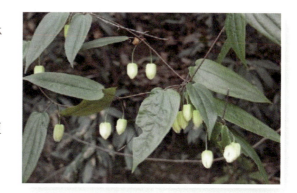

黄　连

【别名】王连、支连。

【来源】毛茛科植物黄连、三角叶黄连或云南黄连的根茎。

【生长习性】生于山地密林中或山谷阴凉处，野生或栽培。

【分布及资源】长虹、大溪边等地，量少。

【性味归经】苦，寒。归心、肝、胃、大肠经。

【功能主治】清热泻火，燥湿，解毒。主治热病邪入心经之高热，烦躁，谵妄，或热盛迫血妄行之吐衄，湿热胸痞，泄泻，痢疾，心火亢盛之心烦失眠，胃热呕吐或消谷善饥，肝火目赤肿痛，以及热毒疮疡，疔毒走黄，牙龈肿痛，口舌生疮，聤耳，阴肿，痔血，湿疹，烫伤。

【用法用量】1.5~3g，煎服。研末，每次0.3~0.6g；或入丸、散。外用适量，研末调敷，或煎水洗，或熬膏，或浸汁用。

【注意事项】胃虚呕恶、脾虚泄泻、五更肾泻均应慎服。

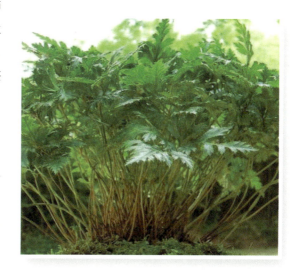

还亮草

【别名】还魂草、对叉草、蝴蝶菊、鱼灯苏、臭芹菜、山芹菜。
【来源】毛茛科植物还亮草的全草。
【采收加工】夏、秋季采收，洗净，切段，鲜用或晒干。
【生长习性】生于海拔200～1200m的丘陵、低山山坡草地或溪边草地。
【分布及资源】各地有零星分布，量少。
【性味归经】辛、苦，温，有毒。归心、肝、肾经。
【功能主治】祛风除湿，通络止痛，化食，解毒。主治风湿痹痛，半身不遂，食积腹胀，荨麻疹，痈疮癣癞。
【用法用量】3～6g，煎服。外用适量，捣敷，或煎汤洗。

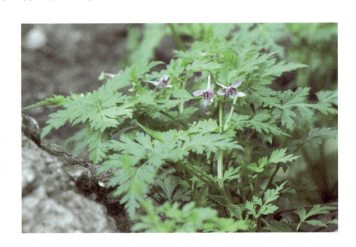

赤芍药

【别名】木芍药，红芍药，赤芍，臭牡丹根。
【来源】毛茛科植物芍药（野生种）、草芍药、川赤芍等的根。
【采收加工】秋季采挖，除去根茎、须根及支根，洗净泥土，晒至半干时，按大小分别捆把，再晒至足干。
【生长习性】生于山坡丛林下、草坡上。
【分布及资源】林山、大溪边、华埠等地，量较少。
【性味归经】酸苦，凉。归肝、脾经。
【功能主治】行瘀，止痛，凉血，消肿。主治瘀滞经闭，癥瘕积聚，腹痛，胁痛，衄血，血痢，肠风下血，目赤，痈肿。
【用法用量】4.5～9g，煎服。或入丸、散。

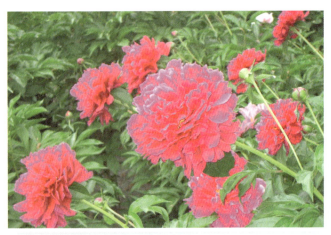

牡丹花

【别名】鼠姑、鹿韭、白茸、木芍药、百雨金、洛阳花、富贵花。

【来源】毛茛科芍药属植物牡丹的花。

【生长习性】栽培于向阳、肥沃的平坦土地上。

【分布及资源】华埠、池淮等地，资源较少。

【性味归经】苦、淡，平。归肝经。

【功能主治】活血调经。主治妇女月经不调，经行腹痛。

【用法用量】3~6g，煎服。

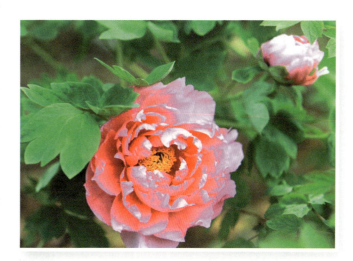

猫爪草

【别名】小毛茛。

【来源】毛茛科毛茛属植物小毛茛的块根。

【采收加工】秋冬采挖，去须根，洗净晒干。

【生长习性】生于平原湿草地、田边荒地或山坡草丛中。

【分布及资源】池淮、华埠等地有零星分布，量较少。

【性味归经】辛、苦，平。有小毒。归肝、肺经。

【功能主治】解毒，化痰散结。主治瘰疬，结核，咽炎，疔疮，蛇咬伤，疟疾，偏头痛，牙痛。

【用法用量】9~15g，煎服。外用适量，研末敷。

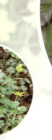
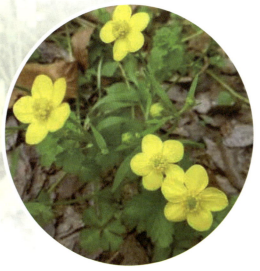

毛 茛

【别名】鱼疗草、鸭脚板、野芹菜、山辣椒、老虎脚爪草、毛芹菜、起泡菜。

【来源】毛茛科毛茛属植物毛茛，以带根全草入药。

【采收加工】夏秋采集，切段，鲜用或晒干用。

【生长习性】生于田野、路边、水沟边草丛中或山坡湿草地。

【分布及资源】全县各地，以中部地带较多。

【性味归经】辛、微苦，温，有毒。归肝、胆、心、胃经。

【功能主治】利湿，消肿，止痛，退翳，截疟，杀虫。主治胃痛，黄疸，疟疾，淋巴结结核、翼状胬肉、角膜云翳，灭蛆、杀孑孓。

【用法用量】外用捣敷或煎水洗。

【注意事项】本品有毒，一般不作内服。皮肤有破损及过敏者禁用，孕妇慎用。

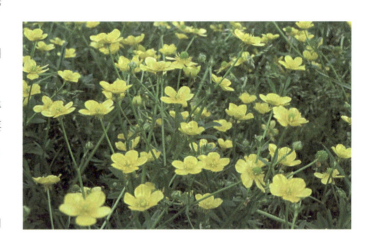

天 葵

【别名】紫背天葵、雷丸草、夏无踪、小乌头、老鼠屎草、旱铜钱草。

【来源】毛茛科植物天葵的全草。

【生长习性】生于林下、石隙、草丛等阴湿处。

【分布及资源】全县广布，量较多。

【性味归经】甘，寒。归膀胱、脾经。

【功能主治】消肿，解毒，利水。主治瘰疬，疝气，小便不利。

【用法用量】9~15g，煎服。外用捣敷。

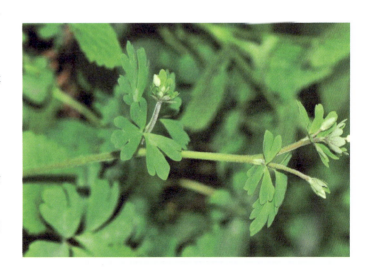

大叶马尾连

【别名】马尾黄连。

【来源】毛茛科植物大叶唐松草、尖叶唐松草和华东唐松草的根及根茎。

【采收加工】春季至秋季采收，剪去地上茎叶，鲜用或晒干。

【生长习性】生于丘陵地带或山地林下阴湿处。

【分布及资源】苏庄、长虹等地，量少。

【性味归经】苦，寒。归大肠、肝经。

【功能主治】清热，泻火，解毒。主治痢疾，腹泻，目赤肿痛，湿热黄疸。

【用法用量】3～10g，煎服。外用适量，研末，调敷。

【注意事项】脾胃虚寒者慎服。

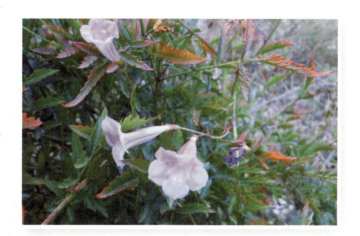

木通科

木 通

【别名】通草、附支、丁翁、丁父、菖藤、王翁、万年、万年藤、燕覆、乌覆、活血藤。

【来源】木通科植物木通、三叶木通或白木通的藤茎。

【采收加工】藤茎在移植后5～6年开始结果，在秋季割取部分老藤，晒干或烘干。

【生长习性】生于山坡、山沟、溪旁等处的乔木与灌木林中。

【分布及资源】大溪边、苏庄等地，资源较多。

【性味归经】苦，寒。归心、脾、肾、小肠、膀胱经。

【功能主治】清热利尿，活血通脉。主治小便短涩疼痛，淋浊，水肿，胸中烦热，喉咙疼痛，口舌生疮，风湿痹痛，乳汁不通，经闭，痛经。

【用法用量】3～6g，煎服。或入丸、散。

【注意事项】内无湿热，津亏，气弱，精滑，溲频者及孕妇忌服。

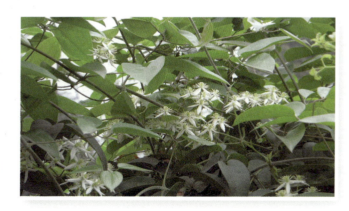

鹰爪枫

【别名】破骨风。

【来源】木通科植物鹰爪枫的根。

【采收加工】全年均可采挖，除去须根，洗净泥土，切段，晒干。

【生长习性】生于湿润的灌木丛中、路边、溪谷两旁及林缘。

【分布及资源】东部、西部地区，量少。

【性味归经】微苦，寒。归肝经。

【功能主治】祛风除湿，活血通络。主治风湿痹痛，跌打损伤。

【用法用量】15～30g，煎服。或浸酒，或研末。

【注意事项】孕妇慎服。

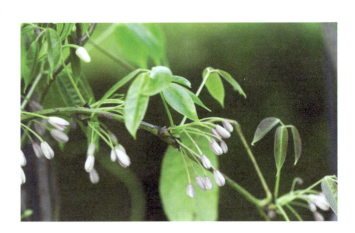

野木瓜

【别名】五爪金龙、假荔枝、绕绕藤、乌藤、八月挪、沙藤、鸭脚莲、土牛藤、木通七、七叶莲、拉藤、鹅掌藤、木莲、牛娘头刺、大耕绳、五月拿藤、拿藤。

【来源】木通科植物野木瓜根、根茎及茎叶。

【采收加工】夏、秋采收，洗净，藤茎切段，根切片，晒干或鲜用。

【生长习性】生于湿润通风的杂木林中、山路边及溪谷两旁。

【分布及资源】西部山区，量少。

【性味归经】甘，温。归心、肾经。

【功能主治】祛风和络，活血止痛，利尿消肿。主治风湿痹痛，胃、肠道及胆道疾患之疼痛，三叉神经痛，跌打损伤，痛经，小便不利，水肿。

【用法用量】9～15g，煎服。或浸酒。外用适量，捣烂敷。

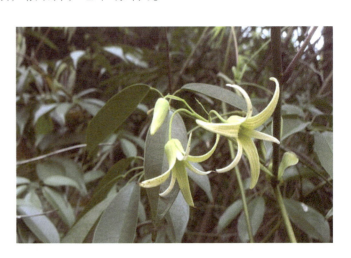

大血藤

【别名】血藤、过山龙、红藤、千年健、血竭、见血飞、血通、大活血、黄省藤、红血藤、血木通、五花血藤、血灌肠、花血藤、赤沙藤、山红藤、活血藤。

【来源】木通科植物大血藤的茎。

【采收加工】8—9月采收，除去枝叶，洗净，切段长约30～60cm，或切片，晒干。

【生长习性】生于深山疏林、大山沟畔肥沃土壤的灌木丛中。

【分布及资源】苏庄、大溪边、林山等地，量较多。

【性味归经】苦，平，无毒。归肝、大肠经。

【功能主治】解毒消痈，活血止痛，祛风除湿，杀虫。主治肠痈，痢疾，乳痛，痛经，经闭，跌打损伤，风湿痹痛，虫积腹痛。

【用法用量】9～15g，煎服。或酒煮、浸酒。外用适量捣烂敷患处。

【注意事项】孕妇慎服。

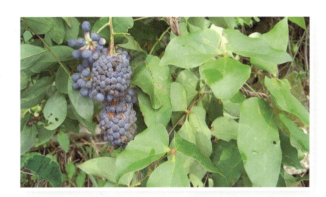

小 檗 科

黄疸树

【别名】刺黄连、树黄连、土黄连、长叶小檗、土黄柏、三颗针。

【来源】小檗科植物庐山小檗的茎及根。

【采收加工】春、秋挖取全株，剪除枝叶及细根，或削除部分栓皮，晒干。

【生长习性】生于山地灌丛或山谷溪边阴山肥沃的土壤处。

【分布及资源】华埠镇皂角村有栽培，量不多。

【性味归经】苦，寒，无毒。归肝、胃、大肠经。

【功能主治】清热解毒。主治肝炎，胆囊炎，肠炎，菌痢，咽喉炎，结膜炎，尿道炎，疮疡肿毒。

【用法用量】9～15g，煎服。外用煎水洗。

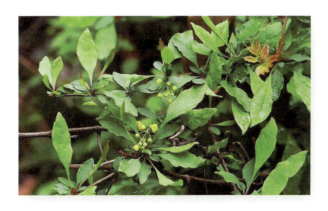

山荷叶

【别名】阿儿七、窝儿七、旱荷、一碗水。

【来源】小檗科山荷叶属植物山荷叶（南方山荷叶），以根状茎入药。

【采收加工】秋季采挖，去残茎及须根，洗净，阴干备用。

【生长习性】生于阴湿地、山坡杂木林、竹林或溪谷草丛中。

【分布及资源】边缘山区，量稀少。

【性味归经】苦、辛，温，有毒。归肝、肺、心经。

【功能主治】活血化瘀，解毒消肿。主治跌打损伤，风湿筋骨痛，月经不调，小腹疼痛。外用治毒蛇咬伤，痈疖肿毒。

【用法用量】3～6g，煎服。或酒服。外用适量，捣烂或研粉，用酒、醋调敷患处。

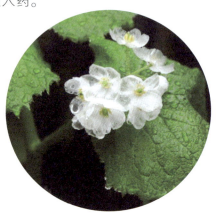

八角莲

【别名】鬼臼、爵犀、马目毒公、九臼、天臼、解毒、害母草、独脚莲、独荷草、羞天花、术律草、琼田草、山荷叶、旱荷、八角盘、金星八角、独叶一枝花、八角连、金魁连、八角乌、白八角莲、金边七。

【来源】小檗科植物八角莲、六角莲和川八角莲的根及根茎。

【采收加工】全年均可采，秋末为佳。全株挖起，除去茎叶。洗净泥沙，晒干或烘干备用，切忌受潮。鲜用高精亦可。

【生长习性】生于海拔300～2200m的山坡林下阴湿处，有少量栽培。

【分布及资源】西部、东部山区，量稀少。

【性味归经】苦、辛，凉，有毒。归肺、肝经。

【功能主治】化痰散结，祛瘀止痛，清热解毒。主治咳嗽，咽喉肿痛，瘰疬，瘿瘤，痈肿，疔疮，毒蛇咬伤，跌打损伤，痹证。

【用法用量】3～12g，煎服。磨汁，或入丸、散。外用适量，磨汁或浸醋、酒涂搽，捣烂敷或研末调敷。

【注意事项】孕妇禁服，体质虚弱者慎服。

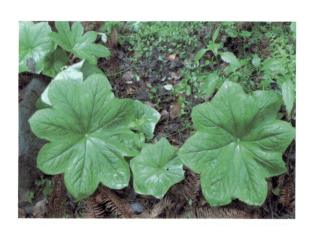

淫羊藿

【别名】刚前、仙灵脾、仙灵毗、黄连祖、放杖草、弃杖草、三叉风、桂鱼风、铁铧口、铁耙头、鲫鱼风、羊藿叶、羊角风、三角莲、乏力草、千两金、干鸡筋、鸡爪莲、三枝九叶草、牛角花、铜丝草、铁打杵、三叉骨、肺经草、铁菱角。

【来源】小檗科植物淫羊藿、前叶淫羊藿、箭叶淫羊藿、巫山淫羊藿、朝鲜淫羊藿、柔毛淫羊藿等的茎叶。

【采收加工】夏、秋采收，割取茎叶，除去杂质，晒干。

【生长习性】生于山地、密林、岩石缝中、溪旁或阴处潮湿地。

【分布及资源】黄谷、林山等地有零星分布，量较少。

【性味归经】辛、甘，温。归肝、肾经。

【功能主治】补肾壮阳，祛风除湿，强筋健骨。主治阳痿遗精，虚冷不育，尿频失禁，肾虚喘咳，腰膝酸软，风湿痹痛，半身不遂，四肢不仁。

【用法用量】3~9g，煎服。

【注意事项】阴虚而相火易动怒者禁服。

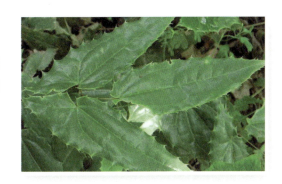

十大功劳

【别名】功劳木、黄天竹、土黄柏、刺黄柏、刺黄芩（四川）、木黄连。

【来源】小檗科十大功劳属植株阔叶十大功劳及狭叶十大功劳，以根、茎、叶入药。

【采收加工】栽后4~5年，秋、冬砍茎杆挖根，晒干或炕干。茎、叶全年可采。

【生长习性】生于阔叶林、竹林、杉木林及混交林下、林缘，草坡，溪边、路旁或灌丛中。

【分布及资源】边缘山区，资源丰富。

【性味归经】苦，寒。归肝、胃、大肠经。

【功能主治】叶：滋阴清热。主治肺结核，感冒。根、茎：清热解毒。主治细菌性痢疾，急性肠胃炎，传染性肝炎，肺炎，肺结核，支气管炎，咽喉肿痛。外用治眼结膜炎，痈疖肿毒，烧、烫伤。

【用法用量】15~30g，煎服。外用适量。

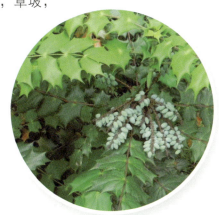

南天竹

【别名】白天竹、天竹子、天竹、南天烛、山黄芩、钻石黄。
【来源】小檗科南天竹属植物南天竹,以根、茎及果入药。
【采收加工】根、茎全年可采,切片晒干。秋冬摘果,晒干。
【生长习性】野生于疏林及灌木丛中,也多栽于庭园。
【分布及资源】华埠等地有零星栽培,量少。
【性味归经】根、茎:苦,寒。归肝、肺经。果:苦,平,有小毒。归肺经。
【功能主治】根、茎:清热除湿,通经活络。主治感冒发热,眼结膜炎,肺热咳嗽,湿热黄疸,急性胃肠炎,尿路感染,跌打损伤。
果:止咳平喘。主治咳嗽,哮喘,百日咳。
【用法用量】根、茎:9～30g,煎服。果:9g,煎服。

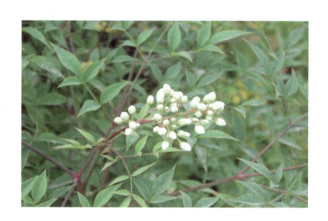

马兜铃科

木防己

【别名】土防己、青藤根、青藤香、金锁匙,广防己、土木香、白木香。
【来源】马兜铃科植物广防己的根。
【采收加工】全年可挖根,洗净,切片,晒干。
【生长习性】生于丘陵、山坡、路边、灌丛及疏林中。
【分布及资源】全县各地,量多。
【性味归经】苦、辛,寒。归膀胱、脾、肾经。
【功能主治】祛风止痛,利水消肿,降压,解毒。主治风湿痹痛,水肿,脚气,尿路感染,高血压病。
【用法用量】6～9g,煎服。捣烂外敷治毒蛇咬伤。

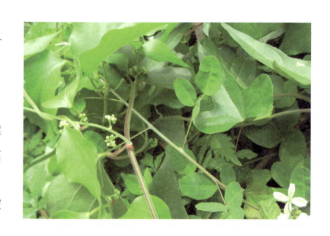

防己科

蝙蝠葛

【别名】蝙蝠藤、金丝钓葫芦、黄条香、防己葛、黄根、野鸡豆子、爬山秧子、山地瓜秧、小葛香、杨柳子棵、光光喳、狗葡萄秧、小青藤、黄藤根、黄根藤、大叶马兜铃、狗屎豆、马串铃、金线吊蛤蟆、什子苗、宁巴、嘎马得见农棍。

【来源】防己科植物蝙蝠葛的藤茎。

【采收加工】8—11月割取藤茎，晒干。

【生长习性】生于山坡、路旁、灌木丛中。

【分布及资源】全县各地，量多。

【性味归经】苦，寒。归脾、肺经。

【功能主治】降血压，解热，镇痛。主治牙龈肿痛，咳嗽，急性咽喉炎，慢性扁桃腺炎，肺炎，支气管炎，扁桃体炎，咽喉炎，风湿痹痛，麻木，水肿，脚气，痢疾肠炎，胃痛腹胀。

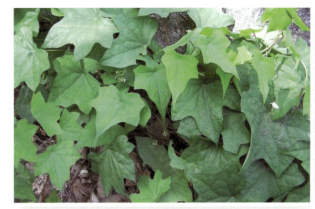

【用法用量】3~9g，煎服。外用适量，捣敷，或水煎加酒熏洗。

【注意事项】脾虚便溏者不宜用。

防 己

【别名】粉防己、粉寸己、汉防己、石蟾蜍、蟾蜍薯、倒地拱、白木香、猪大肠。

【来源】防己科植物粉防己的干燥根。

【采收加工】秋季采挖，洗净，除去粗皮，晒至半干，切段，个大者再纵切，干燥。

【生长习性】生于山坡、林缘、沟边及路旁。

【分布及资源】东部山区，量多。

【性味归经】辛、苦，寒。归膀胱、肺经。

【功能主治】利水消肿，祛风止痛。主治水肿脚气，小便不利，湿疹疮毒，风湿痹痛，高血压。

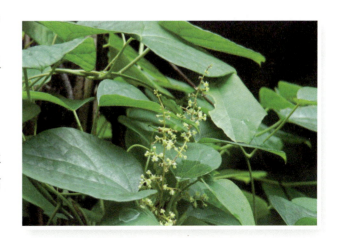

【用法用量】4.5~9g，煎服。

白药子

【别名】白药脂、盘花地不容、山乌龟、金线吊乌龟、金线吊葫芦、金丝吊鳖。
【来源】防己科千金藤属植物头花千金藤，以块根入药。
【采收加工】全年可采，秋末冬初采收为好，除去须根，洗净，切片晒干备用。
【生长习性】生长于肥沃湿润的草丛、山坡路旁阴处或灌木林中，亦生于石灰质石山上。
【分布及资源】大溪边、林山等地，量较少。
【性味归经】苦，寒。归脾、肺、肾经。
【功能主治】清热解毒，凉血止血，散瘀消肿。主治急性肝炎，细菌性痢疾，急性阑尾炎，胃痛，内出血，跌打损伤，毒蛇咬伤。外用治流行性腮腺炎，淋巴结炎，神经性皮炎。
【用法用量】9~15g，煎服。或入丸、散。外用适量，捣敷或研末敷。
【注意事项】阴虚内热者忌用。

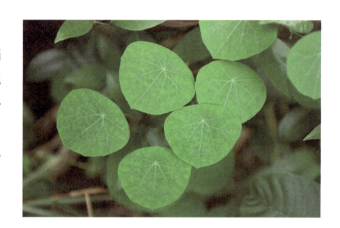

千金藤

【别名】小青藤、铁板膏药。
【来源】防己科千金藤属植物千金藤，以根或藤茎入药。
【采收加工】春秋均可采收、洗净切片，晒干。
【生长习性】生于山坡路边、沟边、草丛或山地丘陵地灌木丛中。
【分布及资源】各地有零星分布，量较少。
【性味归经】苦、辛，寒。归肺、脾、大肠经。
【功能主治】清热解毒，祛风止痛，利水消肿。主治咽喉肿痛，痈肿疮疖，毒蛇咬伤，风湿痹痛，胃痛，脚气水肿。
【用法用量】9~15g，煎服。研末，每次1~1.5g，每日2~3次。外用适量，研末撒或鲜品捣敷。

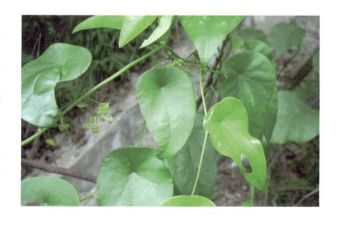

粉防己

【别名】汉防己、白木香、山乌龟、金钱吊蛤蟆。

【来源】防己科植物石蟾蜍的根。

【采收加工】秋季采挖，除去粗皮，晒至半干，切段或纵剖，干燥。

【生长习性】生于山坡、丘陵地带的草丛及灌木林缘。

【分布及资源】全县广布，量多。

【性味归经】寒，苦。归膀胱、肺经。

【功能主治】利水消肿，祛风止痛。主治水肿脚气，小便不利，风湿痹痛，湿疹疮毒，高血压。

【用法用量】5～10g，煎服。外用适量，鲜根捣烂敷患处。

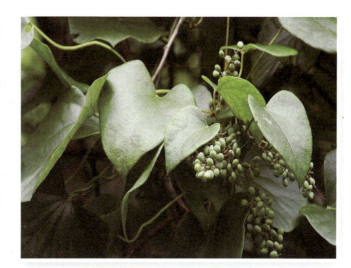

轮环藤

【别名】百解藤、须龙藤、牵藤暗消。

【来源】防己科轮环藤，以根、叶入药。

【分布及资源】全县各地，量少。

【性味归经】苦，寒。归肺经。

【功能主治】清热解毒，利尿止痛。主治咽喉炎，白喉，扁桃体炎，尿路感染，尿路结石，牙痛，胃痛，风湿骨痛。外用治痈疮，无名肿毒，毒蛇咬伤。

【用法用量】9～15g，煎服。外用适量捣烂敷患处。

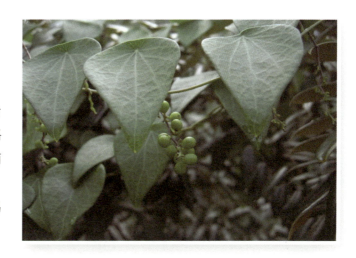

八角科

莽草

【别名】芒草、䓉、春草、石佳、红桂、鼠莽、红茴香、白花八角、骨底搜、山木蟹、山大茴。
【来源】八角科植物狭叶茴香的叶。
【采收加工】春、夏两季采摘，鲜用或晒干用。
【生长习性】生于沿河两岸，阴湿沟谷两旁的混交林或疏林中。
【分布及资源】大溪边、长虹、苏庄等地，量较多。
【性味归经】辛，温，有毒。归肺、肝经。
【功能主治】祛风止痛，消肿散结，杀虫止痒。主治头风，皮肤麻痹，痈肿，乳痈，瘰疬，喉痹，疝瘕，癣疥，秃疮，风虫牙痛，狐臭。
【用法用量】外用适量，捣敷，研末调敷，或煎水熏洗、含漱。

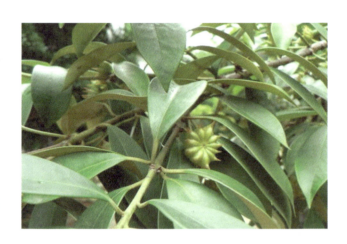

木兰科

南五味子

【别名】红木香、紫金藤、紫荆皮、盘柱香、内红消、风沙藤、小血藤、长梗南五味子、盘柱南五味子。
【来源】木兰科南五味子属植物南五味子，以根、根皮与茎及果实入药。
【采收加工】全年可采，晒干。
【生长习性】生于山区的杂木林中、林缘或山沟的灌木丛中，缠绕在其他林木上生长。
【分布及资源】苏庄、大溪边、林山等地，量较多。
【性味归经】辛、苦，温。归肺、心、肾经。
【功能主治】活血理气，祛风活络，消肿止痛。主治溃疡病，胃肠炎，中暑腹痛，月经不调，风湿性关节炎，跌打损伤。
【用法用量】6～15g，煎服。

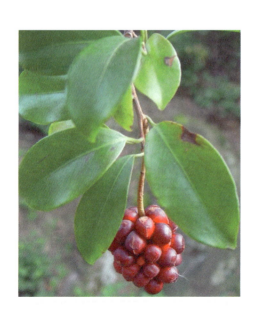

鹅掌楸

【别名】马挂木、双飘树。

【来源】木兰科鹅掌楸属植物鹅掌楸，以根、树皮入药。

【采收加工】夏秋采树皮，秋采根，晒干。

【生长习性】生于海拔900～1000m的山地林中或林缘，呈星散分布，也有组成小片纯林。

【分布及资源】全县各地山区，量少。

【性味归经】辛，温。归肺经。

【功能主治】祛风除湿，止咳。主治风湿关节痛，风寒咳嗽。

【用法用量】根或树皮15～30g，煎服。

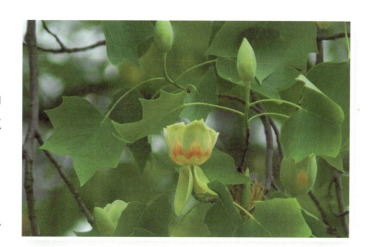

黄山木兰

【别名】野厚朴。

【来源】木兰科木兰属植物黄山木兰的花蕾。

【生长习性】生于山坡、沟谷疏林或山顶灌丛中，国家三级保护植物。

【分布及资源】西部山区，音坑、华埠等地人工栽培，量稀少。

【性味归经】苦、涩，寒。归肝、脾经。

【功能主治】润肺止咳，利尿解毒，主治肺虚咳嗽，痰中带血，酒疸，重舌，痈肿。

【用法用量】15～30g，煎服。

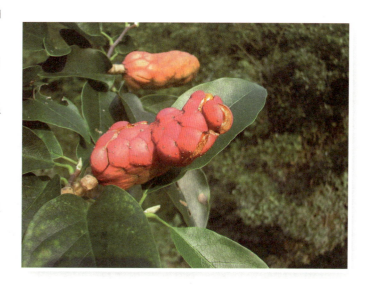

厚朴

【别名】厚皮、重皮、赤朴、烈朴、川朴、紫油厚朴。

【来源】木兰科植物厚朴和凹叶厚朴的树皮、根皮和枝皮。

【生长习性】生于山坡山麓及路旁溪边的杂木林中。

【分布及资源】苏庄、桐村有栽培，量少。

【性味归经】苦、辛，温。归脾、胃、大肠经。

【功能主治】行气消积，燥湿除满，降逆平喘。主治食积气滞，腹胀便秘，湿阻中焦，脘痞吐泻，痰壅气逆，胸满喘咳。

【用法用量】3～10g，煎服，或入丸、散。

【注意事项】孕妇慎用。

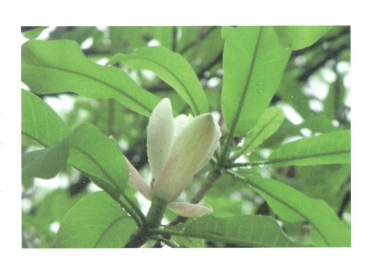

玉兰花

【别名】木笔花、望春花、春花、木兰、紫玉兰、白玉兰、二月花、广玉兰。

【来源】木兰科植物望春花、玉兰或武当玉兰的干燥花蕾。

【采收加工】冬末春初花未开放时采收，除去枝梗，阴干。

【生长习性】生于常绿阔叶树和落叶阔叶树混交林中，现庭园普遍栽培。

【分布及资源】华埠、苏庄、大溪边等地，量较多。

【性味归经】辛，温。归肺、胃经。

【功能主治】散风寒，通鼻窍。主治风寒头痛，鼻塞，鼻渊，鼻流浊涕。

【用法用量】3～9g，煎服。外用适量。

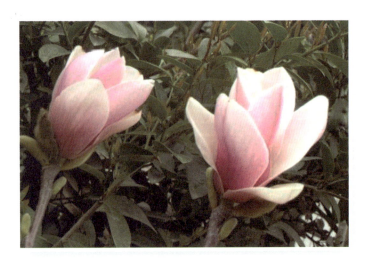

木　莲

【别名】木莲果。

【来源】木兰科木莲属植物木莲，以果、树皮、根皮入药。

【采收加工】树皮、根皮全年可采，果实在八月成熟未裂之前摘取。

【生长习性】生于花岗岩、沙质岩山地丘陵。

【分布及资源】西部山区有零星分布，量少。

【性味归经】辛，凉。归肺、大肠经。

【功能主治】止咳，通便。主治实火便闭，老年干咳。

【用法用量】树皮、根皮或果实15～30g，煎服。

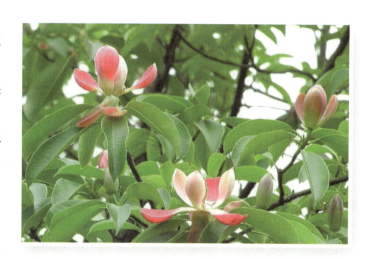

乳源木莲

【别名】木莲果。

【来源】木兰科植物乳源木莲的果实。

【采收加工】秋后摘取已成熟而未开裂的果实，晒干。

【生长习性】生于沟谷台地，山沟中、下部的山坡。

【分布及资源】苏庄、林山等地，量少。

【性味归经】淡，平。归肝、脾经。

【功能主治】疏肝理气，通便止咳。主治肝胃气痛，胁肋胀痛，老年便秘，咳嗽。

【用法用量】9～15g，煎服。

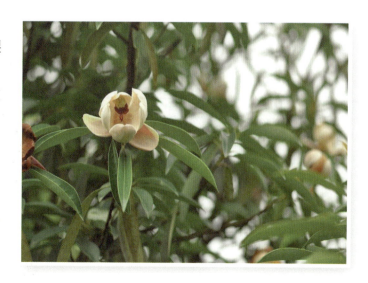

小血藤

【别名】小血藤、活血藤、黄皮血藤、气藤。
【来源】木兰科植物翼梗五味子或华中五味子等的藤茎。
【生长习性】生于沟谷边、山坡林下或灌丛中。
【分布及资源】苏庄、长虹等地，量较少。
【性味归经】辛、酸、苦，温。归肝、膀胱经。
【功能主治】活血行瘀，理气化湿。主治跌打损伤，痨伤吐血，心胃气痛，筋骨肢节酸痛，脚气，痿躄，月经不调。
【用法用量】15～30g，煎服。
【注意事项】孕妇忌服。

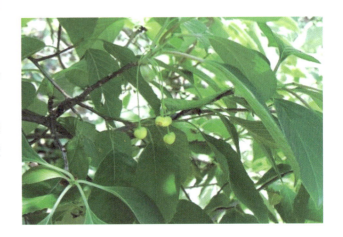

蜡梅科

蜡梅花

【别名】腊梅花、黄梅花、铁筷子花、雪里花、巴豆花、蜡花。
【来源】蜡梅科植物蜡梅的花蕾。
【采收加工】在花刚开放时采收。
【生长习性】生于山坡灌丛或水沟边。
【分布及资源】华埠、中村、齐溪等地，量多。
【性味归经】辛、甘、微苦，凉，有小毒。归肺、胃经。
【功能主治】解毒清热，理气开郁。主治暑热烦渴，头晕，胸闷脘痞，梅核气，咽喉肿痛，百日咳，小儿麻疹，烫火伤。
【用法用量】3～9g，煎服。外用适量，浸油涂或滴耳。
【注意事项】湿邪盛者慎用。

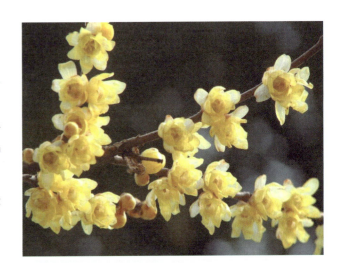

樟 科

樟

【别名】香樟、樟木、乌樟、油樟、香通、芳樟。

【来源】樟科樟属植物樟，以根、木材、树皮、叶及果实入药。

【采收加工】根、木材及树皮全年可采，洗净阴干密闭保存；叶随时可采；秋季采果，晒干。

【生长习性】生于山坡或沟谷中，喜微润地土，丰腐殖质黑土或微酸性至中性砂质壤土。

【分布及资源】全县各地，量较多。

【性味归经】辛，微温。归肝、脾经。

【功能主治】祛风散寒，理气活血，止痛止痒。根、木材：主治感冒头痛，风湿骨痛，跌打损伤，克山病。皮、叶：外用治慢性下肢溃疡、皮肤瘙痒，熏烟可驱杀蚊子。果：主治胃腹冷痛，食滞，腹胀，胃肠炎。

【用法用量】根、木材：1~30g，煎服。皮、叶：10~20g，煎服。或研末3~6g，或泡酒饮。外用适量，煎水洗。

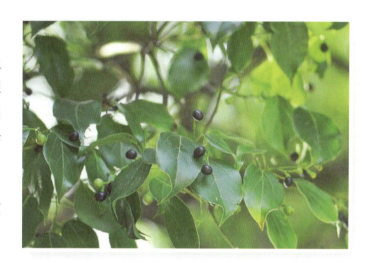

细叶香桂

【别名】细叶月桂、香树皮、月桂。

【来源】樟科细叶香桂，以树皮、果实、叶入药。

【生长习性】生于山坡溪谷湿润肥沃土壤的混交林中。

【分布及资源】林山、苏庄、长虹等地，量多。

【性味归经】辛，温。归脾、胃经。

【功能主治】温胃散寒，宽中下气。主治胃寒气痛，胸腹胀痛，寒结肿毒。

【用法用量】树皮、根9~15g，煎服。或树皮、果实3~9g，研末吞服。外用鲜叶捣烂外敷。

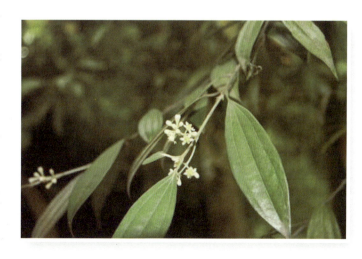

红叶甘橿

【别名】绿绿柴、香叶子。
【来源】樟科红叶甘橿，以叶入药。
【生长习性】生于海拔600m以上山谷地和杂木林中。
【分布及资源】西部、东部山区，量稀少。
【性味归经】凉，归肺经。
【功能主治】解疮毒。
【用法用量】鲜叶适量捣烂外敷。

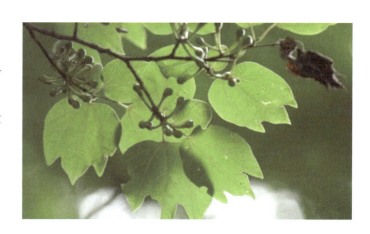

山胡椒

【别名】山花椒、山龙苍、雷公尖、野胡椒、香叶子、楂子红、臭樟子。
【来源】樟科植物山胡椒的果实。
【采收加工】秋季果熟时采取。
【生长习性】生于海拔900m左右以下山坡、林缘、路旁。
【分布及资源】全县各地，资源较少。
【性味归经】辛，温。归肺、胃经。
【功能主治】温中散寒，行气止痛，平喘。主治脘腹冷痛，胸满痞闷，哮喘。
【用法用量】3~15g，煎服。

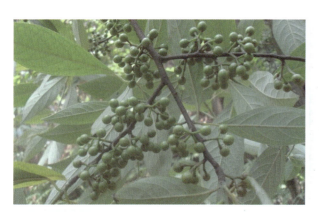 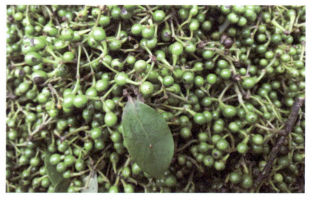

山 檀

【别名】山姜、副山苍。

【来源】樟科植物山檀的根或根皮。

【采收加工】全年均可采收，晒干或鲜用。

【生长习性】生于海拔1000m以下的山坡路边、林缘或灌木丛中。

【分布及资源】西部山区，量少。

【性味归经】温，辛。归肺、胃经。

【功能主治】理气止痛，祛风解表，杀虫，止血。主治胃痛，腹痛，风寒感冒，风疹疥癣，刀伤出血。

【用法用量】根6~15g，煎服；果实3~9g，煎服。外用适量，鲜根皮捣烂敷或水煎熏洗。

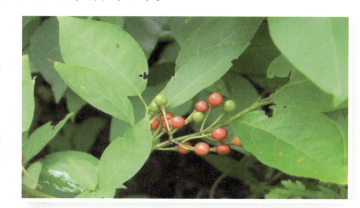

乌 药

【别名】旁其、天台乌药、鳑魮、矮樟、矮樟根、铜钱柴、土木香、鲫鱼姜、鸡骨香、白叶柴。

【来源】樟科植物乌药的根。

【采收加工】冬春季采挖根，除去细根，洗净晒干，称乌药个；趁鲜刮去棕色外皮，切片干燥，称乌药片。

【生长习性】生于向阳山坡灌木林中或林缘以及山麓、旷野等地。

【分布及资源】全县广布，量多。

【性味归经】辛，温。归脾、胃、肝、肾、膀胱经。

【功能主治】行气止痛，温肾散寒。主治胸胁满闷，脘腹胀痛，头痛，寒疝疼痛，痛经及产后腹痛，尿频，遗尿。

【用法用量】5~10g，煎服。或入丸、散。外用适量，研末调敷。

【注意事项】气虚及内热症患者禁服，孕妇及体虚者慎服。

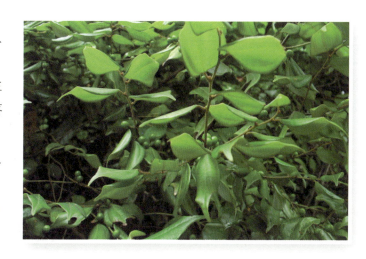

豺皮樟

【别名】过山香、山桂、山肉桂、脆脆香、豺皮黄肉楠、大灰木、白叶仔、白柴、香叶子、硬钉树、假面果、啫喳木。

【来源】樟科植物豺皮樟的根及树皮。

【采收加工】全年均可采，鲜用或阴干。

【生长习性】生于低山灌木丛、疏林或丘陵地带。

【分布及资源】苏庄、长虹等地，量少。

【性味归经】辛，温。归肝、胃、脾、肾经。

【功能主治】行气活血止痛，祛风湿。主治胃痛，腹痛，痢疾，腹泻，痛经，风湿痹痛，跌打损伤。

【用法用量】15～30g，煎服。或浸酒服。

【注意事项】病因风热者禁用。

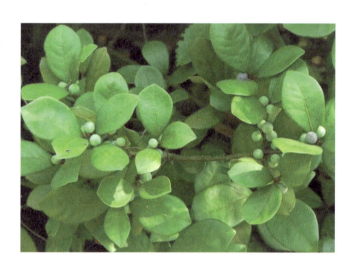

山苍子叶

【别名】山鸡椒、山苍树、山姜子、木香子、木姜子。

【来源】樟科植物山鸡椒的叶。

【采收加工】夏、秋季采收，除去杂质，鲜用或晒干。

【生长习性】生于向阳山坡、丘陵、林缘灌丛或疏林中。

【分布及资源】全县广布，量多。

【性味归经】辛、微苦，温。归肝、肺经。

【功能主治】理气散结，解毒消肿，止血。主治痈疽肿痛，乳痈，蛇虫咬伤，外伤出血，脚肿，慢性气管炎。

【用法用量】外用适量，鲜叶捣敷，或水煎温洗全身。

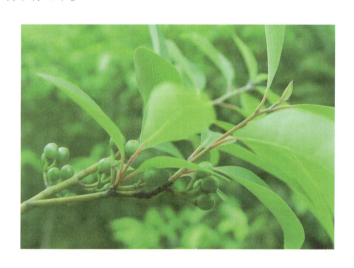

大叶楠

【别名】华东楠。

【来源】樟科大叶楠，以根入药。

【生长习性】生于山坡、山谷、溪沟边杂木林中。

【分布及资源】苏庄、林山、长虹等地，量少。

【性味归经】辛、苦，温。归肺、心经。

【功能主治】消肿解毒。主治疮疖。

【用法用量】外用鲜根适量，捣烂外敷，或用根磨汁外擦。

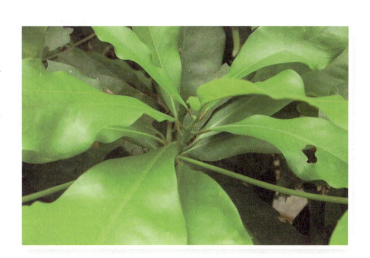

红　楠

【别名】白漆柴、乌樟、钓樟。

【来源】樟科植物红楠的根皮、树皮。

【采收加工】全年均可采，剥取根皮或树皮，刮去栓皮，洗净，切段，鲜用或晒干。

【生长习性】生长于山地阔叶混交林中。

【分布及资源】苏庄、长虹等地，量少。

【性味归经】辛、苦，温。归脾、肝、胃经。

【功能主治】舒筋活血，消肿止痛。主治扭挫伤，转筋，足肿。

【用法用量】10～15g，煎服。外用适量，捣敷，或煎汤熏洗。

【注意事项】孕妇禁服。

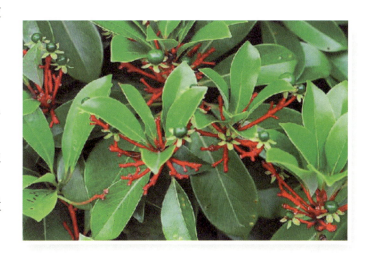

新木姜子

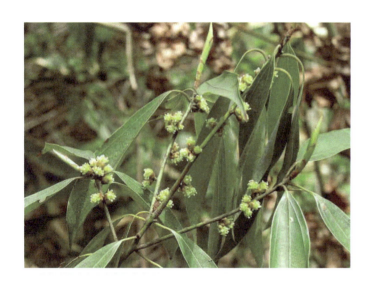

【来源】樟科植物金毛新木姜子或浙江新木姜子的根或树皮。

【采收加工】全年均可采收，洗净，鲜用，或切段晒干。

【生长习性】生于山地杂林中。

【分布及资源】西部山区，量少。

【性味归经】辛，温。归肝、脾经。

【功能主治】行气止痛，利水消肿。主治脘腹胀痛，水肿。

【用法用量】根 9~30g，煎服。树皮 9~12g，煎服，或研末冲服。

紫　楠

【别名】紫金楠、大叶紫楠、金心楠、金丝楠。

【来源】樟科楠木属植物紫楠，以叶、根入药。

【采收加工】四季可采。

【生长习性】生于海拔 1000m 以下的荫湿山谷和杂木林中。

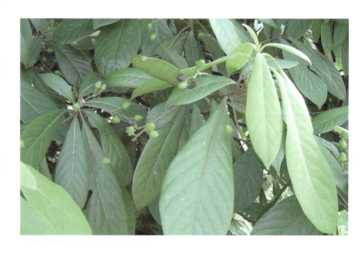

【分布及资源】西部山区，量少。

【性味归经】辛，温。归肝、胃经。

【功能主治】叶：温中理气。主治脚气浮肿，腹胀。

根：祛瘀消肿。主治跌打损伤。

【用法用量】叶：9~15g，煎服；根：15~30g，煎服。

檫 树

【别名】枫荷桂、独脚樟、天鹅枫、梓木、檫木。
【来源】樟科檫木属植物檫树，以根、树皮及叶入药。
【采收加工】秋后采集，晒干。
【生长习性】生于疏林或密林中。
【分布及资源】杨林、苏庄、齐溪等地，量较少。
【性味归经】辛、甘，温。归肝、脾经。
【功能主治】祛风除湿，活血散瘀，止血。主治风湿痹痛，跌打损伤，腰肌劳损，半身不遂，外伤出血。
【用法用量】15~30g，煎服。或浸酒。外用适量，捣敷。
【注意事项】孕妇禁服。

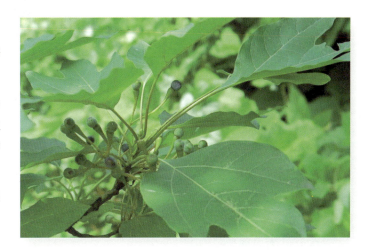

罂粟科

无柄紫堇

【别名】夏无踪、伏地延胡索。
【来源】罂粟科植物伏生紫堇的块茎。
【生长习性】生于低山丘陵，阴湿的林中及沟边，田塍。
【分布及资源】全县各地低山丘陵，量多。
【性味归经】苦、微辛，凉。归肝经。
【功能主治】降压，祛风止痛，活血。主治高血压，偏瘫，风湿性关节炎，坐骨神经痛，小儿麻痹症后遗症，跌打损伤。
【用法用量】研末冲服，每次2~4g，每日三次。

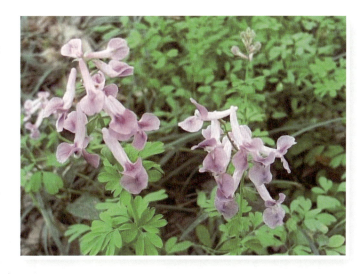

紫花鱼灯草

【别名】天奎草、千年老鼠矢、爆竹花、断肠草、羊不吃、野芹菜、烫伤草。

【来源】罂粟科植物刻叶紫堇的全草及根。

【采收加工】全草花期采，根于夏季枯萎后采挖，除去泥土杂质，鲜用或晒干。

【生长习性】生于山坡沟边、林下草丛中或宅旁墙根下等。

【分布及资源】全县各地，资源较少。

【性味归经】苦、辛，寒，有毒。归肺、胃经。

【功能主治】解毒，杀虫。主治疮疡肿毒，疥癞顽癣，湿疹，毒蛇咬伤。

【用法用量】外用适量，捣烂敷，或煎水外洗，亦可用酒或醋磨汁外搽。

【注意事项】不宜内服。

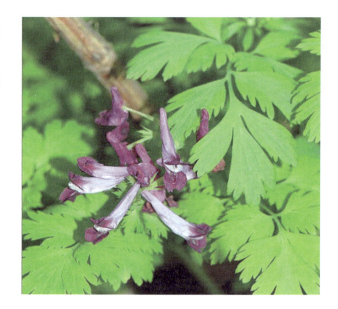

紫　堇

【别名】野花生、断肠草、蝎子花、麦黄草、闷头花、山黄连、水黄连、羊不吃。

【来源】罂粟科植物紫堇的全草或根。

【采收加工】春、夏季采挖，除去杂质，洗净，阴干或鲜用。

【生长习性】生于丘陵林缘、宅畔墙基。

【分布及资源】全县各地，量多。

【性味归经】苦、涩，凉，有毒。归肺、肾、脾经。

【功能主治】清热解毒，杀虫止痒。主治疮疡肿毒，聤耳流脓，咽喉疼痛，顽癣，秃疮，毒蛇咬伤。

【用法用量】4~10g，煎服。外用适量，捣敷、研末调敷或煎水外洗。

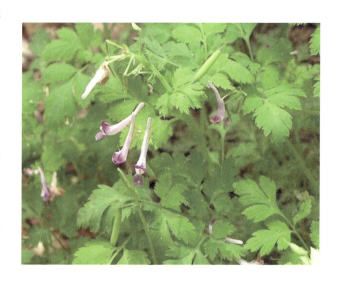

小花黄堇

【别名】黄堇、黄花地锦苗、黄荷包牡丹。
【来源】罂粟科小花黄堇,以全草入药。
【生长习性】生于林缘阴湿地或多石溪边。
【分布及资源】全县各地,量多。
【性味归经】微苦,凉。归肺、心、小肠经。
【功能主治】清热利尿,止痢,止血。主治暑热腹泻,痢疾,肺结核咯血,高热惊风,目赤肿痛,流火,毒蛇咬伤,疮毒肿痛。
【用法用量】6~9g,煎服。治肺结核咳血,用鲜全草适量,捣汁服。外用鲜全草适量,捣烂外敷。

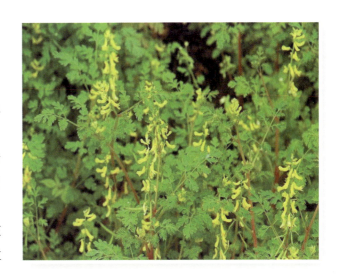

黄 堇

【别名】黄花鱼灯草、粪桶草、石莲、水黄连、虾子草、野水芹、鱼子草、断肠草、珠果紫堇。
【来源】罂粟科植物小花黄堇的全草或根。
【采收加工】夏季采收,洗净,晒干。
【生长习性】生于旷野山坡、墙根沟畔。
【分布及资源】全县各地,量多。
【性味归经】苦、涩,寒,有毒。归肺、肝、膀胱经。
【功能主治】清热利湿,解毒杀虫。主治湿热泄泻,痢疾,黄疸,目赤肿痛,聤耳流脓,疮毒,疥癣,毒蛇咬伤。
【用法用量】外用适量,捣敷,或用根以酒、醋磨汁搽。
【注意事项】一般不作内服。

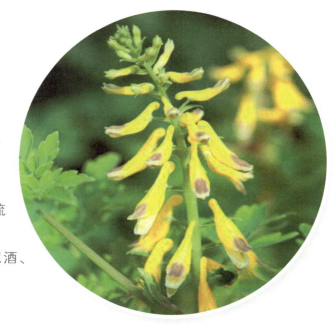

延胡索

【别名】元胡、延胡、元胡索、玄胡索。

【来源】罂粟科植物延胡索的块茎。

【采收加工】夏初茎叶枯萎时采挖，除去须根，洗净，置沸水中煮至恰无白心时，取出，晒干。

【生长习性】生于丘陵草地。

【分布及资源】大溪边、池淮、马金等地，量较少。

【性味归经】苦、微辛，温。归肝、胃经。

【功能主治】活血化瘀，行气止痛。主治胃痛，胸胁痛，腹痛，暴腰痛，疝痛，痛经，产后血瘀腹痛，癥瘕，跌打损伤。现用于治疗冠心病、心律失常。

【用法用量】3～9g，煎服；研末服，0.9～1.5g。醋制后用，可增强止痛效果。

【注意事项】孕妇忌服。

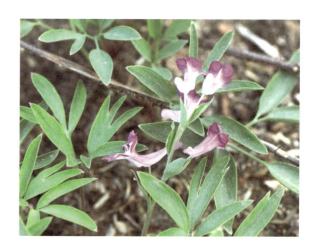

血水草

【别名】黄水芋、金腰带、一口血、小号筒、小绿号筒、水黄连、鸡爪莲、斗篷草、马蹄草、小羊儿、血水芋、一滴血、一点血、土黄连。

【来源】罂粟科植物血水草的全草。

【采收加工】秋季采集全草，晒干或鲜用。

【生长习性】生于山谷、溪边、林下阴湿肥沃地，常成片生长。

【分布及资源】中村、长虹等地，量少。

【性味归经】苦，寒，有小毒。归肝、肾经。

【功能主治】清热解毒，活血止痛，止血。主治目赤肿痛，咽喉疼痛，口腔溃疡，疔疮肿毒，毒蛇咬伤，癣疮，湿疹，跌打损伤，腰痛，咳血。

【用法用量】6～30g，煎服。或浸酒。外用适量，鲜草捣烂敷，或晒干研末调敷，或煎水洗。

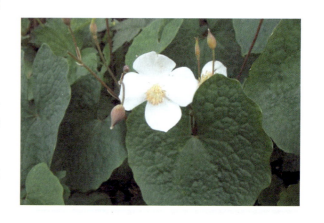

博落回

【别名】号筒梗、三钱三、泡通珠、博落筒。

【来源】罂粟科博落回属植物博落回，以全草入药。

【采收加工】秋季采收，晒干。

【生长习性】生于丘陵或低山林、灌丛、草丛、村边或路旁等。

【分布及资源】全县各地，量较多。

【性味归经】苦，寒，有大毒。归心、肝、胃经。

【功能主治】祛风解毒，散瘀消肿。主治跌打损伤，风湿关节痛，痈疖肿毒，下肢溃疡（鲜品捣烂外敷或研粉撒敷患处），阴道滴虫（煎水冲洗阴道），湿疹（煎水外洗），烧烫伤（研粉调搽患处），杀蛆虫。

【用法用量】外用适量，捣敷。或煎水熏洗，或研末调敷。

【注意事项】本品有毒，禁内服。口服易引起中毒，轻者出现口渴、头晕、恶心、呕吐、胃烧灼感及四肢麻木、乏力；重者出现烦躁、嗜睡、昏迷、精神异常、心律失常而死亡。

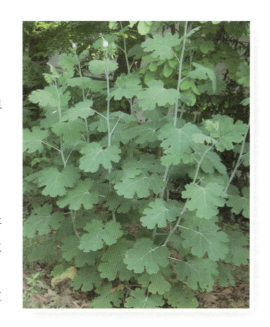

白花菜科

臭矢菜

【别名】羊角草、黄花菜、野油菜。

【来源】白花菜科臭矢菜，以全草入药。

【生长习性】生于山麓、郊野、路边、溪边及农地。

【分布及资源】全县各地，量少。

【性味归经】苦、辛，温。有毒。归心经

【功能主治】散瘀消肿，去腐生肌。主治跌打肿痛，劳伤腰痛。

【用法用量】鲜全草捣烂，酒炒外敷。疮疡溃烂。全草水煎外洗，并用全草研粉撒布患处。

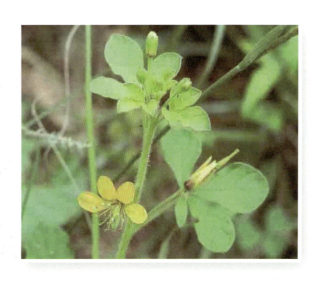

十字花科

芸苔子

【别名】油菜子。

【来源】十字花科芸苔属植物油菜的种子。

【采收加工】初夏果实成熟采收，晒干。

【生长习性】栽培于肥沃、排水良好的田地上。

【分布及资源】全县广布，量多。

【性味归经】甘、辛，温。归肺、肝、脾经。

【功能主治】行气祛瘀，消肿散结。主治痛经，产后瘀血腹痛，恶露不净，外用治痈疖肿痛。

【用法用量】3~9g，煎服。外用适量，捣烂用鸡蛋清调敷患处。

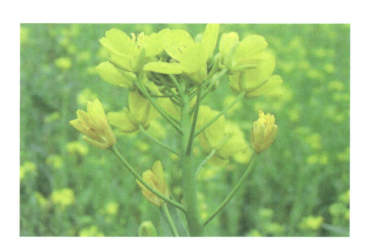

芥菜

【别名】芥、大芥、雪里蕻、皱叶芥、黄芥、霜不老、冲菜。

【来源】十字花科植物芥菜、油芥菜的嫩茎和叶。

【采收加工】秋季采收，鲜用或晒干。

【生长习性】栽培于肥沃的沙质土壤中。

【分布及资源】全县各地，量多。

【性味归经】辛，温。归肺、肝、肾、胃经。

【功能主治】利肺豁痰，消肿散结。主治寒饮咳嗽，痰滞气逆，胸膈满闷，砂淋，石淋，牙龈肿烂，乳痈，痔肿，冻疮，漆疮。

【用法用量】12~15g，煎服；或用鲜品捣汁。外用适量，煎水熏洗或烧存性研末撒。

【注意事项】凡疮疡、目疾、痔疮、便血及平素热盛之患者忌食。

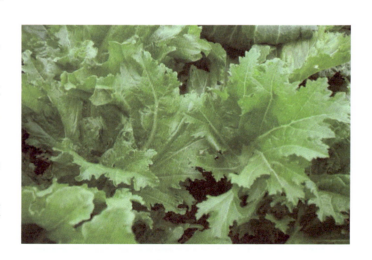

卷心菜

【别名】圆白菜、莲花白、包菜。
【来源】十字花科卷心菜，以叶入药。
【生长习性】栽培于肥沃的田地。
【分布及资源】全县广布，量较多。
【性味归经】甘、平。归胃经。
【功能主治】清热，止痛。主治胃及十二指肠溃疡，疼痛。
【用法用量】鲜菜捣烂取汁一杯（约200~300毫升），略加温，饭前饮服，每日2次，连服10天为1疗程。

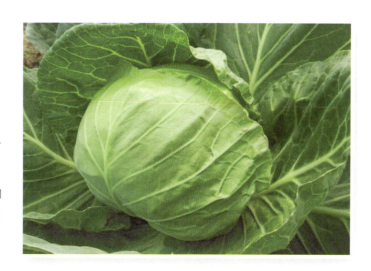

荠 菜

【别名】荠、靡草、护生草、羊菜、鸡心菜、净肠草、菱角菜、清明菜、香田芥、枕头草、地米菜、鸡脚菜、假水菜、地地菜、烟盒草。
【来源】十字花科植物荠菜的全草。
【采收加工】3—5月采收，洗净，晒干。
【生长习性】生长于田野、路边及庭园。
【分布及资源】全县广布，量较多。
【性味归经】甘、淡，凉。归肝、心、肺经。
【功能主治】凉肝止血，平肝明目，清热利湿。主治吐血，衄血，咯血，尿血，崩漏，目赤疼痛，眼底出血，高血压病，赤白痢疾，肾炎水肿，乳糜尿。
【用法用量】15~30g，煎服，鲜品60~120g；或入丸、散。外用适量，捣汁点眼。

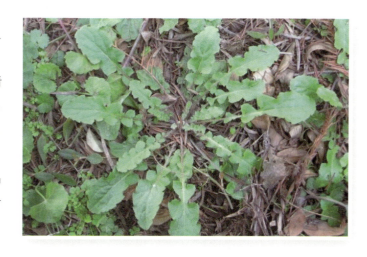

弹裂碎米荠

【别名】水菜花、水花菜。

【来源】十字花科植物弹裂碎米荠的全草。

【采收加工】春季采收，鲜用或晒干。

【生长习性】生于山坡、路旁、沟谷、水边或阴湿地。

【分布及资源】全县广布，量较多。

【性味归经】淡，平。归肝、胃、膀胱经。

【功能主治】活血调经，清热解毒，利尿通淋。主治妇女月经不调，痈肿，淋证。

【用法用量】15～30g，煎服。外用适量，捣敷。

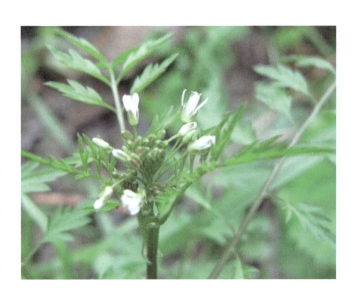

碎米荠

【别名】宝岛碎米荠、硬毛碎米荠、雀儿菜、见肿消、毛碎米荠、小岩板菜、碎米芥、白带草、米碎荠、蔊菜、弯曲碎米芥、小叶碎米芥、小叶碎米荠、野荠菜、野芹菜、小地米菜、小花菜。

【来源】十字花科碎米荠属植物曲枝碎米荠，以全草入药。

【采收加工】夏季采，多鲜用。

【生长习性】生于田边、田间潮湿地、路边、荒野及村舍附近。

【分布及资源】全县各地，资源较少。

【性味归经】甘，平。归肝、胃、膀胱经。

【功能主治】清热利湿。主治尿道炎，膀胱炎，痢疾，白带。外用治疔疮。

【用法用量】15～30g，煎服。外用鲜草适量捣烂敷患处。

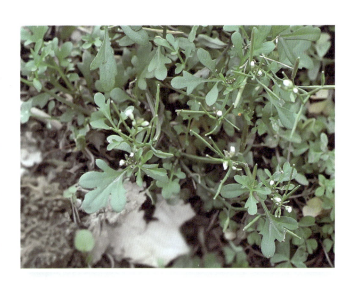

北美独行菜

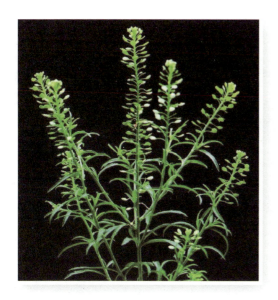

【别名】腺茎独行菜、北葶苈子、昌古。
【来源】十字花科植物北美独行菜的干燥种子。
【采收加工】夏季果实成熟时采割植株，晒干，搓出种子，去杂质，生用或炒用。
【生长习性】生于路旁、荒地或农田中，耐旱。
【分布及资源】全县各地零星分布，量较少。
【性味归经】辛、苦，大寒。归肺、膀胱经。
【功能主治】泻肺平喘，行水消肿。主治痰涎壅肺，咳嗽喘促，胸胁胀满，肺痈，胸腹积水，肺心病。
【用法用量】5~10g，煎服；3~6g，研末服。外用适量。

莱菔子

【别名】萝卜子、芦菔子、萝白子、菜头子
【来源】十字花科植物萝卜的干燥成熟种子。
【采收加工】夏季果实成熟时采割植株，晒干，搓出种子，除去杂质，再晒干。
【生长习性】栽培于山地、田间排水良好的肥沃土壤。
【分布及资源】全县各地，量多。
【性味归经】辛、甘，平。归肺、脾、胃经。
【功能主治】消食除胀，降气化痰。主治饮食停滞，脘腹胀痛，大便秘结，积滞泻痢，痰壅喘咳。
【用法用量】5~12g，煎服。
【注意事项】本品辛散耗气，故气虚及无食积、痰滞者慎用，不宜与人参同用。

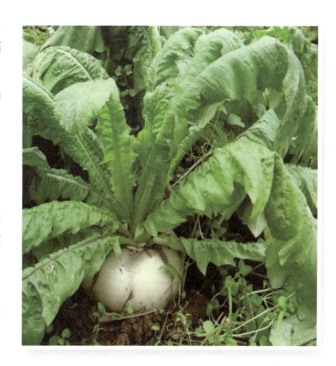

地骷髅（老根）

【别名】仙人骨、老萝卜头、老人头、地枯萝、气萝卜、枯萝卜、空莱菔。

【来源】十字花科植物莱菔的老根，经晒干而成。

【生长习性】栽培于山地、田间排水良好的肥沃土壤。

【分布及资源】全县各地，量多。

【性味归经】辛、甘，平。归肺、脾、胃经。

【功能主治】宣肺化痰，消食，利水。主治咳嗽多痰，食积气滞，脘腹痞闷胀痛，水肿喘满，噤口痢疾。

【用法用量】15～50g，煎服。或入丸剂。

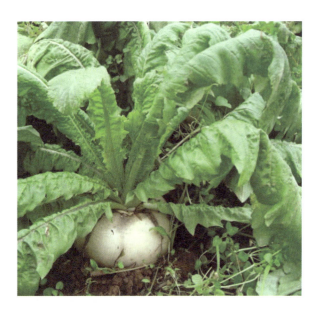

蔊菜

【别名】辣米菜、野油菜、塘葛菜、干油菜、石豇豆、鸡肉菜、田葛菜、江剪刀草、野雪里蕻、野芥草、野菜花、山芥菜、独根菜、山萝卜、金丝荚

【来源】十字花科植物蔊菜和无瓣蔊的全草。

【生长习性】生于路旁，田边屋角及园圃荒地。

【分布及资源】全县各地，量较多。

【性味归经】辛、苦，微温。归肺、肝经。

【功能主治】清热利尿，活血通经，镇咳化痰，健胃理气，解毒。主治感冒，热咳，咽痛，风湿性关节炎，黄疸，水肿，跌打损伤。

【用法用量】10～30g，煎服，鲜品加倍。或捣绞汁服。外用适量，捣敷。

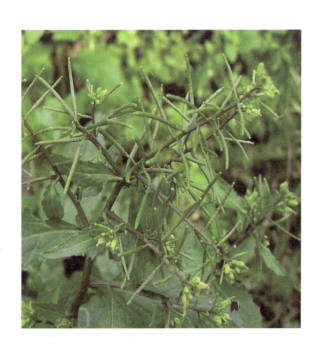

茅膏菜科

光萼茅膏菜

【别名】捕虫草、土里珍珠、落地珍珠、陈伤子、一粒金丹。

【来源】茅膏菜科光萼茅膏菜的全草。

【生长习性】生于山坡草丛中。

【分布及资源】芹阳、苏庄、长虹等地，量稀少。

【性味归经】甘、辛，平，有毒。归肝、胃经。

【功能主治】祛风活络，活血止痛。主治胃病，赤白痢，小儿疳积，跌打损伤。

【用法用量】3~9g，煎服。研末或浸酒。外用捣敷。

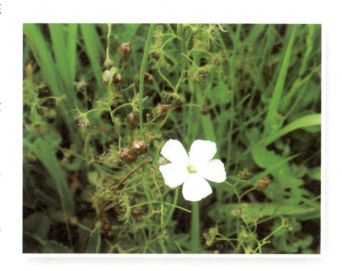

景天科

瓦 松

【别名】昨叶荷草、屋上无根草、向天草、瓦花、石莲花、厝莲、干滴落、猫头草、瓦塔、天蓬草、瓦霜、瓦葱、酸塔、塔松、兔子拐杖、干吊鳖、石塔花、狼爪子、酸溜溜、瓦宝塔、瓦莲花、岩松、屋松、岩笋、瓦玉。

【来源】景天科植物瓦松的干燥地上部分。

【采收加工】夏、秋二季花开时采收，除去根及杂质，晒干。

【生长习性】栽培于山地、田间排水良好的肥沃土壤。

【分布及资源】全县各地，量少。

【性味归经】酸、苦，凉。归肝、肺、脾经。

【功能主治】清热解毒，凉血止血，利湿，消肿。主治吐血，鼻衄，血痢，肝炎，疟疾，热淋，痔疮，湿疹，痈毒，疔疮，汤火灼伤。

【用法用量】3~9g，煎服。外用适量，研末涂敷患处。

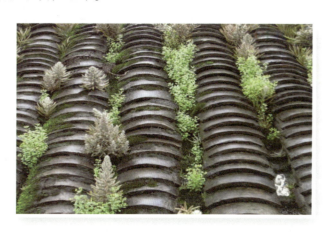

光板猫叶草

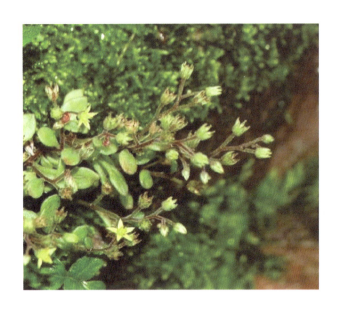

【别名】大叶火焰草、石苋菜、龙鳞草、毛舌辣草。
【来源】景天科植物大叶火焰草的叶及全草。
【生长习性】生于阴湿的岩石上或砖墙碎石缝中。
【分布及资源】全县有零星分布，量较少。
【性味归经】苦、平。归心经。
【功能主治】清热凉血，消肿解毒。治吐血，咳血。
【用法用量】15～30g，煎服；或捣汁。外用捣敷。

凹叶景天

【别名】石板菜、九月寒、打不死、石板还阳、石雀还阳、岩板菜。
【来源】景天科植物凹叶景天的全草。
【生长习性】生于潮湿的岩石上、山坡、山脚水沟边和田埂上。
【分布及资源】全县各地，量少。
【性味归经】微酸，平。归肝经。
【功能主治】清热解毒，散瘀消肿。主治跌打损伤、热疖、疮毒等病症。
【用法用量】15～30g，煎服；捣汁或入散剂；外用捣汁涂或煎水洗。
【注意事项】脾胃虚寒者忌服。

附：圆叶景天为景天科植物景天的全草，性味功效等与凹叶景天相同。

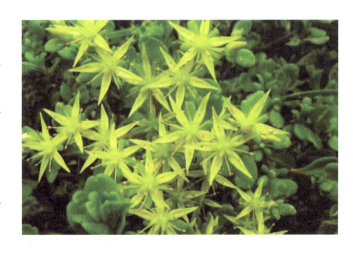

紫花景天

【别名】石蝴蝶、蟑螂头、丁字草、丁拔、尖叶脚疗草、活血丹。

【来源】景天科紫花景天的全草。

【生长习性】生于山坡岩石缝中或山区屋顶瓦上。

【分布及资源】全县各地有零星分布,量较少。

【性味归经】苦,凉。归心经。

【功能主治】活血生肌,止血解毒。主治挫伤,小儿惊风,胸膜炎,吐血,毒蛇咬伤,腰肌劳损,烫伤,带状疱疹。

【用法用量】15~60g,煎服。外用适量,鲜品加白糖捣烂外敷患处。

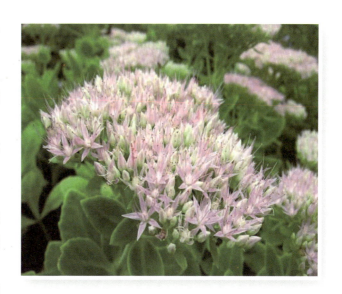

水鳖科

马尿花

【别名】水旋复、油灼灼、苤菜、白苹。

【来源】水鳖科植物水鳖的全株。

【生长习性】生于河溪,沟渠中。

【分布及资源】全县各地,量少。

【性味归经】苦、微咸,微寒。归心、小肠经。

【功能主治】清热利湿。主治湿热带下,赤白带下。

【用法用量】内服研末,2~4g。

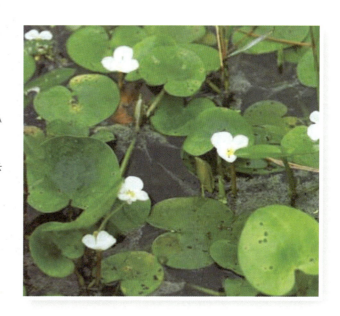

垂盆草

【别名】狗牙草、瓜子草、石指甲、狗牙瓣。

【来源】景天科植物垂盆草的干燥全草。

【生长习性】生于岩石间隙、沟边、路旁湿润处及山坡、荒地。

【分布及资源】全县各地，量较多。

【性味归经】甘、淡，凉。归肝、胆、小肠经。

【功能主治】利湿退黄，清热解毒。主治湿热黄疸，小便不利，痈肿疮疡。

【用法用量】15～30g，煎服。

【注意事项】脾胃虚寒者慎服。

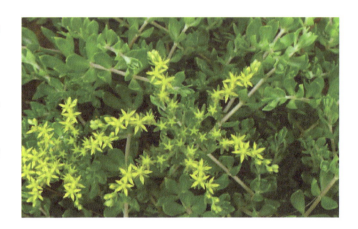

虎耳草科

落新妇

【别名】小升麻、术活、马尾参、山花七、阿根八、铁火钳、金毛三七。

【来源】虎耳草科植物落新妇等的全草。

【生长习性】生于山坡林下、林缘或路访草丛中。

【分布及资源】全县各地，量较多。

【性味归经】平、辛、苦，凉。归心、肺经。

【功能主治】祛风，清热，止咳。主治风热感冒，头身疼痛，咳嗽。

【用法用量】15～24g，煎服，或浸酒。

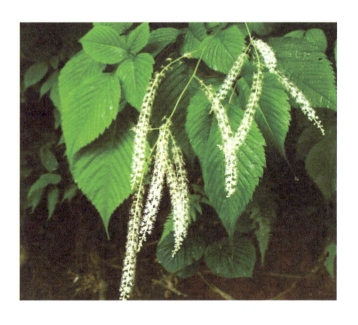

落新妇根

【别名】猪瘌三七、金毛三七、野升麻、阴阳虎。

【来源】虎耳草科植物落新妇的根茎。

【生长习性】分布及资源同上。

【性味归经】涩，温。归肝、胃经。

【功能主治】活血祛瘀，止痛，解毒。主治跌打损伤，关节筋骨疼痛，胃痛，手术后疼痛。

【用法用量】9～15g，煎服。外用捣敷。

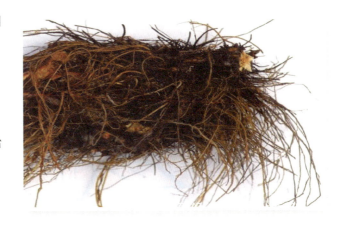

草绣球

【别名】紫阳花、牡丹三七。

【来源】虎耳草科植物草绣球的根茎。

【生长习性】生于林下或水沟旁阴湿处，喜阴湿而土地肥沃的砂土。

【分布及资源】长虹等地，量少。

【性味归经】辛、微苦，温。归心、肺、肝经。

【功能主治】祛瘀消肿。主治跌打损伤。

【用法用量】12～15g，煎服。

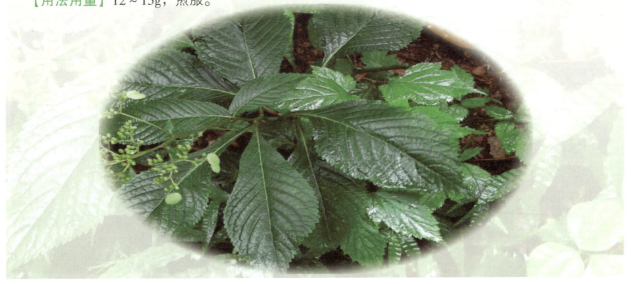

大叶金腰

【别名】马耳朵草、龙舌草、岩窝鸡、岩乌金菜、龙香草。

【来源】虎耳草科植物大叶金腰的全草。

【生长习性】生于阴湿的山地林下、溪边、溪涧两旁石隙及岩石上。

【分布及资源】大溪边、池淮等地,量少。

【性味归经】苦、涩,寒。归肺经。

【功能主治】止咳止带。主治头晕、耳鸣、咳嗽、浮肿、腰前、白带、无名肿毒。

【用法用量】6～15g,煎服。

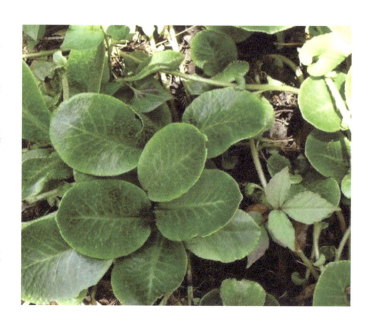

中华金腰

【别名】华金腰子、中华金腰子。

【来源】虎耳草科金腰子属中华金腰的全草。

【生长习性】生于山间溪流两岸石隙及林下岩石上。

【分布及资源】大溪边等地,量较少。

【性味归经】苦,寒。归肝、膀胱经。

【功能主治】清热,利尿,退黄,排石。主治黄疸型肝炎,膀胱炎,胆道结石。

【用法用量】6～9g,煎服。

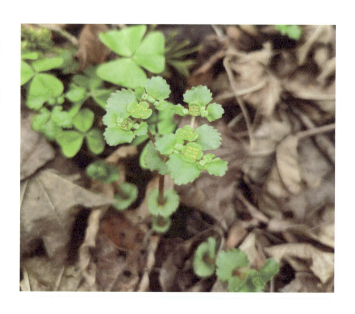

宁波溲疏

【别名】空心付常山、老鼠竹、宁溲疏溲。

【来源】虎耳草科溲疏属宁波溲疏的根及叶。

【生长习性】生于溪边路旁、山坡林缘及杂木林中。

【分布及资源】大溪边、林山、村头等地，量较多。

【性味归经】辛，寒。归心、肝经。

【功能主治】清热解毒，截疟，利尿，接骨。主治感冒发热，小便淋痛，疟疾，骨折，疥疮。

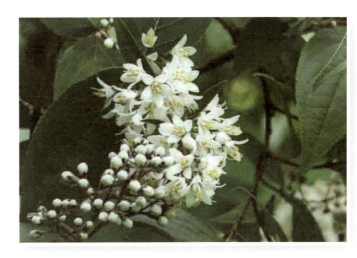

【用法用量】19~15g，煎服。外用适量，煎水洗。

附：黄山溲疏同为虎耳草科溲疏属植物，其生长习性、分布及资源，功效等与宁波溲疏相同。

绣球花

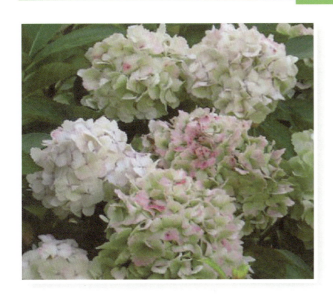

【别名】粉团花、紫阳花。

【来源】虎耳草科植物绣球的根、叶、花。

【生长习性】庭园人工栽培。

【分布及资源】华埠、苏庄等地，量较少。

【性味归经】微辛，寒，有小毒。归心、肾经。

【功能主治】清热，截疟，杀虫。主治疟疾，肾囊风，喉烂。

【用法用量】15~20g。外用水煎洗或磨汁涂。

伞形绣球

【别名】伞八仙。
【来源】虎耳草科植物腊莲绣球和伞形绣球的根。
【生长习性】生于山坡疏林、路边草丛及溪流两岸。
【分布及资源】西部山区，量少。
【性味归经】辛、酸，凉，有小毒。归脾经。
【功能主治】截疟，消食，清热解毒，祛痰散结。主治瘰疬，食积腹胀，咽喉肿痛，皮肤癣癞，疮疖肿毒，疟疾。
【用法用量】6～12g，煎服。外用适量，捣敷；或研末调擦；或煎水洗。
【注意事项】胃寒者不宜。

附：冠盖绣球、圆锥绣球均为虎耳草科绣球属植物性味、功效与伞形绣球相同。

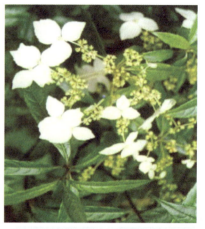

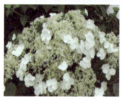 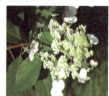

冠盖绣球　　　　圆锥绣球

矩形叶鼠刺

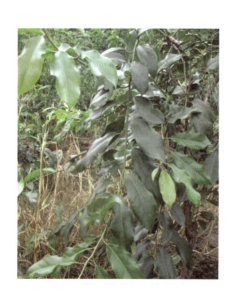

【别名】鸡骨柴、牛皮桐、老茶王、华鼠刺、银牙莲、糯米树、青皮柴、生死樵、狗萱、女人柴、两面青。
【来源】双子叶植物药虎耳草科植物矩形叶鼠刺的根、花。
【生长习性】生于山坡杂木林中、溪沟边、山坡裸岩旁或林缘路边。
【分布及资源】开化县东部西部山区，量少。
【性味归经】甘，温。归心经。
【功能主治】止咳润肺，滋补强壮，祛风除湿，接骨续筋。主治肺燥咳嗽，身体虚弱，劳伤乏力，咳嗽，咽痛，白带，腰痛，跌打损伤，骨折。
【用法用量】30～60g，煎服。

扯根菜

【别名】赶黄草。

【来源】虎耳草科植物扯根菜的全草。

【生长习性】生于较阴湿的草丛、山脚溪沟边及旷野。

【分布及资源】全县各地有零星分布，量少。

【性味归经】甘，温，有毒。归肝、三焦经。

【功能主治】利水除湿，祛瘀止痛。主治黄疸，水肿，跌打损伤等。嫩苗可供蔬食。

【用法用量】15～30g，煎服。外用适量，捣烂敷患处。

【注意事项】有毒，慎用。

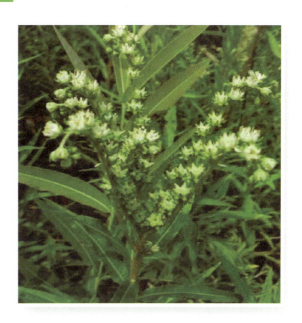

绢毛山梅花

【别名】毛萼山梅花、土常山。

【来源】虎耳草科山梅花属绢毛山梅花的根皮。

【生长习性】生于山坡灌丛林缘及溪谷旁。

【分布及资源】全县各地有零星分布，量少。

【性味归经】苦，平。归肝经。

【功能主治】活血定痛，截疟。主治疟疾，挫伤，腰胁疼痛，胃痛。

【用法用量】根皮24g，用狗肉炖熟，调白糖服。

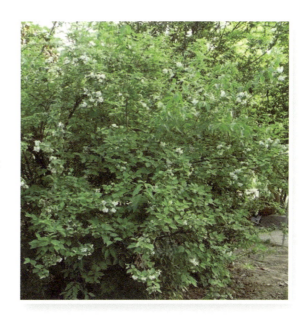

冠盖藤

【别名】青棉花。

【来源】虎耳草科冠盖藤属植物冠盖藤的根、茎及花叶。

【生长习性】生于阴湿地、山坡岩石及杂木林中。

【分布及资源】全县山区，量少。

【性味归经】辛、苦，温。归肝经。

【功能主治】祛风除湿，散瘀止痛，续筋接骨。主治腰腿酸痛，风湿麻木，外用治跌打损伤，骨折，外伤出血。

【用法用量】15~30g，煎服，或泡酒服。外用适量，根、茎藤或叶捣烂敷患处。

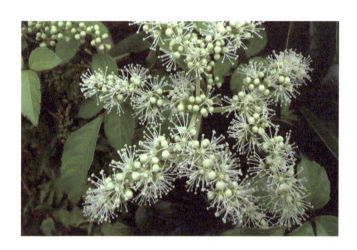

三升米

【别名】华茶藨、大蔓茶藨。

【来源】虎耳草科植物华茶藨的根。

【生长习性】生于山坡疏林内、溪谷两旁及山岩附近。

【分布及资源】全县东西部山区，量较少。

【性味归经】甘、苦，平。归心、脾经。

【功能主治】凉血清热，调经。主治虚热乏力，月经不调，痛经。

【用法用量】15~30g，煎服。

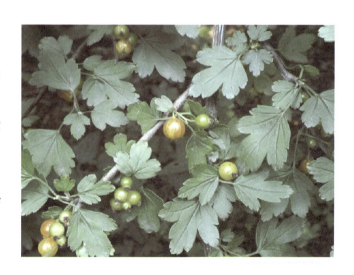

虎耳草

【别名】石荷叶、金线吊芙蓉、老虎耳、金丝荷叶、耳朵红。

【来源】虎耳草科植物虎耳草的全草。

【生长习性】生于山坡林下、溪旁、阴湿的岩石或石隙中。

【分布及资源】全县东西部山区，量较少。

【性味归经】微苦、辛，寒，有小毒。归肺、脾、大肠经。

【功能主治】祛风，清热，凉血解毒。主治风疹，湿疹，中耳炎，丹毒，咳嗽吐血，肺痈，崩漏，痔疾。

【用法用量】9～15g，煎服。外用捣汁滴或煎水熏洗。

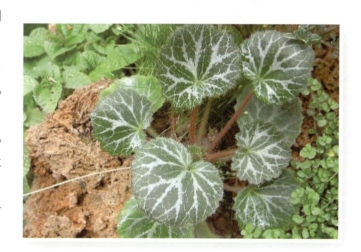

钻地风

【别名】追地枫、桐叶藤。

【来源】虎耳草科植物钻地风的根皮。

【生长习性】生于山坡疏林、林缘、路边、岩石旁，常蔓延岩石及树木上。

【分布及资源】苏庄、齐溪、杨林等地，量较少。

【性味归经】淡，凉。归脾经。

【功能主治】祛风湿，止痛。主治风湿脚气，四肢关节酸痛。

【用法用量】9～15g，煎服。或浸酒。外用适量，煎水洗。

附：小齿钻地风为虎耳草科钻地风属植物与钻地风习性、产地、功效均相同。

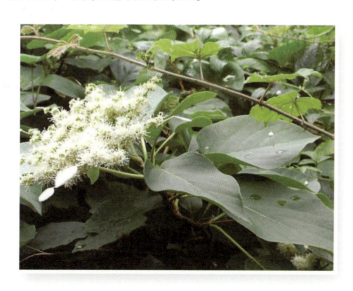

黄水枝

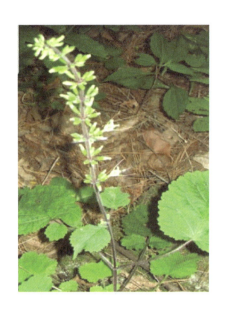

【别名】博落、虎耳草、防风七、高脚铜告碑、红棉儿草、虎耳草、黄小枝、水黄连、水前胡、野毛棉花、掌叶天青地红、紫背金钱、阿狗莫。

【来源】虎耳草科黄水枝属植物黄水枝的全草。

【生长习性】生于山坡林下、沟边及岩石旁富有腐殖质的土壤中。

【分布及资源】大溪边、苏庄、长虹等地，量较少。

【性味归经】苦，寒。归肺经。

【功能主治】清热解毒，活血祛瘀，消肿止痛。主治痈疖肿毒，跌打损伤，肝炎，咳嗽气喘。

【用法用量】9~15g，煎服。或浸酒。外用捣烂。

海桐科

崖花海桐

【别名】崖花子、海金子。

【来源】海桐科植物崖花海桐的根、叶及种子。

【生长习性】生于山溪、沟边、岩石及杂木林中。

【分布及资源】全县各地，量少。

【性味归经】苦，微温。归心经。

【功能主治】解毒，利湿，活血，消肿。主治蛇咬伤，关节疼痛，痈疽疮疖，跌打伤折，皮肤湿疹。

【用法用量】15~30g，煎服。或捣汁。外用捣敷。

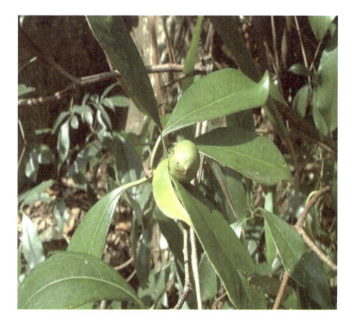

金缕梅科

中华蜡瓣花

【别名】连核梅、连合子。

【来源】金缕梅科植物中华蜡瓣花的根皮。

【生长习性】生于湿润肥沃的林中及山坡路旁。

【分布及资源】西部山区，量较少。

【性味归经】甘，平。归胃、心经。

【功能主治】疏风和胃，宁心安神。主治外感风邪，头痛，恶心呕吐，心悸，烦躁不安。

【用法用量】3～10g，煎服。

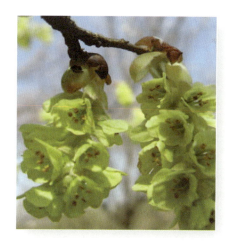

金缕梅

【别名】木里香、牛踏果。

【来源】金缕梅科植物金缕梅的根。

【生长习性】生于山坡林缘，灌丛及溪谷两岸。

【分布及资源】西部山区，量少。

【性味归经】甘，平。归脾经。

【功能主治】益气。主治劳伤乏力。

【用法用量】鲜品60～90g，煎服，冲黄酒、红糖服，早晚饭前各服一次。

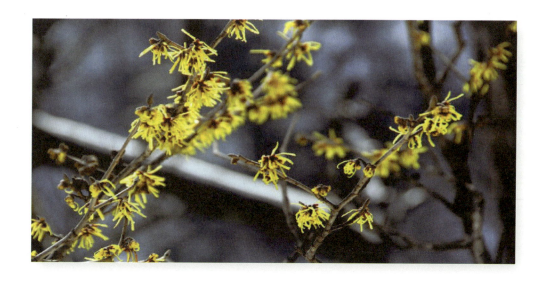

枫 树

【别名】枫香树、大叶枫、枫子树、鸡爪枫、鸡枫树。

【来源】金缕梅科植物枫香树的根、叶、果序及树脂（白胶香）。

【生长习性】生于湿润肥沃的山坡杂木林、郊野或溪边路旁。

【分布及资源】全县各地有栽培，量较多。

【性味归经】辛、微苦，平。归肺、脾经。

【功能主治】根：祛风止痛。主治风湿性关节痛，牙痛。叶：祛风除湿，行气止痛。主治腹泻，痢疾，胃痛，外用治毒蜂螫伤，皮肤湿疹。果：祛风通络，利水，下乳。主治乳汁不通，月经不调，风湿性关节痛，腰腿痛，小便不利，荨麻疹。白胶香：解毒生肌，止血止痛。主治外伤出血，跌打疼痛。

【用法用量】根、叶15～30g，煎服，果3～9g，煎服，白胶香1.5～3g，煎服。外用适量。

【注意事项】孕妇忌服。

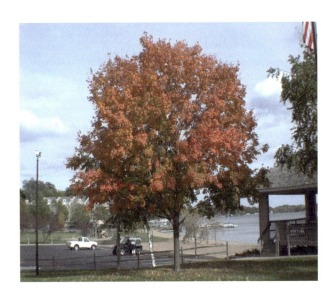

路路通

【别名】枫香果、九孔子、狼目。

【来源】金缕梅科植物枫香树的果序。

【生长习性】喜阳光，喜欢生长在温暖湿润平地或者缓坡上。

【分布及资源】全县各地，量多。

【性味归经】苦，平。归肝、肾经。

【功效主治】祛风活络，利水，通经。主治关节痹痛，麻木痉挛，水肿胀满，乳少，经闭。

【用法用量】5～10g，煎服。

【注意事项】月经过多者及孕妇不宜使用。

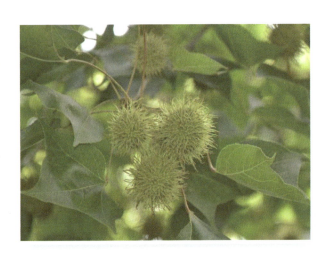

枫香脂

【别名】白胶香。

【来源】金缕梅科植物枫香树的树脂。

【生长习性】生于湿润肥沃的山坡杂木林，郊野或溪边路旁。

【分布及资源】全县各地有栽培，量较多。

【性味归经】辛、微苦，平。归肺、脾经。

【功效主治】活血止痛，解毒，生肌，凉血。主治跌扑损伤，痈疽肿痛，吐血，衄血，外伤出血。

【用法用量】1.5～3g，宜入丸散服；外用适量。

【注意事项】孕妇忌服。

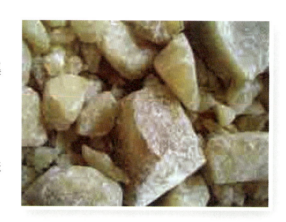

檵 木

【别名】鸡柳毛、檵花、纸末花、刺木花、桎木柴、檵木柴、檵柴、极夹古（闽）、结结满（皖）、鸡寄（赣、湘）、茧漆《广群芳谱》、坚漆、刺漆（浙）、知微木（粤）、锯子条（川）、具木杷（川东）、鱼骨勒（江西）、鱼骨柴（两广）、清明花（闽）、白花树（粤）、满山白、金梨漆、金钱漆。

【来源】金缕梅科植物白花檵木的根、叶、花。

【生长习性】生于向阳山坡、灌木林中。

【分布及资源】全县各地，量较多。

【性味归经】苦、涩，平。归肝、胃、大肠经。花(檵花)：微甘、涩，平。叶(檵木叶)：涩、苦，凉。根(檵木根)：苦、涩，微温。

【功能主治】花：主治咳嗽，咯血，衄血，血痢，血崩，遗精，泄泻。叶：主治创伤出血，烧烫伤，扭伤，吐血，泄泻。根：主治咳血，跌打损伤，吐血，经闭，腹痛泄泻，关节酸痛。

【用法用量】花，6～10g，煎服。茎叶，15～30g，煎服。根，30～60g，煎服。鲜品加倍。外用适量。

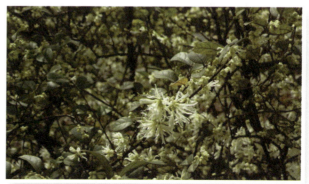

杜仲科

杜 仲

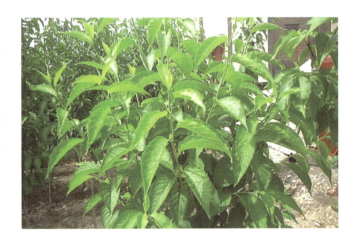

【别名】杜仲、丝楝树皮、丝棉皮、棉树皮、胶树。

【来源】杜仲科植物杜仲的干燥树皮。

【生长习性】多栽培，偶有野生。

【分布及资源】中村、桐村、长虹、苏庄等地，量不多。

【性味归经】甘，温。归肝、肾经。

【功能主治】补益肝肾，强筋壮骨，调理冲任，固精安胎。主治肾阳虚引起的腰腿痛或酸软无力，肝气虚引起的胞胎不固，阴囊湿痒等症。

【用法用量】6～15g，煎服；浸酒或入丸、散。

蔷薇科

仙鹤草

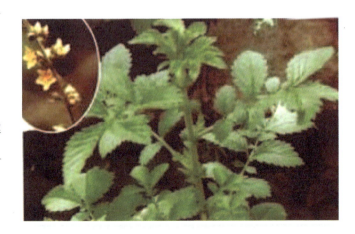

【别名】龙芽草、脱力草、狼牙草、金顶龙牙、黄龙尾、毛脚茵。

【来源】蔷薇科植物龙牙草的干燥地上部分。

【生长习性】生于山坡及路旁草地。

【分布及资源】全县各地，资源丰富。

【性味归经】苦、涩，平。归心、肝经。

【功能主治】收敛止血，截疟，止痢，解毒。主治咳血，吐血，崩漏下血，疟疾，血痢，脱力劳伤，痈肿疮毒，阴痒带下。

【用法用量】6～12g，煎服。外用适量。

贴梗木瓜

【别名】贴梗海棠、铁脚梨、皱皮木瓜、宣木瓜。
【来源】蔷薇科木瓜属植物贴梗木瓜的果实。
【采收加工】夏、秋二季果实绿黄时采收，置沸水中烫至外皮灰白色，对半纵剖，晒干。
【生长习性】栽培于山地庭园。
【分布及资源】村头、大溪边有成片栽培，量少。
【性味归经】酸，温。归肝、脾经。
【功能主治】平肝舒筋，和胃化湿。主治湿痹拘挛，腰膝关节酸重疼痛，吐泻转筋，脚气水肿。
【用法用量】6~9g，煎服。

附：光皮木瓜为蔷薇科木瓜属植物木瓜的果实，性味归经、功效主治与贴梗木瓜相同，资源较少。

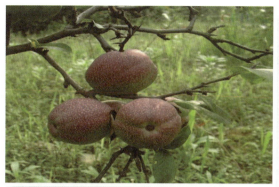
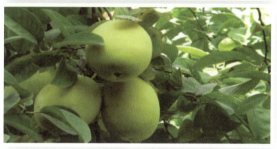

野山楂

【别名】红果子、小叶山楂、南山楂、模糊梨、墨褐梨。
【来源】蔷薇科植物野山楂的果实。
【采收加工】秋季果实成熟时采收，置沸水中略烫后干燥或直接干燥。
【生长习性】生于山谷及山地灌丛中。
【分布及资源】全县山区，量较多。
【性味归经】酸、甘，微温。归脾、胃、肝经。
【功能主治】健脾消食，行气解郁，活血化瘀，降脂。主治食积腹胀、腹痛、腹泻、恶心，痛经经闭。
【用法用量】10~20g，煎服。

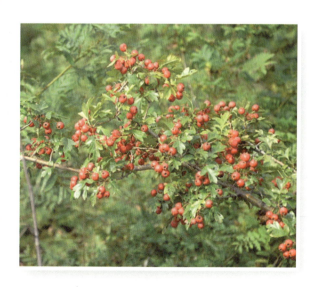

湖北山楂

【别名】猴楂子，酸枣、大山枣。
【来源】蔷薇科植物湖北山楂的果实。
【生长习性】生于山坡灌木丛。
【分布及资源】全县各地，量多。
【性味归经】酸、甘，微温。归脾、胃、肝经。
【功能主治】破气散瘀，消积，化痰。主治痢疾，产后瘀痛，绦虫病，高血压，肉食积滞，肝脾肿大，血脂偏高。
【用法用量】10~20g，煎服。

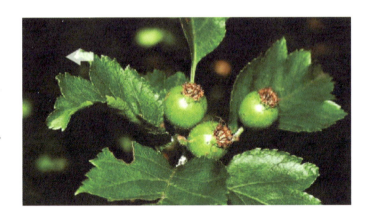

山　楂

【别名】山里果、山里红、酸里红、山里红果、酸枣、红果、红果子、山林果。
【来源】蔷薇科植物山楂的果实。
【生长习性】生于山坡林或灌木丛。
【分布及资源】徐塘有栽培，量多。
【性味归经】酸、甘，微温。归脾、胃、肝经。
【功能主治】消食健胃，行气散瘀。主治肉食积滞，胃脘胀满，泻痢腹痛，瘀血经闭，产后瘀阻，心腹刺痛，疝气疼痛，高血脂。
【用法用量】6~12g，煎服，或入丸、散。外用：煎水洗或捣敷。
【注意事项】脾胃虚弱者慎服。

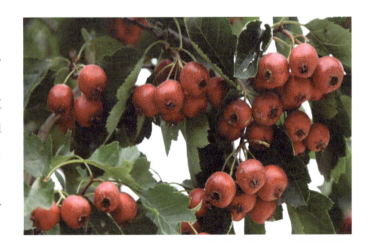

蛇 莓

【别名】蛇泡草、龙吐珠、三爪风、鼻血果果、珠爪、蛇果、鸡冠果、野草莓、蛇蘸、地莓、蚕莓、三点红、狮子尾、疗疮药、蛇蛋果、地锦、三匹风、蛇泡草、三皮风、三爪龙、老蛇泡、蛇蓉草、三脚虎、蛇皮藤、蛇八瓣、龙衔珠、小草莓、地杨梅、蛇不见、金蝉草、三叶蘸、老蛇刺占、老蛇藨、龙球草、蛇葡萄、蛇果藤、蛇枕头、蛇含草、蛇盘草、哈哈果、麻蛇果、九龙草、三匹草、蛇婆、蛇龟草、落地杨梅、红顶果、血疗草。

【来源】蔷薇科植物蛇莓的全草。

【生长习性】生于低山坡、山麓、田边、路边杂草丛中。

【分布及资源】全县各地，量较多。

【性味归经】甘、苦，寒。归肺、肝、大肠经。

【功能主治】清热，凉血，消肿，解毒。主治热病，惊痫，咳嗽，吐血，咽喉肿痛，痢疾，痈肿，疗疮，蛇虫咬伤，烫伤。

【用法用量】9~15g（鲜者30~60g），煎服，或捣汁。外用捣敷或研末撒。

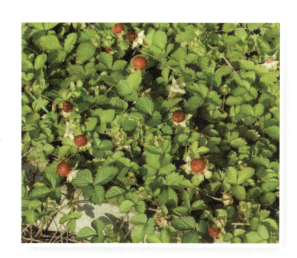

枇杷叶

【别名】巴叶、芦桔叶。

【来源】蔷薇科植物枇杷的叶子。

【采收加工】全年均可采收，晒干，刷去毛，切丝生用或蜜炙用。

【生长习性】栽培于阴湿肥沃的山凹、山麓及房前屋后。

【分布及资源】全县各地有零星栽培，量不多。

【性味归经】苦，微寒。归肺、脾经。

【功能主治】叶：清肺和胃，降气化痰。果：清肺生津止渴。核：化痰止咳，疏肝行气、利水消肿，主治肺热痰嗽，咳血，衄血，胃热呕哕。

【用法用量】5~10g，煎服，止咳宜炙用，止呕宜生用。

【注意事项】胃寒呕吐及肺感风寒咳嗽者不宜服用。

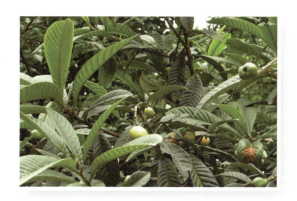

华东水杨梅

【别名】水杨梅、地椒、头晕药、蓝布正、路边香、卜地香、凤凰窝、换骨丹、南布正、毛通经、虎掌叶、小益母、香鸡归、老蛇骚、路边黄、乌骨鸡、草水杨梅、中华水杨梅、五气朝阳草、大仙鹤草、大路边黄、头晕草、大疮药、龙须草、瘦狗还阳、萝卜解、蝴蝶菜、水白菜、水儿惊风草、草本水杨梅。

【来源】蔷薇科植物柔毛水杨梅的根及全草。

【采收加工】夏、秋季采收全草。切碎，晒干或鲜用。

【生长习性】生于山坡林下及溪谷旁草丛中。

【分布及资源】苏庄、长虹等地，量较多。

【性味归经】苦、辛，寒。归脾、肾、肝经。

【功能主治】补肾平肝，活血消肿。主治头晕目眩，小儿惊风，阳痿，遗精，虚劳咳，风湿痹痛，月经不调，疮疡肿痛，跌打损伤。

【用法用量】9～15g，煎服。外用适量，捣敷。

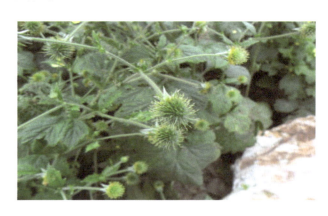

棣棠

【别名】蜂棠花。

【来源】蔷薇科棣棠花属植物棣棠花。以嫩枝叶及花入药。

【采收加工】夏季采花及嫩枝叶，鲜用或晒干。

【生长习性】生于山坡林缘，沟边，岩间灌木丛。

【分布及资源】西北部山区，资源较少。

【性味归经】苦、涩，平。归心、肺经。

【功能主治】花：化痰止咳。主治肺结核咳嗽。茎、叶：祛风利湿，解毒。主治风湿关节痛，小儿消化不良，痈疖肿毒，荨麻疹，湿疹。

【用法用量】花9g，茎叶9～18g，煎服。外用适量，煎水洗患处。

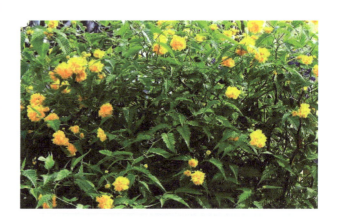

野海棠

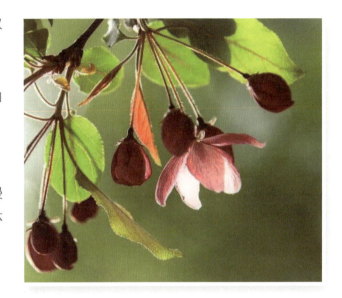

【别名】红叶子、紫背天葵、散血子、红双通、红酸杆、叶变红、丹叶、无翅秋海棠。

【来源】秋海棠科植物无翅果秋海棠的根。

【生长习性】生于山坡林缘灌木丛和疏林内或山麓边。

【分布及资源】苏庄、长虹等地，量较少。

【性味归经】酸、涩，凉。归肝、肺经。

【功能主治】清热止咳，散瘀消肿。主治慢性支气管炎，肺热咳嗽，外感高热，扁桃体炎，百日咳，无名肿毒，跌打损伤。

【用法用量】6～9g，煎服。外用捣敷。

石楠叶

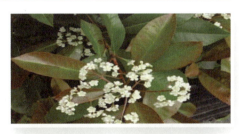

【别名】红树叶、石岩树叶、水红树、山官木、细齿石楠、凿木、猪林子、千年红、扇骨木。

【来源】蔷薇科植物石楠的干燥叶。

【生长习性】生于山坡杂木林及溪谷林缘。

【分布及资源】苏庄、林山、大溪边等地，量较多。

【性味归经】辛、苦，平，有毒。归肝、肾经。

【功能主治】祛风、通络、益肾。主治风湿痹痛，腰背酸痛，肾虚脚弱，偏头痛，风疹。

【用法用量】6～9g，煎服。外用适量，捣敷。

【注意事项】阴虚火旺者忌服。

 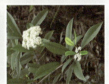

毛叶石楠　　光叶石楠

附：中华石楠、光叶石楠、毛叶石楠均为蔷薇科植物石楠，性味归经、功能主治与石楠相同。

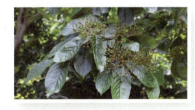

中华石楠

莓叶委陵菜

【别名】雉子筵、满山红、毛猴子、菜飘子。

【来源】蔷薇科植物莓叶委陵菜带根茎的根。一般多在秋季采集，挖取根，除去地上部分，洗净，晒干。

【生长习性】生于山坡、山脚沟边及田边、旷地草丛中。

【分布及资源】全县各地，量较多。

【性味归经】甘、微苦，平。归肺、脾经。

【功能主治】补阴虚，止血。主治疝气，月经过多，功能性子宫出血，产后出血。

【用法用量】9~15g，煎服。

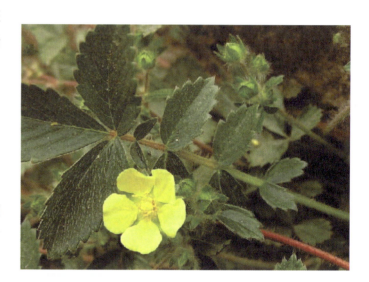

三叶委陵菜

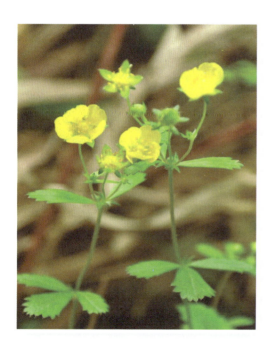

【别名】三爪金、地蜘蛛，三片风、软梗蛇扭、三张叶、地风子、白里金梅、烂苦春、独立金蛋、三叶蛇子草、三叶蛇莓，铁秤砣、地蜂子。

【来源】蔷薇科植物三叶委陵菜的全草。

【采收加工】夏季采收开花的全草，晒干。

【生长习性】生于山坡、山脚阴湿草丛，及郊野沟边、路旁。

【分布及资源】全县各地，以中部地区为多。

【性味归经】苦，微寒。归心经。

【功能主治】清热解毒，散瘀止血。主治骨结核，口腔炎，瘰疬，跌打损伤，外伤出血。

【用法用量】3~6g，煎服，或浸酒。外用捣敷、煎水洗或研末撒。

蛇 含

【别名】蛇含萎陵菜，五爪龙，五皮风、五皮草。

【来源】蔷薇科植物蛇含的全草或带根的全草。

【生长习性】生于山坡、草甸、河边及路旁草丛中。

【分布及资源】全县各地，资源较多。

【性味归经】苦、辛，凉。归心、肺经。

【功能主治】清热定惊，截疟，止咳化痰，解毒活血。主治高热惊风，疟疾，肺热咳嗽，百日咳，痢疾，疮疖肿毒，咽喉肿痛，风火牙痛，带状疱疹，目赤肿痛，虫蛇咬伤，风湿麻木，跌打损伤，月经不调，外伤出血。

【用法用量】 4.5～9g，鲜者30～60g，煎服。外用煎水洗，捣敷或煎水含漱。

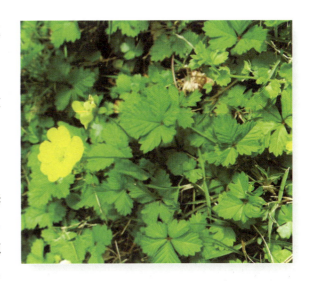

杏

【来源】蔷薇科植物杏的种子。

【采收加工】夏季采收成熟果实，除去果肉及核壳，取种子晒干。

【生长习性】喜土地深厚肥沃的土壤，栽培于房前屋后。

【分布及资源】全县各地，量少。

【性味归经】苦，微温，有小毒。归肺、大肠经。

【功能主治】降气止咳平喘，润肠通便。主治咳嗽气喘，胸满痰多，血虚津枯，肠燥便秘。

【用法用量】4.5～9g，煎服。生品入煎剂宜后下。

【注意事项】阴虚咳嗽及大便溏泄者忌服。

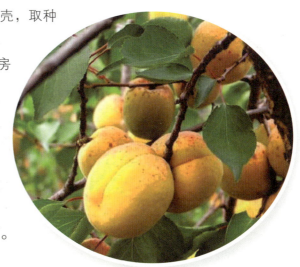

无腺橉木

【来源】蔷薇科植物无腺橉木的根、叶、果。

【生长习性】生于向阳山地、山野路旁或林缘丛中。

【分布及资源】苏庄、长虹等地，量较少。

【性味归经】辛、苦，温，归肝、肾经。

【功能主治】舒筋活络。主治筋骨扭伤。

【用法用量】无腺橉木根或叶加苦参、山天梦（葡萄科蛇葡萄）根与酒糟或黄酒捣烂敷患处；干果15～24g水煎，冲红糖、黄酒，早晚空腹各服一次。

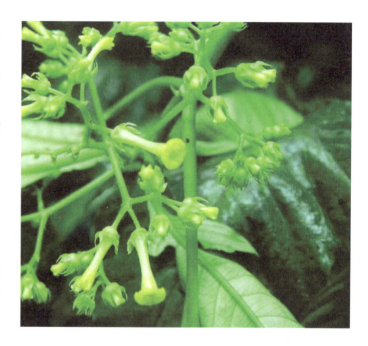

梅（花蕊为白梅花、未成熟的果实为乌梅）

【别名】绿萼梅、绿梅花。

【来源】蔷薇科植物梅的花蕊、干燥未成熟的果实。

【生长习性】生于村庄附近或栽培于庭园中。

【分布及资源】全县有零星栽培，量较少。

【性味归经】酸、涩，平。归肝、肺经。

【功能主治】疏肝，和胃，化痰。主治梅核气，肝胃气痛，食欲不振，头晕，瘰疬。

【用法用量】3～5g，煎服，或入丸、散。外用敷贴。

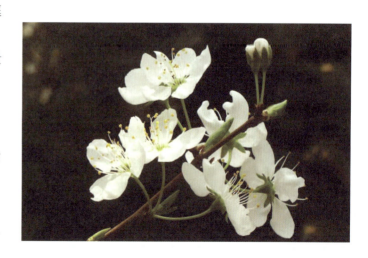

乌 梅

【别名】梅实、黑梅、熏梅、桔梅肉。

【来源】蔷薇科植物梅的干燥近成熟果实。

【采收加工】夏季果实近成熟时采收，低温烘干后闷至色变黑。

【生长习性】全县有零星栽培，量较少。

【性味归经】酸、涩，平。归肝、脾、肺、大肠经。

【功能主治】敛肺，涩肠，生津，安蛔。主治肺虚久咳，久泻久痢，虚热消渴，蛔厥呕吐腹痛。

【用法用量】6～12g，煎服。

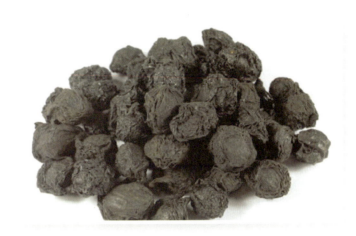

桃

【来源】蔷薇科植物桃的干燥成熟种子。

【采收加工】果实成熟后采收，除去果肉和核壳，取出种子，晒干。

【生长习性】栽培于村庄附近及果园，野生于山坡地灌木丛中。

【分布及资源】全县各地，量多。

【性味归经】苦、甘，平。归心、肝、大肠经。

【功能主治】活血祛瘀，润肠通便。主治经闭，痛经，癥瘕痞块，跌仆损伤，肠燥便秘。

【用法用量】4.5～9g，煎服。

【注意事项】孕妇慎用。

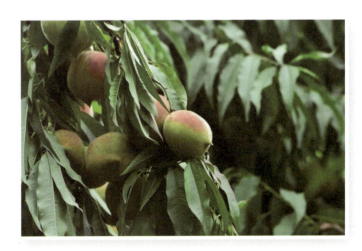

樱桃

【来源】蔷薇科梅属植物樱桃，以叶及核入药。

【采收加工】夏采叶及果实，捡果核洗净，晒干。

【生长习性】栽培于屋旁，园圃中。

【分布及资源】全县有零星栽培，量较少。

【性味归经】核：辛，平。叶：甘，平。归肺经。

【功能主治】核：清热透疹。主治麻疹不透。叶：透疹、解毒。主治麻疹不透，外用治毒蛇咬伤。

【用法用量】核，3~9g，煎服。叶，15~30g，煎服。外用适量，捣烂敷患处。

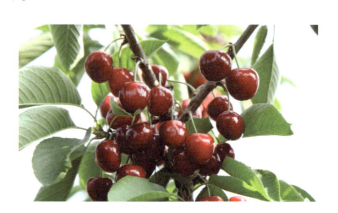

李

【别名】嘉庆子、布霖、李子、玉皇李、山李子。

【来源】蔷薇科植物李的根皮、叶、种子、果实。

【生长习性】生于溪边、疏林，常栽培于屋旁或果园。

【分布及资源】全县有栽培，资源较多。

【性味归经】根皮：苦、咸，寒。叶：平，无毒。种子：甘、平，无毒。果实：甘、酸，平，归肝经。

【功能主治】根皮：利湿解毒。叶：清热解毒。种子：活血祛瘀，滑肠利水。果实：清肝涤热，生津利水。

【用法用量】根皮：6~9g，煎服。外用：煎水含漱或磨汁涂。叶：6~9g，煎服。外用：煎水洗浴或捣汁涂。种子：内服，6~12g，煎服。外用研末调敷。果实：生食或捣汁。

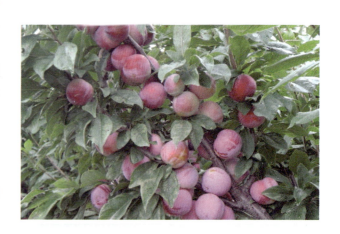

豆 梨

【别名】野梨、台湾野梨、山梨、鹿梨、刺仔、鸟梨、阳檖、赤梨、酱梨。

【来源】蔷薇科植物豆梨的根、叶、果实。

【生长习性】生于温暖潮湿的山坡、沼泽、杂木林中。

【分布及资源】全县广布,量较多。

【性味归经】根、叶:微甘、涩,凉。归肺、胃经。果实:酸、甘、涩,寒,归胃经。

【功能主治】根、叶:润肺止咳,清热解毒。主治肺燥咳嗽,急性眼结膜炎。果实:健胃,止痢。

【用法用量】根、叶:15～30g,煎服。果实:15～30g,煎服。外用适量。

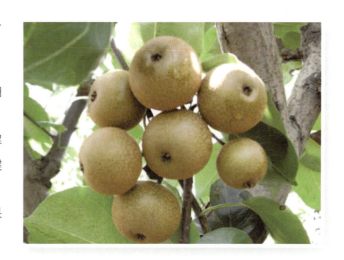

石斑木

【别名】凿角、春花、铁里木石桂、和尚子樵、细叶罗木。

【来源】蔷薇科植物石斑木的根,9—10月采挖,切片,晒干。

【生长习性】生于山坡路边及溪边灌木丛中。

【分布及资源】全县各地,量少。

【性味归经】苦,凉。归肝经。

【功能主治】活血消肿,解毒。主治跌打损伤,骨髓炎,水肿,痹证。

【用法用量】15～30g,煎服,或浸酒。

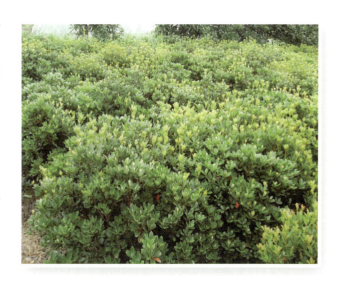

硕苞蔷薇

【别名】苞蔷薇、猴柿、刺柿、大红袍、野毛栗、七姊妹、圆刺菱、毛刺头、糖钵、山麻栗子、糖球子。

【来源】蔷薇科蔷薇属植物硕苞蔷薇根、花和果实。

【采收加工】夏季摘花，秋季挖根采果，洗净，鲜用或晒干。

【生长习性】生于向阳的山麓路边及溪边沙滩。

【分布及资源】全县广布，以中部河谷地区为多。

【性味归经】根：苦，温。归肺、脾经。花：甘，平。归肺经。果：甘、酸，温，归肺、脾经。

【功能主治】根：益气，健脾，固涩，主治盗汗，久泻，脱肛，遗精，白带。花：润肺止咳，主治肺结核咳嗽。果：健脾利湿，主治痢疾，脚气病。

【用法用量】根、果：30～60g，煎服。花：3～6g，煎服。

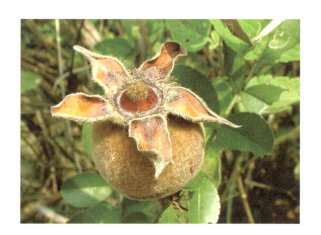

月季花

【别名】月月红。

【来源】蔷薇科植物月季的干燥花、根、叶。

【采收加工】全年均可采收，花微开时采摘，阴干或低温干燥。春季挖根，洗净晒干。叶多鲜用。

【生长习性】栽培于庭园中。

【分布及资源】全县各地有栽培，量较多。

【性味归经】甘，温，归肝经。

【功能主治】活血调经，散毒消肿。花：主治月经不调，痛经，痈疖肿毒，淋巴结结核（未溃破）。叶：主治淋巴结结核，跌打损伤。根：主治跌打损伤，白带，遗精。

【用法用量】花：3～6g，煎服。根：9～15g，煎服。鲜花或叶外用适量，捣烂敷患处。

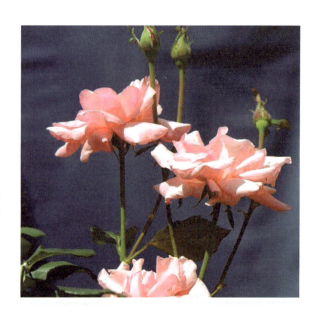

小果蔷薇

【别名】山木香、鱼杆子、小金樱、白花七叶树、七姊妹。

【来源】蔷薇科蔷薇属植物小果蔷薇根和叶。

【采收加工】四季可采根、叶，洗净切碎晒干。

【生长习性】生于山麓郊野、溪边岩旁、林缘等向阳处。

【分布及资源】全县各地，量少。

【性味归经】根：苦、涩，平，归肝、脾经。叶：苦，平。归肝、脾经。

【功能主治】根：祛风除湿，收敛固脱。主治风湿关节痛，跌打损伤，腹泻，脱肛，子宫脱垂。叶：解毒消肿。主治痈疖疮疡，烧烫伤。

【用法用量】根：15~30g，煎服。叶：外用适量，鲜品捣烂敷患处。

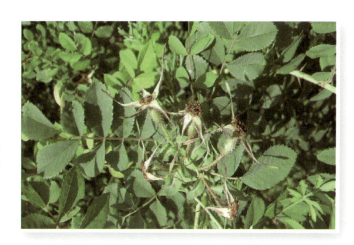

金樱子

【别名】刺榆子、刺梨子、金罂子、山石榴、山鸡头子、糖罐。

【来源】蔷薇科植物金樱子的干燥成熟果实。10—11月果实成熟变红时采收，干燥，除去毛刺。

【生长习性】生于向阳的山坡、旷野。

【分布及资源】全县各地，量较多。

【性味归经】酸、甘、涩，平。归肾、膀胱、大肠经。

【功能主治】固精缩尿，涩肠止泻。主治遗精滑精，遗尿尿频，崩漏带下，久泻久痢。

【用法用量】6~12g，煎服。

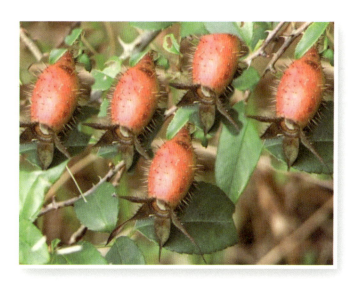

野蔷薇

【别名】蔷薇、多花蔷薇。

【来源】蔷薇科植物野蔷薇的花瓣。

【生长习性】生于向阳山坡、溪边、路旁或灌木丛中。

【分布及资源】全县各地，资源较多。

【性味归经】苦、涩，寒。归心、脾、胃经。

【功能主治】清暑化湿，顺气和胃，止血。主治暑热胸闷，口渴，呕吐，不思饮食，口疮，口噤，腹泻，痢疾，吐血，外伤出血等。

【用法用量】3～9g，煎服。

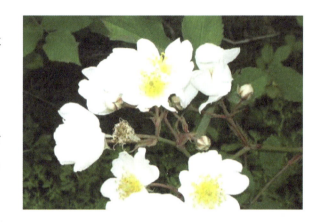

玫　瑰

【别名】徘徊花、笔头花、湖花、刺玫花、刺玫菊。

【来源】蔷薇科植物玫瑰的干燥花蕾。

【采收加工】春末夏初花将开放时分批采收，及时低温干燥。

【生长习性】栽培于阳光充足、疏松肥沃、排水良好的沙质土壤。

【分布及资源】华埠、池淮等地，量少。

【性味归经】甘、微苦，温。归肝、脾经。

【功能主治】理气解郁，和血散瘀。主治肝胃气痛，新久风痹，吐血咯血，月经不调，赤白带下，痢疾，乳痈，肿毒。

【用法用量】3～6g，煎服。浸酒或熬膏。

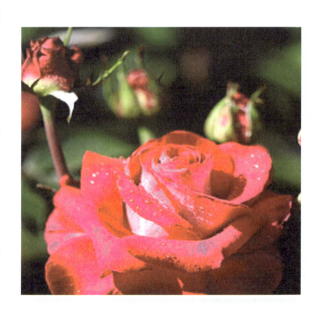

寒 莓

【别名】寒刺泡、山火莓、岂陈晃、水漂沙、大叶漂、乔果、踏地杨梅、猫儿扭、虎脚扭、过江龙。

【来源】蔷薇科悬钩子属植物寒莓的根、叶。

【采收加工】全年可采，洗净切片，晒干或鲜用。

【生长习性】生于山坡树荫下或灌木丛中。

【分布及资源】全县各地，量较多。

【性味归经】甘、酸，凉。归心、胃经。

【功能主治】清热解毒，活血止血。根：主治黄疸型肝炎，胃痛，月经不调，产后发热，小儿高热，痔疮。叶：主治肺结核咯血。外用治创伤出血，黄水疮。

【用法用量】根、叶15~30g，煎服。叶外用适量，鲜品捣烂敷，或干粉撒患处。

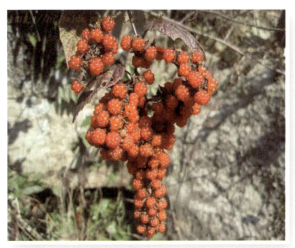

掌叶覆盆子

【别名】悬钩子、覆盆、覆盆莓、树莓、野莓、木莓、乌藨子。

【来源】蔷薇科落叶灌木覆盆子或掌叶覆盆子及同属多种悬钩子的近成熟干燥聚果。

【生长习性】生于溪旁或山坡灌木丛、林缘及乱石堆中。

【分布及资源】全县广布，量较多。

【性味归经】甘，平，无毒。归肝、肾、膀胱经。

【功能主治】补肝肾，缩尿，助阳，固精，明目。主治阳痿，遗精，溲数，遗溺，虚劳，目暗。

【用法用量】6~9g，煎服。浸酒、熬膏，或入丸、散。

【注意事项】本品热而敛小便，凡有小便不利，阴不足而阳亢盛，虚火浮越者不宜用。

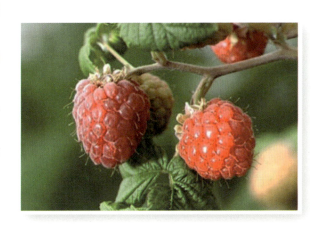

山 莓

【别名】树莓、山抛子、牛奶泡、撒秧泡，三月泡、四月泡、龙船泡，大麦泡、泡儿刺、刺葫芦、馒头菠、高脚波。

【来源】蔷薇科悬钩子属植物山莓的根和叶。

【采收加工】秋季挖根，洗净，切片晒干。自春至秋可采叶，洗净，切碎晒干。

【生长习性】生于向阳山坡、溪边或灌木丛中。

【分布及资源】全县各地，量较多。

【性味归经】根：苦、涩，平。归肝、肾、膀胱经。叶：苦，凉。归心经。

【功能主治】根：活血，止血，祛风利湿。主治吐血，便血，肠炎、痢疾，风湿关节痛，跌打损伤，月经不调，白带。叶：消肿解毒。外用治痈疖肿毒。

【用法用量】根，15～30g，煎服。叶外用适量，鲜品捣烂敷患处。

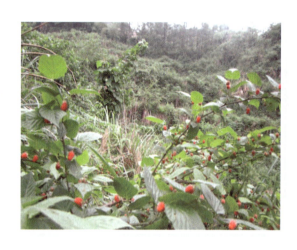

附：木莓、三花莓均为蔷薇科悬钩子属植物，性味功能与山莓相同。

蓬

【别名】覆盆、陵蘽、阴蘽(《名医别录》)、割田藨、寒莓、寒藨。

【来源】蔷薇科悬钩子属植物蓬的根及叶。

【生长习性】生于山坡、林缘、郊野路边及村宅附近。

【分布及资源】全县广布，量较多。

【性味归经】酸、平。归肝、肾经。

【功能主治】补肝肾，缩尿，清热解毒，镇痉，祛风湿。主治头晕目眩，多尿，阳痿，不育，须发早白，痈疽。

【用法用量】5～9g，煎服。

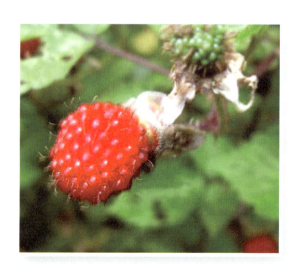

白叶莓

【别名】白叶悬钩子、刺泡。

【来源】蔷薇科无腺白叶莓的根。

【生长习性】生于山坡路旁、山谷溪边林下及灌木丛。

【分布及资源】全县各地山区，量较少。

【性味归经】辛，平。归肺经。

【功能主治】止咳，平喘。主治小儿风寒咳逆，气喘。

【用法用量】鲜根30g，煎服。加芫荽、紫苏、前胡各9g，水煎冲红糖，早晚饭前各服1次。

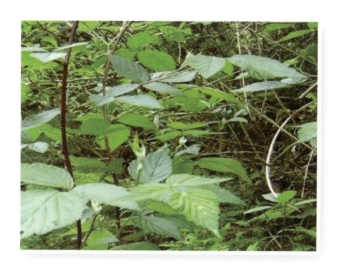

高粱泡

【别名】红娘藤、倒水莲、十月红、十月莓、秧泡子、寒扭、冬寒扭、倒拔千斤。

【来源】蔷薇科悬钩子属植物高粱泡的根、叶。

【采收加工】秋季采挖，根洗净切片，用菜油、水酒各半炒干。叶鲜用。

【生长习性】生于山坡疏林灌木丛或路边和岩石旁。

【分布及资源】村头、大溪边等地，量较多。

【性味归经】甘、苦，平。归心、肝经。

【功能主治】活血调经，消肿解毒。主治产后腹痛，血崩，产褥热，痛经，坐骨神经痛，风湿关节痛，偏瘫。叶外用治创伤出血。

【用法用量】15~60g，煎服。叶外用适量，捣烂敷患处。

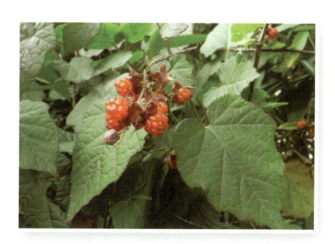

太平莓

【来源】蔷薇科植物太平莓的全草。
【生长习性】生于山坡疏林灌木丛或路边草地。
【分布及资源】全县广布，量较多。
【性味归经】辛、苦、酸，平。归心、肺经。
【功能主治】清热，活血。主治妇女产后腹痛，发热。
【用法用量】30～60g。煎服。

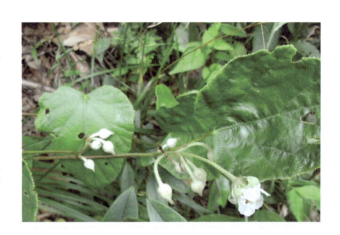

茅 莓

【别名】蛇泡簕、三月泡、红梅消、虎波草、薅秧藨。
【来源】蔷薇科悬钩子属植物茅莓的根或茎、叶。
【采收加工】秋季挖根，夏秋采茎叶，鲜用或切段晒干。
【生长习性】生于山坡疏林内及林缘灌木丛。
【分布及资源】全县各地，量少。
【性味归经】苦、涩，凉。归肝、脾、大肠经。
【功能主治】清热凉血，散结，止痛，利尿消肿。主治感冒发热，咽喉肿痛，咯血，吐血，痢疾，肠炎，肝炎，肝脾肿大，肾炎水肿，泌尿系感染，结石，月经不调，白带，风湿骨痛，跌打肿痛。外用治湿疹，皮炎。
【用法用量】15～30g，煎服。外用适量，鲜叶捣烂外敷，或煎水熏洗。

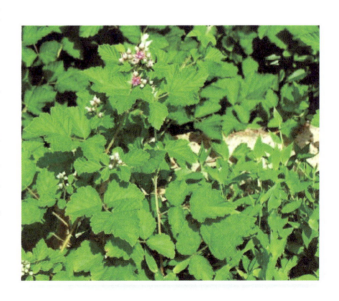

盾叶莓

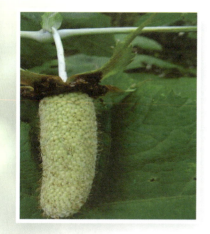

【别名】大叶覆盆子、黄泡、牛奶母、天青地白扭。

【来源】蔷薇科植物盾叶莓的果实。

【生长习性】生于阳坡或山沟疏林丛中。

【分布及资源】大溪边、林山等地，量少。

【性味归经】咸、酸，温。归肾经。

【功能主治】强腰健肾，祛风止痛。主治四肢关节疼痛，腰脊酸痛。

【用法用量】30～90g，煎服。

锈毛莓

【别名】蛇包簕、大叶蛇簕，山烟筒子。

【来源】蔷薇科悬钩子属锈毛莓的根及叶。

【生长习性】生于山坡林下。

【分布及资源】苏庄、长虹等地，量少。

【性味归经】酸，凉。归肝、肾经。

【功能主治】根：祛风湿，强筋骨。叶：止血，消炎。

【用法用量】15～30g，煎服，或泡酒。

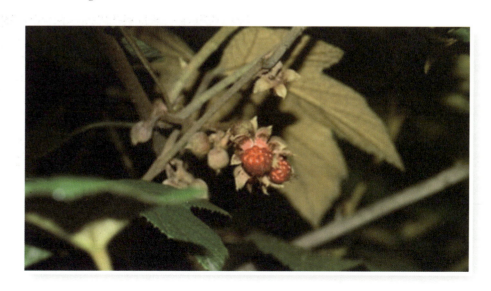

牛奶莓

【别名】红刺苔、虎泡、花楸叶茶、花楸叶茶藨、马泡、蜜腺悬钩子、牛奶莓、腺毛悬钩子。

【来源】蔷薇科植物牛奶莓的根。

【生长习性】生于山坡疏林下及溪谷边岩石旁。

【分布及资源】西部、东部山区，量较多。

【性味归经】淡，凉。归肝、肾、胃经。

【功能主治】清热解毒，健脾利水。主治妇女产后寒、腹痛，食欲不振，水肿等。

【用法用量】3~9g，煎服。

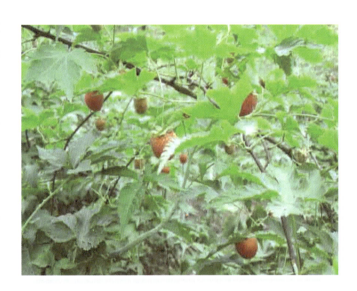

光叶绣线菊

【来源】蔷薇科植物光叶绣线菊的干燥叶。

【生长习性】生于山坡旷地、杂木林下、林缘、山谷及溪沟旁。

【分布及资源】全县各地，量少。

【性味归经】微苦，平。归心、膀胱经。

【功能主治】消肿解毒，去腐生肌，主治慢性骨髓炎，刀伤。

【用法用量】12~15g，煎服。外用鲜品适量捣烂敷患处或研末调涂。

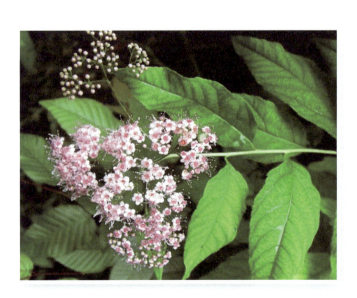

单瓣笑靥花

【别名】李叶笑靥花、笑靥花。
【来源】蔷薇科植物单瓣李叶绣线菊的根。
【生长习性】生于山坡及溪谷两旁或山麓郊野路边的灌木丛中。
【分布及资源】全县广布，量较多。
【性味归经】苦、微辛，凉。归肺经。
【功能主治】利咽消肿。主治咽喉肿痛。
【用法用量】30g，煎服。

附：绣球绣线菊，中华绣线菊与单瓣笑靥花功效相同。

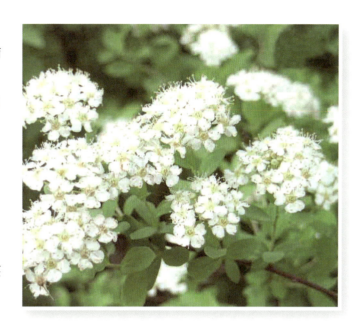

野珠兰

【来源】蔷薇科野珠兰属植物野珠兰的根。
【生长习性】生于向阳山坡林缘、溪边、路边灌木草丛中。
【分布及资源】西部及东部山区，量少。
【性味归经】辛，凉。归肺经。
【功能主治】主治咽喉肿痛。
【用法用量】15～30g，煎服。

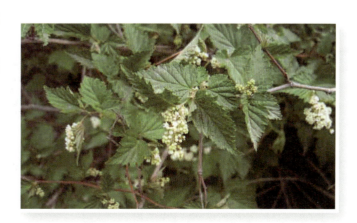

豆 科

合 萌

【别名】田皂角、水松柏、水槐子、水通草。

【来源】豆科植物田皂角的全草。

【生长习性】生于温暖湿润的塘边和田埂边。

【分布及资源】各地有分布,量多。

【性味归经】甘、淡,寒。归肾、脾经。

【功能主治】清热,祛风,利湿,消肿,解毒。主治风热感冒,黄疸,痢疾,胃炎,腹胀,淋病,痈肿,皮炎,湿疹。

【用法用量】9~15g,煎服,或入散剂。外用捣敷或煎水洗。

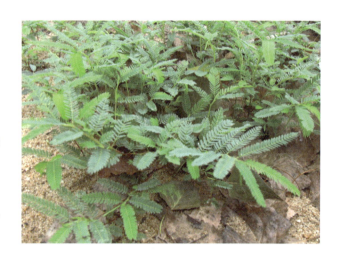

合 欢

【别名】红粉朴花、朱樱花、红绒球、绒花树、夜合欢、马缨花。

【来源】豆科植物合欢的树皮及花序。

【生长习性】生于灌木丛或疏林内。

【分布及资源】苏庄、长虹等地,量少。

【性味归经】树皮:甘,平。归心、肝经。花蕾:甘,平。归心、脾经。

【功能主治】树皮:安神解郁、活血消痈。主治心神不安,忧郁,不眠,内外痈疡,跌打损伤。花蕾:解郁安神。主治心神不安,忧郁失眠。

【用法用量】树皮:10~15g,煎服,或入丸、散。外用适量,研末调敷。花蕾:4.5~9g,煎服。

附:山合欢资源丰富,同作合欢使用。

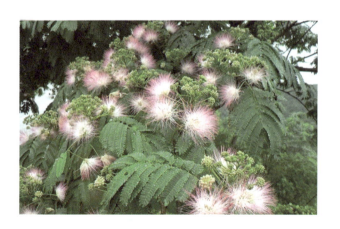

三籽两型豆

【别名】野毛扁豆。

【来源】豆科植物三籽两型豆。

【药用部位】块根。

【生长习性】生于低山坡阔叶林缘和郊野溪畔路旁。

【分布及资源】各地有零星分布，量较少。

【性味归经】苦，凉。归心经。

【功能主治】消肿止痛、清热利湿。主治痈肿疮毒疼痛，头痛，骨痛，咽喉肿痛，外伤疼痛，关节红肿疼痛，脘腹疼痛，以及妇人湿热带下等。

【用法用量】6～12g，煎服。外用煎水洗。

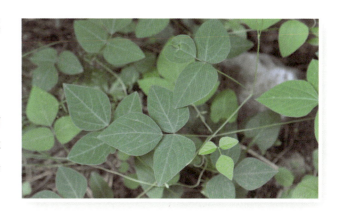

土䕡儿

【别名】地栗子、土子、土蛋、野凉薯、罗汉参、九连珠、土凉薯、土鸡蛋、黄皮狗䕡、九牛子。

【来源】豆科植物土䕡儿。

【药用部位】块根。

【采收加工】秋后采挖，洗净切片，晒干。

【生长习性】生于较潮湿的山坡上、灌丛内或田埂上。

【分布及资源】西南部山区有分布，量较少。

【性味归经】甘、微苦，平。归肺、脾经。

【功能主治】清热解毒，理气散结。主治感冒咳嗽，百日咳，咽喉肿痛，疝气，痈肿，瘰疬。

【用法用量】9～15g（鲜者30～60g），煎服。外用捣敷或磨汁涂。

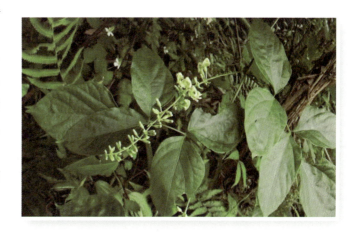

落花生

【别名】花生、落花参、番豆、土露子、长生果、落地松、地豆、落地生、土豆、及地果、南京豆、番果。

【来源】豆科植物落花生。

【药用部位】种子。

【采收加工】秋末挖取果实，剥去果壳，取种子晒干，俗称"花生米"。

【生长习性】栽培于沙质土壤。

【分布及资源】全县各地，量较少。

【性味归经】甘，平。归脾、肺经。

【功能主治】润肺，和胃。主治燥咳，反胃，脚气，乳妇奶少。

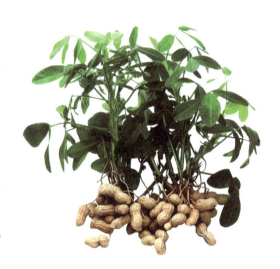

【用法用量】花生米：适量。花生衣：30g，煎服。叶：30～60g，煎服。

【注意事项】体寒湿滞及肠滑便泄者不宜服。

紫云英

【别名】茗子菜、沙蒺藜、红花草、翘摇。

【来源】豆科黄芪属植物紫云英。

【药用部位】根、全草和种子。

【采收加工】夏秋采集，鲜用或晒干。

【生长习性】种植于田中作绿肥。

【分布及资源】全县各地，量较多。

【性味归经】微辛、微甘，寒。归肝、脾经。

【功能主治】祛风明目，健脾益气，解毒止痛。

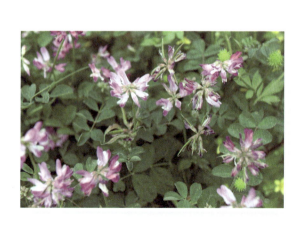

根：主治肝炎，营养性浮肿，白带，月经不调。全草：主治急性结膜炎，神经痛，带状疱疹，疮疖痈肿，痔疮。

【用法用量】鲜根，60～90g，煎服。全草，15～30g，煎服。种子，6～9g，煎服。外用适量，鲜草捣烂敷，或干草研粉调敷。

云 实

【别名】百鸟不停、老虎刺尖、到钩刺、黄牛刺、马豆、牛王刺、药王子。

【来源】豆科云实属植物云实。

【药用部位】种子。

【采收加工】栽后4~5年采收，秋冬挖根，洗净切斜片，晒干或炕干；秋季采果实，除去果皮，取种子晒干。

【生长习性】生于低山丘陵灌木丛。

【分布及资源】苏庄、长虹、大溪边等地，量较多。

【性味归经】辛，温，种子有毒。归肺、脾经。

【功能主治】种子：止痢，驱虫。主治痢疾，钩虫病，蛔虫病。根：发表散寒，祛风活络，主治风寒感冒，风湿疼痛，跌打损伤，蛇咬伤。

【用法用量】种子，3~9g，煎服。根，15~30g，煎服。或泡酒服。

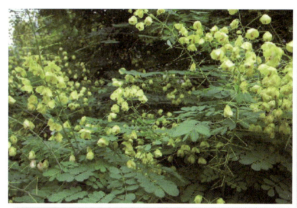

刀 豆

【别名】挟剑豆、野刀板藤、葛豆、刀豆角、刀板豆。

【来源】豆科植物刀豆。

【药用部位】干燥成熟种子、果壳及根。

【采收加工】秋季采收成熟果实，剥取种子，晒干。

【生长习性】栽培于屋旁及园圃中。

【分布及资源】全县各地有栽培，量较多。

【性味归经】甘、温，归胃、肾经。

【功能主治】种子：温中降逆，补肾。主治虚寒呃逆，肾虚，腰痛，胃痛。

果壳：通经活血，止泻。主治腰痛，久痢，闭经。

根：散瘀止痛。主治跌打损伤，腰痛。

【用法用量】种子，4.5~9g，煎服。果壳及根，15~60g，煎服。

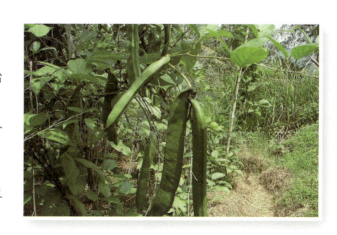

锦鸡儿

【别名】金雀花、大绣花针、土黄芪、粘粘袜、酱瓣子、黄雀梅、阳雀花、黄棘。

【来源】豆科锦鸡儿属植物。

【药用部位】根和花。

【采收加工】秋季挖根，洗净晒干或除去木心切片晒干。春季采花晒干。

【生长习性】生于山坡疏林或林缘路旁。

【分布及资源】苏庄、长虹等地，量较少。

【性味归经】根：甘、微辛，平。归脾、肾经。花：甘，温。归脾、肾经。

【功能主治】根：滋补强壮，活血调经，祛风利湿。主治高血压，头昏头晕，耳鸣眼花，体弱乏力，月经不调，白带，乳汁不足，风湿关节痛，跌打损伤。

花：祛风活血，止咳化痰。主治头晕耳鸣，肺虚咳嗽，小儿消化不良。

【用法用量】根：15～30g，煎服。花12～18g，煎服。

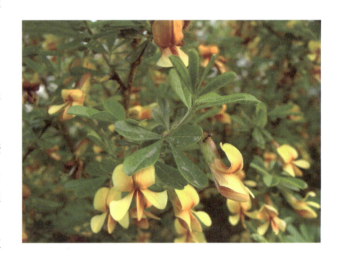

短叶决明

【别名】地油甘、牛旧藤、大叶山扁豆、铁箭矮陀陀、箆子草、野皂角、大花水皂角。

【来源】豆科植物短叶决明。

【药用部位】根及叶。

【生长习性】生于向阳山坡林缘、溪畔草丛中。

【分布及资源】马金、林山等地，量较少。

【性味归经】甘、苦，微寒。归心、脾经

【功能主治】消食化积，清热解毒，利湿。主治痢疾、消化不良。幼嫩茎叶可代茶。

【用法用量】3g，研粉冲服。外用磨汁适量。

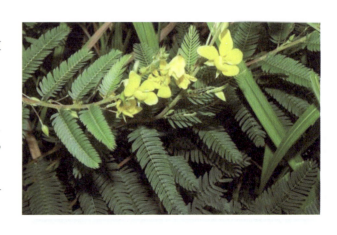

决 明

【别名】草决明、羊明、羊角、马蹄决明、还瞳子、假绿豆、马蹄子、羊角豆。

【来源】豆科植物决明。

【药用部位】种子。

【生长习性】多栽培于山坡地。

【分布及资源】桐村、华埠等地,量较少。

【性味归经】甘、苦、咸,微寒。归肝、大肠经。

【功能主治】清肝明目,润肠通便。主治目赤涩痛,羞明多泪,头痛眩晕,目暗不明,大便秘结。

【用法用量】9~15g,煎服。

【注意事项】孕妇忌服,脾胃虚寒、气血不足者不宜服用。

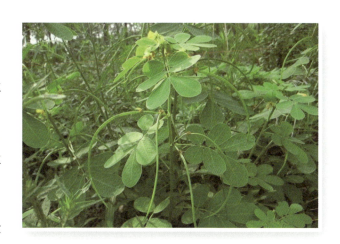

望江南

【别名】野扁豆、狗屎豆、羊角豆、黎茶。

【来源】豆科植物望江南。

【药用部位】种子。

【生长习性】生于山坡、路旁、林缘和灌木丛中。

【分布及资源】各地有零星分布,量较多。

【性味归经】甘、苦,凉,有毒。归肝、胃经。

【功能主治】清肝明目,健胃,通便,解毒。主治目赤肿痛,头晕头胀,消化不良,胃痛,腹痛,痢疾,便秘。

【用法用量】6~9g,煎服。外用捣敷。

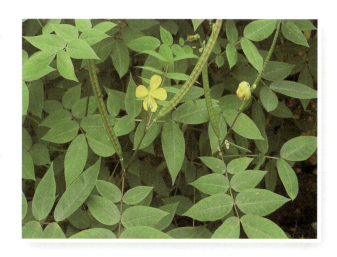

紫　荆

【别名】裸枝树、紫珠。
【来源】豆科植物紫荆。
【药用部位】树皮、花、果。
【生长习性】野生于向阳山坡、溪畔、疏林或灌木丛中。
【分布及资源】杨林、苏庄、长虹等地，量较多。
【性味归经】苦、平，无毒。归心、三焦经。
【功能主治】树皮（紫荆皮）：活血通经，消肿解毒。主治风寒湿痹，经闭，血气痛，喉痹，淋症，痈肿，癣疥，跌打损伤，蛇虫咬伤。木部（紫荆木）：活血，通淋。主治痛经，瘀血腹痛，淋症。花（紫荆花）：清热凉血，祛风解毒。主治风湿筋骨痛，鼻中疳疮。果实（紫荆果）：主治咳嗽，孕妇心痛。
【用法用量】6～12g，煎服。

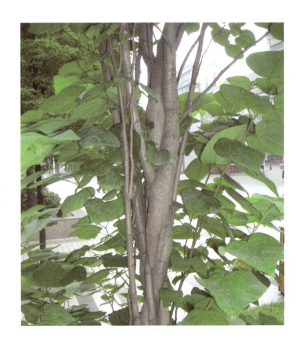

香　槐

【来源】豆科植物香槐。
【药用部位】根及果实。
【采收加工】根全年可采，果实秋季采收，洗净晒干。
【生长习性】生于海拔1000m左右的山坡杂木林或林缘中。
【分布及资源】苏庄、长虹等山区有生长，量少。
【性味归经】苦，平。归肝经。
【功能主治】祛风止痛。主治关节疼痛：香槐鲜根100g，加五加皮（五加科细柱五加）、钻地风（五加科杞李参）各100g。水煎，冲黄酒、红糖，早晚饭前各服一次。治肠寄生虫及饮食不洁腹痛，果实炒熟食之，催吐。
【用法用量】30～60g，煎服。

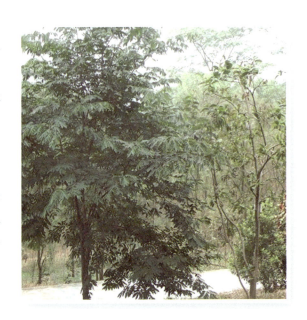

响铃豆

【别名】黄花地丁、小响铃、马口铃。
【来源】豆科野百合属植物响铃豆。
【药用部位】根及全草。
【采收加工】夏秋采，洗净切碎，晒干。
【生长习性】生于荒地路旁、山坡草丛、灌木丛或岩石上。
【分布及资源】全县各地，量少。
【性味归经】苦、辛，凉。归肝、肺、膀胱经。
【功能主治】清热解毒，止咳平喘，截疟。主治尿道炎，膀胱炎，肝炎，胃肠炎，痢疾，支气管炎，肺炎，哮喘，疟疾。外用治痈肿疮毒，乳腺炎。
【用法用量】9～15g，煎服。外用适量，鲜叶捣烂敷患处。

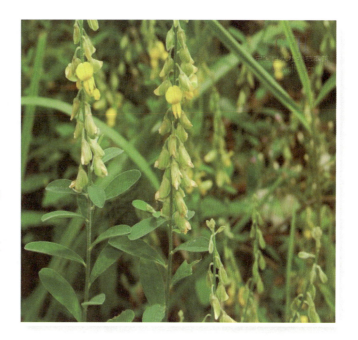

野百合

【别名】佛指甲，狸豆，狗铃草、蓝花野百合，山油麻、野芝麻、芝麻响铃铃。
【来源】豆科植物野百合。
【药用部位】全草。
【采收加工】夏、秋季采集。
【生长习性】生于向阳山坡疏林或矮草丛中。
【分布及资源】全县有零星分布，量较少。
【性味归经】甘、平。归肺、肝、大肠经。
【功能主治】清热，利湿，解毒。主治痢疾，疮疖，小儿疳积。近试用于治疗癌症。
【用法用量】15～30g，煎服。外用捣敷。

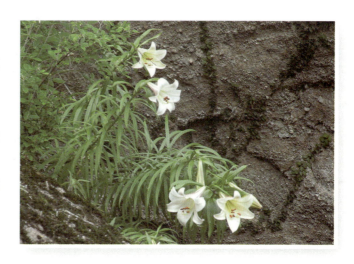

黄 檀

【别名】不知春、望水檀、檀树、檀木、白檀。

【来源】豆科植物黄檀。

【药用部位】根皮。

【生长习性】生于山坡灌丛、溪旁、沟边。

【分布及资源】全县低山丘陵，量较多。

【性味归经】辛、苦，平，小毒。归心经。

【功能主治】清热解毒、止血消肿。主治疮疥疔毒，毒蛇咬伤，细菌性痢疾，跌打损伤。民间用于治疗急慢性肝炎、肝硬化腹水。

【用法用量】15～30g，煎服。外用捣敷。

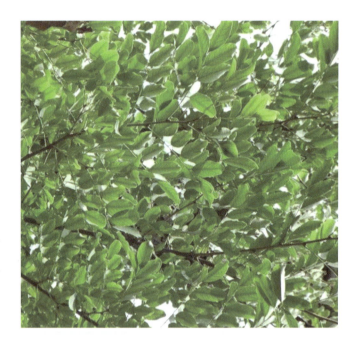

香港黄檀

【来源】豆科植物香港黄檀。

【药用部位】叶。

【生长习性】生于山坡路边，沟边或灌木丛中。

【分布及资源】苏庄、长虹、林山等地，量较多。

【性味归经】苦，凉。归心经。

【功能主治】清热解毒。主治疔疮，痈疽等。

【用法用量】15～30g，煎服。外用捣敷。

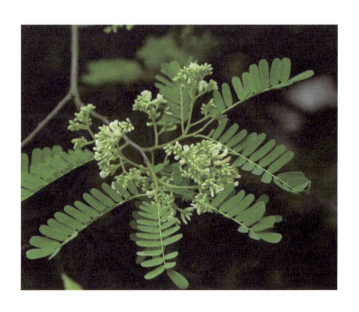

小槐花

【别名】锐叶小槐花、茉草、抹草、磨草、魅草、巴人草、扁草子、草鞋板、豆子草、逢人打、旱蚂蝗、蚂蝗草、拿身草。

【来源】豆科山蚂蝗属植物小槐花。

【药用部位】根或全株。

【采收加工】夏、秋采集,洗净晒干,鲜用四季可采。

【生长习性】生于山脚路边、田边或草丛中。

【分布及资源】全县各地,量少。

【性味归经】微苦、辛,平。归心、肺、胃经。

【功能主治】清热解毒,祛风利湿。主治感冒发烧,肠胃炎,痢疾,小儿疳积,风湿关节痛。外用治毒蛇咬伤,痈疖疔疮,乳腺炎。

【用法用量】15~30g,煎服。外用适量,鲜根皮、全草煎水洗或捣烂敷患处。

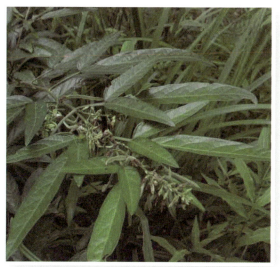

小叶三点金

【别名】斑鸠窝、辫子草、碎米柴、爬地香、哮灵草、小叶山绿豆。

【来源】豆科三蚂蝗属植物小叶三点金草。

【药用部位】根及全草。

【采收加工】夏秋采集,洗净切片,晒干。

【生长习性】生于山脚路边、田边或草丛中。

【分布及资源】全县广布,量较多。

【性味归经】甘,平。归脾、肺经。

【功能主治】健脾利湿,止咳平喘,解毒消肿。主治小儿疳积,黄疸,痢疾,咳嗽,哮喘,支气管炎。外用治毒蛇咬伤,痈疮溃烂,漆疮,痔疮。

【用法用量】15~30g,煎服。外用适量,鲜品捣烂敷或煎水洗患处。

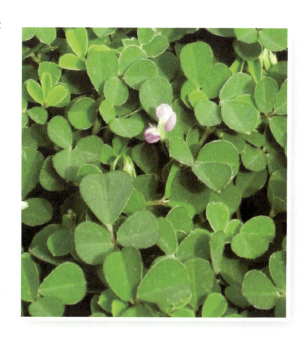

山蚂蝗

【别名】逢人打、扁草子。
【来源】豆科山绿豆属植物山蚂蝗。
【药用部位】根及全草。
【采收加工】夏秋采，洗净晒干。
【生长习性】生于山坡草地，林下。
【分布及资源】全县各地，量较多。
【性味归经】苦，平。归肝经。
【功能主治】祛风湿，散瘀，消肿。主治哮喘，风湿痛，崩中带下，乳痈，跌打损伤。
【用法用量】9~15g，煎服。

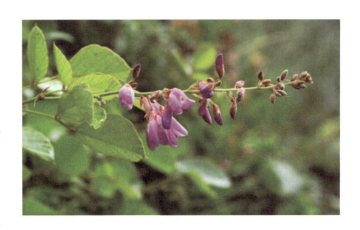

附：宽卵叶山蚂蝗、羽叶山蚂蝗、山豆子与山蚂蝗性味功效相同。

皂 荚

【别名】鸡栖子、皂角、大皂荚、长皂荚、悬刀、长皂角、大皂角、乌犀。
【来源】豆科植物皂荚。
【药用部位】刺，果实，种子。
【生长习性】生于山坡疏林、村旁、路边、溪两岸向阳处。
【分布及资源】华埠等地，量较少。
【性味归经】辛，温，微毒。归肺、肝、胃、大肠经。
【功能主治】祛痰止咳、开窍通闭、杀虫散结、主治痰咳喘满，中风口噤，痰涎壅盛，神昏不语，癫痫，喉痹，二便不通，痈肿疥癣。
【用法用量】内服：研末或入丸剂，1~3g。外用煎汤洗、捣烂或烧存性研末敷。

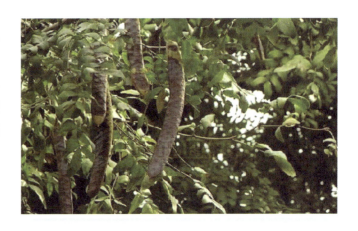

扁 豆

【别名】藊豆、南扁豆、沿篱豆、蛾眉豆、凉衍豆、羊眼豆、膨皮豆、茶豆、南豆、小刀豆、树豆、藤豆。

【来源】豆科植物扁豆。

【药用部位】白色种子。

【采收加工】立冬前后摘取成熟荚果，晒干，打出种子，再晒至全干。

【生长习性】栽培于村庄附近、宅旁、地边及圃中。

【分布及资源】苏庄等地，量少。

【性味归经】甘，微温。归脾、胃经。

【功能主治】健脾和中，消暑化湿。主治暑湿吐泻，脾虚呕逆，食少久泄，水停消渴，赤白带下，小儿疳积。

【用法用量】9～15g，煎服，或入丸、散。

【注意事项】患寒热病者、患疟者不可食。

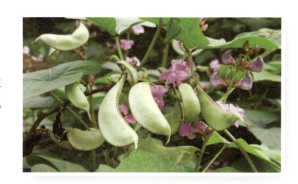

大 豆

【别名】菽、黄豆。

【来源】豆科植物大豆。

【药用部位】黑色种子（黑大豆）、种皮（黑豆衣）、加工后的种子（淡豆豉）。

【生长习性】栽培于山地及田埂上。

【分布及资源】全县广布，量较多。

【性味归经】大豆卷、黑大豆、黑豆衣：甘、平。淡豆豉：苦、寒。归肝，肾经。

【功能主治】大豆卷：清热，除湿，解表。主治暑湿发热，麻疹不透，胸闷不舒，骨节疼痛，水肿胀满。黑大豆：解表清热，养血平肝，补肾壮阴，补虚黑发。黑豆衣：养血祛风。主治阴虚盗汗，虚热，烦躁，头晕目昏，血寒，风痹。淡豆豉：解表，除烦，宣郁，解毒。主治伤寒热病，寒热，头痛，烦躁，胸闷。

【用法用量】大豆卷：15～30g，煎服。黑豆衣：6～12g，煎服。淡豆豉：5～15g，煎服；或入丸剂。外用适量，捣敷；或炒焦研末调敷。

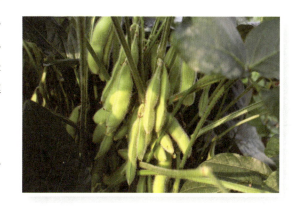

野大豆

【别名】马料豆、乌豆。
【来源】豆科野大豆。
【药用部位】种子。
【生长习性】生于向阳山坡疏林，路边，田边。
【分布及资源】全县有零星分布，量少。
【性味归经】甘，温。归肺、肾经。
【功能主治】益肾，止汗。主治头晕，目昏，风痹汗多。
【用法用量】9~30g，煎服。

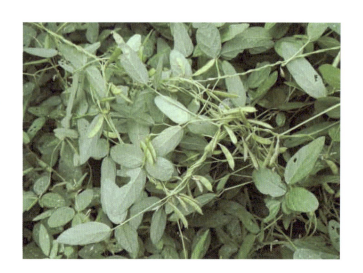

马　棘

【别名】一味药、野绿豆、马料梢、山皂角、野篮枝子。
【来源】豆科木篮属植物马棘。
【药用部位】根或全株。
【采收加工】秋季挖根或采全株，洗净，切片晒干或去外皮切片晒干，也可鲜用。
【生长习性】生于山脚、路旁、溪边、灌丛或林缘石隙中。
【分布及资源】全县各地，量较多。
【性味归经】苦、涩，平。归肺经。
【功能主治】清热解毒，消肿散结。主治感冒咳嗽，扁桃体炎，颈淋巴结结核，小儿疳积，痔疮。外用治疔疮。
【用法用量】15~30g，煎服。外用适量，捣敷或捣汁搽患处

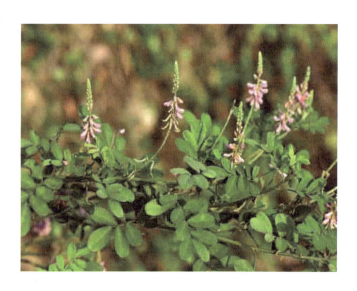

宁波木蓝

【来源】豆科植物宁波木蓝。
【药用部位】全草、根。
【生长习性】生于山坡疏林中。
【分布及资源】全县各地,资源较多。
【性味归经】苦,凉。归肝经。
【功能主治】清热解毒。主治瘰疬,寒咳,小儿疳积,痔疮,白喉,毒蛇咬伤。外用于疔疮,蛇伤。
【用法用量】15～30g,煎服。外用酒调敷患处,或捣敷患处。

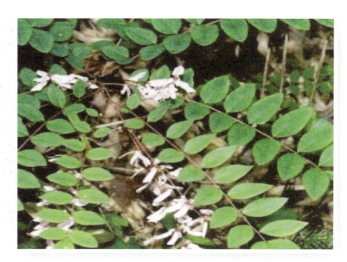

附:浙江木蓝性味功效与宁波木蓝相同。

鸡眼草

【别名】人字草、三叶人字草、掐不齐、老鸦须、铺地锦、白斑鸠窝。
【来源】豆科鸡眼草属植物鸡眼草。
【药用部位】全草。
【采收加工】夏秋采收,洗净切细晒干。亦可鲜用。
【生长习性】生于山坡、路旁、田边林下及林边。
【分布及资源】全县有零星分布,量少。
【性味归经】甘、淡,微寒。归肺、肝、胃经。
【功能主治】清热解毒,活血,利湿止泻。主治胃肠炎,痢疾,肝炎,夜盲症,泌尿系感染,跌打损伤,疔疮疖肿。
【用法用量】9～30g,煎服。

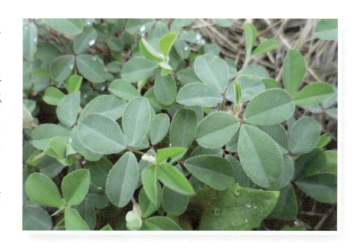

附:竖毛鸡眼草生长环境、性味功效与鸡眼草相同

中华胡枝子

【别名】高脚硬梗太阳草、台湾胡枝子。
【来源】豆科中华胡枝子。
【药用部位】根。
【生长习性】生于山坡路旁草丛中、疏林下。
【分布及资源】全县各地,资源稀少。
【性味归经】微苦,平。归肝经。
【功能主治】清热止痢,祛风止痛,截疟。主治急性菌痢,关节痛,疟疾。
【用法用量】15～18g,煎服。

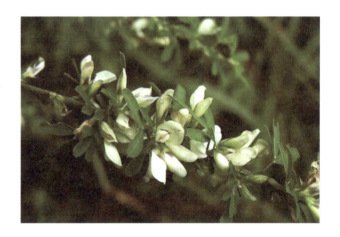

截叶胡枝子

【别名】夜关门、千里光、半天雷、绢毛胡枝子、小叶胡枝子。三叶公母草、鱼串草、铁马鞭。
【来源】豆科植物截叶胡枝子。
【药用部位】全草。
【生长习性】生于低山坡、路边及空旷地杂草丛中。
【分布及资源】全县各地,量较多。
【性味归经】微苦,平。归脾、肺、肝经。
【功能主治】平肝明目,祛风利湿,散瘀消肿。主治病毒性肝炎,痢疾,慢性支气管炎,小儿疳积,风湿关节,夜盲,角膜溃疡,乳腺炎。
【用法用量】15～30g,水煎服。外用水煎洗或捣烂敷。

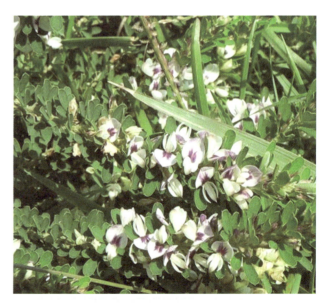

大叶胡枝子

【别名】大叶乌梢、大叶马料梢、活血丹。

【来源】豆科大叶胡枝子。

【药用部位】根、叶。

【生长习性】生于较高的干燥向阳山坡、路边、草丛。

【分布及资源】全县边缘山区,量多。

【性味归经】微苦,平。归心、肝经。

【功能主治】宣开毛窍,通经活络。主治疹痧不透,头晕眼花,汗不出,手臂酸麻。

【用法用量】15～30g,煎服。

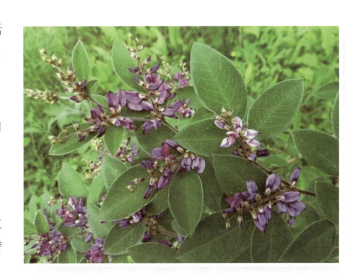

附:绿叶胡枝子、山豆花、细梗胡枝子与本品的生长环境、性味功效相同。

铁鞭草

【别名】多花胡枝子

【来源】豆科植物多花胡枝子。

【药用部位】根或全草。

【生长习性】生于干旱草坡或丛林中。

【分布及资源】全县各地,资源较多。

【性味归经】涩,凉。归肝、胃经。

【功能主治】消积散瘀,截疟。主治小儿疳积,疟疾。

【用法用量】5～9g,煎服。

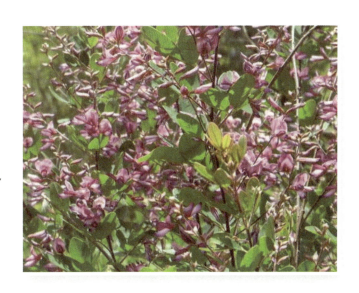

美丽胡枝子

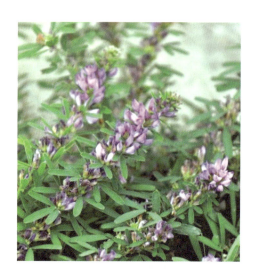

【别名】三妹木、假蓝根、碎蓝本、沙牛木、夜关门、鸡丢枝、三必根、红布纱、马须草、马乌柴、羊古草。

【来源】豆科植物美丽胡枝子。

【药用部位】茎叶。

【采收加工】春至秋季采收晒干。

【生长习性】生于空旷地杂草中或山坡疏林下。

【分布及资源】全县各地,量少。

【性味归经】甘,平。归肺经。

【功能主治】清肺热,祛风湿,散瘀血。主治肺痈,风湿疼痛,跌打损伤。

【用法用量】15～30g,煎服。外用捣敷。

铁马鞭

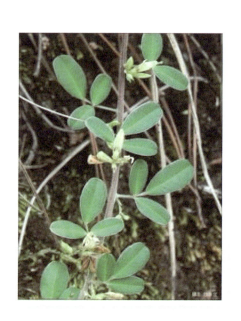

【别名】金钱藤、野花草。

【来源】豆科胡枝子属植物铁马鞭。

【药用部位】根及全株。

【采收加工】夏秋采,晒干。

【生长习性】生于向阳山坡、荒地。

【分布及资源】全县各地,量少。

【性味归经】苦,辛,平。归肺、肝经。

【功能主治】清热散结,活血止痛,行水消肿。主治颈淋巴结结核,冷脓肿,虚热不退,水肿,腰腿筋骨痛。外用治乳腺炎。

【用法用量】15～30g,煎服。外用鲜叶适量,加酒捣烂敷患处。

香花鸡血藤

【别名】灰毛崖鸡血藤、鸡血藤、山鸡血藤、香花崖豆藤、山胡豆。

【来源】豆科植物香花崖豆藤。

【药用部位】根及藤。

【生长习性】生于山谷溪边、林荫下或灌丛中。

【分布及资源】全县低山丘陵，量少。

【性味归经】苦、微甘，温。归肝、肾经。

【功能主治】补血，活血，通络。主治月经不调，血虚萎黄，麻木瘫痪，风湿痹痛。

【用法用量】9～15g，煎服。

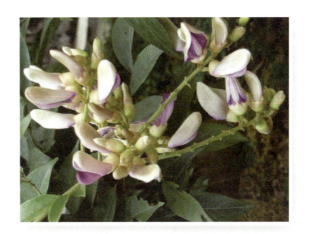

昆明鸡血藤

【别名】五叶鸡血藤、火麻藤、血藤、岩豆藤。

【来源】豆科植物昆明鸡血藤

【药用部位】茎。

【生长习性】生于山谷溪边，山间路边或灌木丛中。

【分布及资源】全县各地，量少。

【性味归经】苦、温，有小毒。归肝、肾经。

【功能主治】补血止血，活血，调经络。主治腰膝酸痛麻木，遗精，盗汗，月经不调，跌打损伤。

【用法用量】9～15g（鲜者30～60g），煎服，或浸酒。

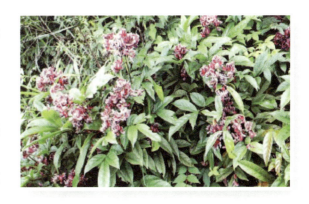

常春油麻藤

【别名】常绿油麻藤、牛马藤、大血藤、棉麻藤。

【来源】豆科植物常春油麻藤。

【药用部位】藤茎。

【采收加工】全年可采，除去枝叶，切片，晒干。

【生长习性】生于阴湿密林中或溪谷边。

【分布及资源】全县各地，量较多。

【性味归经】苦，温，归肝经。

【功能主治】活血化瘀，舒经活络。主治关节风湿痛，跌打损伤，血虚，月经不调及经闭。

【用法用量】15～30g，煎服。外用涂抹患处。

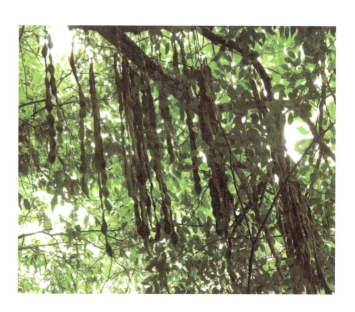

毛叶红豆树

【别名】何氏红豆、鄂西红豆、江阴红豆、花梨木。

【来源】豆科植物毛叶红豆树。

【药用部位】根皮。

【生长习性】生于杂木林、林缘及山谷地带。

【分布及资源】苏庄、齐溪等地，量少。

【性味归经】苦，平，有小毒。归肝经。

【功能主治】理气，通经。主治疝气，腹痛，血滞，闭经。

【用法用量】9～15g，煎服。

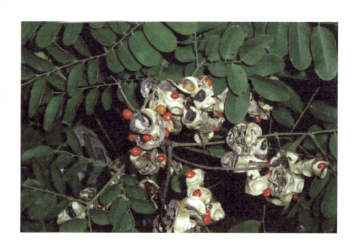

赤 豆

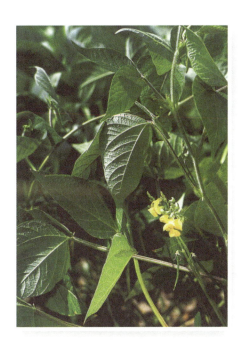

【别名】赤小豆、红豆。

【来源】赤豆为豆科植物赤小豆或赤豆。

【药用部位】种子。

【生长习性】栽培于园圃、山地。

【分布及资源】全县各地，量较多。

【性味归经】甘、酸，平，无毒。归心、小肠、肾、膀胱经。

【功能主治】除热毒，散恶血，消胀满，利小便，通乳。主治痈肿脓血，下腹胀满，小便不利，水肿脚气，烦热，干渴，酒病，痢疾，黄疸，肠痔下血，乳汁不通。外敷治热毒痈肿，血肿，扭伤。

【用法用量】9~30g，煎服。外用适量，研末调敷。

【注意事项】阴虚而无湿热者及小便清长者忌食。

绿 豆

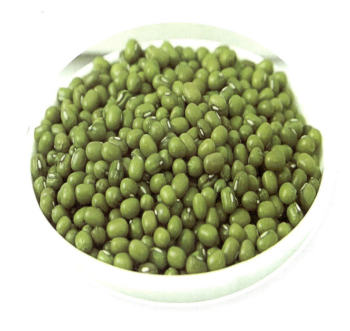

【别名】青小豆、菉豆、植豆。

【来源】豆科菜豆属植物绿豆。

【药用部位】种子。

【生长习性】栽培于山坡地。

【分布及资源】全县各地，量较多。

【性味归经】甘，寒。归心、胃经。

【功能主治】清热解毒，消暑。主治暑热烦渴，疮毒痈肿等，可解附子、巴豆毒。

【用法用量】15~30g，大剂量可用至120g，煎服。

四季豆

【别名】四季豆、架豆、芸豆、刀豆、芸扁豆。
【来源】豆科植物四季豆。
【药用部位】果实。
【生长习性】栽培于菜园。
【分布及资源】全县各地，量多。
【性味归经】甘、淡，微温。归脾、胃、肾经。
【功能主治】调和脏腑，安养精神，健脾益肾，消暑化湿，利水消肿。主治脾虚兼湿，食少便溏，湿浊下注，妇女带下过多，还可用于暑湿伤中、吐泻转筋等症。
【用法用量】鲜嫩荚可作蔬菜食用，也可脱水或制罐头。
【注意事项】若未煮熟食用，易发生中毒。

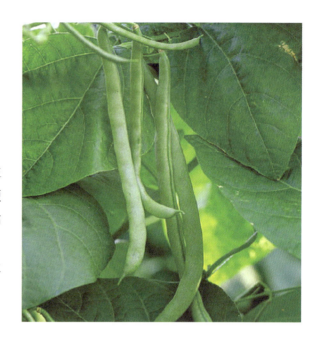

野 葛

【别名】甘葛、粉葛、葛麻茹、葛子根、黄葛根、葛条根。
【来源】豆科植物野葛。
【药用部位】干燥根及花蕾。
【生长习性】生于山坡路边及疏林中。
【分布及资源】全县广布，量较多。
【性味归经】葛根：甘、辛，凉。归肺、胃经。葛花：甘，凉。归脾、胃经。
【功能主治】葛根：有解肌退热、透疹、生津止渴、升阳止泻之功。主治表证发热，项背强痛，麻疹不透，热病口渴，阴虚消渴，热泻热痢，脾虚泄泻。葛花：解酒醒脾，止血，主治伤酒发热烦渴，不思饮食，呕逆吐酸，吐血，肠风下血。
【用法用量】葛根：9～15g，煎服。葛花，9～15g，煎服。或入丸、散。
【注意事项】虚寒者忌用，胃寒呕吐者慎用。

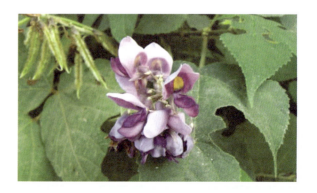

豌 豆

【别名】青豆、麦豌豆、寒豆、麦豆、雪豆、毕豆、麻累。

【来源】豆科植物豌豆。

【药用部位】种子。

【生长习性】栽培于山坡地。

【分布及资源】全县各地,量多。

【性味归经】甘、平。归脾、胃经。

【功能主治】益中气,止泻痢,调营卫,利小便,消痈肿,解乳石毒。主治脚气,痈肿,乳汁不通,脾胃不适,呃逆呕吐,心腹胀痛,口渴泄痢。

【用法用量】新鲜豌豆可作蔬菜食用。

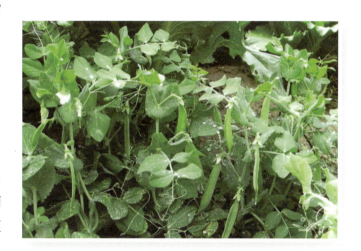

鹿 藿

【别名】蔨、鹿豆、荳豆、野绿豆、野黄豆、老鼠眼、老鼠豆、野毛豆、门瘦、酒壶藤、乌眼睛豆、大叶野绿豆、鬼豆根、藤黄豆、乌睛珠、光眼铃铃藤、山黑豆、鬼眼睛、一条根。

【来源】豆科植物鹿藿。

【药用部位】茎叶。

【生长习性】生于山坡、路旁、草丛中。

【分布及资源】全县各地,量少。

【性味归经】苦、酸,平。归胃、脾、肝经。

【功能主治】祛风除湿,活血,解毒。主治风湿痹痛,头痛,牙痛,腰脊疼痛,瘀血腹痛,产褥热,瘰疬,痈肿疮毒,跌打损伤,烫火伤。

【用法用量】9~30g,煎服。外用适量,捣敷。

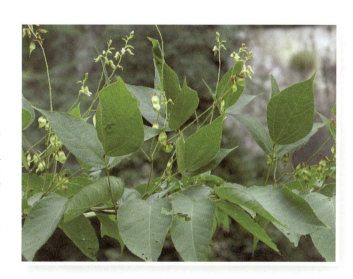

刺 槐

【别名】洋槐、刺儿槐。
【来源】豆科植物刺槐。
【药用部位】花。
【采收加工】6—7月采。
【生长习性】生于公路旁或村舍附近。
【分布及资源】全县各地，量不多。
【性味归经】苦，微寒。归肝、大肠经。
【功能主治】凉血止血，清肝泻火。主治大肠下血，咯血，吐血，妇女红崩。
【用法用量】9～15g，煎服。

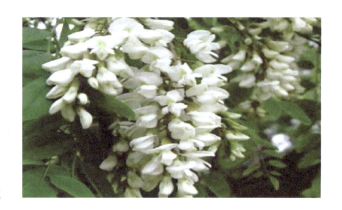

槐 树

【别名】国槐、槐树、槐蕊、豆槐、白槐、细叶槐、金药材、护房树、家槐。
【来源】豆科植物槐树。
【药用部位】枝、叶、根、花及果实。
【生长习性】栽培于屋旁、路边、河边。
【分布及资源】村头等地，量少。
【性味归经】苦，寒。归心、肝、大肠经。
【功能主治】槐叶：清肝泻火，凉血解毒，燥湿杀虫。主治小儿惊痫，壮热，肠风，尿血，痔疮，湿疹，疥癣，痈疮疔肿。槐枝：散瘀止血，清热燥湿，祛风杀虫。主治崩漏，赤白带下，痔疮，阴囊湿痒，心痛，目赤，疥癣。槐根：散瘀消肿，杀虫。主治痔疮，喉痹，蛔虫病。槐角（果实）：凉血止血，清肝明目。主治痔疮出血，肠风下血，血痢，崩漏，血淋，血热吐衄，肝热目赤，头晕目眩。槐花：凉血止血，清肝泻火。主治肠风便血，痔血，尿血，血淋，崩漏，衄血，赤白痢下，风热目赤，痈疽疮毒，并用于预防中风。
【用法用量】槐叶：1.5～3g，煎服；外用捣敷。槐花、槐角：6～15g，煎服；外用煎水熏洗或研末撒。槐枝：15～30g，煎服；外用煎水熏洗或烧沥涂。

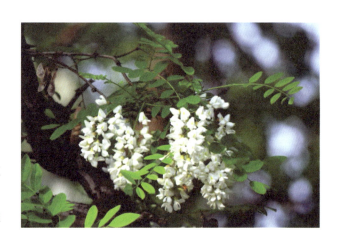

苦 参

【别名】野槐、好汉枝、苦骨、地骨、地槐、山槐子。

【来源】豆科植物苦参。

【药用部位】干燥根。

【采收加工】春、秋二季采挖，除去根头及小支根，洗净，干燥，或趁鲜切片，干燥。

【生长习性】生于沙地或山坡草丛中及溪沟旁。

【分布及资源】杨林、桐村、马金等地，量较多。

【性味归经】苦，寒。归心、肝、胃、大肠、膀胱经。

【功能主治】清热燥湿，杀虫，利尿。主治热痢，便血，黄疸尿闭，赤白带下，阴肿阴痒，湿疹，湿疮，皮肤瘙痒，疥癣麻风。外用治滴虫性阴道炎。

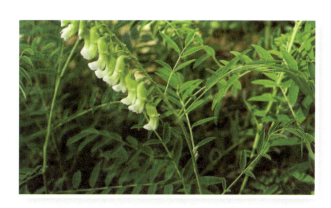

【用法用量】4.5~9g，煎服。外用适量，煎汤洗患处。

【注意事项】不宜与藜芦同用。

野豇豆

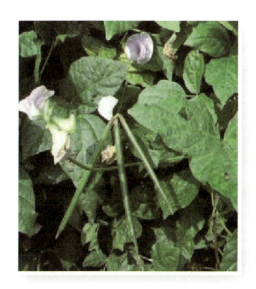

【别名】野马豆、山豆根、山马豆、山土瓜。

【来源】豆科豇豆属植物野豇豆。

【药用部位】根。

【采收加工】秋季采，洗净晒干。

【生长习性】生于山坡林缘、路旁草丛中。

【分布及资源】村头、马金等地，量少。

【性味归经】苦，寒。归胃、大肠、肝经。

【功能主治】清热解毒，消肿止痛，利咽喉。主治风火牙痛，咽喉肿痛，腮腺炎，疮疖，小儿麻疹余毒不尽，胃痛，腹胀，便秘，跌打肿痛，骨折。

【用法用量】9~15g，煎服。外用鲜根适量，捣烂敷患处。

小巢菜

【别名】翘摇、元修菜、野蚕豆、漂摇草、雀野豆、野豌豆、雀野豌豆、白翘摇、苕子、白花苕菜、小野麻豌。

【来源】豆种植物硬毛果野豌豆。

【药用部位】全草。

【生长习性】生于路边、山脚边或农垦地。

【分布及资源】全县各地，量较多。

【性味归经】辛，平，无毒。归脾、胃、肺、大肠经。

【功能主治】解表利湿，活血止血。主治黄疸，疟疾，鼻衄，白带。

【用法用量】15～60g，煎服。

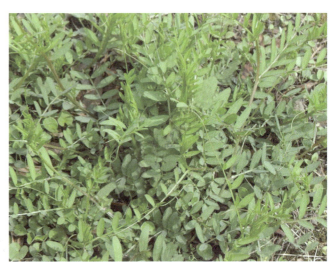

附：四籽野豇豆、大巢菜生长环境、性味功效与小巢菜相同。

豇 豆

【别名】角豆、姜豆、带豆、挂豆角。

【来源】豆科植物豇豆。

【药用部位】种子。

【生长习性】栽培于菜园、田埂上。

【分布及资源】全县各地，量多。

【性味归经】甘、咸，平。归脾、胃、肾、膀胱经。

【功能主治】健脾利湿，补肾涩精。主治脾胃虚弱，泄泻，痢疾，吐逆，消渴，肾虚，腰痛，遗精，白带，白浊，小便频数。

【用法用量】30～60g，煎服，或煮食，或研末，6～9g。外用适量，捣敷。

【注意事项】气滞便结者禁用。

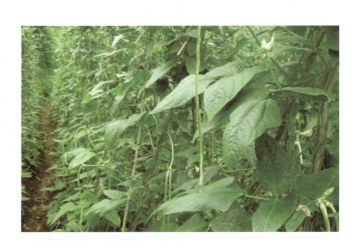

蚕 豆

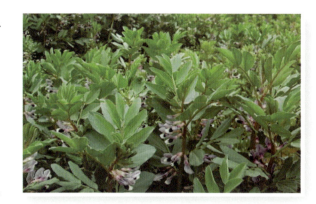

【别名】佛豆、胡豆、南豆、马齿豆、竖豆、仙豆、寒豆、湾豆、罗泛豆、夏豆。

【来源】豆科植物蚕豆。

【药用部位】种子、花、叶、茎及种皮。

【生长习性】栽培于向阳山地。

【分布及资源】全县各地,量不多。

【性味归经】甘,平。归脾、胃经。

【功能主治】种子:健脾,利湿。主治隔食,水肿。蚕豆花:凉血,止血。主治咳血,血痢,带下,高血压病。蚕豆叶:主治肺结核咳血,消化道出血,外伤出血。蚕豆茎:止血,止泻。主治各种内出血,水泻,烫伤。蚕豆壳:利尿渗湿。主治水肿脚气,小便不利,天疱疮,黄水疮。

【用法用量】种子:内服:煎汤或研末。外用捣敷。蚕豆花:6~15g,煎服;捣汁或蒸露。蚕豆叶:内服:捣汁。外用捣敷或研末撒。蚕豆茎:15~30g,煎服。外用烧灰调敷。蚕豆壳:9~15g,煎服。外用煅存性研末调敷。

【注意事项】蚕豆不宜与田螺同食。有蚕豆病家族史和溶血家族史者忌食。

紫 藤

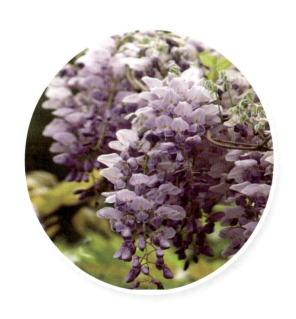

【别名】朱藤、招藤、招豆藤、藤萝。

【来源】豆科植物紫藤。

【药用部位】根。

【生长习性】生于山坡疏林缘、空旷地和溪谷两旁。

【分布及资源】全县各地,资源较少。

【性味归经】甘,温。归肝、肾、心经。

【功能主治】祛风除湿,舒筋活络。主治痛风,痹症。

【用法用量】9~15g,煎服。

酢浆草科

酢浆草

【别名】酸味草、鸠酸、酸醋酱。
【来源】酢浆草科植物酢浆草。
【药用部位】全草。
【生长习性】生于宅旁、旷地、田边、路旁及菜圃旁。
【分布及资源】全县各地，量较多。
【性味归经】酸，寒，归肝经。
【功能主治】清热利湿，凉血散瘀，消肿解毒。主治泄泻，痢疾，黄疸，淋病，赤白带下，麻疹，吐血，衄血，咽喉肿痛，疔疮，痈肿，疥癣，痔疾，脱肛，跌打损伤，烫伤。
【用法用量】6~15g（鲜者30~60g），煎服，捣汁或研末。外用：煎水洗、捣敷、捣汁涂、调敷或煎水漱口。

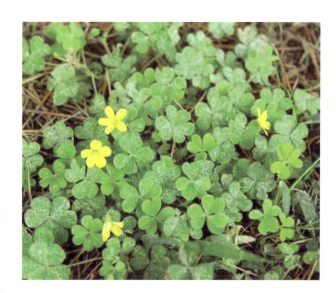

红花酢浆草

【别名】大酸味草、南天七、夜合梅、大叶酢浆草、三夹莲。
【来源】酢浆草科植物红花酢浆草。
【药用部位】干燥全草。
【生长习性】庭园栽培。
【分布及资源】芹阳等地，量少。
【性味归经】酸，寒。归肝、肾经。
【功能主治】清热解毒，散瘀消肿，利湿调经。主治肾盂肾炎，痢疾，水泻，咽炎，牙痛，淋浊，月经不调，白带。外用主治毒蛇咬伤，跌打损伤，痈疮，烧烫伤。
【用法用量】9~15g，水煎或浸酒服。外用适量，鲜草捣烂敷患处。
【注意事项】孕妇忌服。

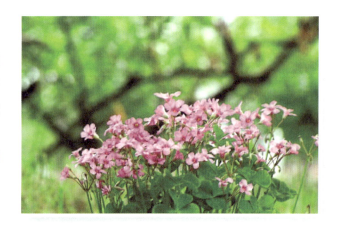

牻牛儿苗科

野老鹳草

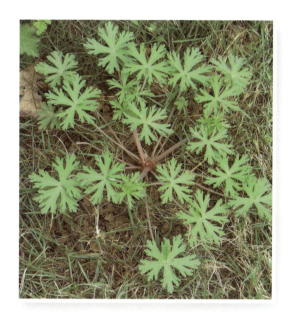

【来源】牻牛儿苗科植物野老鹳草。
【药用部位】干燥全草。
【生长习性】生于荒野山脚、田园及水沟边。
【分布及资源】各地有零星分布，量较少。
【性味归经】苦、甘，平。归肝、大肠经。
【功能主治】祛风除湿，舒筋活络，止泻。主治风湿痹痛，肢体麻木，筋骨酸痛，湿热泻痢。
【用法用量】9～30g，煎服。外用熬膏敷。

附：紫地榆（尼泊尔老鹳草）与野老鹳草性味功效相同。

芸香科

臭节草

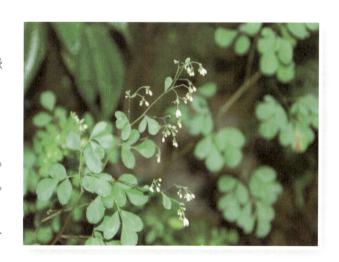

【别名】白虎草、松风草、臭草、岩椒草。
【来源】芸香科松风草属植物臭节草。
【药用部位】全草。
【采收加工】夏秋采集，阴干，量少。
【生长习性】生于山坡林下、山沟边及林缘阴湿处。
【分布及资源】全县山区。
【性味归经】辛、苦，温。归肺经。
【功能主治】解表截疟，活血散瘀，解毒。主治疟疾，感冒发热，支气管炎，跌打损伤。外用主治外伤出血，痈疖疮疡。
【用法用量】9～15g，水煎服或泡酒服。外用适量，捣烂敷患处。

酸 橙

【别名】苦橙。
【来源】芸香科植物酸橙。
【药用部位】近成熟果实（枳壳）及幼果（枳实）。
【生长习性】栽培于园圃中。
【分布及资源】林山、芹阳办等地有零星栽培，量少。
【性味归经】枳壳：苦、辛、酸，微寒。归脾、胃经。枳实：苦、辛、酸，微寒，归脾、胃经。
【功能主治】枳壳：理气宽中，行滞消胀。主治胸胁气滞，胀满疼痛，食积不化，痰饮内停，胃下垂，脱肛，子宫脱垂。枳实：破气消积，化痰散痞。主治积滞内停，痞满胀痛，泻痢后重，大便不通，痰滞气阻胸痹，结胸，胃下垂，脱肛，子宫脱垂。
【用法用量】枳壳：3～9g，煎服。枳实：3～9g，煎服。

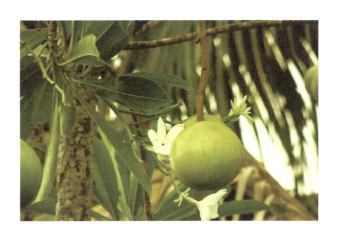

代代花

【别名】酸橙、回青橙、玳玳。
【来源】芸香科植物代代花。
【药用部位】花蕾。
【生长习性】栽培于园圃内。
【分布及资源】芹阳办、杨林等地，量较少。
【性味归经】甘、微苦，平。归肝、胃经。
【功能主治】疏肝，和胃，理气。主治胸中痞闷，脘腹胀痛，呕吐，少食。
【用法用量】3～6g，煎服，或泡茶喝。

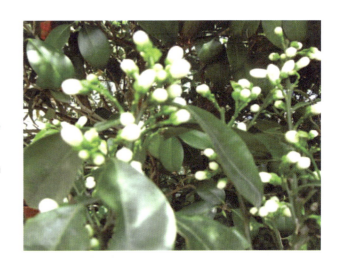

柚

【别名】文旦、香栾、朱栾、内紫、雷柚、碌柚、胡柑、臭橙、臭柚。

【来源】芸香科植物柚。

【药用部位】成熟果实（柚）、叶子（柚叶）、果皮（化橘红）、种子（柚核）。

【生长习性】常栽培于房前屋后及菜园内。

【分布及资源】全县有零星栽培，量多。

【性味归经】柚子：甘、酸，寒。化橘红：苦、辛，温。柚叶：辛，温。归脾、肺经。

【功能主治】柚：止咳平喘，清热化痰，健脾消食，解酒除烦。柚叶：含挥发油，有消炎、镇痛、利湿等功效。橘红：理气化痰，健脾消食，散寒燥湿。柚核：主治疝气。

【用法用量】柚叶：15～30g，煎服。外用，捣敷或煎水洗。橘红：3～6g，煎服，或入丸、散剂。

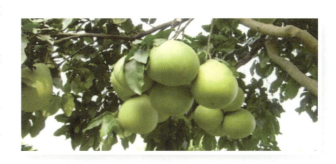

佛 手

【别名】佛手柑、五指橘、飞穰、蜜罗柑、五指香橼、五指柑。

【来源】芸香科柑橘属植物佛手。

【药用部位】干燥果实及干燥的花蕾。

【采收加工】秋季果实尚未变黄或变黄时采收，纵切成薄片，晒干或低温干燥。

【生长习性】栽培于温暖园圃中或盆内。

【分布及资源】芹阳有零星栽培，量稀少。

【性味归经】佛手片：辛、苦、酸，温。归肝、脾、肺经。佛手花：微苦，微温。归肝、胃经。

【功能主治】佛手片：疏肝理气，和胃止痛，主治肝胃气滞，胸胁胀痛，胃脘痞满，食少呕吐。佛手花：疏肝理气，和胃快膈，主治肝胃气痛，食欲不振。

【用法用量】佛手片：3～9g，煎服。佛手花：3～6g，煎服。

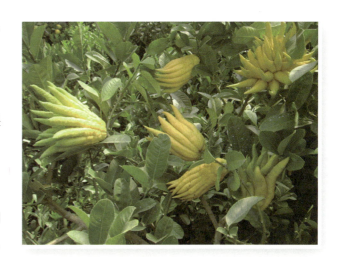

早 橘

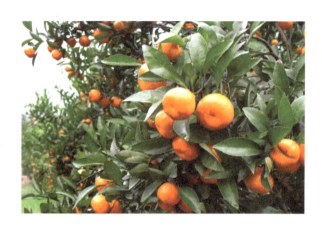

【别名】黄岩蜜橘。

【来源】芸香科柑橘属植物早橘。

【药用部位】种子（橘核）、叶、果皮（陈皮）、中果皮内壁的维管束（橘络）及幼果（小青皮）。

【生长习性】栽培于山坡地。

【分布及资源】全县广布，以村头、音坑、马金等地为多。

【性味归经】橘核：苦，微温。橘叶：苦，平。陈皮：辛、苦，温。橘络：甘、苦，平。小青皮：苦、辛，温。归肝、脾经。

【功能主治】橘核：功专理气散结止痛，对睾丸胀痛、疝气疼痛、乳房结块胀痛、腰痛等有良效。橘叶：疏肝行气，消肿解毒。陈皮：有理气健脾、燥湿化痰、止咳降逆等功效，可治疗脘腹胀满及疼痛，食少纳呆，恶心呕吐，嗳气，呃逆，便溏泄泻，寒痰咳嗽等症。橘络：有行气通络、化痰止咳之功，主治痰滞经络之胸胁胀痛，咳嗽咳痰或痰中带血等症。小青皮：有疏肝破气、散结消痰之功，力较陈皮强，常用于治疗肝郁气滞所致的胸胁胀满，胃脘胀闷，疝气，食积，乳房作胀或结块等症。

【用法用量】橘核：3～9克，煎服。橘叶：6～15g（鲜者60～200g），煎服，或捣汁。陈皮：3～10g，煎服。橘络：3～6g，煎服。小青皮：6～9g，煎服。

臭辣树

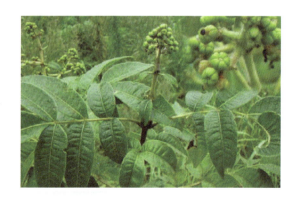

【别名】野米辣、野吴芋、臭桐子树。

【来源】芸香科吴茱萸属植物臭辣树。

【药用部位】果实。

【采收加工】秋季采，阴干。

【生长习性】常生于山坡、山脊、山麓山谷及溪边潮湿树丛中。

【分布及资源】西部山区，量较少。

【性味归经】苦、辛，温。归肺、肝经。

【功能主治】止咳。主治麻疹后咳嗽。

【用法用量】1～3g，煎服（鲜果实15～20g）。

吴茱萸

【别名】吴萸、左力。
【来源】芸香科植物吴茱萸。
【药用部位】未成熟果实。
【采收加工】8—10月，果实呈茶绿色而心皮尚未分离时采收。摘下晒干，除去杂质。如遇阴雨，用微火烘干。
【生长习性】生于林下或林缘旷地，多栽培。
【分布及资源】华埠、马金、中村等地，量较少。

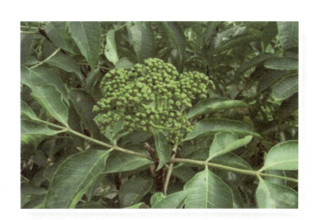

【性味归经】辛、苦，热，有小毒。归肝、胃经。
【功能主治】散寒止痛，降逆止呕，助阳止泻。主治呕逆吞酸，厥阴头痛，脏寒吐泻，脘腹胀痛，经行腹痛，五更泄泻，高血压，脚气，疝气，口疮溃疡，齿痛，湿疹，黄水疮。
【用法用量】1～5g，煎服，或入丸、散剂。外用蒸热熨，研末调敷或煎水洗。
【注意事项】阴虚火旺者忌服。

附：石虎、小果吴茱萸与吴茱萸性味功效相同。

青灰叶下珠

【来源】大戟科植物青灰叶下珠。
【药用部位】根。
【采收加工】夏、秋季采挖，切片，晒干。
【生长习性】生于山坡杂木林或林缘。
【分布及资源】全县各地有零星分布，量较少。
【性味归经】辛、甘，温。归肝、脾经
【功能主治】祛风除湿，健脾消积。主治风湿痹痛，小儿疳积。
【用法用量】5～15g，煎服。

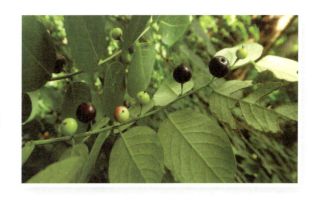

罗 浮

【别名】金枣、金弹、金丹、金柑、马水橘、金橘、脆皮桔。
【来源】芸香科植物金桔、金弹等。
【药用部位】果实、叶、种子及根。
【生长习性】栽培于庭园。
【分布及资源】芹阳办等地有零星栽培,量少。
【性味归经】果实:辛、甘,温。叶:辛、苦,微寒,无毒。归肝、脾、肺经。种子:酸、辛,平,无毒。归肝、肺经。根:酸、苦,温。
【功能主治】果实:理气,解郁,化痰,解酒。主治胸闷郁结,伤酒口渴,食滞胃呆。叶:舒肝郁肝气,开胃气,散肺气。主治瘰疬。种子:主治目疾,喉痹,消瘰疬结核。根:行气,散结。主治胃痛吐食,瘰疬,疝气,产后腹痛,子宫下垂。
【用法用量】果实:内服:煎汤或泡茶。叶:3～10g,煎服。根:3～10g,煎服。

附:园金柑与金柑的性味功效相同。

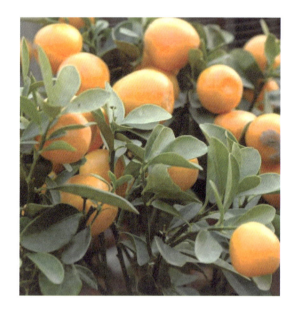

茵 芋

【别名】卑山共、莞草、卑共、茵蒐、因预。
【来源】芸香科植物茵芋。
【药用部位】茎叶。
【生长习性】生于阴湿岩石上及林下灌木丛中。
【分布及资源】苏庄、杨林等地,量少。
【性味归经】辛、苦,温,有毒。归肝、肾经。
【功能主治】祛风胜湿。主治风湿痹痛,四肢挛急,两足软弱。
【用法用量】内服,浸酒或入丸剂。
【注意事项】本品有毒,内服宜慎,阴虚而无风湿实邪者禁用。

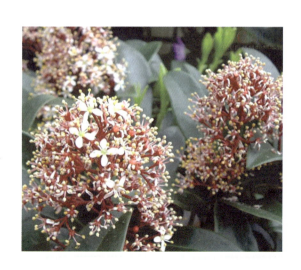

枸　橘

【别名】铁篱寨、臭橘、枸橘李、枳、臭杞、枳实、枸棘子、野橙子、铁篱笆、唐橘、臭枳子、臭刺、青旦旦、土枳实、钢橘子、枸橘梨、杨橘、枸橘子、野梨子、苦橘子、绿衣枳实、绿衣枳壳。

【来源】芸香科植物枸橘。

【药用部位】根皮，树皮屑，棘刺，叶，幼果，将成熟的果实，种子。

【生长习性】生于路边或山地上，常作绿篱栽培。

【分布及资源】芹阳办、村头、华埠等地，量较少。

【性味归经】未成熟的果：辛、苦、性温。归肝、胃经。叶：辛，温，无毒。

【功能主治】未成熟的果：疏肝和胃，理气止痛，消积化滞。主治胸胁胀满，脘腹胀痛，乳房结块，疝气疼痛，睾丸肿痛，跌打损伤，食积，便秘，子宫脱垂。叶：理气，祛风，消肿，散结。主治噎膈反胃，呕吐，口疮。

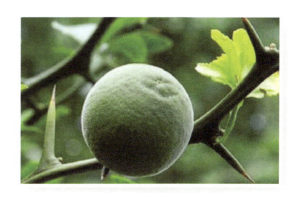

【用法用量】未成熟的果：9~15g，煎服，或煅研粉服。外用适量，煎水洗，或熬膏涂。叶：6~15g，煎服，或炒研作散剂。

臭　椿

【别名】臭椿、椿根皮。

【来源】苦木科植物臭椿。

【药用部位】干燥根皮或干皮。

【采收加工】全年均可剥取，晒干，或刮去粗皮晒干。

【生长习性】生于村庄、路边及向阳山坡疏林内。

【分布及资源】马金、林山及西部山区，资源较少。

【性味归经】苦、涩，寒。归大肠、肝、胃经。

【功能主治】清热燥湿，收敛止带，止泻，止血。主治赤白带下，湿热泻痢，久泻久痢，便血，崩漏。

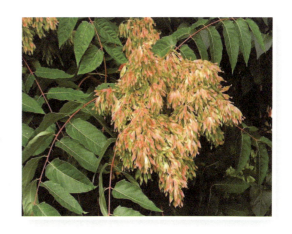

【用法用量】6~9g，煎服。

【注意事项】脾胃虚寒者慎用。

樗叶花椒

【别名】食茱萸、木满天星、海桐皮（浙江误称）。
【来源】芸香科花椒属植物樗叶花椒。
【药用部位】根、树皮、果实和叶。
【采收加工】根春秋采挖，树皮5月采收晒干，果实10—11月采收阴干，叶夏秋采集。
【生长习性】生于密林或阴湿地方。
【分布及资源】桐村等地，资源较少
【性味归经】根：苦，平，有小毒。树皮：苦，平。果实：辛，温，有小毒。
【功能主治】根：祛风通络，活血散瘀，解蛇毒。外用主治跌打肿痛，风湿关节痛。树皮：祛风湿，通经络。主治腰膝疼痛，顽痹，疥癣等。果实：温中，除湿，止痛，杀虫。可代花椒用。为芳香健胃、驱风药。主治中暑腹脘冷痛吐泻，并能驱蛔虫。叶：外用治毒蛇咬伤肿痛及外伤出血。
【用法用量】根外用适量。树皮，6~15g，煎服。果实，2~5g，煎服。叶外用适量。

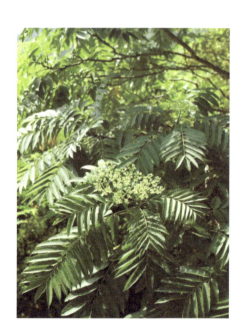

附：朵椒性味功效与樗叶花椒相同。

苦 木

【别名】苦皮树、苦树皮、苦皮子、苦胆木、赶狗木、熊胆树、土樗子。
【来源】本品为苦木科植物苦木。
【药用部位】干燥枝及叶。
【采收加工】夏、秋二季采收，干燥。
【生长习性】生于山坡、山谷沟边及岩石缝隙间。
【分布及资源】西部山区，量少。
【性味归经】苦，寒，有小毒。归肺、大肠经。
【功能主治】清热，祛湿，解毒。主治风热感冒，咽喉肿痛，腹泻下痢，湿疹，疮疖，毒蛇咬伤。
【用法用量】枝3~4.5g，叶1~3g，煎服。外用适量。

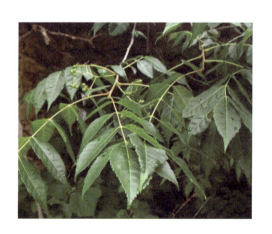

毛竹叶椒

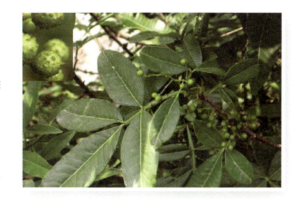

【别名】土花椒、山花椒、野花椒。
【来源】芸香科花椒属植物竹叶椒。
【药用部位】根、树皮、叶、果实及种子。
【采收加工】全年采根、树皮，秋季采果，夏季采叶，鲜用或晒干。
【生长习性】生于低山疏林下或灌丛中。
【分布及资源】苏庄、齐溪等山区，资源较少。
【性味归经】辛，微苦，温，有小毒。归脾、胃经。
【功能主治】温中理气，祛风除湿，活血止痛。根、果：胃腹冷痛，胃肠功能紊乱，蛔虫病腹痛，感冒头痛，风寒咳喘，风湿关节痛，毒蛇咬伤。叶：外用主治跌打肿痛，痈肿疮毒，皮肤瘙痒。
【用法用量】果3~9g，煎服。根15~30g，煎服。叶外用适量，鲜品捣烂敷或水煎洗患处。
【注意事项】孕妇忌服。

附：青花椒、野花椒与竹叶椒性味功效相同。

楝 科

苦 楝

【别名】苦楝、楝树果、楝枣子、苦楝树、森树、翠树、紫花树、川楝皮。
【来源】楝科植物川楝或楝。
【药用部位】干燥树皮和根皮。
【采收加工】春、秋二季剥取，晒干，或除去粗皮，晒干。
【生长习性】生于田野、路边、河边、低丘及村舍附近。

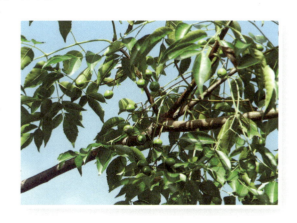

【分布及资源】全县公路旁，量较多。
【性味归经】苦，寒，有小毒。归肝、脾、胃经。
【功能主治】杀虫，疗癣。主治蛔虫病，蛲虫病，虫积腹痛。外用治疥癣瘙痒。
【用法用量】3~6g，煎服。外用适量，研末，用猪脂调敷患处。
【注意事项】孕妇及肝肾功能不全者慎用。

香椿

【别名】猪椿、红椿、春阳树、春菜树、春芽树、白椿、香树。
【来源】楝科植物香椿。
【药用部位】树皮或根皮的韧皮部（椿白皮）、叶（椿叶）、果实（香椿子）。
【生长习性】生于向阳山坡杂木林，常栽培于村旁路边。
【分布及资源】各地有零星栽培，量较少。
【性味归经】树皮及根皮的内层皮（椿白皮）：苦、涩，凉。归大肠、肝经。叶（椿叶）：苦，平。归心、脾、大肠经。果实（香椿子）：辛、苦，温。归肺、肝、大肠经。
【功能主治】椿白皮：除热，燥湿，涩肠，止血，杀虫。主治痢疾，泄泻，小便淋痛，便血，血崩，带下病，风湿腰腿痛。椿叶：消炎，解毒，杀虫。主治痔疮，痢疾。香椿子：祛风，散寒，止痛。主治泄泻，痢疾，胃痛。
【用法用量】椿白皮：6~15g，煎服，或入丸、散剂；外用煎水洗或熬膏服。椿叶：鲜者60~120g，煎服。香椿子：3~9g，煎服；或研末服。

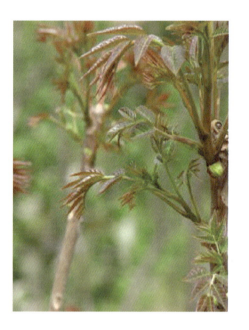

瓜子金

【别名】辰砂草、金锁匙、瓜子草、挂米草、竹叶地丁、金牛草。
【来源】远志科远志属植物瓜子金或卵叶远志。
【药用部位】全草。
【采收加工】秋季采集全草，洗净，晒干。
【生长习性】生于山坡，路旁或草丛中。
【分布及资源】全县各地，资源较少。
【性味归经】辛、苦，寒。归肺经。
【功能主治】活血散瘀，祛痰镇咳，解毒止痛。主治咽炎，扁桃体炎，口腔炎，咳嗽，小儿肺炎，小儿疳积，泌尿系结石，乳腺炎，骨髓炎。外用主治毒蛇咬伤，疔疮疖肿。
【用法用量】6~15g，鲜用30~60g，煎服。
附：狭叶香港远志与瓜子金功效相同。

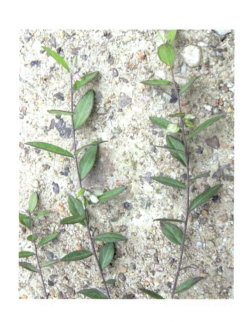

大 戟 科

交让木

【别名】山黄树（湖北），豆腐头（广东），枸血子、枸色子、水红。

【来源】大戟科植物交让木。

【药用部位】叶。

【生长习性】生于海拔800～1400m阴湿山坡，溪谷及常绿林中。

【分布及资源】苏庄、齐溪等地，量较少。

【性味归经】苦，凉。归肝经。

【功能主治】清热解毒。主治疮疖肿毒。

【用法用量】外用适量，捣烂敷。

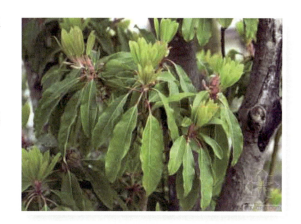

铁苋菜

【别名】人苋、血见愁、海蚌含珠、撮斗装珍珠、叶里含珠、野麻草。

【来源】大戟科铁苋菜属植物铁苋菜。

【药用部位】全草。

【采收加工】夏秋采集全草，去泥土，晒干。

【生长习性】生于向阳山坡、路边，村庄附近。

【分布及资源】全县各地，量较多。

【性味归经】苦、涩，凉。归肝、大肠经。

【功能主治】清热解毒，消积，止痢，止血。主治肠炎，细菌性痢疾，阿米巴痢疾，小儿疳积，肝炎，疟疾，吐血，衄血，尿血，便血，子宫出血。外用治痈疖疮疡，外伤出血，湿疹，皮炎，毒蛇咬伤。

【用法用量】15～30g，煎服。外用适量，鲜品捣烂敷患处。

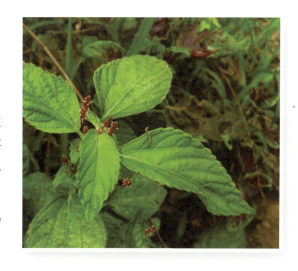

山麻杆

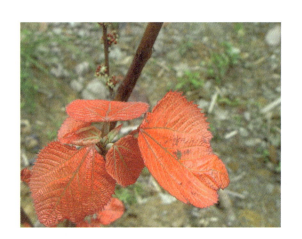

【别名】野火麻。
【来源】大戟科植物山麻杆。
【药用部位】茎皮及叶。
【采收加工】春、夏季采收，洗净，鲜用或晒干。
【生长习性】生于山坡或山洼、溪边灌丛中。通常庭园栽培。
【分布及资源】全县各地有零星栽培，量少。
【性味归经】淡，平。归大肠经。
【功能主治】驱虫，解毒，定痛。主治蛔虫病，狂犬、毒蛇咬伤，腰痛。
【用法用量】3~6g，煎服。外作用适量，鲜品捣敷。

油 桐

【别名】油桐树、桐油树、桐子树、光桐。
【来源】大戟科植物油桐。
【药用部位】根、叶、花及种子。
【生长习性】生于较低的向阳山坡和沟旁，以及呈酸性的土质深厚的砂质土壤。
【分布及资源】各地广泛栽培，量较多。
【性味归经】甘、微辛，寒，有小毒。归脾、肺、胃、肝经。
【功能主治】根：消积驱虫，祛风利湿。主治蛔虫病，食积腹胀，风湿筋骨痛，湿气水肿。叶：解毒，杀虫。外用主治疮疡，癣疥。花：清热解毒，生肌。外用主治烧烫伤。种子：吐风痰，消肿毒，利二便。主治风痰喉痹，瘰疬，疥癣，烫伤，脓疱疮，丹毒，食积腹胀，大小便不通。

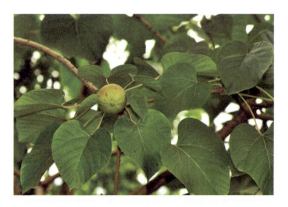

【用法用量】根：15~20g（鲜者30~60g），煎服，研末、炖肉或浸酒。叶：外用捣敷或烧灰研末撒。15~120g，煎服。种子：1~2枚，外用研末吹喉、捣敷或磨水涂。
【注意事项】孕妇慎服。

续随子

【别名】千两金、菩萨豆、续随子、联步、滩板救。
【来源】大戟科植物续随子。
【药用部位】干燥成熟种子。
【生长习性】生于向阳山坡或栽培于园圃中。
【分布及资源】芹阳办、长虹等地有少量分布，量少。
【性味归经】辛，温，有毒。归肝、肾、大肠经。
【功能主治】泻下逐水，破血消癥。主治二便不通，水肿，痰饮，积滞胀满，血瘀经闭。外用主治癣蚀疣，顽癣，赘疣。
【用法用量】1～2g，去壳，去油用，多入丸散服。外用适量，捣烂敷患处。
【注意事项】孕妇禁用。

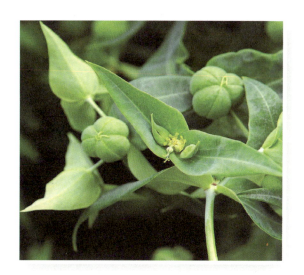

斑地锦

【别名】血筋草。
【来源】大戟科植物斑地锦。
【药用部位】干燥全草。
【生长习性】生于向阳山坡路旁、菜园地及庭园角落。
【分布及资源】全县各地，量较少。
【性味归经】辛，平。归肝、大肠经。
【功能主治】止血，清湿热，通乳。主治黄疸，泄泻，疳积，血痢，尿血，血崩，外伤出血，乳汁不多，痈肿疮毒。
【用法用量】15～50g（大剂量100g），煎服，或和鸡肝煮服。外用捣敷。

附：地锦草与斑地锦性味功效相同。

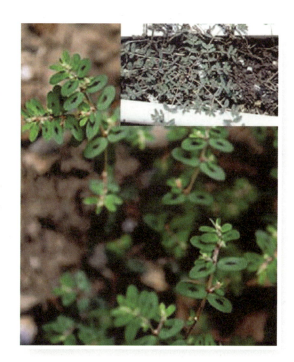

算盘子

【别名】算盘珠、野南瓜、果盒仔、金骨风、山金瓜、臭山橘、馒头果、狮子滚球。
【来源】大戟科算盘子属植物算盘子。
【药用部位】根和叶。
【采收加工】根全年可采，切片晒干；叶夏秋采集，晒干。
【生长习性】生于向阳山坡、路旁灌木丛及沟旁。
【分布及资源】全县各地，量较多。
【性味归经】微苦、涩，凉。归肾经。
【功能主治】清热利湿，祛风活络，解毒利咽。主治感冒发热，咽喉痛，疟疾，急性胃肠炎，消化不良，痢疾，风湿性关节炎，跌打损伤，白带，痛经。
【用法用量】15～30g，煎服。

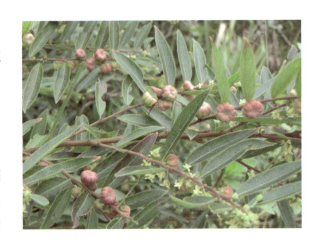

粗糠柴

【别名】香桂树、香檀、痢灵树、吕宋楸荚粉（腺体粉末）。
【来源】大戟科野桐属植物粗糠柴。
【药用部位】果实表面的粉状毛茸和根。
【采收加工】根随时可采，腺毛及毛茸秋季采收，晒干。
【生长习性】生于石灰岩地区的溪边和山谷杂木林中。
【分布及资源】大溪边、杨林等地，资源少。
【性味归经】微苦、微涩，凉。归肝经。
【功能主治】根：清热利湿。主治急、慢性痢疾，咽喉肿痛。果上腺体粉末：驱虫，驱绦虫兼能驱蛲虫、线虫。
【用法用量】根：15～30g，煎服。果上腺体粉末：成人每次6～9g，小儿1.5g。入胶囊、丸剂、锭剂等服之。

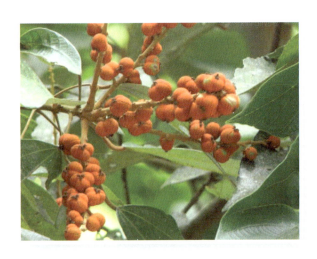

石岩枫

【别名】杠香藤、万刺藤、犁头枫（《浙江天目山药植志》），木贼枫藤（金华《常用中草药单方验方选编》），黄豆树（《中国高等植物图鉴》）。

【来源】大戟科植物石岩枫。

【药用部位】根或茎叶。

【生长习性】生于山坡裸岩旁或石坎上，常沿岩石蔓生，喜石灰质土壤。

【分布及资源】全县各地，量较少。

【性味归经】辛、苦、温。归肝经。

【功能主治】祛风活络，舒筋止痛。主治风湿痹痛，跌打损伤，痈肿疮疡。

【用法用量】杠香藤枝叶、五加皮、钻地风各9～15g，水煎服。（《浙江天目山药植志》）。

【注意事项】该物种为中国植物图谱数据库收录的有毒植物，其毒性为全株有毒。

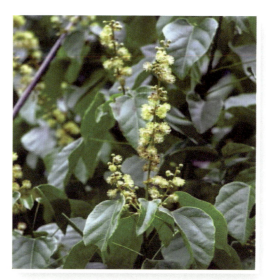

叶下珠

【别名】珍珠草、叶下珍珠、叶后珠、十字珍珠草、夜合草、夜合珍珠。

【来源】大戟科油柑属植物叶下珠。

【药用部位】全草。

【采收加工】夏秋采集全草，去杂质，晒干。

【生长习性】生于农地，山脚或路旁空地上。

【分布及资源】全县各地，量较少。

【性味归经】微苦、甘、凉。归肝、脾、肾经。

【功能主治】清热利尿，明目，消积。主治肾炎水肿，泌尿系感染、结石，肠炎，痢疾，疳积，角膜炎，黄疸型肝炎。外用主治青竹蛇咬伤。

【用法用量】15～30g，煎服。外用适量，鲜草捣烂敷伤口周围。

附：蜜柑草生长环境性味功效等与叶下珠相同。

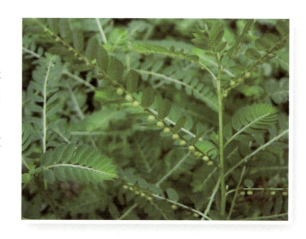

蓖 麻

【别名】大麻子、老麻了、草麻。
【来源】大戟科植物蓖麻。
【药用部位】种子、叶及根。
【生长习性】生于向阳山坡、路旁、宅周。
【分布及资源】全县各地，量较多。
【性味归经】叶（及子）：甘、辛，平。有小毒。根：淡、微辛，平。
【功能主治】叶：消肿拔毒，止痒。主治疮疡肿毒，鲜品捣烂外敷，主治湿疹搔痒，煎水外洗，可灭蛆、杀孑孓。根：祛风活血，止痛镇静。主治风湿关节痛，破伤风，癫痫，精神分裂症。蓖麻子：消肿拔毒，泻下导滞，通络利窍。主治痈疽肿毒，瘰疬，乳痈，喉痹，疥癞癣疮，烫伤，水肿胀满，大便燥结，口眼歪斜，跌打损伤。
【用法用量】根30~60g，煎服。蓖麻子：外用适量，捣敷或调敷。内服：入丸剂，1~5g，生研或炒食。
【注意事项】蓖麻子：孕妇及便滑者忌服。《本草经疏》："脾胃薄弱、大肠不固之人，慎勿轻用。"

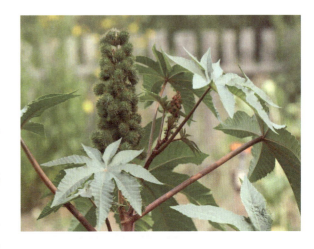

白乳木

【别名】银栗子、白木。
【来源】大戟科植物白乳木。
【药用部位】根、皮、叶。
【采收加工】夏秋采收，洗净，鲜用或晒干。
【生长习性】生于丘陵山坡杂木林或溪谷坑边丛林中。
【分布及资源】西部山区，量少。
【性味归经】甘、寒。归肾经。
【功能主治】消肿利尿。主治尿少浮肿等症。
【用法用量】15~30g，煎服。

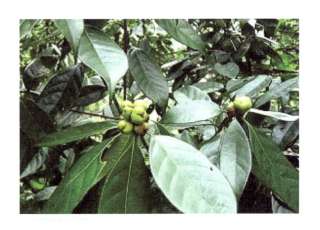

乌桕

【别名】桊子树、桕树、木蜡树、木油树、木梓树、虹树、蜡烛树。

【来源】大戟科植物乌桕属植物乌桕。

【药用部位】根皮、树皮、叶。

【采收加工】根皮及树皮四季可采，切片晒干；叶多鲜用。

【生长习性】生于山旱地或溪边，路边。

【分布及资源】全县各地，量较多。

【性味归经】苦，微温，有小毒。归肺、脾、肾、大肠经。

【功能主治】杀虫，解毒，利尿，通便。主治血吸虫病，肝硬化腹水，大小便不利，毒蛇咬伤。外用主治疔疮，鸡眼，乳腺炎，跌打损伤，湿疹，皮炎。

【用法用量】根皮3～9g，叶9～15g，煎服。外用适量，鲜叶捣烂敷患处，或煎水洗。

【注意事项】副作用为呕吐较剧，溃疡病患者忌服。

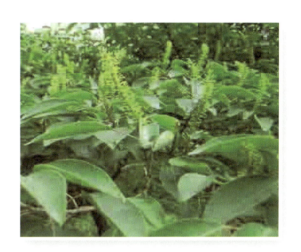

附：山乌桕与乌桕性味功效相同。

一叶萩

【别名】叶底珠、小粒蒿、花扫条、马扫帚牙、小孩拳、叶下珠、狗舌条、八颗叶下珠、扫帚条条。

【来源】大戟科植物一叶萩。

【药用部位】嫩枝叶及根。

【生长习性】生于河谷边。

【分布及资源】芹阳办、龙山底、华埠等河谷地带，资源不多。

【性味归经】辛、苦，温，有毒。归脾、肾经。

【功能主治】活血舒筋，健脾益肾。现代药理研究表明，其具有活血化瘀、收缩血管、抗肿瘤的作用。主治风湿腰痛，四肢麻木，偏瘫，阳痿，面神经麻痹，小儿麻痹后遗症。

【用法用量】9～15g，煎服。

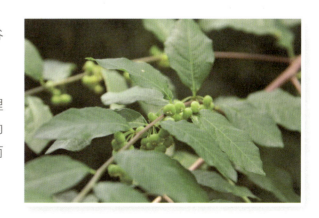

黄杨科

匙叶黄杨

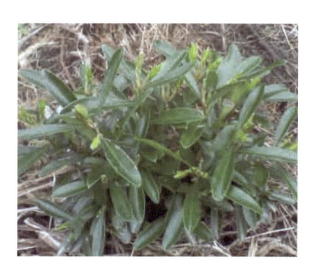

【别名】石黄杨、万年青。
【来源】黄杨科植物雀舌黄杨。
【药用部位】根、叶或花。
【生长习性】生于溪边石缝中、河岸边、山坡路边及杂木林中。
【分布及资源】全县山区，量少。
【性味归经】苦、甘，凉。归心、肺经。
【功能主治】止咳，止血，清热解毒。主治咳嗽，咳血，疮疡肿毒
【用法用量】9～15g，煎服。外用适量，捣烂敷。

小叶黄杨

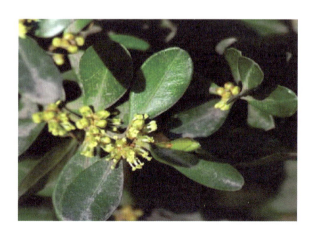

【别名】瓜子黄杨。
【来源】黄杨科植物小叶黄杨。
【药用部位】根及叶。
【生长习性】生于山坡及多石砾处。
【分布及资源】苏庄、大溪边等地，量少。
【性味归经】苦、辛，平。归肝经。
【功能主治】祛风湿，理气止痛，清热解毒。主治风湿痹痛，牙痛，胸腹气胀，疝痛，跌打损伤，热疖。
【用法用量】9～15g，煎服。外用适量，捣烂敷。

黄 杨

【别名】山黄杨(履巉岩本草)、千年矮、小黄插(《分类草药性》)、百日红、万年青、豆板黄杨、瓜子黄杨。

【来源】黄杨科植物黄杨。

【药用部位】茎枝、根(黄杨根)、嫩叶(黄杨木叶)及果实(黄杨子)。

【生长习性】生于溪边、山坡路边。

【分布及资源】芹阳办、华埠等地，量少。

【性味归经】苦，平，无毒。归肝经。

【功能主治】祛风湿，理气，止痛。主治风湿疼痛，胸腹气胀，牙痛，疝痛，跌打损伤。

【用法用量】15～30g，煎服，或浸酒。外用捣敷。

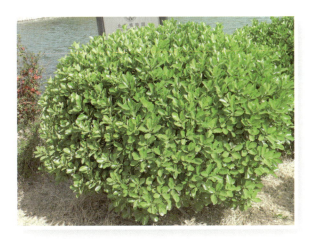

南酸枣

【别名】五眼果、四眼果、酸枣树、货郎果、连麻树、山枣树、鼻涕果。

【来源】漆树科植物南酸枣。

【药用部位】树皮及鲜果和果核。

【采收加工】树皮全年可采，熬膏备用。9—10月果熟时收，鲜用，或取果核果晒干。

【分布及资源】全县山区，量较多。

【生长习性】生于山坡杂木林中。

【性味归经】树皮：酸、涩，凉。果实：甘、酸，平。归脾、肝经。

【功能主治】树皮：解毒，收敛，止痛，止血。主治烧烫伤，外伤出血，牛皮癣。果实：行气活血，养心安神，消积，解毒，醒酒。主治气滞血瘀，胸痛，心悸气短，神经衰弱，失眠，支气管炎，食滞腹满，腹泻，疝气，烫火伤，醉酒。

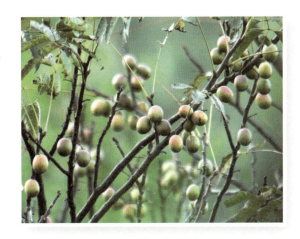

【用法用量】树皮：外用适量，不作内服。果实：30～60g，煎服；鲜果，2～3g，嚼食；果核，15～24g，煎服。外用适量，果核煅炭研末，调敷。

漆树科

黄连木

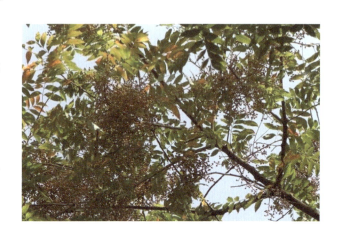

【别名】楷木、楷树、黄楝树、药树、药木。
【来源】漆树科植物黄连木。
【药用部位】根、树皮及叶。
【生长习性】生于低山、丘陵、路边及杂木林中。
【分布及资源】马金、大溪边等地,量较多。
【性味归经】苦,微寒。归心经。
【功能主治】清热,利湿,解毒,去暑止渴。主治痢疾,淋症,肿毒,牛皮癣,痔疮,暑热口渴,风湿疮及漆疮初起等病症。
【用法用量】9～15g,煎服。外用适量。

盐肤木

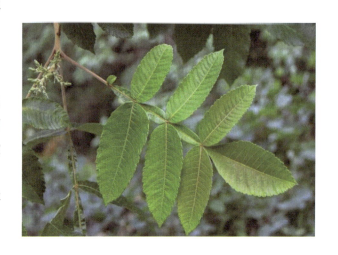

【别名】盐霜柏、盐酸木、敷烟树、蒲连盐、老公担盐、五倍子树。
【来源】漆树科植物盐肤木。
【药用部位】根、叶。
【采收加工】根全年可采,夏秋采叶,晒干。
【生长习性】生于阳光充足的山坡疏林及荒芜旷野中。
【分布及资源】全县广布,量较多。
【性味归经】酸、咸,寒。归肾经。
【功能主治】清热解毒,散瘀止血。根:主治感冒发热,支气管炎,咳嗽咯血,肠炎,痢疾,痔疮出血。根、叶外用主治跌打损伤,毒蛇咬伤,漆疮。
【用法用量】15～60g,煎服。外用适量,鲜叶捣敷或煎水洗患处。

木蜡树

【来源】漆树科植物木蜡树。

【药用部位】树皮、根皮及叶。

【生长习性】生于阳坡杂木林中或山谷溪边。

【分布及资源】苏庄、齐溪、杨林等地，量少。

【性味归经】辛，温，有小毒。归肝、胃经。

【功能主治】散瘀消肿，止血解毒。主治风湿腰痛，跌打损伤，刀伤出血，毒蛇咬伤。

【用法用量】9～15g，煎服。外用适量，捣烂敷，或浸酒涂擦。

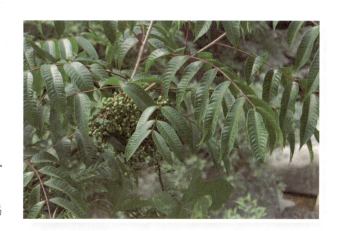

野漆树

【别名】染山红、臭毛漆树、山漆、山贼仔、漆树、痒漆树、擦子树、漆木。

【来源】漆树科漆树属植物野漆树。

【药用部位】根、叶、树皮及果。

【采收加工】根、树皮全年采，叶夏季采，果秋冬采。

【生长习性】生于路边及向阳的山谷杂木林中和旷野。

【分布及资源】苏庄、长虹等地，资源不多。

【性味归经】苦、涩，平，汁液有毒，叶果等无毒。归肺、肝、肾经。

【功能主治】平喘，解毒，散瘀消肿，止痛止血。主治哮喘，急、慢性肝炎，胃痛，跌打损伤。外用治骨折，创伤出血。

【用法用量】6～9g，煎服。外用适量，捣烂敷患处。

【注意事项】漆树过敏者宜慎用。

附：毛漆树性味功效野漆树相同。

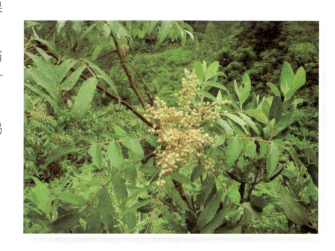

漆　树

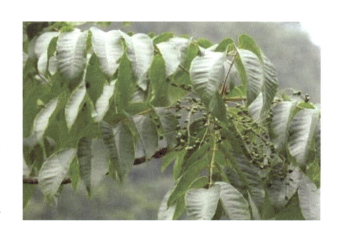

【别名】铁象杆、野漆树。
【来源】漆树科植物山漆树。
【药用部位】根、叶。
【采收加工】夏、秋采收。
【生长习性】多栽培于向阳避风的山坡，山脚。
【分布及资源】金村、芹阳办、林山等地，量不多。
【性味归经】辛、苦，温。归膀胱、脾经。
【功能主治】祛风湿、解毒消肿止痛。主治风湿痹痛，疮疡肿痛。
【用法用量】根6～10g，煎服，或浸酒。外用适量，叶捣敷，根煎汤熏洗。

冬青科

冬　青

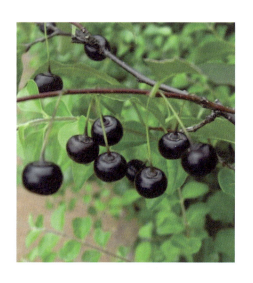

【别名】冻青。
【来源】冬青科植物冬青。
【药用部位】叶（冬青叶）、树皮（冬青皮）及果实（冬青子）。
【生长习性】生于向阳的山麓、山坡或灌木丛中。
【分布及资源】全县广布，量较多。
【性味归经】冬青叶：苦、涩，寒。冬青皮：甘、苦，凉，无毒。冬青子：甘、苦，凉，无毒。归肝、肾经。
【功能主治】冬青叶：主治烫伤，溃疡久治不愈，闭塞性脉管炎，急、慢性支气管炎，肺炎，尿路感染，菌痢，外伤出血，冻疮，皲裂。冬青皮：凉血解毒，止血止带，补益肌肤。主治烫伤，月经过多，白带。冬青子：祛风，补虚。主治风湿痹痛，痔疮。
【用法用量】冬青叶：外用：制成乳剂、膏剂涂擦。内服：浓煎成流浸膏服用。冬青皮：治烫伤，鲜品适量捣烂，加井水少许擂汁，放置半小时，上面凝起一层胶状物，取此胶状物外搽。冬青子：5～15g，煎服，或浸酒。

枸 骨

【别名】猫儿刺、老虎刺、八角刺、鸟不宿、狗骨刺、猫儿香、老鼠树。

【来源】冬青科植物枸骨。

【药用部位】嫩叶(枸骨茶)，叶(枸骨叶)，果实(枸骨子)及根。

【生长习性】生于山谷、溪边、杂木林或灌木林中。

【分布及资源】村头、大溪边等地，资源较少。

【性味归经】枸骨茶和叶：苦，微凉。枸骨子：苦、涩，微温。根：苦，凉。归肝、肾经。

【功能主治】枸骨茶和叶：补益肝肾，养阴清热。主治肺结核咯血，肝肾阴虚，头晕耳鸣，腰膝酸痛。枸骨子：补肝肾，止泻止带。主治体虚低热，白带，月经过多和腹泻等。根：祛风，止痛，解毒，清火。主治关节酸痛。

【用法用量】枸骨茶和叶：9~15g，煎服，浸酒或熬膏。外用：捣汁或煎膏涂敷。枸骨子：5~15g，煎服，或浸酒。根：6~9g，煎服，或煎水洗。

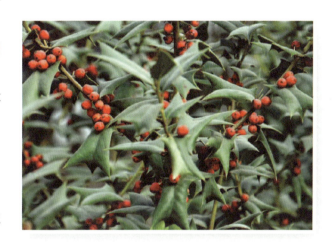

大叶冬青

【别名】红冬青，四季青。

【来源】冬青科植物大叶冬青。

【药用部位】叶。

【生长习性】生于阴湿的山谷杂木林或栽培于庭园。

【分布及资源】西部山区，资源较少。

【性味归经】苦、甘，寒。归肝、肺、胃经。

【功能主治】清热解毒，清头目，除烦渴，止泻。主治头痛，齿痛，目赤，热病烦渴，痢疾。

【用法用量】3~9g，煎服，或入丸剂。外用煎水熏洗。

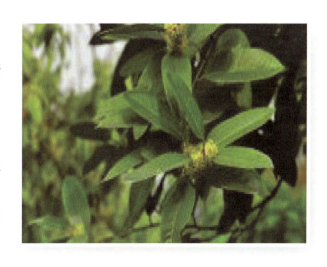

毛东青

【别名】乌尾丁、痈树、六月霜、细叶冬青、细叶青、苦田螺、老鼠啃、山冬青、毛披树、茶叶冬青、水火药、喉毒药、米碎丹、高山冬青、猫秋子草、毛雌子、美仔蕉、毛荣、六青、矮梯、耐糊梯、火烙木、山熊胆、毒药、酸味木。

【来源】冬青科植物毛冬青。

【药用部位】根、叶。

【采收加工】夏、秋采，切片晒干。

【生长习性】生于旷野和向阳山坡或沟谷灌丛中。

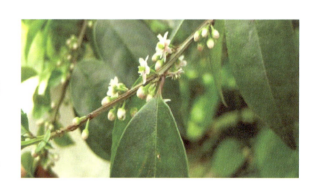

【分布及资源】苏庄、齐溪、杨林等地，量少。

【性味归经】微苦、甘，平，无毒。叶：苦、涩，平。归肺、大肠经。

【功能主治】清热解毒，活血通脉。主治风热感冒，肺热喘咳，喉头水肿，扁桃体炎，痢疾，冠心病，脑血管意外所致偏瘫，血栓闭塞性脉管炎，丹毒，烫伤，中心性视网膜炎，葡萄膜炎，以及皮肤急性化脓性炎症。

【用法用量】30～90g，煎服。外用煎汁涂或浸泡。

铁东青

【别名】救必应、熊胆木、白银香、白银木、过山风、红熊胆、羊不食。

【来源】冬青科植物铁冬青。

【药用部位】树皮或根皮。

【采收加工】全年均可采，鲜用或晒干。

【生长习性】生于温暖湿润的山间林缘。

【分布及资源】西部山区，量少。

【性味归经】苦，寒。归肺经。

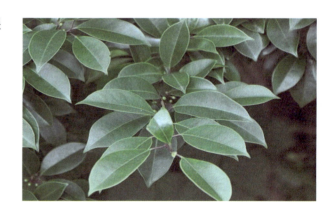

【功能主治】清热解毒，消肿止痛。主治感冒，扁桃体炎，咽喉肿痛，急性胃肠炎，风湿骨痛。外用治跌打损伤，痈疖疮疡，外伤出血，烧烫伤。

【用法用量】9～15g，煎服。外用适量，树皮研粉调油敷，鲜叶或根捣烂敷患处。

卫矛科

苦皮藤

【别名】马断肠、萝卜药、大马桑、酸枣子藤、老虎麻、苦树皮、菜药、棱枝南蛇藤、大钓鱼竿。

【来源】卫矛科植物苦皮藤。

【药用部位】根或根皮。

【生长习性】生于山坡密林、疏林或湿润灌木丛中。

【分布及资源】西部、东部山区，量少。

【性味归经】苦、寒，有小毒，归肝、肾经。

【功能主治】①舒筋活络，调经。②《陕西中草药》：清热解毒，消肿，杀虫。主治秃疮，黄水疮，骨折肿痛，阴道瘙痒。

【用法用量】15～30g，煎服。外用煎水洗或研末撒。

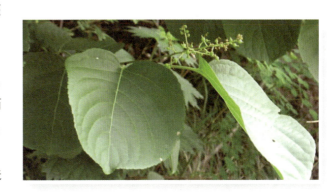

南蛇藤

【别名】金银柳（《盛京通志》），金红树、果山藤（狄尔士《中国植物名录》），药狗旦子（迈尔氏《中国植物名录》），蔓性落霜红（《中国树木分类学》），过山风、挂廊鞭、香龙草（《中国药植志》），穷搅藤、老石棵子（《东北药植志》），地南蛇、过山龙（《江西中药》），大伦藤、大南蛇、白龙、老龙皮、臭花椒（《湖南药物志》），穿山龙（《泉州本草》），老牛筋（《东北常用中草药手册》）。

【来源】卫矛科植物南蛇藤。

【药用部位】藤茎。

【生长习性】生于土层较厚的疏林或溪谷林缘灌木丛中。

【分布及资源】苏庄、齐溪、杨林等地，量少。

【性味归经】微辛，温，无毒。归肝经。

【功能主治】祛风湿，活血脉。主治筋骨疼痛，四肢麻木，小儿惊风，痧症，痢疾。

【用法用量】9～15g，煎服。

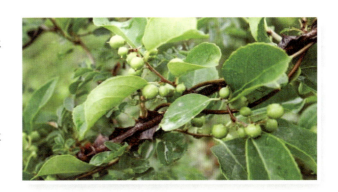

附：大芽南蛇藤、倒披针叶南蛇藤、短梗南蛇藤与南蛇藤性味功效相同。

卫 矛

【别名】卫矛、鬼箭（《本经》），神箭（《广雅》），六月凌（《植物名实图考》），八树、四棱锋、芸杨、鬼见愁（《中国树木分类学》），四面锋、篦箕柴（《浙江中药手册》），风枪林（《中国药植志》），山鸡条子（《东北药植志》），四面戟（《药材学》），千层皮、刀尖茶、雁翎茶、四棱茶（《辽宁经济植物志》）。

【来源】卫矛科植物卫矛。

【药用部位】具翅状物的枝条或翅状附属物。

【采收加工】全年可采，割取枝条后，除去嫩枝及叶，晒干，或收集其翅状物，晒干。

【生长习性】生于湿润的阔叶湿交林或灌丛中。

【分布及资源】马金、大溪边、林山等地，量少。

【性味归经】苦、辛，寒。归肝、脾经。

【功能主治】破血通经，解毒消肿，杀虫。主治癥瘕结块，心腹疼痛，闭经，痛经，崩中漏下，产后瘀滞腹痛，恶露不下，疝气，历节痹痛，疮肿，跌打伤痛，虫积腹痛，烫火伤，毒蛇咬伤。

【用法用量】内服：煎汤，4~9g，或浸酒或入丸、散。外用适量，捣敷或煎汤洗；或研末调敷。

【注意事项】妊娠不可服。

冬青卫矛

【别名】正木、扶芳树、四季青、七里香、日本卫矛。

【来源】卫矛科植物大叶黄杨。

【药用部位】根皮。

【采收加工】全年均可采，切段或树皮晒干。

【生长习性】庭园多栽培作绿篱。

【分布及资源】芹阳办、华埠等地，量少。

【性味归经】苦、辛，微温。归肾经。

【功能主治】祛风湿，强筋骨，活血止血。主治风湿痹痛，腰膝酸软，跌打伤肿，骨折，吐血。

【用法用量】15~30g，煎服，或浸酒。

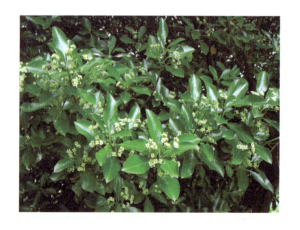

丝棉木

【别名】白皂树（《中国树木志略》），明开夜合（《河北习见树木图说》），桃叶卫矛（《中国树木分类学》），白杜（《中国高等植物图鉴》），鸡血兰（《贵州民间药物》），白桃树（《上海常用中草药》），野杜仲、白樟树、南仲根（《浙江民间常用草药》）。

【来源】卫矛科植物丝棉木。

【药用部位】根、树皮、果实或枝叶。

【采收加工】根、树皮、枝叶全年可采，果实秋季采收。

【生长习性】生于山坡、山麓、林缘、溪河两岸、路边及村庄附近。

【分布及资源】中部、南部河谷地带，量少。

【性味归经】苦、涩，寒。有小毒。归肝、脾、肾经。

【功能主治】祛风湿，活血，止血。主治风湿性关节炎，腰痛，血栓闭塞性脉管炎，衄血，漆疮，痔疮。

【用法用量】30~60g，煎服，或浸酒。外用煎水熏洗。

【注意事项】孕妇慎服。

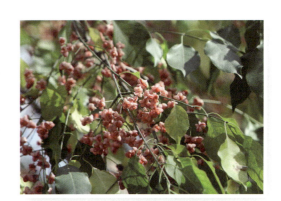

附：鸦椿卫矛与丝棉木性味功效相同。

肉花卫矛

【别名】野杜仲，四棱子。

【来源】卫矛科卫矛属植物肉花卫矛。

【药用部位】根。

【采收加工】全年可采，洗净切片晒干。

【生长习性】生于山坡灌木丛或林缘。

【分布及资源】苏庄、杨林、齐溪等地，量较少。

【性味归经】辛，平。归肾经。

【功能主治】软坚散结，祛风除湿，通经活络。主治淋巴结结核，跌打损伤，肾虚腰痛，风湿疼痛，闭经，痛经。

【用法用量】15~60g，大量可用至120g，煎服。

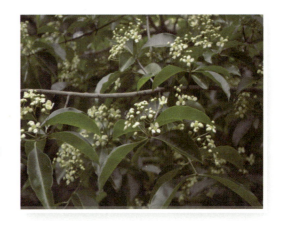

扶芳藤

【别名】滂藤（《本草拾遗》），岩青杠、岩青藤、万年青（《贵州民间药物》），卫生草、千斤藤、山百足（《广西药植名录》），抬络藤（《浙江天目山药植志》），白对叶肾、对叶肾、白垟络、土杜仲、藤卫矛（《浙江民间常用草药》），尖叶爬行卫矛（《贵州草药》），攀缘丝棉木（江西《草药手册》），坐转藤（《常用中草药手册》），小藤仲、爬墙虎、铁草鞋（《文山中草药》），换骨筋（《云南思茅中草药选》）。

【来源】卫矛科植物扶芳藤。

【药用部位】茎叶。

【采收加工】全年可采。

【生长习性】生于空旷山野或林缘，常匍匐于岩石上。

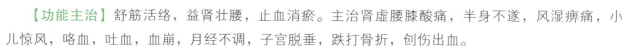

【分布及资源】全县广布，资源较多。

【性味归经】苦、甘、微辛，微温。归肝、脾、肾经。

【功能主治】舒筋活络，益肾壮腰，止血消瘀。主治肾虚腰膝酸痛，半身不遂，风湿痹痛，小儿惊风，咯血、吐血，血崩，月经不调，子宫脱垂，跌打骨折，创伤出血。

【用法用量】15～30g，煎服，或浸酒，或入丸、散。外用适量，研粉调敷，或捣敷，或煎水熏洗。

【注意事项】孕妇忌服。

大果卫矛

【来源】卫矛科植物大果卫矛。

【药用部位】根。

【生长习性】生于背阳的山坡、溪谷混交或林缘。

【分布及资源】苏庄、齐溪、杨林等地，量少。

【性味归经】苦，凉。肝、脾、肾经。

【功能主治】壮腰健肾，健脾调经，化瘀利湿。主治肾虚腰痛，头晕耳鸣，腰脊软弱无力，脾虚，经血不调，赤白带下，产后恶露不净等。

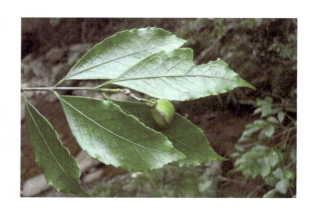

【用法用量】9～15g，煎服。

垂丝卫矛

【别名】球果卫矛、五棱子（《浙江天目山药植志》），青皮树（《中国高等植物图鉴》），小米饭、暖木（《中国经济植物志》）。

【来源】卫矛科植物垂丝卫矛。

【药用部位】根、根皮及茎皮。

【采收加工】采收和储藏：夏、秋季采茎，剥皮鲜用或晒干。秋后采根，鲜用或剥皮晒干。

【生长习性】生于山坡、山谷杂木林或裸岩旁和溪谷边。

【分布及资源】苏庄、齐溪等地，量少。

【性味归经】苦、辛，平，归心、大肠、肝经。

【功能主治】祛风除湿，活血通经，利水解毒。主治风湿痹痛，痢疾，泄泻，痛经，闭经，跌打骨折，脚气，水肿，阴囊湿痒，疮疡肿毒。

【用法用量】15~30g，煎服。外用适量，煎水熏洗，或捣敷，或研末调敷。

【注意事项】孕妇忌服。

槭树科

雷公藤

【别名】黄藤根、黄药、水莽草、断肠草、菜虫药、南蛇根、三棱花，旱禾花（《湖南药物志》），黄藤木（《广西药植名录》），红药、红紫根、黄藤草（江西《草药手册》）。

【来源】卫矛科植物雷公藤。

【药用部位】根、叶及花。

【采收加工】夏、秋采收。

【生长习性】生于阴湿山坡，河谷或旷野。

【分布及资源】全县各地，资源较多。

【性味归经】苦、辛，寒，大毒。归心、肝经。

【功能主治】祛风除湿，活血通络，消肿止痛，杀虫解毒。主治类风湿性关节炎，风湿性关节炎，肾小球肾炎，肾病综合征，红斑狼疮、口眼干燥综合征、白塞病，湿疹，银屑病，麻风病，疥疮，顽癣。

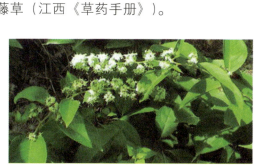

【用法用量】去皮根木质部分15~25g，带皮根10~12g。文火沸煎2小时以上，也可制成糖浆、浸膏片等。研粉装胶囊服，每次0.5~1.5g，每日3次。外用适量，研粉或捣烂；或制成酊剂、软膏涂擦。外敷不可超过半小时，否则起泡。

【注意事项】本品有大毒，内服宜慎。凡疮痒出血者慎用。

附：昆明山海棠与雷公藤性味功效相同。

秀丽槭

【别名】丫角枫、五角枫。
【来源】槭树科植物秀丽槭。
【药用部位】根及根皮。
【采收加工】夏、秋季采挖，洗净，切片或剥皮，鲜用或晒干备用。
【生长习性】生于岩石及山坡杂木林中。
【分布及资源】全县山区，量少。
【性味归经】辛、苦，平。归肝经。
【功能主治】祛风除湿，止痛接骨。主治风湿关节疼痛，骨折。
【用法用量】30~60g，煎服，鲜品加倍。外用适量，鲜品捣敷。

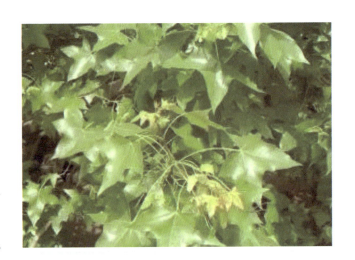

茶条槭

【别名】茶条牙、茶条子、麻良子、茶条木、茶条树。
【来源】槭树科茶条槭。
【药用部位】叶、芽。
【生长习性】生于向阳山坡疏林内及林缘。
【分布及资源】全县各地，量较多。
【性味归经】苦，寒。归肝经。
【功能主治】清热明目。主治肝热目赤，昏花。
【用法用量】适量，白开水冲饮。

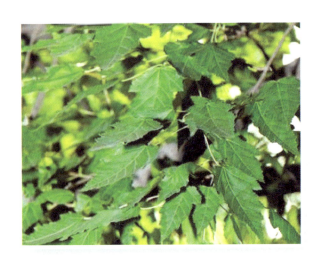

鸡爪槭

【别名】鸡爪枫，槭树、小叶五角鸦枫、阿斗先、柳叶枫。

【来源】槭树科植物鸡爪槭。

【药用部位】枝、叶。

【采收加工】夏季采收枝叶，晒干，切段。

【生长习性】生于温暖湿润的向阳山坡杂木林中。

【分布及资源】全县山区，资源稀少。

【性味归经】辛、微苦，平。归肝经。

【功能主治】行气止痛，解毒消痈。主治气滞腹痛，痈肿发背。

【用法用量】5~10g，煎服。外用适量，煎水洗。

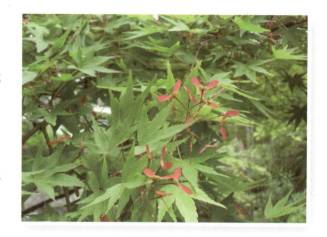

省沽油科

野鸦椿

【别名】名酒药花、鸡肾果（广西），鸡眼睛（四川），小山辣子、山海椒（云南），芽子木（湖南），红棕（湖北、四川）。

【来源】省沽油科野鸦椿属植物野鸦椿。

【药用部位】以根和果实入药。

【采收加工】秋季采集，分别晒干。

【生长习性】生于丘陵、旷野和向阳山坡灌丛间。

【分布及资源】全县各地，量少。

【性味归经】根：微苦，平。果：辛，温。归肺、大肠经。

【功能主治】根：解表，清热，利湿。主治感冒头痛，痢疾，肠炎。果：祛风散寒，行气止痛。主治月经不调，疝痛，胃痛。

【用法用量】根15~30g；果9~15g，煎服。

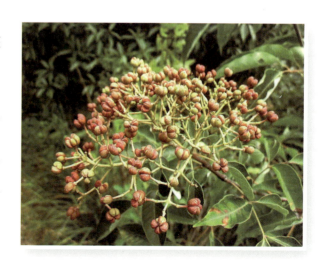

七叶树科

七叶树

【别名】梭椤树、梭椤子、天师栗、开心果、猴板栗。

【来源】七叶树科植物七叶树。

【药用部位】干燥成熟种子。

【采收加工】秋季果实成熟时采收，除去果皮，晒干或低温干燥。

【生长习性】生于湿润疏松的肥沃土壤及溪边杂木林缘。

【分布及资源】西部山区，量少。

【性味归经】甘，温。归肝、胃经。

【功能主治】理气，宽中，通络，杀虫。主治胃脘胀痛，疳积，疟疾，痢疾等。

【用法用量】3～9g，煎服。或烧存性研末。

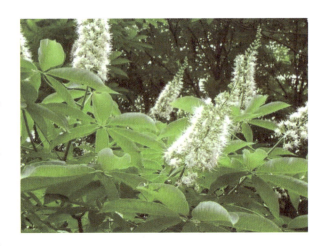

无患子科

全绿叶栾树

【别名】黄山栾树、全缘栾树、复羽叶栾树、南栾、大夫树、灯笼树。

【来源】无患子科植物全绿叶栾树。

【药用部位】根及花。

【生长习性】生于丘陵、山麓及谷地。

【分布及资源】全县各地，量较多。

【性味归经】苦，寒。归肝经

【功能主治】消肿，止痛，活血，驱蛔。主治风热咳嗽。花能清肝明目，清热止咳。

【用法用量】3～6g，煎服。

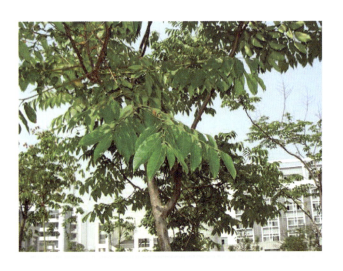

无患子

【别名】木患子、肥珠子、油珠子、菩提子、圆肥皂、桂圆肥皂、洗手果、油患子、油皂果。

【来源】无患子科植物无患子。

【药用部位】种子。

【采收加工】秋季采摘成熟果实,除去果肉和果皮,取种子晒干。

【生长习性】本品多为野生入药。喜生于温暖,土壤松而稍湿润山坡疏林或树旁较肥沃的向阳地区。

【分布及资源】各地有栽培,量少。

【性味归经】苦、辛,寒,小毒。归心、肺经。

【功能主治】清热,祛痰,消积,杀虫。主治喉痹肿痛,肺热咳喘,音哑,食滞,疳积,蛔虫腹痛,滴虫性阴道炎,癣疾,肿毒。

【用法用量】3~6g,煎服,或研末。外用适量,烧灰或研末吹喉、擦牙,或煎汤洗,或熬膏涂。

【注意事项】脾胃虚寒者慎用。

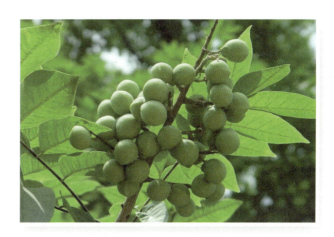

清风藤科

笔罗子

【别名】山枇杷、毛鼻良。

【来源】清风藤科植物笔罗子。

【药用部位】果实。

【采收加工】秋季果实成熟时采收,晒干。

【生长习性】生于山坡、溪边、林缘或阔叶杂木林中及灌木丛内。

【分布及资源】东、西部山区,量少。

【性味归经】辛、苦,平。归肺经。

【功能主治】解表,止咳。主治感冒,咳嗽。

【用法用量】6~9g,煎服。

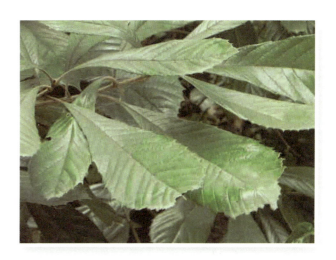

凤仙花科

凤仙花

【别名】金凤花、灯盏花、好女儿花、指甲花、海莲花、指甲桃花、金童花、竹盏花。

【来源】凤仙花科植物凤仙花。

【药用部位】花。

【采收加工】夏、秋季开花时采收，鲜用或阴、烘干。

【生长习性】栽培于房前屋后及庭园内。

【分布及资源】全县广布，量较多。

【性味归经】甘、苦，性微温。归肝经。

【功能主治】祛风除湿，活血止痛，解毒杀虫。主治风湿肢体痿废，腰胁疼痛，妇女经闭腹痛，产后瘀血未尽，跌打损伤，骨折，痈疽疮毒，毒蛇咬伤，鹅掌风，灰指甲

【用法用量】1.5～3g，煎服，鲜品可用至3～9g，或研末，或浸酒。外用适量，鲜品研烂涂或煎水洗。

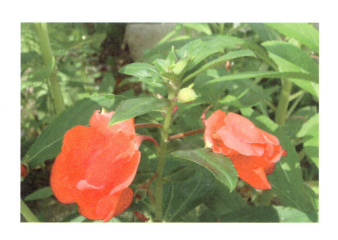

牯岭凤仙花（野凤仙）

【别名】野凤仙。

【来源】凤仙花科植物牯岭凤仙花。

【药用部位】全草或茎。

【采收加工】夏、秋季采收，鲜用或晒干。

【生长习性】生于沟边草丛中或山谷阴湿处。

【分布及资源】全县各地，量少。

【性味归经】辛，温。归肝经。

【功能主治】消积，止痛。主治小儿疳积，腹痛，牙龈溃烂。

【用法用量】6～9g，煎服。外用适量，老梗腌过炙成炭调油涂牙龈。

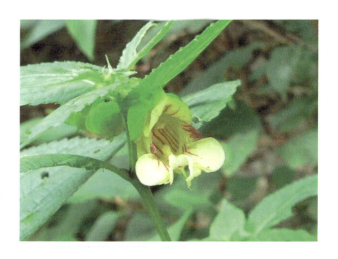

鼠李科

紫青藤

【别名】青藤、画眉杠、铁骨散、常青藤、山黄芪、小叶青、画眉跳杠、铁包金、大叶铁包金。

【来源】鼠李科植物牯岭勾儿茶。

【药用部位】根或茎藤。

【采收加工】春、夏季采茎藤，鲜用或切段晒干。秋后采根，鲜用或切片晒干。

【生长习性】生于海拔300~2150m的向阳山地、灌丛、林缘、丘陵、山坡路旁。

【分布及资源】苏庄、齐溪等地，量少。

【性味归经】微涩，温。归肝、脾经。

【功能主治】祛风除湿，活血止痛，健脾消疳。主治风湿痹痛，产后腹痛，痛经，经闭，外伤肿痛，小儿疳积，毒蛇咬伤。

【用法用量】15~30g，大剂量30~90g，煎服。外用适量，捣敷。

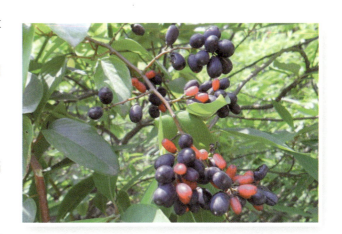

毛勾儿茶

【别名】大叶勾儿茶、胡氏勾儿茶

【来源】鼠李科植物大叶勾儿茶。

【药用部位】根、茎藤。

【采收加工】春、夏季采收茎藤，鲜用或切段晒干。秋后采根，鲜用或切片晒干。

【生长习性】生于海拔1000m以下的山坡、灌丛和林中。

【分布及资源】苏庄、齐溪等地，量少。

【性味归经】微涩，温。归肝经。

【功能主治】祛风利湿，活血止痛，解毒。主治风湿关节痛，胃痛，痛经，小儿疳积，跌打损伤，多发性疖肿。

【用法用量】10~30g，煎服，或浸酒。

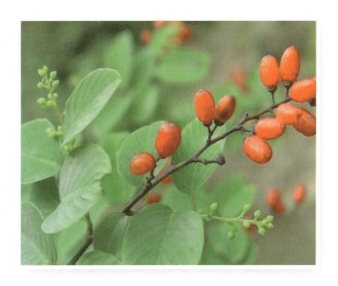

枳椇

【别名】枳椇子（种子）、鸡爪树、鸡脚爪、万字果、万寿果、橘扭子、转扭子、九扭。
【来源】鼠李科枳椇属植物拐枣。
【药用部位】以树皮与种子入药。
【采收加工】树皮全年可采；种子于果熟时采集晒干，碾碎果壳收种子。
【生长习性】生于海拔2100m以下的开旷地、山坡林缘或疏林中；庭院宅旁常有栽培。
【分布及资源】苏庄、大溪边、芹阳办等地，量较多。
【性味归经】甘，平，归胃经。
【功能主治】子：清热利尿，止咳除烦，解酒毒。主治热病烦渴，呃逆，呕吐，小便不利，酒精中毒。

树皮：活血，舒筋解毒，主治腓肠肌痉挛，食积，铁棒锤中毒。

果梗：健胃，补血。蒸熟浸酒，作滋养补血用。
【用法用量】子、树皮9~15g，煎服。

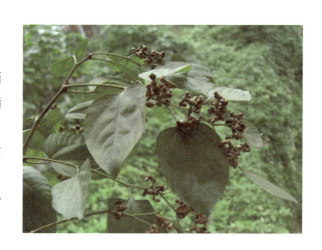

冻绿刺

【别名】鸭屎树、野苦楝子、洞皮树、山绿柴、黑鸟枝刺、黑旦子、偶栗子、冻绿、冻绿树、老鹳眼。
【来源】鼠李科植物圆叶鼠李的茎、叶、根皮。夏、秋季采收，晒干。
【生长习性】生于海拔1600m以下的山坡裸岩旁或灌丛中、山脚乱石堆、沟边，常栽培作绿篱。
【分布及资源】全县各地，量少。
【性味归经】苦、涩，寒。归肺、脾、胃、大肠经。
【功能主治】杀虫消食，下气祛痰。主治寸白虫，食积，瘰疬，哮喘。
【用法用量】9~15g，煎服。

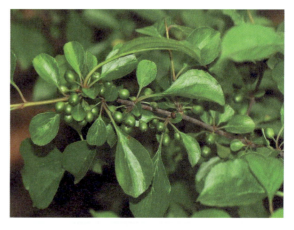

黎辣根

【别名】梨罗根、红点秤、一扫光、铁包金、山绿篱根、黎头很、琉璃根、土黄柏、马灵仙、山六厘、山黄、六厘柴、癫痫柴、苦李根。

【来源】鼠李科植物长叶冻绿。

【药用部位】根或根皮。

【采收加工】秋后采收，鲜用或切片晒干。或剥皮晒干。

【生长习性】生于海拔2000m以下的山地林下或灌丛中。

【分布及资源】全县各地，量少。

【性味归经】苦、辛，平，有毒。归肝经。

【功能主治】清热解毒，杀虫利湿。主治疥疮，顽癣、疮疖、湿疹、荨麻疹、癫痫头、跌打损伤。

【用法用量】3~5g煎服，煎水熏洗，或捣敷，或研末调敷，或磨醋擦患处，或浸酒。

【注意事项】本品有毒，内服宜注意。

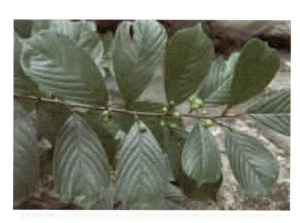

鼠 李

【别名】牛李、鼠梓、赵李、皂李、山李子、乌巢子、牛李子、女儿茶、牛筋子、楮李、乌搓子、牛皂子、绿子、乌罡子、牛消子、禾镰子、羊史子、红冻、鹿梨、油葫芦子、大脑头。

【来源】鼠李科植物冻绿。

【药用部位】果实。

【采收加工】8—9月果实成熟时采收，除去果柄，鲜用或微火烘干。

【生长习性】生于海拔1500m以下的向阳山地、丘陵、山坡草丛、灌丛或疏林中。

【分布及资源】全县低山丘陵，量少。

【性味归经】苦、甘，凉。归肝、肾经。

【功能主治】清热利湿，消积通便。主治水肿腹胀、疝瘕、瘰疬、疮疡、便秘。

【用法用量】6~12g，煎服，或研末，或熬膏。外用适量，研末油调敷。

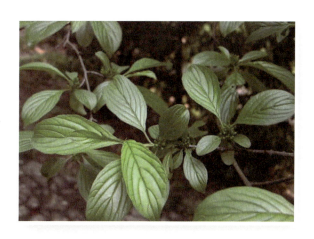

雀梅藤

【别名】刺杨梅、对节巴、酸梅簕、札梅、刺晚、对接木、瘤毒藤、摘木、雀梅酸、五金龙、岩溪蓄、对节刺。

【来源】鼠李科植物雀梅藤。

【药用部位】根。

【采收加工】秋后采根，洗净鲜用或切片晒干。

【生长习性】生于海拔2100m以下的丘陵、山地林下或灌丛中。

【分布及资源】全县各地，量少。

【性味归经】甘、淡，平。归肺、肾经。

【功能主治】降气，化痰，祛风利湿。主治咳嗽，哮喘，胃痛，鹤膝风，水肿。

【用法用量】9~15g，煎服，或浸酒。外用适量，捣敷。

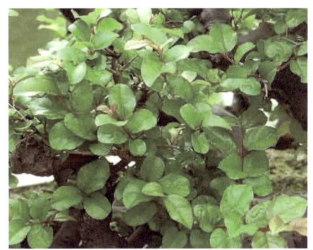

枣

【别名】红枣，干枣，良枣，美枣。

【来源】鼠李科植物枣。

【药用部位】干燥成熟果实。

【采收加工】秋季果实成熟时采收，晒干。

【生长习性】生于海拔1700m以下的山区、丘陵或平原，全国各地广为栽培，栽培品种甚多。

【分布及资源】全县各地有零星栽培，量少。

【性味归经】甘，温。归脾、胃经。

【功能主治】补脾胃，益气血，安心神，调营卫，和药性。主治脾胃虚弱，气血不足，食少便溏，倦怠乏力，心悸失眠，妇人脏躁，营卫不和。

【用法用量】10~30g，煎服。

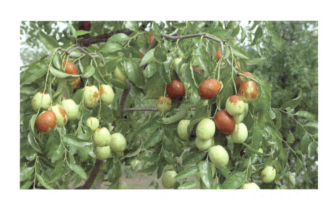

葡萄科

蛇葡萄

【别名】酸藤、山葡萄、爬山虎、野葡萄、烟火藤、山天萝、过山龙、母苦藤、酸古藤、禾黄藤、禾稼子藤、绿葡萄、假葡萄、水葡萄。

【来源】葡萄科植物蛇葡萄。

【药用部位】茎叶。

【采收加工】夏、秋季采收茎叶，洗净，鲜用或晒干。

【生长习性】生于海拔300~1200m的山谷疏林或灌丛中。

【分布及资源】各地有零星分布，量少。

【性味归经】苦，凉。归心、肝、肾经。

【功能主治】清热利湿，散瘀止血，解毒。主治肾炎水肿，小便不利，风湿痹痛，跌打瘀肿，内伤出血，疮毒。

【用法用量】15~30g，鲜品倍量，或泡酒。外用适量，捣敷研煎水洗，或研末撒。

蛇葡萄根皮

【别名】蛇白蔹、假葡萄、野葡萄、山葡萄、绿葡萄、见毒消。

【来源】葡萄科蛇葡萄属植物蛇葡萄，以根皮入药。春秋采，去木心，切段晒干或鲜用。

【性味归经】辛、苦，凉。

【功能主治】清热解毒，祛风活络，止痛，止血。主治风湿性关节炎，呕吐，腹泻，溃疡病。外用治跌打损伤，肿痛，疮疡肿毒，外伤出血，烧烫伤。

【用法用量】3~9g，水煎或研末冲服。外用适量，鲜品捣烂敷患处。

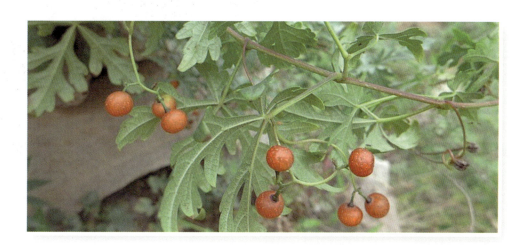

无莿根

【别名】赤枝山葡萄、牛牵丝、红血龙、山甜茶、白菇茶、辣梨茶、狮子藤、虾须藤、过山龙、骨疼搜、红脑藤、藤茶、铁甲将军、母猪精藤、田浦茶、背带藤。

【来源】葡萄科植物粤蛇葡萄。

【药用部位】根或全株。

【采收加工】全株在夏、秋季采收，洗净，除去杂质，切碎，晒干。秋后挖取根部，洗净，切片，晒干。

【生长习性】生于山区灌丛或密林中。

【分布及资源】全县低山丘陵，量少。

【性味归经】辛，苦，凉。归心、脾经。

【功能主治】祛风化湿，清热解毒。主治夏季感冒，风湿痹痛，痈疽肿毒，湿疮湿疹。

【用法用量】15～30g，煎服。外用适量，煎水洗，捣烂或研末调敷。

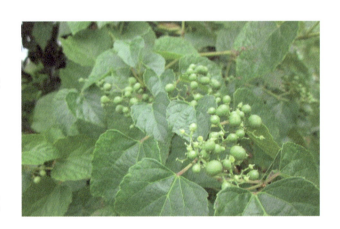

九牛薯

【别名】九龙根、九牛子、钻地羊。

【来源】葡萄科植物角花乌蔹莓。

【药用部位】块根。

【采收加工】全年可采，挖出块根，除去泥土，切片，晒干。

【生长习性】生于溪边、山谷、林缘、村边灌木丛中。

【分布及资源】全县各地，量少。

【性味归经】甘，平。归肺经。

【功能主治】润肺止咳，止血。主治肺痨咳嗽，痰中带血，崩漏。

【用法用量】6～15g，煎服。

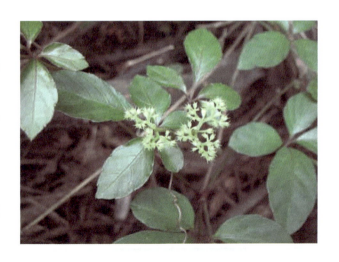

乌蔹莓

【别名】母猪藤、红母猪藤、五爪龙、五叶藤、五龙草。
【来源】葡萄科植物乌蔹莓。
【药用部位】全草或根。
【采收加工】夏、秋季割取藤茎或挖出根部，除去杂质，洗净，切段，晒干或鲜用。
【生长习性】生于山坡、路旁灌木林中，常攀缘于它物上。
【分布及资源】全县广布，量较多。
【性味归经】苦、酸，寒。归心、肝、胃经。
【功能主治】清热利湿，解毒消肿。主治热毒痈肿，疔疮，丹毒，咽喉肿痛，蛇虫咬伤，水火烫伤，风湿痹痛，黄疸，泻痢，白浊，尿血。
【用法用量】15～30g，煎服，浸酒或捣汁饮。外用适量，捣敷。

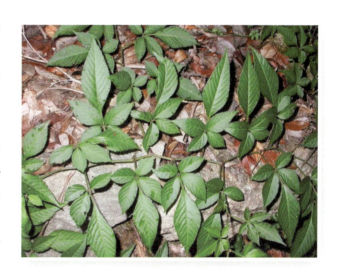

五叶壁藤

【别名】大绿藤、五爪龙、山里七、爬墙风、五爪风、藤五加、青龙藤、五爪金龙、五盘藤。
【来源】葡萄科植物绿爬山虎。
【药用部位】根、茎或叶。
【采收加工】秋、冬季采收根及茎，洗净，切片或段，鲜用或晒干。夏、秋季采叶，鲜用或晒干。
【生长习性】常攀缘于墙壁、岩石上。
【分布及资源】各地有零星分布，量少。
【性味归经】辛，温。归肝、肾经。
【功能主治】祛风除湿，散瘀通络，解毒消肿。主治风湿痹痛，腰肌劳损，四肢麻木，跌打瘀肿，骨折，痈肿，毒蛇咬伤。
【用法用量】10～15g，煎服，鲜品倍量，或浸酒。外用适量，煎水洗，或捣烂、研末调敷。

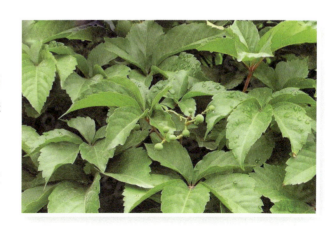

爬山虎

【别名】假葡萄藤、走游藤、飞天蜈蚣、枫藤、爬墙虎、地锦。
【来源】葡萄科爬山虎属植物爬山虎。
【药用部位】以根和茎入药。
【采收加工】落叶前菜茎，切段晒干备用，根全年可采。
【生长习性】多攀缘于岩石、大树或墙壁上。
【分布及资源】全县有零星分布，量少。
【性味归经】甘、涩，温。归肝经。
【功能主治】祛风通络，活血解毒。主治风湿关节痛。外用主治跌打损伤，痈疖肿毒。
【用法用量】15~30g，水煎或泡酒服。外用适量，根皮捣烂，酒调敷患处。

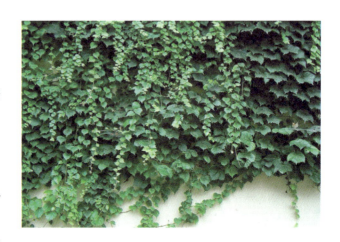

吊岩风

【别名】红葡萄藤、爬山虎、上木蛇、上木三叉虎、三叉虎、上竹龙、上树蜈蚣。
【来源】葡萄科植物异叶爬山虎。
【药用部位】根、茎或叶。
【采收加工】秋、冬季挖取全株，洗净，摘除叶片，根、茎分别切段或切片，鲜用或晒干。叶可鲜用。
【生长习性】生于山坡灌丛或岩石上，亦有栽培。
【分布及资源】全县有零星分布，量少。
【性味归经】微辛、涩，温，无毒。归肝经。
【功能主治】祛风除湿，散瘀止痛，解毒消肿。主治风湿痹痛，胃脘痛，偏头痛，产后瘀滞腹痛，跌打损伤，痈疮肿毒。
【用法用量】15~30g，煎服。外用适量，煎水洗，或捣敷，或研末撒。
【注意事项】孕妇禁服。

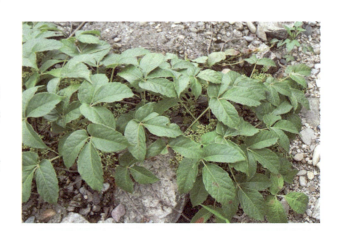

粉叶地锦

【别名】细母猪藤、五皮风、五叶龙。
【来源】葡萄科植物粉叶爬山虎。
【药用部位】藤茎或根。
【采收加工】秋、冬季采收茎及根，洗净，切片或段，鲜用或晒干。
【生长习性】常攀缘于墙、岩石或树干上。
【分布及资源】各地有零星分布，量少。
【性味归经】辛、甘，平。归肺、肝经。
【功能主治】祛风除湿，解毒疗疮。主治风湿关节痛，妇女白带，无名肿毒
【用法用量】15～30g，煎服，或浸酒。

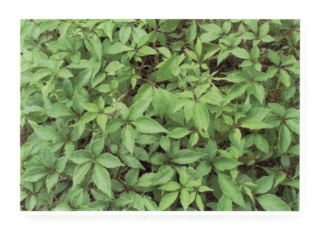

三叶青

【别名】金线吊葫芦、丝线吊金钟、三叶扁藤、石老鼠、小扁藤、石猴子、土经丸、三叶对。
【来源】葡萄科崖爬藤属植物三叶青。
【药用部位】以块根或全草入药。
【采收加工】全年可采，晒干或鲜用。
【生长习性】生于山坡灌丛、山谷、溪边林下岩石缝中。
【分布及资源】全县边缘山区，资源稀少。杨林、村头、齐溪等地有种植。
【性味归经】甘、微苦，微凉。归脾、胃经。
【功能主治】清热解毒，祛风化痰，活血止痛。主治小儿高热惊厥，痢疾，支气管炎，肺炎，咽喉炎，肝炎及病毒性脑膜炎。外用主治毒蛇咬伤，扁桃体炎，蜂窝织炎，跌打损伤。
【用法用量】3～9g，煎服。外用适量。

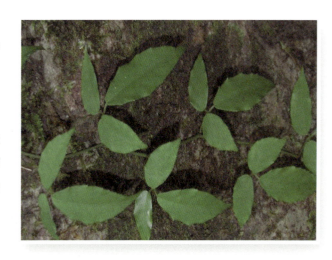

刺葡萄

【别名】山葡萄。
【来源】葡萄科刺葡萄。
【药用部位】以根入药。
【生长习性】生于较阴湿的山谷、沟边或林下灌丛中。
【分布及资源】全县山区，量较少。
【性味归经】苦、淡，平。归肝、膀胱经
【功能主治】祛风湿，利小便。主治慢性关节炎，跌打损伤。
【用法用量】鲜根120g，水煎或泡酒服。

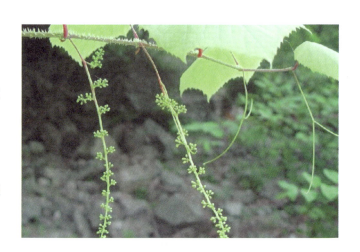

葛藟

【别名】割谷镰藤、野葡萄、栽秧藤。
【来源】葡萄科葛藟。
【药用部位】以根、茎、果实入药。
【生长习性】生于山坡、林边或路旁灌丛中。
【分布及资源】全县各地，量少。
【性味归经】甘，平。归肝、脾、肾经。
【功能主治】补五脏，续筋骨，长肌肉，化瘀止血，消食积。主治骨节酸痛，跌打损伤等。
【用法用量】咳嗽，吐血：果9~15g，水煎服。积食：果、叶各15g，水煎服。骨节酸痛，跌打损伤：根皮用甜酒捣烂敷患处。

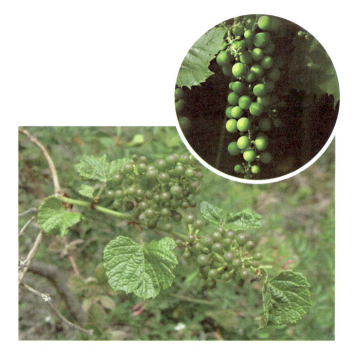

蘡薁(婴奥)

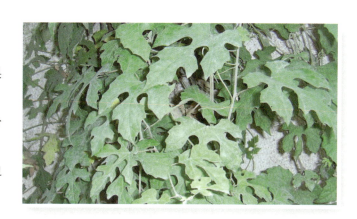

【别名】野葡萄、山葡萄。
【来源】葡萄科葡萄属植物蘡薁。
【药用部位】以全株，或根、茎、叶及果入药。
【采收加工】全年可采，将根、茎、叶分别晒干或鲜用，果成熟时摘下，晒干。
【生长习性】生于山谷林中、灌丛、沟边或田埂。
【分布及资源】全县各地，量少。
【性味归经】酸、甘、涩，平。归肝、胃经。
【功能主治】清热解毒，祛风除湿。主治肝炎，阑尾炎，乳腺炎，肺脓疡，多发性脓肿，风湿性关节炎。外用主治疮疡肿毒，中耳炎，蛇虫咬伤。
【用法用量】15～60g，水煎或泡酒服。外用适量，鲜品捣烂敷患处或绞汁滴耳。

葡　萄

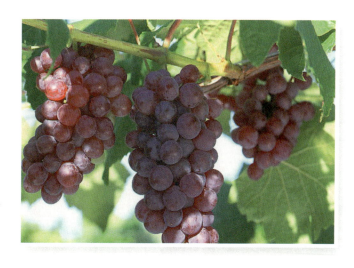

【别名】索索葡萄、草龙珠、葡萄秧。
【来源】葡萄科葡萄属植物葡萄。
【药用部位】以果、根、藤入药。
【采收加工】秋季采，晒干或鲜用。
【生长习性】栽培于房前屋后。
【分布及资源】全县有零星栽培，量少。
【性味归经】根、藤：甘、苦，寒。果：甘，平。归肺、脾、肾经。
【功能主治】果：解表透疹，利尿，安胎。主治麻疹不透，小便不利，胎动不安。
根、藤：祛风湿，利尿，主治风湿骨痛，水肿；外用治骨折。
【用法用量】果、根、藤15～50g，煎服。外用鲜根适量，手法复位后，捣烂敷患处。

野葡萄根

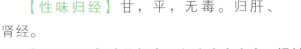

【别名】刺葡萄、千斤藤、山葡萄。
【来源】葡萄科植物网脉葡萄。
【药用部位】根。
【采收加工】秋、冬季采挖，洗净，切片，鲜用或晒干。
【生长习性】生于山坡灌丛、林下或溪边林中。
【分布及资源】全县有零星分布，量少。
【性味归经】甘，平，无毒。归肝、肾经。
【功能主治】清热解毒。主治痈疽疔疮，慢性骨髓炎。
【用法用量】外用适量，捣敷。

椴树科

田 麻

【别名】黄花喉草、白喉草、野络麻。
【来源】椴树科植物田麻。
【药用部位】全草。
【采收加工】夏、秋季采收，切段，鲜用或晒干。
【生长习性】生于丘陵或低山干山坡或多石处。
【分布及资源】全县各地，资源稀少。
【性味归经】苦，凉。归肝经。
【功能主治】清热利湿，解毒止血。主治痈疖肿毒，咽喉肿痛，疥疮，小儿疳积，白带过多，外伤出血。
【用法用量】9～15g，大剂量可用至30～60g，煎服。外用适量，鲜品捣敷。

黄 麻

【别名】苦麻叶、络麻。

【来源】椴树科黄麻属植物黄麻。

【药用部位】以叶、根及种子入药。

【采收加工】夏秋采收,分别晒干。

【生长习性】生于阳光水源充足处。

【分布及资源】全县有零星栽培,量少。

【性味归经】苦,寒,有毒。归膀胱经。

【功能主治】清热解暑,拔毒消肿,预防中暑,主治中暑发热,痢疾。外用主治疮疖肿毒。

【用法用量】15～30g,煎服。外用:适量鲜叶捣烂敷患处。

【注意事项】孕妇忌服。

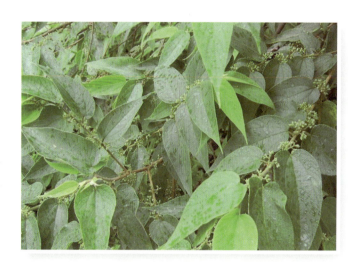

扁担杆

【别名】娃娃拳、麻糖果、月亮皮、葛荆麻。

【来源】椴树科扁担杆属植物扁担杆。

【药用部位】以根或全株入药。

【采收加工】夏秋采挖,洗净切片晒干。

【生长习性】生于丘陵、低山路边草地、灌丛或疏林。

【分布及资源】丘陵地区有分布,量少。

【性味归经】辛、甘,温。归脾、肾经。

【功能主治】健脾益气,固精止带,祛风除湿。主治小儿疳积,脾虚久泻,遗精,红崩,白带,子宫脱垂,脱肛,风湿关节痛。

【用法用量】15～30g,煎服,亦可适量浸酒服。

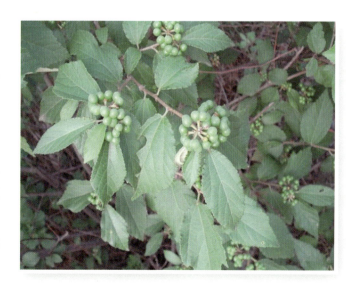

吉利子树

【别名】急糜子科、铜箍散、扁担木、孩子儿拳头、荀妃麻、棉筋条、二裂解宝叶、月亮皮、葛马麻、哨儿菜、圪柏麻葛荆麻、版筒柴。

【来源】椴树科植物小花扁担杆。

【药用部位】枝叶。

【采收加工】夏采收，晒干。

【生长习性】生于山沟谷路旁灌丛中。

【分布及资源】全县各地，量少。

【性味归经】甘、苦，温。归脾、肾经。

【功能主治】健脾益气，祛风除湿。主治小儿疳积，脘腹胀满，脱肛，妇女崩漏，带下，风湿痹痛。

【用法用量】9～15g，煎服，或浸酒。

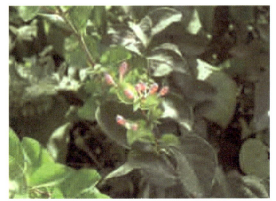

锦葵科

蜀葵

【别名】棋盘花、麻杆花、一丈红、蜀季花、斗篷花、饽饽花、光光花、熟季花、端午花。

【来源】锦葵科蜀葵属植物蜀葵。

【药用部位】以根、叶、花、种子入药。

【采收加工】春秋采根，晒干切片；夏季采花，阴干；花前采叶；秋季采种子，晒干。

【生长习性】栽培于向阳肥沃土地。

【分布及资源】芹阳办等地，量较少。

【性味归经】甘，凉。归脾、膀胱经

【功能主治】根：清热，解毒，排脓，利尿。主治肠炎，痢疾，尿道感染，小便赤痛，子宫颈炎，白带异常。子：利尿通淋。主治尿路结石，小便不利，水肿。花：通利大小便，解毒散结。主治大小便不利，梅核气，并解河豚毒。花、叶：外用治痈肿疮疡，烧烫伤。

【用法用量】根：9～15，煎服；子、花：3～6g，煎服。外用适量，鲜花、叶捣烂敷或煎水洗患处。

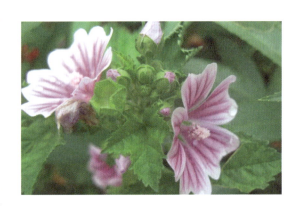

棉 花

【来源】锦葵科植物草棉、陆地棉、海岛棉及树棉。

【药用部位】种子上的棉毛。

【采收加工】秋季采收，晒干。

【生长习性】栽培于排水良好的疏松砂质壤土。

【分布及资源】华埠、马金等地有栽培，量较多。

【性味归经】甘，温。归心、肝经。

【功能主治】止血。主治吐血，便血，血崩，金疮出血。

【用法用量】内服：烧存性研末，5～9g。外用适量，烧研撒。

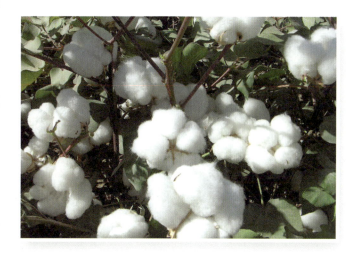

木芙蓉

【别名】三变花、九头花、拒霜花、铁箍散、转观花、清凉膏。

【来源】锦葵科木槿属植物木芙蓉。

【药用部位】以花（芙蓉花）、叶（芙蓉叶）和根入药。

【采收加工】夏秋摘花蕾，晒干，同时采叶阴干研粉贮存；秋、冬挖根、晒干。

【生长习性】栽植于庭园和河堤沿岸。

【分布及资源】大溪边等地，量较多。

【性味归经】微辛，凉。归肺经、肝经。

【功能主治】清热解毒，消肿排脓，凉血止血。主治肺热咳嗽，月经过多，白带；外用主治痈肿疮疖，乳腺炎，淋巴结炎，腮腺炎，烧烫伤，毒蛇咬伤，跌打损伤。

【用法用量】1～3g，煎服。外用适量，以鲜叶、花捣烂敷患处，或干叶、花研末用油、凡士林、酒、醋或浓茶调敷。

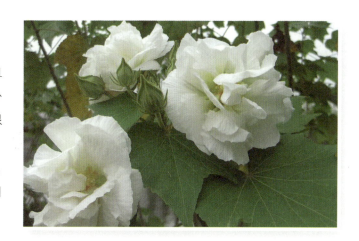

扶 桑

【别名】大红花、红木槿、月月红、木花、公鸡花。
【来源】锦葵科木槿属植物朱槿。
【药用部位】以根、叶、花入药。
【采收加工】根、叶全年可采，夏秋采花，晒干或鲜用。
【生长习性】生于疏松肥沃土壤。
【分布及资源】全县有零星栽培，量少。
【性味归经】甘，平。归肝经。
【功能主治】解毒，利尿，调经。根：主治腮腺炎，支气管炎，尿路感染，宫颈炎，白带异常，月经不调，闭经。叶、花：外用主治疔疮痈肿，乳腺炎，淋巴腺炎。花：用于月经不调。

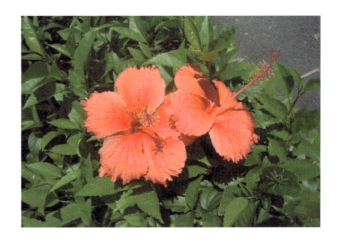

【用法用量】根或叶15～30g，鲜花30g，煎服。鲜花、叶外用适量捣烂敷患处。

木槿（木槿子）

【别名】朝天子、川槿子、槿树子木槿果。
【来源】锦葵科植物木槿。
【药用部位】果实。
【采收加工】9—10月果实现黄绿色时采收，晒干。
【生长习性】栽植于庭园、溪边、路旁，常作绿篱栽培。
【分布及资源】全县各地，资源较少。
【性味归经】甘，寒。归肺、心、肝经。
【功能主治】清肺化痰，止头痛，解毒。主治痰喘咳嗽，支气管炎，偏正头痛，黄水疮，湿疹。

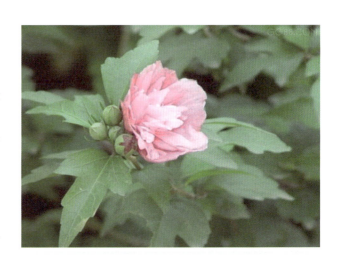

【用法用量】9～15g，煎服。外用适量，煎水熏洗。

木槿叶

【来源】锦葵科植物木槿。
【药用部位】叶。
【采收加工】全年均可采，鲜用或晒干。
【生长习性】栽植于庭园、溪边、路旁，常作绿篱栽培。
【分布及资源】全县各地，资源较少。
【性味归经】苦，寒。归心、胃、大肠经。
【功能主治】清热解毒。主治赤白痢疾，肠风，痈肿疮毒
【用法用量】3～9g，鲜品30～60g，煎服。外用适量敷。

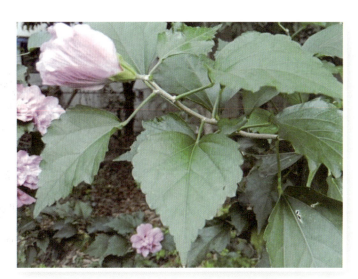

木槿皮

【别名】槿皮、川槿皮、白槿皮、芦树皮、槿树皮、碗盖花皮。
【来源】锦葵科植物木槿。
【药用部位】茎皮或根皮。
【采收加工】茎皮于4—5月剥取，晒干。根皮于秋末挖取根，剥取根皮，晒干。
【生长习性】栽植于庭园、溪边、路旁，常作绿篱栽培。
【分布及资源】全县各地，资源较少。
【性味归经】甘、苦，微寒。归大肠、肝、心、肺、胃、脾经。
【功能主治】清热利湿，杀虫止痒。主治湿热泻痢，肠风泻血，脱肛，痔疮，赤白带下，阴道滴虫，皮肤疥癣，阴囊湿疹。
【用法用量】3～9g，煎服。外用适量，酒浸搽擦或煎水熏洗。

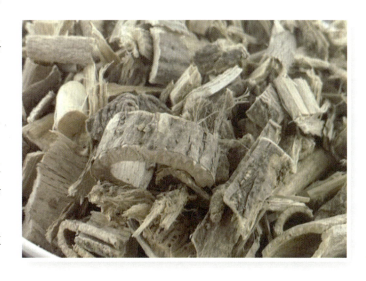

木槿花

【别名】篱障花、清明篱、白饭花、鸡肉花、猪油花、朝开暮落花。

【来源】锦葵科木槿属植物木槿。

【药用部位】花。

【采收加工】夏季晴日采摘盛开花朵，晒干。

【生长习性】栽植于庭园、溪边、路旁，常作绿篱栽培。

【分布及资源】全县各地，资源较少。

【性味归经】甘、苦，凉。归脾、肺、肝经。

【功能主治】清热凉血，解毒消肿。主治痢疾，痔疮出血，白带异常。外用治疮疖痈肿，烫伤。

【用法用量】6~15g，煎服。外用适量，研粉麻油调搽患处。

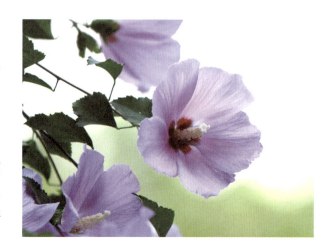

木槿根

【别名】藩篱草根。

【来源】锦葵科植物木槿。

【药用部位】根。

【采收加工】全年均可采挖，洗净，切片，鲜用或晒干。

【生长习性】栽植于庭园、溪边、路旁，常作绿篱栽培。

【分布及资源】全县各地，资源较少。

【性味归经】甘，凉。归肺、肾、大肠经。

【功能主治】清热解毒，消痈肿。主治肠风，痢疾，肺痈，肠痈，痔疮肿痛，赤白带下，疥癣，肺结核。

【用法用量】15~25g，鲜品50~100g，煎服。外用适量，煎水熏洗。

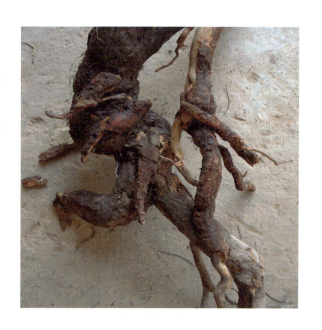

地桃花

【别名】红花地桃花、肖梵天花、野棉花、狗脚迹、大梅花树、刺头婆、痴头婆。
【来源】锦葵科梵天花属植物肖梵天花。
【药用部位】以根和全草入药。
【采收加工】秋季采挖,洗净切碎晒干。
【生长习性】生于草坡、山边灌丛和路旁。
【分布及资源】全县广布,量较多。
【性味归经】甘、辛,凉。归肺、脾经。
【功能主治】祛风活血,清热利湿,解毒消肿。根:主治风湿关节痛,感冒,疟疾,肠炎,痢疾,小儿消化不良,白带。全草:外用治跌打损伤,骨折,毒蛇咬伤,乳腺炎。

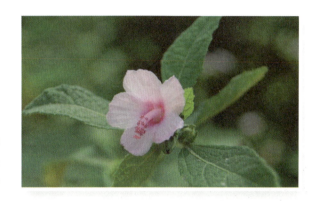

【用法用量】根15~30g,煎服。全草外用适量,鲜品捣烂敷患处。

猕猴桃科

猕猴桃

【别名】藤梨、阳桃、白毛桃、毛梨子。
【来源】猕猴桃科猕猴桃属植物猕猴桃。
【药用部位】以根和果实入药。
【采收加工】秋季摘果挖根,鲜用或晒干。
【生长习性】生长于山地林间或灌丛中,常绕于他物上。
【分布及资源】全县山区,量多。
【性味归经】果:甘、酸,寒。归肾、胃、胆、脾经。根:甘、涩,凉,小毒。归心、肾、肝、脾经。

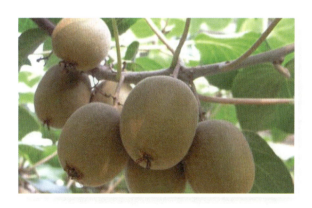

【功能主治】果:调中理气,生津润燥,解热除烦,利湿通淋。主治消化不良,食欲不振,呕吐,湿热黄疸,石淋。根、根皮:清热解毒,活血消肿,祛风利湿。主治风湿性关节炎,跌打损伤,丝虫病,肝炎,痢疾,淋巴结结核,痈疖肿毒,癌症。
【用法用量】15~60g,煎服。果适量,鲜食或榨汁服。

水梨藤

【来源】猕猴桃科植物硬齿猕猴桃及京梨猕猴桃。

【药用部位】根皮。

【采收加工】全年均可采，剥取根皮，鲜用或晒干。

【生长习性】生于山地林中。

【分布及资源】全县山区，量少。

【性味归经】凉，涩。归肺经。

【功能主治】清热，消肿，利湿，止痛。主治湿热水肿，肠痈，痈肿疮毒。

【用法用量】30～60g，煎服。外用适量，捣敷。

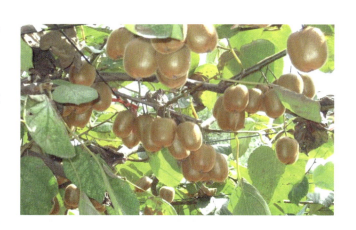

毛冬瓜

【别名】毛花羊桃、白毛桃、白羊桃、白藤梨、山蒲桃、毛卵、毛狗卵、白毛卵、生毛藤梨。

【来源】猕猴桃科猕猴桃属植物毛花猕猴桃。

【药用部位】以根、根皮及叶入药。

【采收加工】根全年可采，晒干；夏秋采叶，鲜用或晒干。

【生长习性】生于山地草丛及疏灌木林中。

【分布及资源】西南部山区，量较少。

【性味归经】叶：微苦、辛，寒。根：淡、微辛，寒。归肺、胃经。

【功能主治】抗癌，消肿解毒。根：主治胃癌，乳癌，食道癌，腹股沟淋巴结炎，疮疖，皮炎。根皮：外用主治跌打损伤。叶：外用主治乳腺炎。

【用法用量】根30～60g，煎服。根皮、叶外用适量，捣烂敷患处。

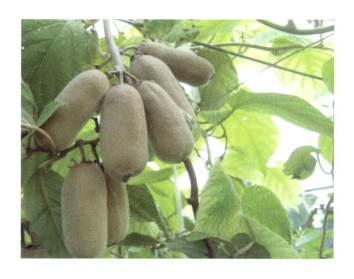

黑蕊猕猴桃

【来源】猕猴桃科植物硬齿猕猴桃及京梨猕猴桃。

【药用部位】根皮。

【采收加工】全年均可采，剥取根皮，鲜用或晒干。

【生长习性】生于沟谷林中。

【分布及资源】全县分布不广，量少。

【功能主治】清热解毒，化湿健胃，活血散结。主治湿热水肿，肠痈，痈肿疮毒。

【用法用量】30～60g，煎服。

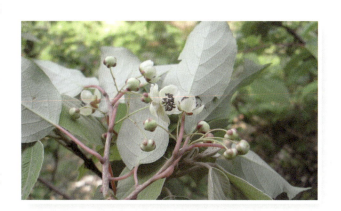

猫人参

【别名】猫气藤、痈草、沙梨藤、糯米饭藤。

【来源】猕猴桃科植物对萼猕猴桃。

【药用部位】根。

【采收加工】夏、秋季采挖，洗净，切片或切段，晒干。

【生长习性】生于低山区山谷丛林中。

【分布及资源】东、西部山区，尤以马金等地较多。

【性味归经】苦、涩，凉。归肝经。

【功能主治】清热解毒，消肿止痛。主治呼吸道感染，夏季热，白带异常，痈肿疮疖，麻风病。

【用法用量】30～60g，煎服。

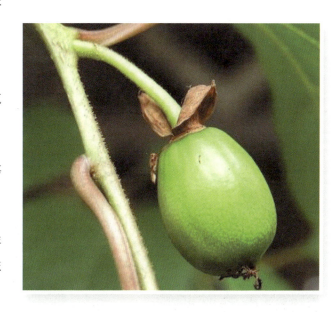

梧桐科

梧 桐

【别名】中国梧桐、国桐、桐麻、桐麻碗、瓢儿果树、青桐皮。

【来源】梧桐科梧桐属植物梧桐。

【药用部位】以叶、花、根、茎皮及种子入药。

【采收加工】根、茎皮随时可采；夏季采花；秋季采集种子及叶，分别晒干。

【生长习性】生于向阳山麓，旷地或村旁，常栽培于庭园或人行道旁。

【分布及资源】芹阳办、华埠等地，量较多。

【性味归经】

子：甘，平。归心、肺、胃经。

叶：苦，寒。归肺、肝经。

花：甘，平。归肺、肾经。

根：甘，平。归肺、肝、肾、大肠经。

【功能主治】

根、茎皮：祛风湿，杀虫。根：主治风湿性关节痛，肺结核咳血，跌打损伤，白带异常，血丝虫病，蛔虫病。茎皮：主治痔疮，脱肛。

子：顺气和胃，补肾。主治胃痛，伤食腹泻，小儿口疮，须发早白。

叶：镇静，降压，祛风，解毒。主治冠心病，高血压，风湿关节痛，阳痿，遗精，神经衰弱，银屑病，痈疮肿毒。

花：主治烧烫伤，水肿。

【用法用量】

根、叶、花、种子均为9～15g，煎服。

梧桐叶注射液每天一支（含总黄酮甙20mg）；

梧桐叶糖浆每日30ml（相当生药6g）；

叶外用适量，研粉或捣烂敷患处。

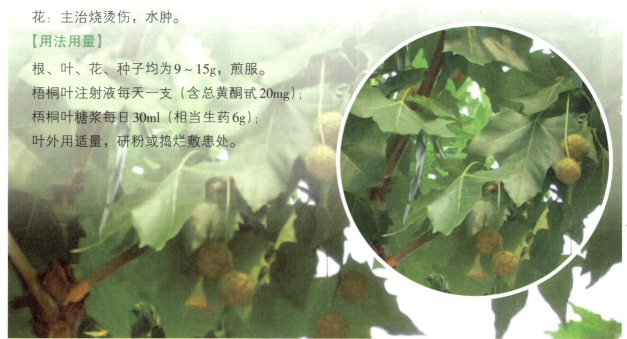

山茶科

连蕊茶

【来源】山茶科植物毛花连蕊茶。

【药用部位】根、叶、花。

【采收加工】根、叶全年均可采，根切片晒干，叶鲜用；花，春季采集，晒干。

【生长习性】生于山地疏林中，以及山谷、林缘。

【分布及资源】全县有零星分布，量少。

【性味归经】微苦，微寒。归肺经。

【功能主治】清热解毒消肿。主治痈肿疮疡，咽喉肿痛，跌打损伤

【用法用量】9~15g，煎服。外用适量，鲜品捣敷。

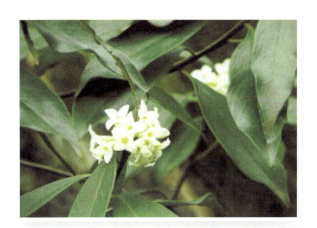

油 茶

【别名】油茶树、茶子树。

【来源】山茶科山茶属植物油茶。

【药用部位】以根和茶子饼入药。

【采收加工】根皮随时可采，鲜用或晒干研末；秋季采果，晒干，打出种子，加工成油，以茶子饼入药。

【生长习性】栽植于向阳的缓坡，以深厚疏松的酸性红黄壤最为适宜。

【分布及资源】全县广布，资源丰富。

【性味归经】苦，平，根有小毒。归脾、胃、大肠经。

【功能主治】

根：清热解毒，活血散瘀，止痛。主治急性咽喉炎，胃痛，扭挫伤。茶子：行气，润肠，杀虫。止痒

茶子饼：外用主治皮肤瘙痒，浸出液灭钉螺、杀蝇蛆。

【用法用量】茶子：6~10g，煎服，或入丸、散剂。外用适量，煎水洗或研末调涂。

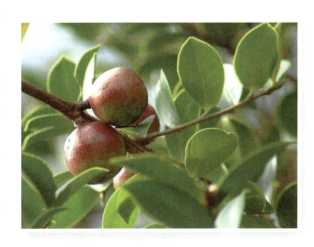

山茶花

【别名】茶花。
【来源】山茶科山茶属植物山茶。
【药用部位】以根、花入药。
【采收加工】根全年可采；花春冬采，晒干或烘干。
【生长习性】生于山坡疏林及林缘灌丛或栽培于庭园。
【分布及资源】各地有零星分布，量少。
【性味归经】甘、辛、苦，凉。归肝、肺经。
【功能主治】凉血止血、散瘀消肿、养阴润肺。主治吐血，衄血，便血，血崩。外用主治烧烫伤，创伤出血。
【用法用量】6～9g，煎服。外用适量，研末麻油调敷。

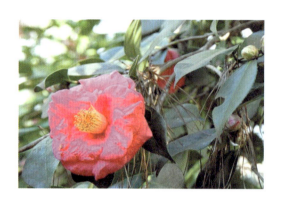

茶

【别名】茶叶
【来源】山茶科山茶属植物茶。
【药用部位】以叶、子、根入药。
【采收加工】叶春夏秋均可采集，焙制。根全年可采。
【生长习性】野生或栽培于山地。
【分布及资源】全县广布，量多。
【性味归经】

叶：苦、甘，凉。归心、肺、胃、肝、脾、肾经。
子：苦，寒，有小毒。归肺经。
根：苦，凉。归心、肾经。

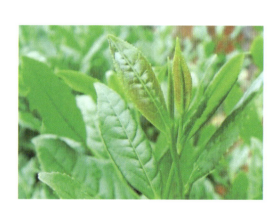

【功能主治】

根：强心利尿，清热解毒，活血调经，抗菌消炎，收敛止泻。主治肝炎，心源性水肿。叶：清热降火，祛风解暑，清心利尿。主治肠炎，痢疾，小便不利，水肿，嗜睡症。外用主治烧烫伤。子：降火，消痰，平喘。

【用法用量】叶：9～15g，煎服；外用适量研末，加麻油调敷患处。根：9～15g，煎服。
【注意事项】失眠者忌服。

柃 木

【别名】细叶菜、海岸柃。

【来源】山茶科柃木属植物柃木，以茎、叶、果入药。

【采收加工】夏秋采集，晒干或鲜用。

【生长习性】生于山坡阴湿处。

【分布及资源】西部山区，量少。

【性味归经】苦、涩，凉。归脾、膀胱经。

【功能主治】祛风除湿，消肿，止血。主治风湿关节痛，腹水，外伤出血。

【用法用量】9～30g，煎服。外用适量，捣烂敷患处。

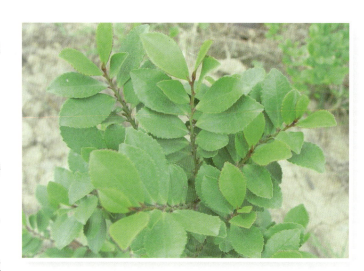

木 荷

【别名】木艾树、何树、柯树、木和、回树、木荷柴、横柴。

【来源】山茶科植物木荷的根皮、叶。

【采收加工】根皮全年均可采收，晒干。叶春、夏季采收，鲜用或晒干。

【生长习性】生于向阳山地杂木林中。

【分布及资源】西部、东部山区，资源丰富。

【性味归经】辛、温，有毒。归脾经。

【功能主治】

根皮：攻毒，消肿。主治疔疮，无名肿毒。

叶：解毒疗疮。主治臁疮，疮毒。

【用法用量】外用捣敷。

【注意事项】本品有毒，不可内服。

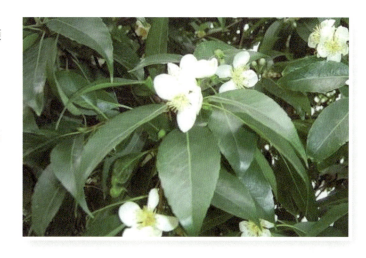

厚皮香

【别名】白花果、称杆红、莫红砍、山茶树、猪血柴、气血藤、大五味藤。

【来源】山茶科植物厚皮香的叶、全株或花。

【采收加工】叶全年均可采收，切碎，晒干或鲜用。花7—8月采集，鲜用或晒干。

【生长习性】生于山坡、路旁、杂木林或灌丛中。

【分布及资源】苏庄、池淮、齐溪等地，量较少。

【性味归经】苦、凉，有小毒。归肝经。

【功能主治】叶：清热解毒，散瘀消肿。主治疮痈肿毒、乳痈。

花：杀虫止痒。主治疥癣瘙痒。

【用法用量】外用适量，鲜品捣敷或擦患处。叶：6～10g，煎服。

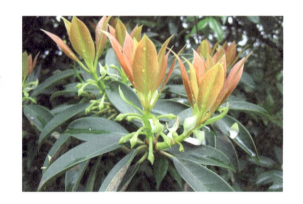

金丝桃科

红旱莲

【别名】湖南连翘、黄海棠、牛心菜、大叶牛心菜、鸡心菜、大金雀、金丝蝴蝶、对经草、四方草。

【来源】金丝桃科植物黄海棠的全草。

【采收加工】7—8月果实成熟时，割取地上部分，用热水泡过，晒干。

【生长习性】生于山坡缘或草丛中，路旁向阳地也常见。

【分布及资源】马金、大溪边、芹阳办、林山等地，资源较多。

【性味归经】苦，寒。归肝经。

【功能主治】清火平肝，凉血止血，活血调经，清热解毒。主治血热所致吐血，咯血，尿血，便血，崩漏，跌打损伤，外伤出血，月经不调，痛经，乳汁不下，风热感冒，疟疾，肝炎，痢疾，腹泻，毒蛇咬伤，烫伤，湿疹，黄水疮。

【用法用量】5～10g，煎服。外用适量，捣敷，或研末调涂。

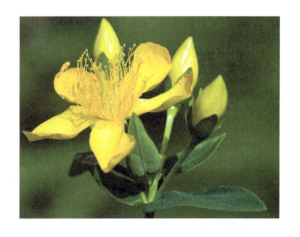

小对叶草

【别名】小连翘、对月草。

【来源】金丝桃科金丝桃属植物小连翘,以全草入药。

【采收加工】秋季采集,晒干入药。

【生长习性】生于山坡草丛或山野较阴湿处。

【分布及资源】村头等地,资源较多。

【性味归经】苦,平。归肝经。

【功能主治】调经止血,解毒消肿。主治月经不调,消化道出血,吐血,衄血。外用治外伤出血,疔疮肿毒,毒蛇咬伤。

【用法用量】9~15g,煎服。

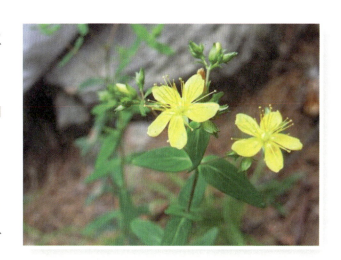

地耳草

【别名】田基黄、田基王、小田基黄、黄花草、黄花仔、对叶草、七寸金、细叶黄。

【来源】金丝桃科金丝桃属植物地耳草,

【采收加工】以全草入药。春夏采收全草,鲜用或洗净,晒干,切碎用。

【生长习性】生于山野及较潮湿的地方。

【分布及资源】全县各地,资源较少。

【性味归经】苦,平。归大肠经。

【功能主治】清热利湿,解毒消肿,散瘀止痛。主治肝炎,早期肝硬化,阑尾炎,结膜炎,扁桃体炎,湿热黄疸、泄泻,痢疾,肠痈。外用治疮疖肿毒,带状疱疹,毒蛇咬伤,跌打损伤。

【用法用量】鲜品30~60g,干品15~30g,煎服。外用适量,鲜品捣烂敷患处。

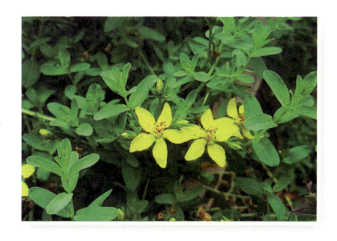

金丝梅

【别名】芒种花、云南连翘、断痔果、西洋金丝梅。

【来源】藤黄科金丝桃属的半常绿或常绿小灌木，小枝红色或暗褐色。叶对生，卵形、长卵形或卵状披针形。花序伞房状，花瓣金黄色，长圆状倒卵形至宽倒卵形，花期6—7月，果期8—10月。

【生长习性】生于山坡路边草丛，水沟边和林下灌丛中。

【分布及资源】芹阳办、杨林等地，资源稀少。

【性味归经】微苦，微温。归肝、膀胱经。

【功能主治】清热利湿解毒，疏肝通络，祛瘀止痛。主治湿热淋病，肝炎，感冒，扁桃体炎，疝气偏坠，筋骨疼痛，跌打损伤，风湿性腰痛，疖肿。

【用法用量】内服：煎汤，6-15g。外用：适量，捣敷；或炒研末撒。

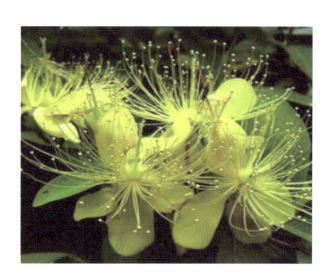

胡堇菜（南山堇菜）

【别名】细芹叶堇。

【来源】金虎尾目堇菜科堇菜属多年生草本植物。

【生长习性】生于高山林下，山涧路边、沟边。

【分布及资源】全县山区，量较少。

【性味归经】微苦，寒。归肝、肺经。

【功能主治】疏散风热，止咳平喘。主治风热咳嗽，气喘无痰。

【用法用量】15～30g，煎服。

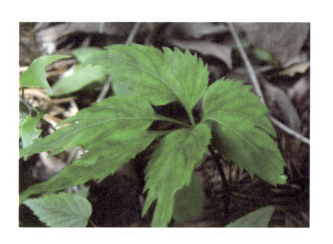

元宝草

【别名】合掌草、上天梯、叫子草、帆船草、对经草、叶抱枝、对月草、对月莲、大叶对口莲、穿心草。

【来源】金丝桃科金丝桃属植物元宝草的全草。

【采收加工】夏秋采收,洗净晒干或鲜用。

【生长习性】生于山坡草丛,或狂野路旁阴湿处。

【分布及资源】全县各地,资源较少。

【性味归经】辛、苦,寒。该物种为中国植物图谱数据库收录的有毒植物,全草有毒。归心、肝经。

【功能主治】清热解毒,通经活络,凉血止血。主治小儿高热,痢疾,肠炎,吐血,衄血,月经不调,白带异常。外用治外伤出血,跌打损伤,乳腺炎,烧烫伤,毒蛇咬伤。

【用法用量】9～15g,煎服。外用适量,鲜品捣烂或干品研末敷患处。

【注意事项】①《四川中药志》:无瘀滞者忌服,孕妇慎用。②《泉州本草》:多服破气,令人下利。

堇菜科

葡伏堇

【别名】雪里青,黄瓜草。

【来源】堇菜科堇菜属植物蔓茎堇菜的全草。

【分布及资源】全县各地,量较少。

【生长习性】生于山脚、山地沟旁、路边草地、疏林或村旁阴湿处。

【性味归经】微苦,寒。归肝、肺经。

【功能主治】清热解毒,消肿排脓,清肺止咳。主治肝炎、肺脓疡、角膜炎。

【用法用量】15～30g,煎服。

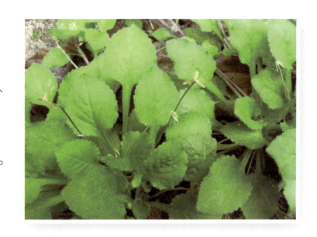

紫花地丁

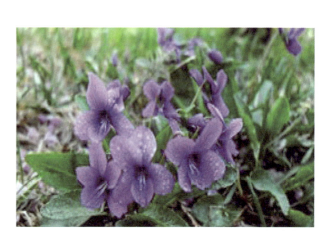

【别名】野堇菜、光瓣堇菜、光萼堇菜。

【来源】多年生草本，属侧膜胎座目，堇菜科多年生草本，药用部分干燥全草。

【生长习性】生于阴湿山地和田埂沟边。

【分布及资源】全县各地，资源较少。

【采收加工】春、秋二季采收，除去杂质洗净晒干。

【性味归经】苦、辛，寒，无毒，归心、肝经。

【功能主治】清热解毒，凉血消肿，消痈散结。主治一切痈疽发背，疔肿，瘰，无名肿毒恶疮。

【用法用量】15～30g（鲜品30～60g），煎服。外用适量捣敷。

戟叶堇菜、毛堇菜、长萼堇菜　同紫花地丁。

大风子科

堇 菜

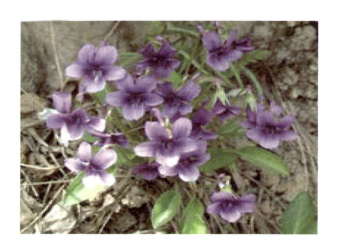

【来源】属侧膜胎座目堇菜科属如意草的全草。

【生长习性】生于沟边，田野及农舍附近潮湿。

【分布及资源】全县各地，资源较少。

【性味归经】苦、微辛，寒。归肝经。

【功能主治】清热解毒，凉血消肿。主治疔疮肿毒，痈疽发背，丹毒，毒蛇咬伤。

【用法用量】9～15g，煎服。

柞木

【别名】蒙古栎，凿子树，蒙子树，葫芦刺，红心刺。
【来源】大风子科柞木属常绿大。灌木或小乔木，药用部分为根皮、茎皮、叶、根。
【生长习性】生于温暖湿润的杂木林或村庄路旁。
【分布及资源】苏庄、齐溪、长虹、何田等地，量较多。
【性味归经】苦、涩，寒。归肝经。
【功能主治】清热利湿，散瘀止血，消肿止痛。根皮、茎皮可治黄疸水肿，死胎不下，根、叶可治疗跌打肿痛，骨折，脱臼，外伤出血。
【用法用量】9～12g，煎服。外用适量，捣烂敷患处。
【注意事项】孕妇禁用。

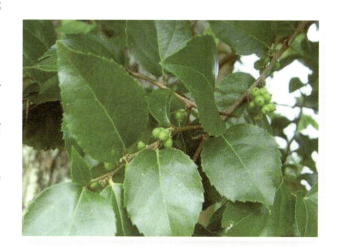

旌节花科

中国旌节花

【别名】中国旌节花、水凉子、萝卜药、通草、通花。
【来源】旌节花科、旌节花属落叶灌木，药用部分为茎髓。
【生长习性】生于山坡杂木林及山谷溪边林缘。
【分布及资源】苏庄、大溪边、芹阳办等地，资源较少。
【性味归经】淡、平，微寒。归肺、胃、肾、膀胱经。
【功能主治】利尿，催乳，清湿热。主治水肿，淋病等。
【用法用量】2～5g，煎服。
【注意事项】气阴两虚、中寒、内无湿热者及孕妇慎服。

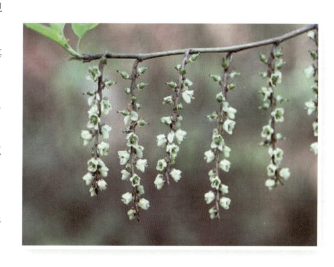

紫花堇菜

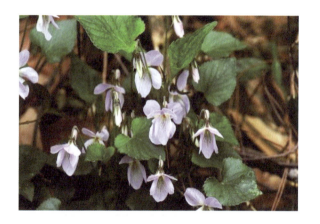

【来源】堇菜科植物紫花堇菜的全草。
【生长习性】生于水边草丛中或林下湿地。
【分布及资源】全县各地，资源较少
【性味归经】微苦，凉。归肝经。
【功能主治】清热解毒。主治咽喉红肿，疔疮肿毒，刀伤出血等症。
【用法用量】9～15g，煎服。

仙人掌科

仙人球

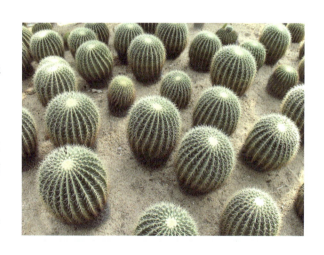

【别名】草球、长盛球。
【来源】仙人掌科植物仙人球的茎。
【生长习性】庭院栽培。
【分布及资源】芹阳办、华埠、马金、村头等地，量少。
【性味归经】苦，寒。归心、肺、胃经。
【功能主治】清热止咳，凉血解毒，消肿止痛。主治肺热咳嗽，痰中带血，吐血，胃溃疡，痈肿，烫伤，蛇虫咬伤。
【用法用量】9～15g（鲜者60～90g），煎服。外用：捣敷或捣汁涂。

仙人掌

【别名】仙巴掌、霸王树、火焰、火掌、牛舌头。
【来源】仙人掌属的一种植物。以全株入药(刺除外)。
【采收加工】四季可采。鲜用仙人掌或切片晒干。
【生长习性】仙人掌养殖喜强烈光照，耐炎热、干旱、瘠薄，生命力顽强，很适于在家庭阳台栽培。
【分布及资源】芹阳办、华埠、马金等地，量不多。
【性味归经】苦、涩，寒。归心、肺、胃经。
【功能主治】清热解毒，消肿止痛，活血行气。主治咽喉肿痛，跌仆伤痛，腹痛，胸肋痛。
【用法用量】鲜品30～150g，外用鲜品适量，去刺捣烂敷患处。
【注意事项】刺内含有毒汁，人体被刺后，易引起皮肤红肿疼痛、瘙痒等过敏症状。

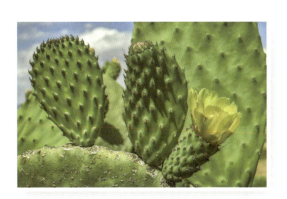

瑞香科

芫花

【别名】药鱼草、老鼠花、闹鱼花、头痛花、闷头花、头痛皮、石棉皮、泡米花、泥秋树、黄大戟、蜀桑、鱼毒。
【来源】瑞香科、瑞香属落叶灌木，花蕾入药。
【生长习性】生于海拔300～1000m地带。宜温暖的气候，性耐旱怕涝，以肥沃疏松的砂质土壤栽培为宜。
【分布及资源】苏庄、齐溪等地，有零星分布，量少。
【性味归经】花：苦、辛，寒，有毒。根皮：辛、苦，平，有毒。归肺、脾、肾经。
【功能主治】泻水逐饮，外用杀虫疗疮。主治虫积腹痛，外涂治头癣。
【用法用量】1～3g，煎服，或入丸、散。外用：研末调敷或煎水含漱。外用适量。
【注意事项】体质虚弱及孕妇禁服，不宜与甘草同用。

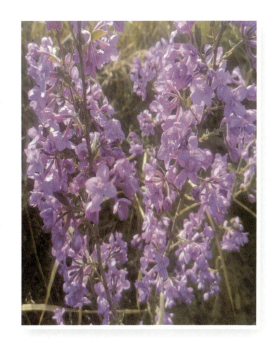

毛瑞香

【别名】紫茎瑞香。

【来源】瑞香科瑞香属，根、茎皮入药。

【生长习性】生于海拔300～1400m的林边或疏林中较阴湿处。

【分布及资源】苏庄、齐溪、杨林等山区，量少。

【性味归经】辛、苦，温，有毒。归肝、脾、胃经。

【功能主治】祛风除湿，活血止痛，解毒。主治风湿痹痛，劳伤腰痛，跌打损伤，咽喉肿痛，牙痛疮毒。

【用法用量】3～10g，煎服；研末，0.6～0.9g，入丸散剂。

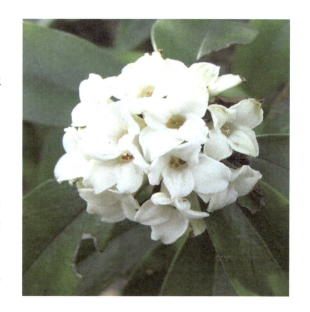

结　香

【别名】打结花、打结树、黄瑞香，家香、喜花、梦冬花。

【来源】瑞香科结香属植物结香，以根与花入药。

【采收加工】夏秋采根；春季采花，晒干或鲜用。

【生长习性】生于山坡、山谷、土壤湿润肥沃的林下及灌丛中。

【分布及资源】芹阳办、村头、大溪边等地，量较多。

【性味归经】甘，温。归肝经。

【功能主治】根：舒筋活络，消肿止痛。主治风湿性关节痛，腰痛。外用治跌打损伤，骨折。花：祛风明目。主治目赤疼痛，夜盲。

【用法用量】根9～15g，煎服；外用适量，捣烂敷患处。花6～9g，煎服。

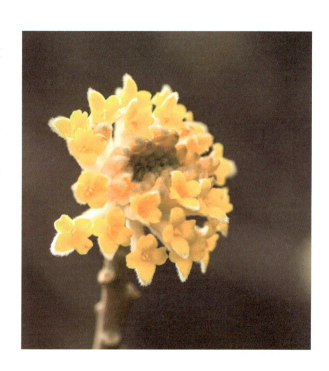

南岭荛花

【别名】埔仑、山埔仑、山埔银、九信药、了哥王。
【来源】瑞香科荛花属植物，药用部位根及根皮。
【生长习性】生于山脚及山坡潮湿的灌木丛中及路旁和村边
【分布及资源】苏庄等地，量少。
【性味归经】苦，寒，有毒。归肺、胃经。
【功能主治】清热解毒，散结逐水，抗肿瘤。主治扁桃体炎，闭经，腹水。
【用法用量】根10~15g，根皮9~12g，久煎后服用。
【注意事项】误食茎、叶会有头痛、头晕、腹痛、腹泻等现象。内服需久煎（4小时以上），可减低其毒性。孕妇忌服。粉碎或煎煮过程易引起皮肤过敏，宜注意防护。

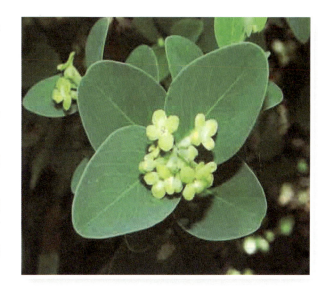

胡颓子科

蔓胡颓子

【别名】耳环果、羊奶果、甜棒槌、砂糖罐、桂香柳、甜棒锤、蒲颓子、半春子、疑吴、痧银藤、白面将军、加豆叶、藤木楂、柿果、白甜蒲、旗糊、顶钟树、米疑吴、蔷薇树。
【来源】胡颓子科蔓胡颓子。
【采收加工】春季采收，以果、根、叶入药。
【生长习性】生于向阳山地和溪河两旁灌丛中。
【分布及资源】苏庄、齐溪等地，资源较多。
【性味归经】酸、平，微涩。归肺、三焦经。
【功能主治】叶：平喘止咳。主治咳嗽痰喘，鱼骨咽喉。果：收敛止泻。主治泄泻。根：利水通淋，散瘀消肿。主治跌打肿痛，吐血，砂淋，石淋。
【用法用量】9~15g，煎服。

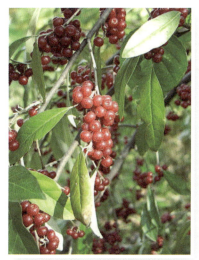

木半夏

【别名】秤砣子、洞甩叶、牛奶子、判楂。
【来源】胡颓子科植物木半夏的叶、果实及根。
【采收加工】6—7月采收果实,鲜用或晒干。
【生长习性】生于向阳山地杂木灌丛或溪沟旁。
【分布及资源】全县各地,资源较多。
【性味归经】根:涩、微甘,平。果实:淡、涩,温。叶:涩、甘,温。根:归肝、脾经。果实:归肺、大肠经。
【功能主治】叶:平喘、活血,主治哮喘、跌打损伤。根:活血行气,止泻,敛疮。主治跌打损伤,虚弱劳损,泻痢,肝炎等。果实:平喘,止痢,活血消肿,止血。主治哮喘,痢疾,跌打损伤,风湿关节痛,痔疮下血,肿毒。
【用法用量】15～30g,煎服。

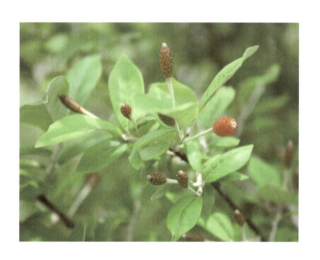

胡颓子

【别名】蒲颓子、半含春、卢都子、雀儿酥、甜棒子、牛奶子根、石滚子、四枣、半春子、柿模、三月枣、羊奶子。
【来源】胡颓子科常绿灌木,根、叶、果实均供药用。
【采收加工】全年可采,晒干。
【生长习性】生于山地杂木林、溪沟两岸或山脚沟边。
【分布及资源】全县各地,资源丰富。
【性味归经】果:甘、涩,平。根及叶:苦、平。归肺、大肠经。
【功能主治】根:祛风利湿,行瘀止血。叶:止咳平喘。主治支气管炎,咳嗽,哮喘。果:消食止痢。主治肠炎,痢疾,食欲不振。
【用法用量】根30～60g,叶、果9～15g,煎服。

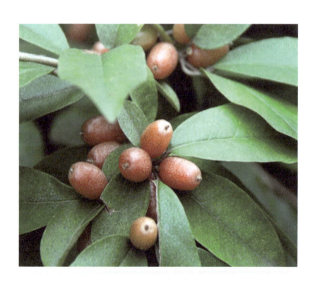

千屈菜科

紫 薇

【别名】小叶紫薇、细叶紫薇、百日红、满堂红、入惊儿树。

【来源】千屈菜科植物紫薇的花。

【采收加工】5—8月采花，晒干。

【生长习性】生于山脚、土丘、路边草丛中。

【分布及资源】苏庄、大溪边等地，量少。

【性味归经】微酸，寒。归肝经。

【功能主治】清热解毒、利湿祛风、散瘀止血。主治无名肿毒，丹毒，乳痈，咽喉肿痛，肝炎，疥癣，鹤膝风，跌打损伤，内外伤出血，崩漏带下，小儿烂头胎毒。

【用法用量】10～15g，煎服。或研末。外用适量，研末调敷，或煎水洗。

【注意事项】孕妇忌服。

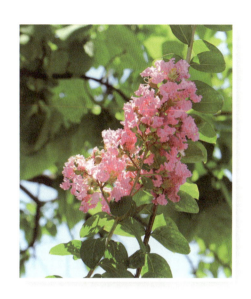

圆叶节节菜

【别名】假桑子、禾虾菜、水酸草、猪肥菜、过塘蛇、水瓜子、上天梯、指甲叶、豆瓣菜、水豆瓣、水松叶。

【来源】千屈菜科，节节菜属。

【分布及资源】芹阳办等地，量少。

【性味归经】甘、淡，凉。归肝、肾经。

【功能主治】散瘀止血、除湿解毒。主治跌打损伤，内外伤出血，骨折，风湿痹痛，蛇咬伤，痈疮肿毒，疥癣，痢疾，淋病，急性肝炎，痈肿疮毒，牙龈肿痛，痔肿，乳痈，急性脑膜炎，急性咽喉炎，月经不调，痛经，烫火伤。

【用法用量】15～30g，煎服，或鲜品绞汁。外用适量鲜品捣敷，或研末撒，或煎水洗。

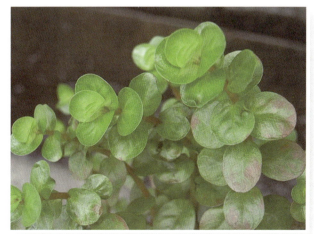

石榴科

安石榴（石榴）

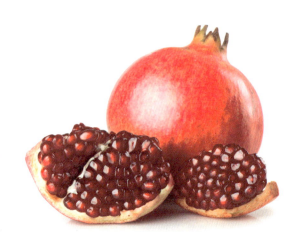

【别名】安石榴，金婴，山力叶。
【来源】石榴科植物。
【采收加工】药用部位石榴皮、石榴花。
【生长习性】栽培于屋旁路边或庭院内。
【分布及资源】芹阳办、村头等地，资源较少。
【性味归经】苦、涩、酸，温，无毒。归肺、肾、大肠经。
【功能主治】生津止渴，收涩止泻。甜石榴主治胃阴不足，口渴咽干，小儿疳积。酸石榴主治久泻久痢，便血，脱肛。石榴皮杀虫、驱虫，治虫积腹痛。
【用法用量】酸石榴皮5～30g，煎服。
【注意事项】患有急性盆腔炎、尿道炎，以及感冒者也忌食石榴；肺气虚弱者及肺病患者，如肺痿、硅肺、支气管哮喘、肺脓疡等，切忌多食。

蓝果树科

喜 树

【别名】旱莲、水栗、水桐树、天梓树、旱莲子、千丈树、野芭蕉、水漠子。
【来源】蓝果树科旱莲属植物喜树，根、果及树皮、树枝、叶均入药。
【采收加工】秋冬采果，晒干；根、树皮、树枝四季可采，洗净晒干；叶春至秋季均可采，鲜用或晒干。
【生长习性】生于山麓及溪涧附近。
【分布及资源】芹阳办、华埠等地，量较多。
【性味归经】苦、辛，寒，有毒。归脾、胃肝经。
【功能主治】清热解毒，散结消癥，杀虫。主治食道癌，贲门癌，胃癌，肠癌，肝癌，白血病。外用治牛皮癣。
【用法用量】喜树碱为喜树提取物，每日10～20mg。
【注意事项】一般认为果的作用较根皮佳，但毒性较大。

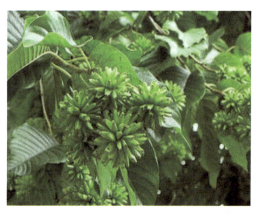

八角枫科

八角枫

【别名】白金条、白龙须、八角王、八角梧桐、八角将军、割舌罗、五角枫、七角枫、野罗桐、花冠木、八角金盘、华瓜木。

【来源】八角枫科八角枫属植物华瓜木及瓜木 以侧根、须状根（纤维根）及叶、花入药。

【采收加工】根全年可采，挖出后，除去泥沙，斩取侧根和须状根，晒干即可。夏、秋采叶及花，晒干备用或鲜用。

【生长习性】生于溪边，旷野和向阳山坡及杂木林中。

【分布及资源】苏庄等地，资源较少。

【性味归经】辛，微温，有毒。归肝、肾、心经。

【功能主治】祛风除湿，舒筋活络，散瘀止痛。主治风湿关节痛，跌打损伤，肢体麻木。

【用法用量】侧根3～9g，用量由小逐渐加大，切勿过量；须根一般不超过3g，宜在饭后服用。

【注意事项】有毒，孕妇忌服，小儿和年老体弱者慎用。

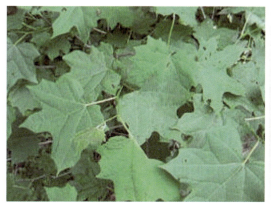

长毛八角枫

【别名】毛八角枫。

【来源】八角枫科八角枫属植物毛八角枫的侧根、须根。

【生长习性】生于低海拔的疏林中或路旁。

【分布及资源】苏庄等地，资源较少。

【性味归经】辛，微温，有毒。归肝、肾、心经。

【功能主治】舒筋活血，散瘀止痛。主治跌打瘀肿，骨折。

【用法用量】5～10g，煎服。外用适量，鲜品捣敷；或研末调敷。

【注意事项】孕妇禁服。

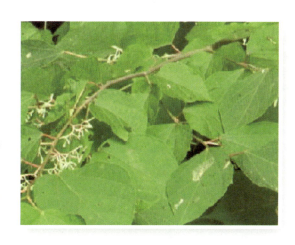

瓜 木

【别名】篠悬叶瓜木，八角枫长毛八角枫、瓜木性味功用同八角枫。

【来源】八角枫科。

【生长习性】生于溪边，旷野和向阳的山坡及阴湿的杂木林中。

【分布及资源】全县各地，量少。

【性味归经】辛、苦，温，有毒。归肝经。

【功能主治】祛风除湿，散瘀止痛，通经活络，解痉。主治风寒湿痹，半身不遂，跌打损伤，月经不调。

【用法用量】1.5～3g，煎服。

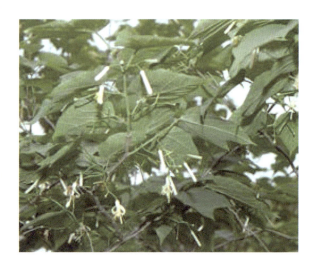

桃金娘科

赤 楠

【别名】牛金子，鱼鳞木、赤兰、石枥、山石榴、瓜子柴、山乌珠、细叶紫陵树、细子莲、赤楠蒲桃、瓜子木、假黄杨。

【来源】桃金娘科植物赤楠的根或根皮。

【采收加工】夏、秋采收。夏、秋季采挖根中，洗净，切片，晒干。根皮，在挖取根部时，及时剥割，切碎，晒干。

【生长习性】生于向阳山坡，路边灌丛或杂木林下。

【分布及资源】苏庄、齐溪等地，资源较少。

【性味归经】甘、微苦、辛，平。归肾、脾、肝经。

【功能主治】健脾利湿，平喘，散瘀消肿。主治喘咳，浮肿，淋浊，尿路结石，痢疾，肝炎，子宫脱垂，风湿痛，疝气，睾丸炎，痔疮，痈肿，水火烫伤，跌打肿痛。

【用法用量】15～30g，煎服。外用捣敷或研末敷。

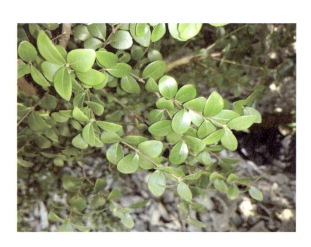

野牡丹科

秀丽野海棠

【别名】活血丹、野海棠、金石榴、活血藤、高脚山茄、山糖浆、白矮茶。

【来源】野牡丹科植物秀丽野海棠的全草及根。

【采收加工】全年可采，整株掘起，洗净、晒干。

【生长习性】生于山坡路边、林下或灌木丛中与山坡、沟边草丛中。

【分布及资源】西部地区，资源较少。

【性味归经】微苦，平。归肝、脾经。

【功能主治】祛风利湿，活血调经。主治风湿痹痛，月经不调，白带过多，疝气，手脚浮肿，跌打损伤，毒蛇咬伤。

【用法用量】15～30g，煎服。外用适量，煎水熏洗。

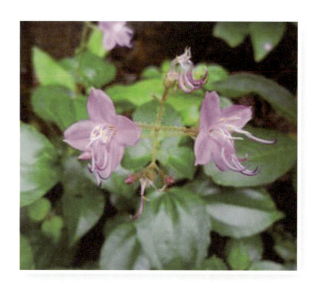

中华野海棠

【别名】鸭脚茶、山落茄、雨伞子、九节兰。

【来源】野牡丹科野海棠属的常绿灌木，全株供药用。

【生长习性】生于向阳山坡，山谷混交林中。

【分布及资源】苏庄、杨林、齐溪、大溪边等地，量少。

【性味归经】苦，平。归肝经。

【功能主治】清热解毒，祛风通络。叶煎水洗身主治感冒。根与猪脑煎服治头痛或疟疾，与猪腰煎水冲酒服治腰痛。

【用法用量】15～30g，煎服。外用水煎洗患处。

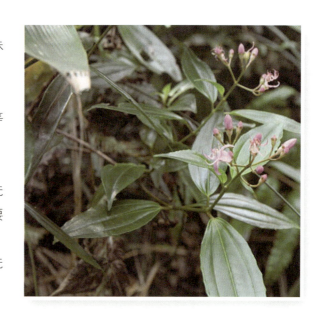

菱 科

地菍（地茄）

【别名】山地菍，地稔，地茄，地吉桃，地葡萄，地红花，金头石榴，铺地菍，红地茄，落地菍，地菍藤。

【来源】野牡丹科植物地菍的全草。

【采收加工】5—6月采收，洗净，除去杂质，晒干或烘干。

【生长习性】生于山坡疏林，田边路边草丛中。

【分布及资源】中部、南部、西部低山丘陵，量少。

【性味归经】甘、涩，凉。归心、脾、肺经。

【功能主治】活血止血，清热解毒。主治高热，肺痈，咽肿，牙痛，赤白痢疾，黄疸，水肿，痛经，崩漏，带下，产后腹痛，瘰疬，痈肿，疔疮，痔疮，毒蛇咬伤。

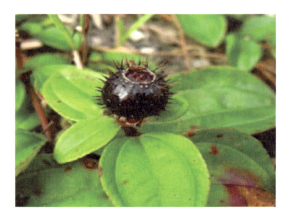

【用法用量】15～30g，煎服。鲜品用量加倍，或鲜品捣汁。外用适量，捣敷或煎汤洗。

【注意事项】湿热滞涩者及孕妇勿用。

柳叶菜科

金锦香

【别名】杯子草、小背笼、细花包、张天缸、昂天巷子、朝天罐子、细九尺、金香炉、装天瓮、马松子、天香炉。

【来源】野牡丹科金锦香属植物金锦香，以全草入药。

【采收加工】夏秋采收全草，洗净晒干或鲜用。

【生长习性】生于山坡林缘、原野、山脚沟边。

【分布及资源】西部、中部低山丘陵地区，资源较少。

【性味归经】微甘、涩，平。归肺、肝经。

【功能主治】清热利湿，消肿解毒，止咳化痰。主治急性细菌性痢疾，阿米巴痢疾，阿米巴肝脓疡，肠炎，感冒咳嗽，咽喉肿痛，小儿支气管哮喘，肺结核咯血，阑尾炎，毒蛇咬伤，疔疮疖肿。

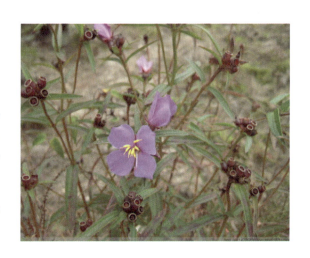

【用法用量】15～30g，煎服，用适量，鲜全草捣烂敷患处。

菱

【别名】风菱、乌菱、菱实、薢茩、芰实、蕨攗。

【来源】菱科菱属植物乌菱,以果壳、果柄、果、茎及叶柄入药。

【采收加工】秋末采集,除果鲜用外,其余分别晒干。

【生长习性】生长于池塘或水流缓慢的河流中。

【分布及资源】全县零星分布,量少。

【性味归经】甘、涩,平(凉)。归脾、胃、肝经。

【功能主治】健脾益胃,除烦目渴,解毒消肿,止血。主治脾虚泄泻,暑热烦渴,饮酒过度,痢疾。

【用法用量】9~15g,煎服。大剂量可用至60g,或生食。

【注意事项】患疟、痢者勿食。

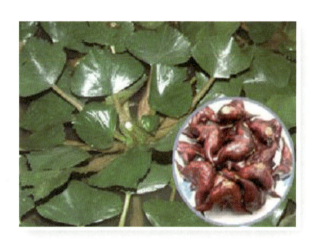

柳叶菜

【别名】水丁香、地母怀胎草、菜籽灵、通经草、水兰花、水接骨丹、水窝窝、绒棒紫花草、长角草、鱼鳞草、大样干鱼草、光明草。

【来源】柳叶菜科柳叶菜属植物柳叶菜,以花、根、带根全草入药。

【采收加工】夏季采花;秋季采根或带根全草,洗净切段晒干。

【生长习性】生于山间溪边、沟谷边及田洼低湿处。

【分布及资源】大溪边、杨林、芹阳办等地,量少。

【性味归经】苦、淡、寒。归肝经。

【功能主治】花:清热消炎,调经止带,止痛。主治牙痛,急性结膜炎,咽喉炎,月经不调,白带过多。根:理气活血、止血。主治闭经,胃痛,食滞饱胀。根或带根全草:主治骨折,跌打损伤,疔疮痈肿,外伤出血。

【用法用量】花:6~9g,根:9~15g,煎服。外用适量,捣烂敷或研粉调敷患处。

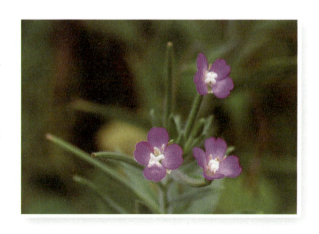

心叶谷蓼

【别名】牛泷草。
【来源】柳叶菜科。
【生长习性】生于山谷水边、山坡草丛及林下阴湿处。
【分布及资源】齐溪，量少。
【性味归经】苦，寒，有小毒。归脾、肺经。
【功能主治】清热解毒，生肌。主治疮疡肿毒，外伤出血。
【用法用量】6～12g。煎服。

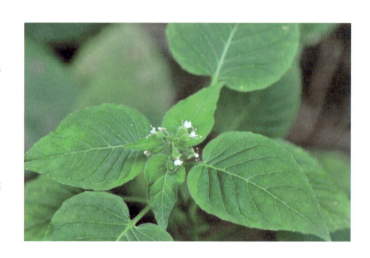

丁香蓼

【别名】丁子蓼、红豇豆、喇叭草、水冬瓜、水丁香、水苴仔、水黄麻、水杨柳、田蓼草、红麻草、银仙草、田痞草、水蓬砂、水油麻、山鼠瓜、水硼砂。
【来源】柳叶菜科丁香蓼属植物丁香蓼，以全草入药。
【采收加工】夏、秋采集。
【生长习性】生于湿润的田野路边或水田内。
【分布及资源】全县各地，量较多。
【性味归经】苦，寒。归肺、肝经。
【功能主治】清热解毒，利尿通利，化瘀止血。主治肺热咳嗽，咽喉肿痛，目赤肿痛，湿热泻痢，黄疸，水肿，带下，吐血，尿血，跌打损伤等。外用治痈疖疔疮，蛇虫咬伤。
【用法用量】15～30g，煎服，治痢疾，鲜品可用90～120g。外用适量，鲜品捣烂敷患处。

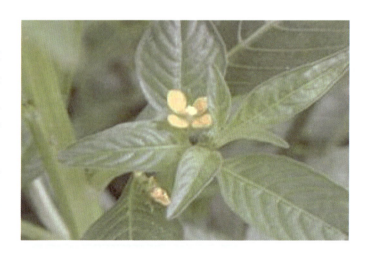

小二仙草科

小二仙草

【别名】 豆瓣草、蚊塔、砂生草。

【来源】 小二仙草科小二仙草属植物小二仙草，以全草入药。

【采收加工】 夏秋采集，除去泥沙，晒干。

【生长习性】 生于山坡，郊野路边，田边等阴湿处。

【分布及资源】 全县各地，量少。

【性味归经】 苦，凉。无毒。归肺、大肠、膀胱经。

【功能主治】 止咳平喘，清热利湿，调经活血。主治咳嗽哮喘，痢疾，小便不利，月经不调，跌打损伤。

【用法用量】 10～20g，鲜品20～60g，煎服；或捣绞汁。外用适量，干品研末调敷，或鲜品捣散。

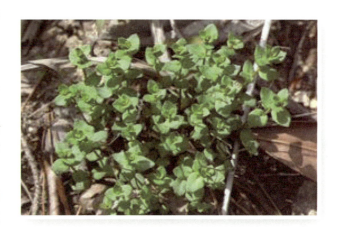

五加科

五　加

【别名】 刺五加、五佳、五花、文章草、白刺、追风使、木骨、金盐、豺漆、豺节。

【来源】 五加科植物刺五加和五梗五加的根皮。

【生长习性】 生于山坡灌丛、沟边及旷野、池塘边。

【分布及资源】 大溪边、林山等地，量较多。

【性味归经】 辛、苦、微甘，温。归肝、肾经。

【功能主治】 祛风湿，补肝肾，强筋骨，活血脉。主治风寒湿痹，腰膝疼痛，筋骨痿软，小儿行迟，体虚赢弱，跌打损伤，骨折，水肿，脚气，阴下湿痒。

【用法用量】 6～9g，煎服，鲜品加倍；浸酒或入丸、散。外用适量，煎水熏洗或为末敷。

【注意事项】 阴虚火旺者慎服。

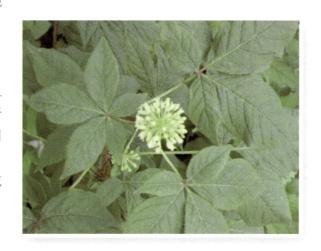

树三加

【别名】吴萸叶五加。
【来源】五加科植物吴茱萸五加的根皮。
【采收加工】夏、秋季挖根，除去须根和泥沙，用木槌敲根，使木心与皮部分离，抽去木心，晒干。
【生长习性】生于山坡灌丛、沟边及旷野、池塘边。
【分布及资源】大溪边、林山等地，量较多。
【性味归经】辛、微苦，温。归肺、肝经。
【功能主治】祛风利湿，活血舒筋，理气化痰。主治风湿痹痛，腰膝酸痛，水肿，跌打损伤，劳伤咳嗽，哮喘，吐血。
【用法用量】6～9g，煎服。或浸酒。

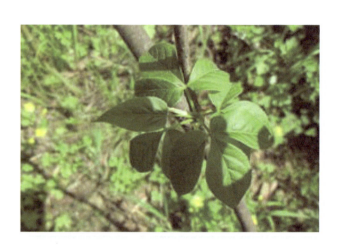

三加刺

【别名】白簕、白簕花、白簕根、白刺根、三叶五加、刺三加、刺三甲、苦刺根、簕钩菜。
【来源】五加科五加属植物三加，以根、叶或全株入药。
【采收加工】根及全株四季可采，晒干备用；叶夏秋采，鲜用或阴干用。
【生长习性】生于山麓路边、溪边或低山林缘。
【分布及资源】苏庄、齐溪等地，资源丰富。
【性味归经】苦、涩，凉。归肝、肾、胃经。
【功能主治】清热解毒，祛风除湿，散瘀止痛。主治黄疸，肠炎，胃痛，风湿性关节炎，腰腿疼。外用治跌打损伤，疮疖肿毒，湿疹。
【用法用量】30～60g，煎服。外用适量，鲜根、叶捣烂敷或煎水洗患处。
【注意事项】孕妇慎服。

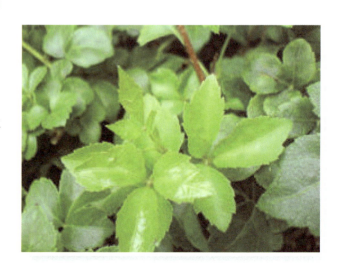

鸟不宿

【别名】楤木。
【来源】五加科植物刺楸或楤木的茎枝。
【生长习性】生于阴湿山坡、林下、山谷沟边、林缘或旷地灌丛中。
【分布及资源】全县广泛分布，较多。
【性味归经】辛，温，有小毒。归肺、胃经。
【功能主治】祛风除湿，活血止痛。主治风湿痹痛，胃痛，白癜风。
【用法用量】9～15g，煎服。外用煎水洗。
【注意事项】孕妇慎服。

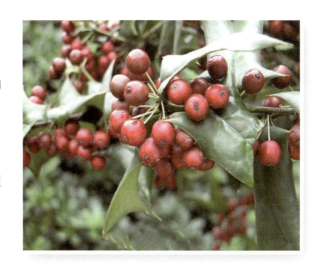

红楤木

【别名】棘茎楤木，红老虎刺、鸟不踏、红刺筒、红鸟不宿（《常用中草药单方验方选编》），红毛刺桐、红鸟不踏刺、红射桐、虎椒刺、千枚针、红叶大猫刺、红叶雨伞刺、红刺党（《浙江民间常用草药》）。
【来源】五加科红楤木，以根入药。
【生长习性】生于阴坡路边、山沟、林缘。
【分布及资源】苏庄、齐溪等地，资源丰富。
【性味归经】微苦，温。归肝经。
【功能主治】活血破瘀，祛风行气，解毒消肿。主治跌打损伤，骨折，骨髓炎，痈疽，风湿痹痛，骨痛。
【用法用量】9～15g，煎服；或浸酒。外用捣敷。
【注意事项】孕妇慎服。

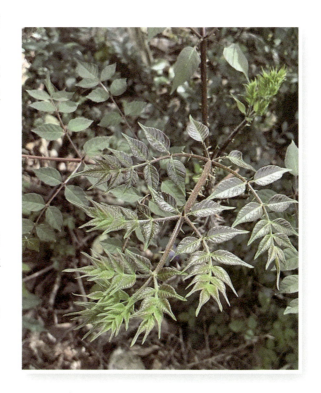

毛叶楤木

【别名】厚叶楤木（《广西植物名录》），雷公种、鸡姆盼。

【来源】双子叶植物药五加科植物毛叶楤木的根。

【生长习性】生于阴湿山坡、林下、山谷沟边、林缘或旷地灌丛中。

【分布及资源】全县广泛分布，较多。

【性味归经】淡，平。归肺经。

【功能主治】润肺止咳。主治咳嗽。

【用法用量】3～9g，煎服。

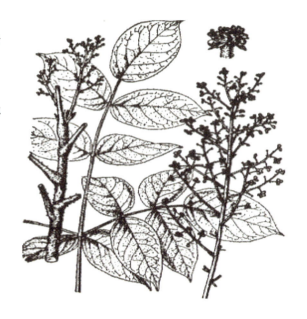

树参（枫荷梨）

【别名】偏荷枫、白荷、鸭脚荷、枫荷桂、边荷枫、阴阳枫、木五加、三叉一支镖、梨荷枫、半荷枫、鸭脚木（江西）、白半枫荷、白皮半枫荷。

【来源】五加科植物树参的根及茎。

【采收加工】秋、冬采收。

【生长习性】生于阴坡、山谷阔叶林内。

【分布及资源】苏庄、杨林等地，量较多。

【性味归经】甘，温。归肺、肝经。

【功能主治】祛风除湿，疏筋活血。主治偏头痛，臂丛神经炎，风湿性关节炎，类风湿关节炎，腰肌劳损，慢性腰腿痛，半身不遂，跌打损伤，扭挫伤。外用治刀伤出血。

【用法用量】15～30g，煎服。

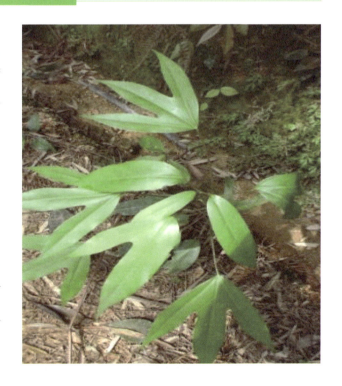

中华常春藤

【别名】三角枫、追风藤、上树蜈蚣、钻天风。
【来源】五加科常春藤属植物中华常春藤，以全株入药。
【采收加工】全年可采，切段晒干或鲜用。
【生长习性】生于山坡岩石上杂木林中、山脚路边、乱石堆上，常攀缘在别的树上。
【分布及资源】全县各地，资源丰富。
【性味归经】苦、辛，温。归肝、脾、肺经。
【功能主治】祛风利湿，活血消肿。主治风湿关节痛，腰痛，跌打损伤，急性结膜炎，肾炎水肿，闭经。外用治痈疖肿毒，荨麻疹，湿疹。

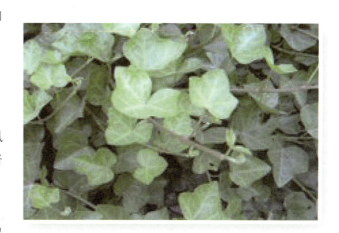

【用法用量】9~15g，煎服。外用适量，捣烂取汁搽或煎水洗患处。

刺 楸

【别名】刺五加，刺根白皮、鸟不宿根皮、钉木树根。
【来源】五加科植物刺楸的根或根皮。
【采收加工】夏末秋初采挖，洗净晒干。
【生长习性】生于山谷、溪旁林缘及疏林中。
【分布及资源】苏庄、池淮等地，资源较多。
【性味归经】苦、微辛，平。归肝、肾经。
【功能主治】凉血散瘀，祛风除湿，解毒。主治肠风下血，风湿热痹，跌打损伤，骨折，全身浮肿，疮疡肿毒，瘰疬，痔疮。

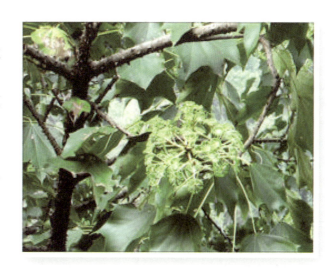

【用法用量】9~15g，煎服，或泡酒。外用适量，捣敷，或煎水洗。

伞形科

杭白芷

【别名】白芷、白芷泽芬、苻蓠、䓞、白茝、香白芷、川白芷、会芷、香棒、芳香。

【来源】本品为伞形科植物白芷或杭白芷的干燥根。

【生长习性】栽培于土层深厚、肥沃的砂质土。

【分布及资源】杨林、桐村等地,量少。

【性味归经】辛,温。归肺、脾、胃经。

【功能主治】解表散寒,散风除湿,通窍止痛,消肿排脓。主治头痛,鼻渊,感冒头痛,眉棱骨痛,鼻塞,牙痛,白带,疮疡肿痛,寒湿腹痛,肠风痔漏,赤白带下,痈疽疮疡,皮肤燥痒,疥癣。

【用法用量】3~10g,煎服,或入丸、散。外用适量,研末撒或调敷。

【注意事项】阴虚血热者忌服。

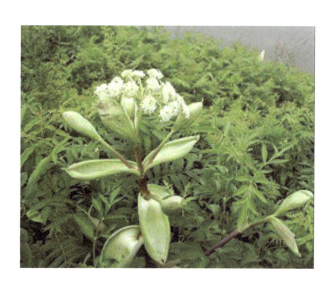

旱 芹

【别名】芹菜(《别录》),和兰鸭儿芹(《中国植物图鉴》),香芹、蒲芹(《本草推陈》),药芹(《中国药植图鉴》),野芹(《上海常用中草药》)。

【来源】伞形科植物旱芹的全草。

【生长习性】栽培于旱地上。

【分布及资源】全县广布,量多。

【性味归经】甘、苦,凉。归肝、胃经。

【功能主治】平肝清热,祛风利湿。主治高血压病,眩晕头痛,面红目赤,血淋,痈肿。

【用法用量】9~15g(鲜者30~60g),煎服;捣汁或入丸剂。外用:捣敷。

【注意事项】生疥癣人勿服。

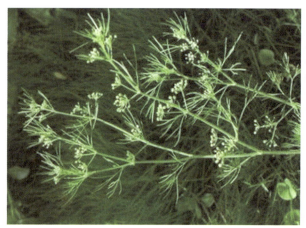

积雪草

【别名】崩大碗、马蹄草、雷公根、蚶壳草、铜钱草、落得打。

【来源】本品为伞形科植物积雪草的干燥全草。

【采收加工】夏、秋二季采收，除去泥沙，晒干。

【生长习性】生于路边、沟边、田坎及潮湿、肥沃的土壤上。

【分布及资源】苏庄等地，量较多。

【性味归经】苦、辛，寒。归肝、脾、肾经。

【功能主治】清热利湿，解毒消肿。主治湿热黄疸，中暑腹泻，砂淋血淋，痈肿疮毒，跌仆损伤。

【用法用量】15～30g，煎服；鲜品加倍。

【注意事项】虚寒者不宜。

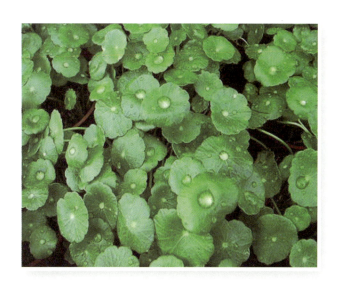

芫荽（香菜）

【别名】胡荽、香菜、香荽、延荽。

【来源】本品为伞形科芫荽属植物芫荽，

【采收加工】以全草与成熟的果实入药。全草春夏可采，切段晒干。夏季采果实，去杂质，晒干。

【生长习性】栽培于肥沃而保肥力较好的砂质壤土。

【分布及资源】芹阳办、华埠等地，量少。

【性味归经】辛，温。归肺、胃经。

【功能主治】发表透疹，健胃。全草：主治麻疹不透，感冒无汗；果：主治消化不良，食欲不振。

【用法用量】3～9g，煎服；外用全草适量，煎水熏洗。

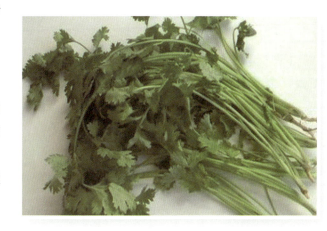

峨参

【别名】田七、金山田七、土白芷、广三七、胡萝卜七、南田七、水田七、土当归、土田七。
【来源】伞形科峨参属植物峨参，以根、叶入药。
【采收加工】8—9月地上部分变黄时挖根，洗净煮熟，去外皮晒干或烘干；叶鲜用或晒干研粉。
【生长习性】生于山地疏林或林缘，山谷两旁。
【分布及资源】大溪边等地，量少。
【性味归经】甘、辛、微苦，微温。归脾、肺、肾经。
【功能主治】益气健脾，活血止痛，壮腰补肾。主治脾虚腹胀，乏力食少，肺虚咳嗽，体虚自汗，老人夜尿频数，气虚水肿，劳伤腰痛，头痛，痛经，跌打瘀肿。
【用法用量】炖鸡、鸽服用，也可泡酒。9～15g，煎服，或泡酒。外用适量，研末调敷。
【注意事项】凡邪实而正气未虚者忌用。

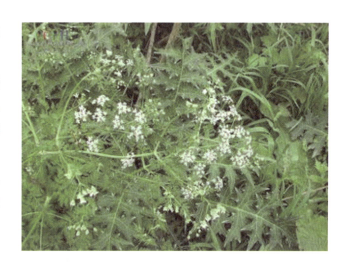

鸭儿芹

【别名】鸭脚板、鹅脚板。
【来源】伞形科鸭儿芹属植物鸭儿芹，以全草入药。
【采收加工】夏秋采收，洗净晒干。
【生长习性】生于林下路旁，沟边、田边阴湿地。
【分布及资源】全县各地，资源较少。
【性味归经】辛、苦，平。归肺、胃、肝经。
【功能主治】祛风止咳，活血祛瘀，利湿解毒。主治感冒咳嗽，跌打损伤。外用治皮肤瘙痒。
【用法用量】6～15g，煎服。外用适量，煎水洗患处。

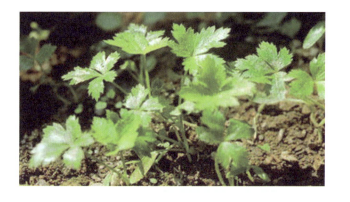

野胡萝卜

【别名】鹤虱风。

【来源】伞形科植物野胡萝卜的根。

【采收加工】春季未开花前采挖，去其茎叶，洗净，晒干或鲜用。

【生长习性】生于路旁山沟，溪边荒地湿润处。

【分布及资源】芹阳办、马金等地，量少。

【性味归经】甘、微辛，凉。归脾、胃、肝经。

【功能主治】健脾化滞，凉肝止血，清热解毒。主治脾虚食少，腹泻，惊风，逆血，血淋，咽喉肿痛。

【用法用量】15～30g，煎服。外用适量，捣汁涂。

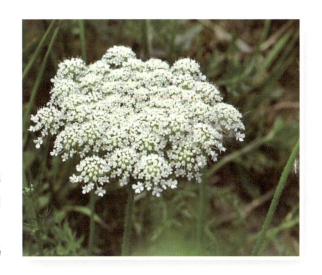

红马蹄草

【别名】马蹄肺筋草、接骨草、塌菜、八角金钱、大叶止血草、水钱草、大雷公根、大地星宿、金钱薄荷、大叶止血莲、红石胡荽、大雷公藤、铜钱草、一串钱、大马蹄草。

【来源】伞形科石胡荽属植物红石胡荽的全草。

【采收加工】四季可采，晒干备用。

【生长习性】生于湿润山坡、路旁、溪边。

【分布及资源】西部、北部、东部山区，资源较少。

【性味归经】辛、微苦，凉。归肺经。

【功能主治】清肺止咳，活血止血。主治感冒，咳嗽，吐血，跌打损伤。外用治外伤出血，痔疮。

【用法用量】1～3g，煎服。外用新鲜全草适量，捣烂敷患处。

【注意事项】孕妇禁用。

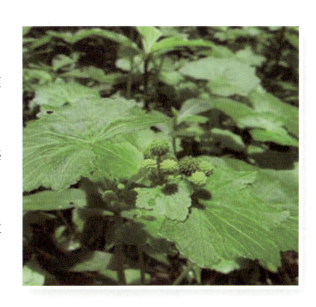

天胡荽

【别名】金钱草（江西）、满天星（四川）、破铜钱、明镜草、铺地锦（广东、湖南）、盆上芫茜、星秀草。

【来源】伞形科植物天胡荽，以全草入药。

【采收加工】全年可采，鲜用或秋季采收晒干。

【生长习性】生于山坡路旁潮湿地及房屋墙角下。

【分布及资源】全县各地，量较少。

【性味归经】甘、淡、微辛，凉。归肝、肺、肾经。

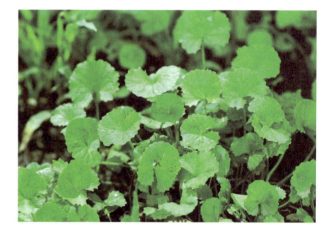

【功能主治】祛风清热，化痰止咳，利尿消肿。主治黄疸型传染性肝炎，肝硬化腹水，胆石症，泌尿系感染，泌尿系结石，伤风感冒，咳嗽，百日咳，咽喉炎，扁桃体炎，目翳。外用治湿疹，带状疱疹，衄血。

【用法用量】9～15g，煎服。外用适量，鲜品捣烂敷患处。

水 芹

【别名】水芹菜

【来源】伞形科水芹菜属植物水芹，以根及全草入药。

【采收加工】夏秋采集，洗净晒干或鲜用。

【生长习性】生于水沟边。

【分布及资源】全县各地，量较多。

【性味归经】辛、甘，凉。归肺、胃、肝经。

【功能主治】清热利尿，止血，平肝降压。主治感冒发热，呕吐腹泻，尿路感染，崩漏，白带，高血压。

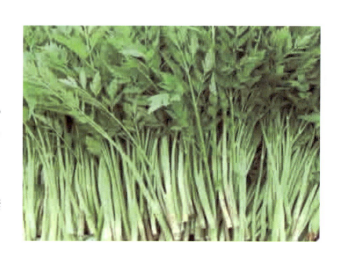

【用法用量】6～9g，煎服。鲜品可捣汁饮。

【注意事项】脾胃虚弱，中气寒乏者禁食之。

紫花前胡

【别名】土当归、鸭脚七、野辣菜、山芫荽、桑根子苗、鸭脚前胡、鸭脚板。
【来源】伞形科植物白花前胡和紫花前胡的根。
【采收加工】栽后2—3年秋、冬季挖取根部，除去地上茎及泥土，晒干。
【生长习性】生长于山坡林下或灌木丛中。
【分布及资源】林山乡黄谷、大溪边乡菖蒲等地，资源较少。
【性味归经】苦、辛，微寒。归肺、脾、肝经。
【功能主治】疏散风热，降气化痰。主治外感风热，肺热痰郁，咳喘痰多，痰黄稠黏，呃逆食少，胸膈满闷。
【用法用量】5~10g，煎服。或入丸、散。
【注意事项】不可施诸气虚血少之病。凡阴虚火炽，煎熬真阴，凝结为痰而发咳喘；真气虚而气不归元，以致胸胁逆满；头痛不因于痰，而因于阴血虚；内热心烦，外现寒热而非外感者禁用。恶皂荚，畏藜芦。

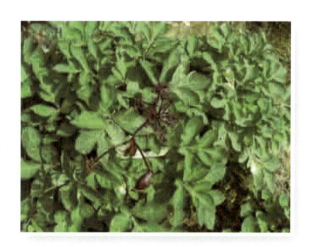

白花前胡

【别名】前胡、鸡脚前胡、山独活、岩风、官前胡。
【来源】伞形科植物白花前胡的干燥根。
【生长习性】生于向阳山坡、疏林、山间路边及山甸草丛中。
【分布及资源】黄谷、菖蒲、西坑、林山等地，资源丰富。
【性味归经】苦，微寒。归肺、胃经。
【功能主治】解热，镇咳，祛痰。主治风热咳嗽，涕唾稠粘、痰稠喘满、呕逆等症。
【用法用量】5~10g，煎服，或入丸、散。
【注意事项】不可施诸气虚血少之病。凡阴虚火炽，煎熬真阴，凝结为痰而发咳喘；真气虚而气不归元，以致胸胁逆满；头痛不因于痰，而因于阴血虚；内热心烦，外现寒热而非外感者，法并禁用。

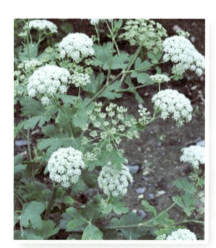

苦爹菜（羊腥草）

【别名】鹅脚板。
【来源】伞形科植物异叶茴芹的全草。
【采收加工】夏、秋采收。
【生长习性】生于山坡林缘草丛或山麓沟边、路边阴湿处。
【分布及资源】全县低山丘陵地区，量较少。
【性味归经】辛、苦，微温。归肺、胃、肝经。
【功能主治】散寒，化积，祛瘀，消肿。主治感冒风寒，痢疾，小儿疳积，皮肤瘙痒。
【用法用量】9～15g，煎服。外用捣敷或煎水洗。

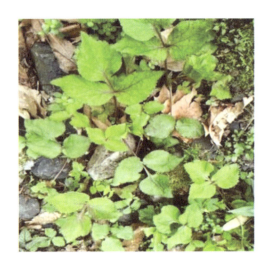

变豆菜

【别名】山芹菜、山芹、五指疳、鸭脚板、蓝布正。
【来源】伞形科植物变豆菜的全草。
【采收加工】夏、秋季采收，鲜用或晒干。
【生长习性】生于林下湿地，山沟边。
【分布及资源】全县各地，量较少。
【性味归经】辛、微甘，凉。归肺、膀胱、肝经。
【功能主治】解毒，止血。主治咽痛，咳嗽，月经过多，尿血，外伤出血，疮痈肿毒
【用法用量】6～15g，煎服。外用适量，捣敷。

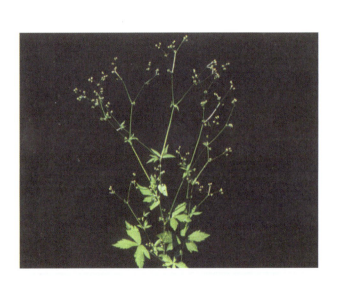

薄片变豆菜

功用主治同变豆菜。

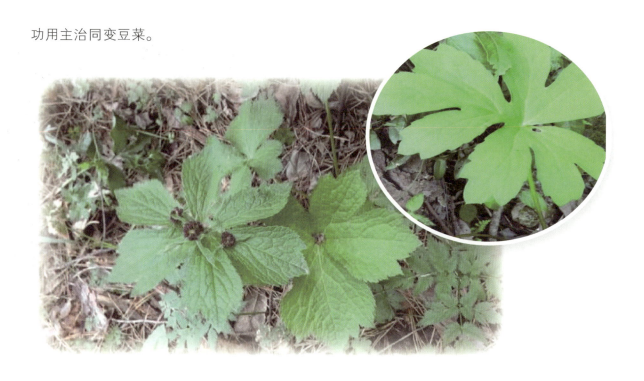

直刺变豆菜

【别名】黑鹅脚板。

【来源】伞形科植物直刺变豆菜的全草。

【采收加工】春、夏采收，晒干。

【生长习性】生于溪边或林下潮湿地。

【分布及资源】华埠、音坑等地，量少。

【性味归经】苦，温。归肺、肝经

【功能主治】清热，解毒。主治麻疹后热毒未尽，耳热瘙痒，跌打损伤。

【用法用量】9～15g，煎服。外用适量，捣敷。

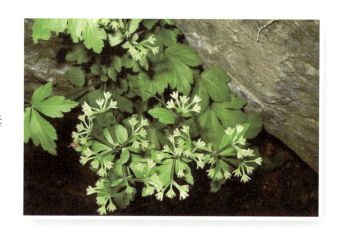

山茱萸科

四照花

【别名】石枣、山荔枝。

【来源】山茱萸科植物四照花的叶、花。

【生长习性】生于海拔800m以上的阴坡杂木林、林缘或溪谷旁。

【分布及资源】苏庄镇、齐溪镇等地,资源较少。

【性味归经】苦、涩,凉。归肝、胃经。

【功能主治】清热解毒,收敛止血。主治痢疾,肝炎,水火烫伤,外伤出血。

【用法用量】9~15g,煎服。外用适量,捣敷;研末撒或调敷。

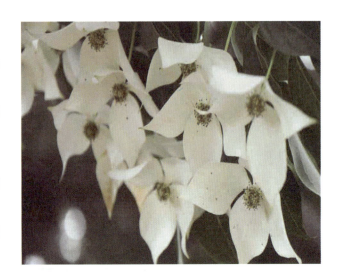

狭叶四照花

【别名】野荔枝。

【来源】山茱萸科植物狭叶四照花的花及叶。

【生长习性】生于800m以上的阴坡杂木林、林缘或溪谷旁。

【分布及资源】苏庄镇、齐溪镇等地,资源较少。

【性味归经】涩,平。归肝、大肠经。

【功能主治】清热解毒,收敛止血。主治痢疾,肝炎,水火烫伤,外伤出血。

【用法用量】9~15g,煎服。外用适量,捣敷、研末撒或调敷。

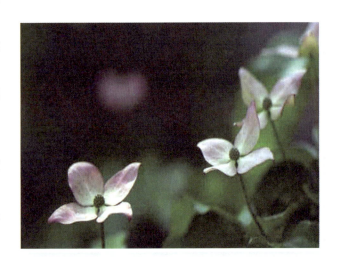

青狭叶

【别名】叶上珠。

【来源】山茱萸科青狭叶属落叶灌木,全株入药。

【生长习性】喜阴湿及肥沃土壤。

【分布及资源】全县各地均有分布,量少。

【性味归经】苦、微涩,凉。归肝经。

【功能主治】活血化瘀,清热解毒。主治水肿,小便淋痛,乳汁少。

【用法用量】3~9g,煎服。

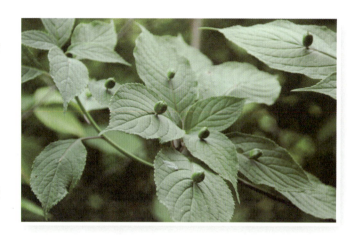

台灯树

【别名】瑞木、女儿木、六角树、鸭脚树、肥猪叶、大树理肺散、买担别。

【来源】山茱萸科灯台树属落叶乔木。

【生长习性】生于温暖湿润的山坡杂木林中。

【分布及资源】苏庄镇、杨林镇等地,资源较少。

【性味归经】淡,平,有毒。归肺经。

【功能主治】消炎,化痰止咳,止痛。主治支气管炎,百日咳,胃痛,腹泻,疟疾,外用治跌打损伤。

【用法用量】15~20g,煎服。外用适量,鲜叶捣烂敷患处。

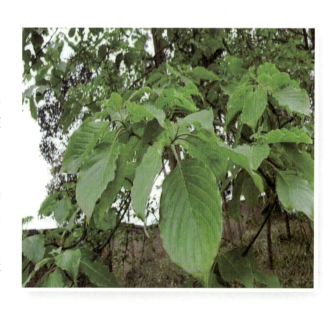

山茱萸

【别名】山萸肉、药枣、枣皮、蜀酸枣、肉枣、薯枣、鸡足、实枣、萸肉、药枣、天木籽、山芋肉、实枣儿。

【来源】山茱萸科植物山茱萸的干燥成熟果肉。

【采收加工】秋末冬初果皮变红时采收果实，用文火烘或置沸水中略烫后，及时除去果核，干燥。

【生长习性】生于向阳山坡杂木林或溪旁沟边。

【分布及资源】大溪边乡等地，量极少。

【性味归经】酸、涩，微温。归肝、肾经。

【功能主治】补益肝肾，涩精固脱。主治眩晕耳鸣，腰膝酸痛，阳痿遗精，遗尿尿频，崩漏带下，大汗虚脱，内热消渴。

【用法用量】6～12g，煎服。

【注意事项】凡命门火炽，强阳不痿，素有湿热，小便淋涩者忌服。

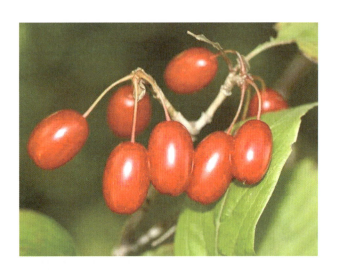

山柳科

华东山柳

【别名】山柳。

【来源】山柳科植物华东山柳的根。

【采收加工】夏、秋季采挖，洗净，切片鲜用。

【生长习性】生于向阳山坡杂木林。

【分布及资源】大溪边乡等地，量少。

【性味归经】苦，寒。归胃经。

【功能主治】清热解毒。主治热毒疮疖，痈疮。

【用法用量】外用适量，鲜品捣汁涂。

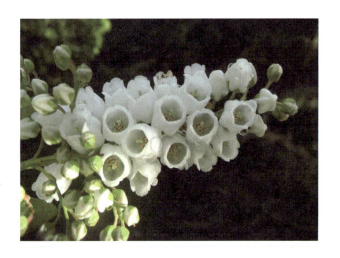

鹿蹄草科

鹿衔草

【别名】鹿蹄草、鹿含草、鹿安茶、鹿寿草、冬绿、破血丹、紫背金牛草。

【来源】鹿蹄草科植物鹿蹄草或卵叶鹿蹄草的干燥全草。

【采收加工】全年均可采挖，除去杂质，晒至叶片较软时，堆置至叶片变紫褐色，晒干。

【生长习性】生于海拔较高的山坡、路边、林下沟边阴湿处。

【分布及资源】苏庄、长虹、何田、齐溪、大溪边等地，资源较少。

【性味归经】甘、苦，温。归肝、肾经。

【功能主治】祛风湿，强筋骨，止血。主治风湿痹痛，腰膝无力，月经过多，久咳劳嗽。

【用法用量】9～15g，煎服。

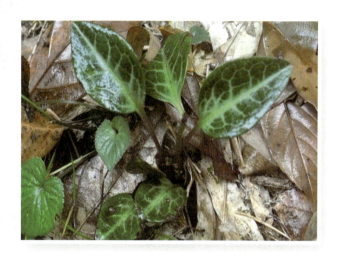

杜鹃花科

毛果南烛

【别名】牛醉木、小米柴。

【来源】杜鹃花科南烛属植物南烛，以茎、叶、果入药。

【采收加工】茎、叶全年可采，果实秋季采收、晒干。

【生长习性】喜温暖气候及酸性土地，耐旱、耐寒、耐瘠薄，生于山坡、路旁或灌木丛中。

【分布及资源】全县各地均有分布，量少。

【性味归经】酸、涩，平。归心、脾、肾经。

【功能主治】益肠胃，养肝肾。主治脾虚久泻，少食，肝肾不足，腰酸乏力，须发早白。

【用法用量】6～9g，煎服。熬膏，或入丸、散。

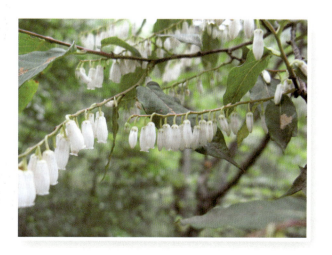

马醉木

【别名】椋木、兴山马醉木、红蜡烛、闹狗花、泡泡花、珍珠花、桂花岩陀、美丽南烛、炮仗花、细梅树。

【来源】杜鹃花科植物马醉木的叶。

【采收加工】春、夏、秋季均可采收，鲜用或晒干。

【生长习性】生于山坡、山谷疏林下、林缘及溪沟两旁灌丛中。

【分布及资源】全县各地低山丘陵，资源较少。

【性味归经】苦，凉，大毒。归肾经。

【功能主治】杀虫。主治疥疮。

【用法用量】外用适量，煎水洗，药渣外敷。

【注意事项】本品有大毒，不宜内服。

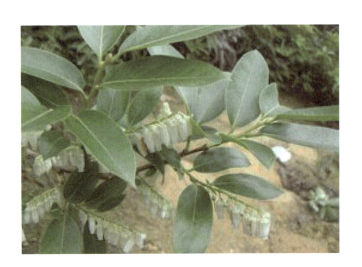

云锦杜鹃

【别名】天目杜鹃。

【来源】杜鹃花科云锦杜鹃，以花、叶入药。

【生长习性】生于山地林中。

【分布及资源】东部山区，量少。

【性味归经】苦，凉。归心经。

【功能主治】清热解毒，敛疮。主治皮肤抓破溃烂。

【用法用量】鲜花或叶适量，加白糖少许，捣烂敷患处。

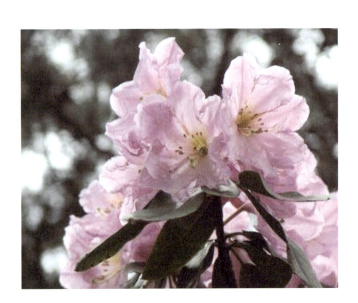

鹿角杜鹃

【别名】岩杜鹃、绿杜鹃、高脚铜盘。
【来源】杜鹃花科杜鹃花属。
【生长习性】生于山地林中。
【分布及资源】西部山区,量少。
【性味归经】甘、酸,温。归肺、肝经。
【功能主治】根:疏风止痛,清热解毒。花蕾:清热解毒,除湿,活血。根主治风湿骨痛,肺痈;花蕾主治血崩,湿疹,痈疽疮毒。
【用法用量】6～10g,煎服。

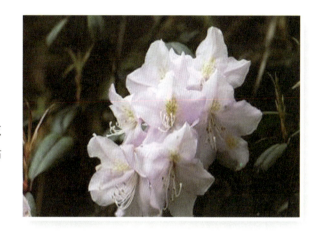

闹羊花

【别名】黄杜鹃花、三钱三、毛老虎、一杯倒、八里麻、六轴子、踯躅花、闷头花、石棠花。
【来源】杜鹃花科植物羊踯躅的干燥花,其根、茎、叶和果也入药。
【采收加工】四、五月花初开时采收,阴干或晒干。
【生长习性】生于山坡岩畔及灌木丛中。
【分布及资源】大溪边等地,资源较少。
【性味归经】花:辛,温,有大毒。根:辛,温,有毒。果:苦,温,有大毒。归肝经。
【功能主治】花:祛风除湿,散瘀定痛。主治风湿痹痛,跌打损伤,皮肤顽癣。外用治癣,煎水含漱治龋齿痛。根:祛风止咳,散瘀止痛。主治风湿痹痛,跌打损伤,神经痛,慢性支气管炎,外用治肛门瘘管,杀灭钉螺。果:搜风止痛,止咳平喘。主治跌打损伤,风湿关节痛。茎、叶:杀蝇蛆,孑孓,钉螺。
【用法用量】根:1.5～3g;果:0.6～1.2g;花:0.6～1.5g,浸酒或入丸散。外用适量,煎水洗或鲜品捣敷。
【注意事项】不宜多服,久服。体虚者及孕妇禁用。

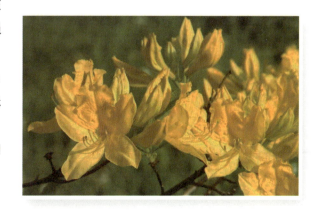

马银花

【别名】清明花。

【来源】杜鹃花科马银花，以根入药。

【采收加工】夏、秋季挖根，洗净，切片晒干。

【生长习性】生于山坡、丘陵、溪涧、滩地和路边灌丛中。

【分布及资源】东部、西部山区，资源较多。

【性味归经】苦，平，有毒。归膀胱经。

【功能主治】清湿热，解疮毒。主治湿热带下，痈肿，疔疮。

【用法用量】1.5～3g，煎服。外用适量煎水洗。

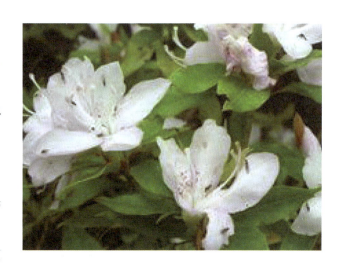

映山红（杜鹃花）

【别名】红踯躅、山踯躅、山石榴、映山红、杜鹃、艳山红、山归来、艳山花、满山红、清明花、红柴爿花、灯盏红花、山茶花、虫鸟花、报春花、迎山红、红花杜鹃、春明花、长春花、应春花。

【来源】杜鹃花科植物杜鹃花的花。

【采收加工】4—5月花盛开时采收，烘干。

【生长习性】生于向阳山坡灌丛中以及林缘，山脚路边。

【分布及资源】全县广布，资源丰富。

【性味归经】甘、酸，平。归肝、脾、肾经。

【功能主治】和血，调经，止咳，祛风湿，解疮毒。主治吐血，衄血，崩漏，月经不调，咳嗽，风湿痹痛，痈疖疮毒。

【用法用量】9～15g，煎服。外用适量，捣敷。

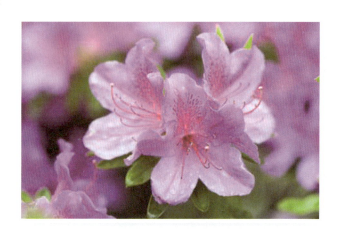

满山红

【别名】红踯躅、山踯躅、山石榴、映山红、杜鹃、艳山红、山归来、艳山花、满山红、清明花、红柴丬花、灯盏红花、山茶花、虫鸟花、报春花、迎山红、红花杜鹃、春明花、长春花、应春花。

【来源】杜鹃花科植物杜鹃花的花。

【采收加工】4—5月花盛开时采收，烘干。

【生长习性】生于向阳山坡灌丛中以及林缘，山脚路边。

【分布及资源】全县广布，资源丰富。

【性味归经】甘、酸，平。归肝、脾、肾经。

【功能主治】和血，调经，止咳，祛风湿，解疮毒。主治吐血，衄血，崩漏，月经不调，咳嗽，风湿痹痛，痈疖疮毒。

【用法用量】9~15g，煎服。外用适量，捣敷。

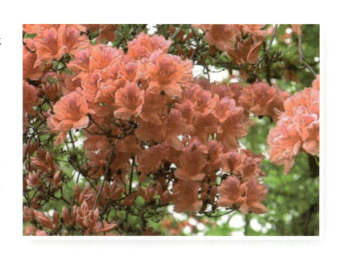

乌饭树

【别名】沙沙面、零丁子、南烛子。

【来源】杜鹃花科乌饭树，以根、果入药。

【生长习性】生于向阳山坡、路旁、沟边灌丛中。

【分布及资源】全县广布，量较多。

【性味归经】甘、酸，温。归肺、肾经。

【功能主治】收敛，止痛。主治牙痛，脱肛，结核病潮热。

【用法用量】15~45g，煎服。

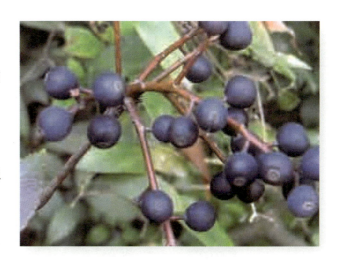

小叶乌饭树（短尾越桔）

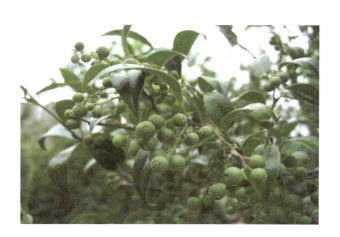

【别名】沙沙面、零丁子、南烛子。
【来源】杜鹃花科乌饭树，以根、果入药。
【生长习性】生于向阳山坡、路旁、沟边灌丛中。
【分布及资源】全县广布，量较多。
【性味归经】甘、酸，温。归肺、肾经。
【功能主治】收敛，止痛。主治牙痛、脱肛、结核病潮热。
【用法用量】15～45g，煎服。

江南越桔（米饭花）

【别名】董拉把（侗族语）。
【来源】杜鹃花科米饭花，以果入药。
【采收加工】夏、秋季果实成熟时采收，晒干。
【生长习性】生于向阳山坡、路边、沟边灌丛中。
【分布及资源】全县各地，资源较少。
【性味归经】甘，平。归肾经。
【功能主治】消肿散瘀。主治全身浮肿，跌打肿痛。
【用法用量】12～15g，煎服。

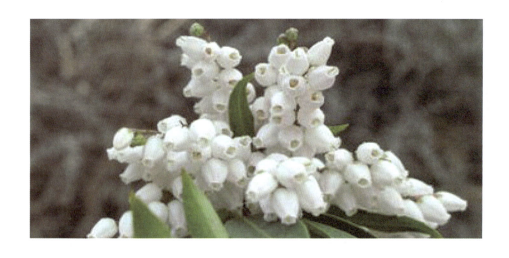

紫金牛科

短茎紫金牛

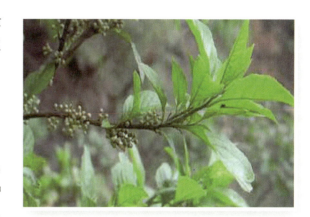

【别名】短茎朱砂根、血党、九管血、八爪金龙、八爪龙、开喉箭、猪总管、矮陀陀、团叶八爪金龙、地柑子、大郎伞等。

【来源】紫金牛科植物短茎紫金牛的根或金草。

【生长习性】生于林下阴湿处。

【分布及资源】西部山区，量少。

【性味归经】苦涩、微甘，微寒。归肺、肝、肾经。

【功能主治】祛风清热，散瘀消肿。主治咽喉肿痛，风火牙痛，风湿筋骨疼痛，腰痛，跌打损伤，无名肿毒。

【用法用量】15～30g，煎服。外用适量，煎水洗患处。

朱砂根

【别名】大罗伞、大凉伞、珍珠伞、凉伞遮珍珠、高脚金鸡、凤凰肠、豹子眼睛果、铁凉伞、开喉箭、山豆根。

【来源】紫金牛科紫金牛属植物圆齿紫金牛和紫背紫金牛的根。

【采收加工】秋季采挖，切碎，晒干。

【生长习性】生于山坡、路边、草丛、沟边以及灌木林下。

【分布及资源】全县低山丘陵，量较多。

【性味归经】苦、辛，平。归肺、肝经。

【功能主治】行血祛风，解毒消肿。主治上呼吸道感染，咽喉肿痛，扁桃体炎，白喉，支气管炎，风湿性关节炎，腰腿痛，跌打损伤，丹毒，淋巴结炎。外用治外伤肿痛，骨折，毒蛇咬伤。

【用法用量】3～9g，煎服。外用适量，鲜根或鲜叶捣烂敷患处。

【注意事项】据报道，本品如服至15～30g时，可出现恶心、厌食等副作用。

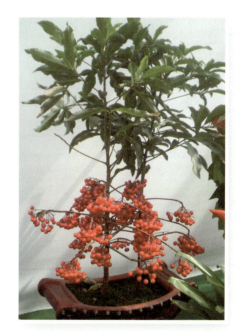

两百金

【别名】八爪龙、八爪金龙（《草木便方》），开喉剑、叶下藏珠、状元红（《天宝本草》），山豆根、铁雨伞、真珠凉伞（《福建中草药》），野猴枣、珍珠伞（江西《草药手册》）。

【来源】紫金牛科植物百两金的根及根茎。

【采收加工】全年可采，以秋冬季较好，采后洗净鲜用或晒干。

【生长习性】生于山坡、路边、草丛、沟以及灌木林下。

【分布及资源】全县低山丘陵，量较多。

【性味归经】苦、辛，凉。归肺、肝经。

【功能主治】清热，祛痰，利湿。主治咽喉肿痛，肺病咳嗽，咯痰不畅，湿热黄疸，肾炎水肿，痢疾、白浊、风湿骨痛、牙痛、睾丸肿痛。

【用法用量】15～30g（鲜品30～60g），煎服。外用煎水含漱或研末调敷。

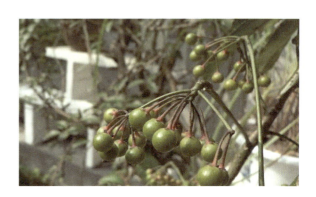

紫金牛

【别名】矮地菜、矮茶风、矮脚樟、平地木、地青杠、四叶茶、五托香、火炭酸、老勿大、千年不大、千年矮、不出林。

【来源】紫金牛科紫金牛属植物紫金牛，以全株入药。

【采收加工】四季可采，晒干。

【生长习性】生于林下阴湿处。

【分布及资源】西部山区，量少。

【性味归经】辛，平。归肺、肝经。

【功能主治】止咳化痰，祛风解毒，通经，活血止痛。主治支气管炎，大叶性肺炎，小儿肺炎，肺结核，肝炎，痢疾，急性肾炎，尿路感染，跌打损伤，风湿筋骨痛。外用治皮肤瘙痒、漆疮。

【用法用量】15～30g，煎服。外用适量，水煎洗患处。

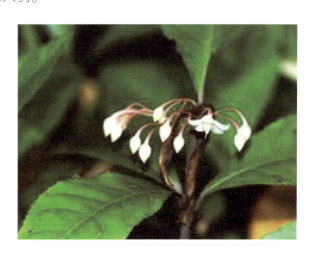

杜茎山

【别名】土恒山、踏天桥、水麻叶、山茄子。
【来源】紫金牛科植物杜茎山的根或茎叶。
【生长习性】生于阴坡灌木林下，路边草丛及沟谷两旁。
【分布及资源】全县山区，以西部为多。
【性味归经】苦，寒。归心、肝、脾、肾经。
【功能主治】祛风，解疫毒，消肿胀。主治感冒头痛眩晕，寒热躁渴，水肿，腰痛。
【用法用量】15～30g，煎服。外用捣敷。

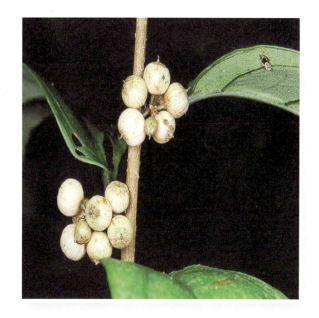

报春花科

点地梅

【别名】喉咙草、白花珍珠草、天星草。
【来源】报春花科植物点地梅的全草。
【采收加工】春季开花时采集，除去泥土晒干。
【生长习性】生于路边空旷地、草地、竹园、菜园等阴湿处。
【分布及资源】全县各地，量较少。
【性味归经】苦、辛，寒。归肾经。
【功能主治】清热解毒，消肿止痛。主治扁桃体炎，咽喉炎，风火赤眼，跌仆损伤以及咽喉肿痛等病症。
【用法用量】9～15g，煎服。

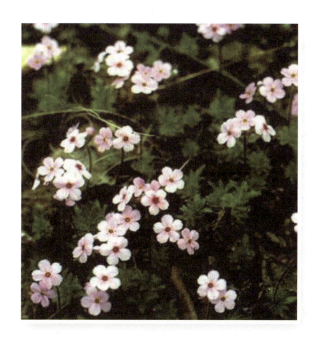

小叶星宿菜

【别名】阿非欧（贵州苗语）。
【来源】报春花科植物小叶星宿菜的全株。
【生长习性】生于路旁，湿地及草丛中。
【分布及资源】各地有零星分布，量少。
【性味归经】苦，寒。入心经。
【功能主治】清热解毒。主治疔毒，疮疡，丹毒，各种无名中毒，蛇虫咬伤等。
【用法用量】3～9g，煎服。外用适量捣烂敷患处，鲜品疗效更佳。

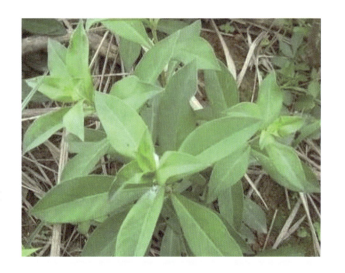

细梗香草

【别名】排香草、冰糖草。
【来源】报春花科珍珠菜属的植物。
【生长习性】生于山坡、路边、林下。
【分布及资源】马金镇等地有零星分布，量少。
【性味归经】甘，平。归肺、胃、肝经。
【功能主治】清热解毒，祛风湿，理气止痛，宁神，补虚，驱蛔，抗肿瘤。主治感冒咳喘，风湿痛，月经不调，神经衰弱。
【用法用量】9～15g，煎服。外用适量，鲜品捣敷。

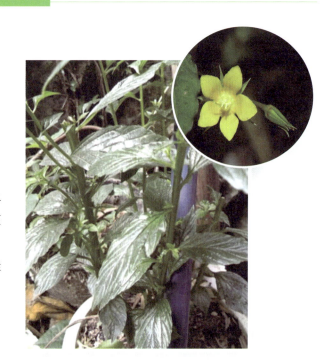

过路黄

【别名】金钱草、真金草、金银花、走游草、铺地莲。

【来源】属报春花目，报春花科多年生草本植物。

【生长习性】生于路边、沟边及荒地中。

【分布及资源】全县各地，资源较少。

【性味归经】辛、甘，凉。归肝、胆、肾、膀胱经。

【功能主治】清热，利湿，消肿，解毒，祛风散寒。主治尿路结石，胆囊炎，胆结石，黄疸性肝炎，水肿，跌打损伤，毒蛇咬伤，毒蕈和药物中毒。外敷治火烫伤及化脓性炎症。

【用法用量】15～60g，煎服。外用捣敷。

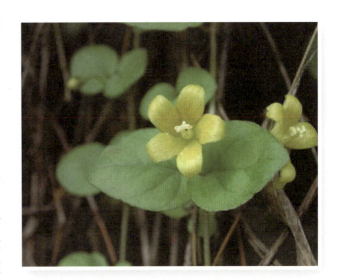

聚花过路黄

【别名】风寒草、红头绳、小过路黄。

【来源】报春花科排草属植物小过路黄，以全草入药。

【采收加工】夏、秋采集，鲜用或晒干。

【生长习性】生于沟边、路边及潮湿的草丛中。

【分布及资源】全县各地，量少。

【性味归经】微辛、苦，性温。归肺、肝经。

【功能主治】祛风散寒，止咳化痰，消积解毒。主治风寒头痛，咽喉肿痛，咳嗽多痰，小儿疳积，腹泻，蛇咬伤。

【用法用量】9～15g，煎服。

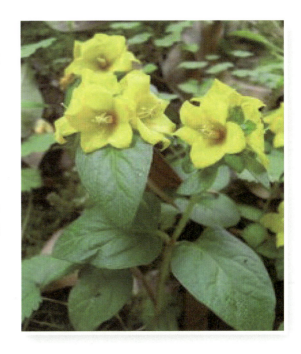

浙江过路黄

【别名】无。
【来源】报春花科植物浙江过路黄的全草。
【生长习性】生于路边、沟边及荒地。
【分布及资源】全县各地，资源较少。
【性味归经】淡，寒。归肝、膀胱经。
【功能主治】利湿排石，清热解毒。主治尿路结石，湿热黄疸，热毒痈肿，毒蛇咬伤。
【用法用量】15～60g，煎服。外用适量，鲜品捣敷。

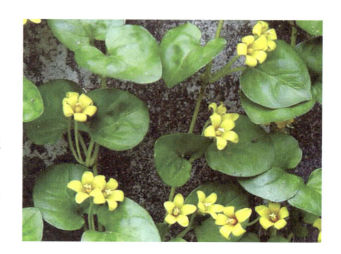

点腺过路黄

【别名】无。
【来源】报春花科植物浙江过路黄的全草。
【生长习性】生于路边、沟边及荒地。
【分布及资源】全县各地，资源较少。
【性味归经】淡，寒。归肝、膀胱经。
【功能主治】利湿排石，清热解毒。主治尿路结石，湿热黄疸，热毒痈肿，毒蛇咬伤。
【用法用量】15～60g，煎服。外用适量，鲜品捣敷。

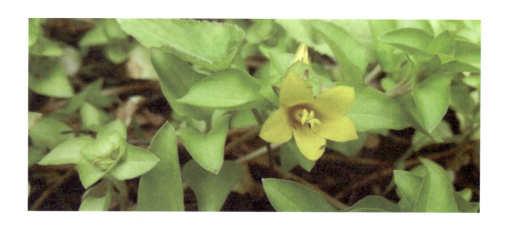

星宿菜

【别名】假辣蓼、泥鳅菜（《广州植物志》），红根草（《福建民间草药》），红气根、红七草、金鸡脚、百煎草、蛙霓草（《广西中兽医药植》），黄鳅窜、红头绳、血丝草（《江西民间草药》），红灯心（《浙江中药资源名录》），红筋仔（《闽东本草》），大田基黄、麻雀利（《广西民间常用草药》），红筋草、地木回、拔血红、红香子、红梗草、田岸柴（《浙江民间常用草药》），定经草、水柯、红根仔、矮荷子（《福建中草药》）。

【来源】报春花科植物星宿菜的全草或带根全草。

【采收加工】4—8月采收，鲜用或晒干。

【生长习性】生于山坡、路旁、田边及溪边草丛中。

【分布及资源】全县各地，资源较多。

【性味归经】苦涩，平。归心、肾经。

【功能主治】活血，散瘀，利水，化湿。主治跌打损伤，关节风湿痛，妇女经闭，乳痈，瘰疬，目赤肿痛，水肿，黄疸，疟疾，痢疾。

【用法用量】9~15g（鲜者30~90g），煎服。外用捣敷或煎水熏洗。

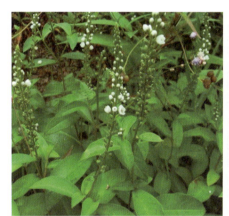

珍珠菜

【别名】红丝毛、过路红、阉鸡尾、活血莲、红根草、红梗草、赤脚草、狼尾巴花、狼尾珍珠菜。

【来源】报春花科排草属植物珍珠菜，以根及全草入药。

【采收加工】夏秋采收，洗净，切细，鲜用或晒干。

【生长习性】生于山坡、路旁、田边及溪边草丛中。

【分布及资源】全县各地，资源较多。

【性味归经】辛、微涩，平。归肝、脾经。

【功能主治】活血调经，解毒消肿。主治月经不调，白带，小儿疳积，风湿性关节炎，跌打损伤，乳腺炎，蛇咬伤。

【用法用量】15~30g，煎服。外用适量，鲜品捣烂敷患处。

【注意事项】孕妇忌服。

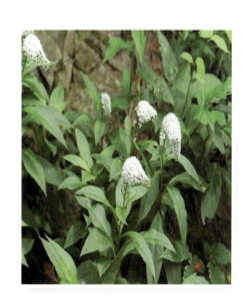

黑腺珍珠菜

【别名】满天星。
【来源】报春花科植物黑腺珍珠菜的全草。
【采收加工】夏、秋季采收，晒干或鲜用。
【生长习性】生于丘陵山脚、沟边、池边、田边或草地潮湿处。
【分布及资源】大溪边等地，量少。
【性味归经】苦、辛，平。归肝经。
【功能主治】活血，解蛇毒。主治闭经，毒蛇咬伤。
【用法用量】15～30g，煎服，或泡酒。外用适量，鲜品捣敷。

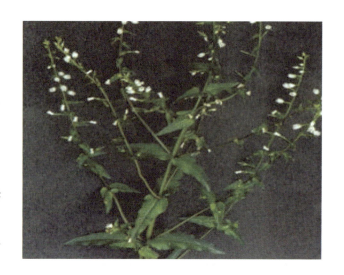

长梗排草

【别名】长柄黄连花。
【来源】报春花科植物长梗过路黄的全草。
【采收加工】夏季采收，晒干。
【生长习性】生于山谷、溪边及林下。
【分布及资源】大溪边等地，资源较少。
【性味归经】甘，平。归肺、肝经。
【功能主治】熄风定惊，收敛止血。主治小儿惊风，肺痨咯血，刀伤出血。
【用法用量】9～12g，煎服。外用适量，鲜品捣敷。

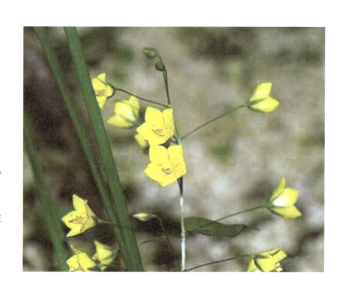

柿 科

柿 树

【来源】柿科植物柿的叶片和柿蒂。

【采收加工】叶片霜降后采收，晒干。柿蒂冬季果实成熟时采摘，食用时收集，洗净，晒干。

【生长习性】生于山坡、山脚、丘陵杂木林中，或栽培于庭院。

【分布及资源】各地零星分布，量少。

【性味归经】柿叶：苦，寒。归肺经。柿蒂：苦、涩，平。归胃经。

【功能主治】柿叶：止咳平喘，凉血止血。主治咳喘，肺气胀，各种内出血。柿蒂：降逆下气。主治呃逆。

【用法用量】3～9g，煎服。外用研末敷。

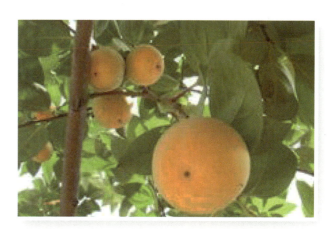

浙江柿、野柿——同柿树

山矾科

山 矾

【别名】留春树、山桂花。

【来源】山矾科山矾，以根、花、叶入药。

【生长习性】生于向阳山坡、山谷、溪边灌丛中杂木林下。

【分布及资源】全县各地，量少。

【性味归经】辛、苦，平。归肺、胃经。

【功能主治】清热利湿，理气化痰。主治黄疸，咳嗽，关节炎。外用治急性扁桃体炎，鹅口。

【用法用量】根9～15g，花6～9g，煎服。叶捣汁含漱。

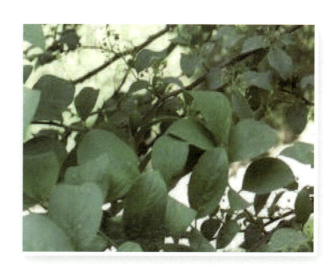

华山矾

【别名】降痰王、贡檀兜、钉地黄（《植物名实图考》）、华灰木、牛特木、雷公针、膨药、白花丹、七针、土黄柴（《广西中兽医药植》）、米碎花木、大米仔花（《南宁市药物志》）、水泡木、糯米树、止血树（《广西中药志》）、檬子柴、羊子屎、毛壳子树（《江西民间验方》）、毛柴子、渣子树、狗檬树（《江西草药》）、豆豉果（《常用中草药彩色图谱》）、狗屎木（《广西中草药》）、地黄木（《常用中草药手册》）。

【来源】山矾科植物华山矾的枝叶。

【采收加工】全年可采。

【生长习性】生于向阳山坡、丘陵、灌丛，以及稀疏的杂木林和林缘。

【分布及资源】马金镇等地，量少。

【性味归经】苦，凉，有小毒。归胃、大肠经。

【功能主治】清热利湿，止血生肌。主治痢疾，泄泻，创伤出血，汤火烫伤，溃疡。

【用法用量】15～30g，煎服。外用捣敷或研末调敷。

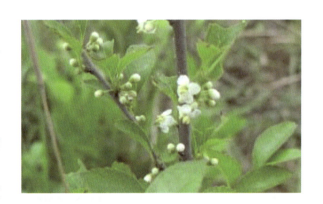

白 檀

【别名】砒霜子、蛤蟆涎、白花茶、牛筋叶、檀花青。

【来源】山矾科植物白檀的根、叶、花或种子。

【生长习性】生于向阳山坡、丘陵、灌丛，以及稀疏的杂木林和林缘。

【分布及资源】马金镇等地，量少。

【性味归经】苦，凉，有小毒。归肝、大肠经。

【功能主治】清热利湿，止血生肌。主治痢疾，泄泻，创伤出血，汤火烫伤，溃疡。

【用法用量】15～30g，煎服。外用捣敷或研末调敷。

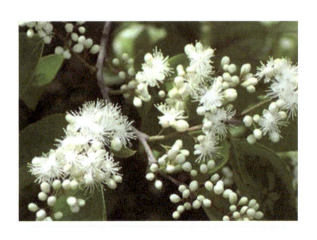

四川山矾

【别名】黄夹柴、灰灰树。
【来源】山矾科植物四川山矾的根、茎及叶。
【采收加工】夏、秋季采收，洗净，切片或段，晒干。
【生长习性】生于山坡溪谷杂木林中。
【分布及资源】西部山区，资源较少。
【性味归经】苦，寒。归肺经。
【功能主治】行水，定喘，清热解毒。主治水湿胀满、咳嗽喘逆、火眼、疮癣。
【用法用量】9～15g，煎服。

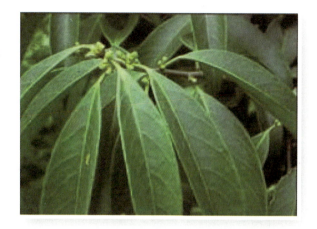

安息香科

野茉莉

【别名】木香柴、野白果树、山白果。
【来源】安息香科野茉莉，以花、虫瘿内白粉、叶、果入药。
【生长习性】生于温暖湿润的山坡疏林或溪谷两旁杂木林中。
【分布及资源】西部山区，资源较少。
【性味归经】辛，温。归肝、胃经。
【功能主治】花：清火。主治喉痛，牙痛。虫瘿，叶，果：祛风除湿。主治关节肿痛，乳痈。
【用法用量】干花6～9g，加香圆刺9～12g，水煎取汁，炖鸭一只同服。叶、果：用虫瘿内白粉状物、叶及果共研末，烧烟熏患处。

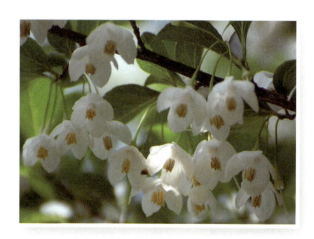

栓叶安息香

【别名】粘高树、赤血仔、红皮。
【来源】安息香科红皮，以叶、根入药。
【生长习性】生于低山丘陵、疏林、灌丛及溪边山谷。
【分布及资源】大溪边、齐溪等地，资源较多。
【性味归经】辛，微温。归肝、胃、膀胱经。
【功能主治】祛风除湿，理气止痛。主治胃气痛。外用治风湿关节痛。
【用法用量】根研粉1.5~3g。外用适量。叶煎水，熏洗患处。

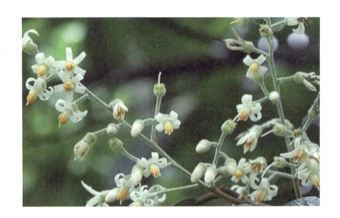

木犀科

金钟花

【别名】土连翘。
【来源】木犀科植物金钟花的果壳、根或叶。
【采收加工】果，夏、秋季采收，晒干；根，全年可挖取，洗净，切段，鲜用或晒干；叶，春、夏、秋季均可采集，鲜用或晒干。
【生长习性】生于丘陵山脚沟边林下或栽培于庭院。
【分布及资源】杨林、大溪边等地，资源较少。
【性味归经】苦，凉。归肝经。
【功能主治】清热，解毒，散结。主治水湿胀满，目赤肿。
【用法用量】10~15g，煎服，鲜品加倍。外用适量，煎水洗。

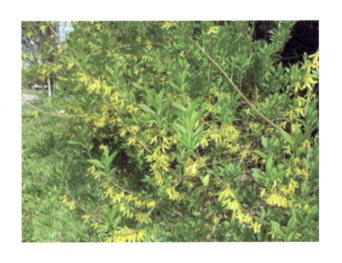

白腊树

【别名】白腊子、青榔树、水白腊、白荆树、查干、白荆树。

【来源】木犀科植物苦枥白蜡树、白蜡树、尖叶白蜡树或宿柱白蜡树的干燥枝皮或干皮、叶、花。

【采收加工】春、秋二季剥取，晒干。

【生长习性】生于山坳、溪谷两旁杂木林内。

【分布及资源】西部山区，量少。

【性味归经】苦、涩，寒。归肝、胆、大肠经。

【功能主治】树皮（秦皮）：清热燥湿，收敛，明目。主治热痢，泄泻，带下病，目赤肿痛，目生翳膜。叶（白蜡树叶）：调经，止血。主治月经不调。花（白蜡花）：止咳，定喘。主治咳嗽，哮喘。

【用法用量】皮：6~12g，煎服。外用适量，煎洗患处。

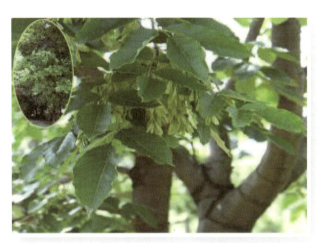

茉莉花

【别名】小南强（《清异录》）、奈花（《丹铅杂录》）、鬘华（《群芳谱》）、木梨花（《中国树木分类学》）。

【来源】木犀科植物茉莉的花。

【采收加工】7月前后花初开时，择晴天采收，晒干。贮存干燥处。

【生长习性】栽培于湿润的松肥沃的沙壤土中。

【分布及资源】音坑、芹阳等地，量较多。

【性味归经】辛、甘，温。归脾、胃、肝经。

【功能主治】理气，开郁，辟秽，和中。主治下痢腹痛，结膜炎，疮毒。

【用法用量】1.5~3g，煎服，或泡茶。外用煎水洗目或菜油浸滴耳。

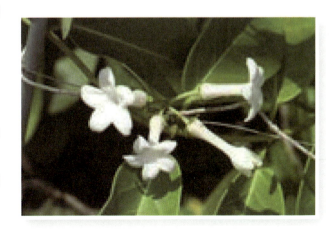

女 贞

【别名】爆格蚤、冬青子。

【来源】木犀科植物女贞的干燥成熟果实、树皮、叶。

【采收加工】冬季果实成熟时采收，除去枝叶，稍蒸或置沸水中略烫后，干燥，或直接干燥。

【生长习性】生于山谷溪边和山麓疏林或栽培于道路两旁。

【分布及资源】华埠、芹阳、池淮、大溪边等地，量较多。

【性味归经】甘、苦，凉。归肝、肾经。

【功能主治】滋补肝肾，明目乌发。主治眩晕耳鸣，腰膝酸软，须发早白，目暗不明。

【用法用量】6～12g，煎服。

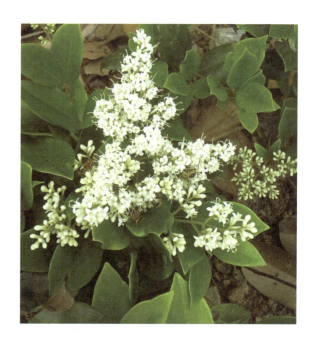

小 腊

【别名】水冬青、鱼腊、鱼腊树、水白腊、冬青、山指甲、水黄杨。

【来源】木犀科，是女贞的一种，常绿灌木或小乔木，以根、叶入药。

【生长习性】生于山谷溪边和山麓疏林或栽培于道路两侧。

【分布及资源】华埠、芹阳、池淮、大溪边等地，量较多。

【性味归经】苦，寒。归肺经。

【功能主治】清热解毒，抑菌杀菌，消肿止痛，去腐生肌。主治感冒发热，肺热咳嗽，咽喉肿痛，口舌生疮，湿热黄疸，痢疾，痈肿疮毒，湿疹，皮炎，跌打损伤，烫伤。

【用法用量】10～15g，煎服，鲜者加倍。外用适量，煎水含漱，或熬膏涂。捣烂或绞汁涂敷。

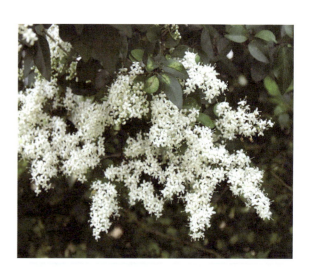

木 犀

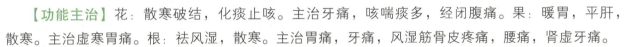

【别名】桂花、岩桂、九里香。

【来源】木樨科木樨属植物桂花，以花、果实及根用作药物。

【采收加工】秋天采花，寒冬采果，春夏秋冬四季采根，晒干。

【生长习性】栽培于山坡路旁。

【分布及资源】村头、桐村、杨林等地，量较多。

【性味归经】花：辛，温。归肺、脾、肾经。果：辛、甘，温。归胃、肝经。根：甘、微涩，平。归肝、肾、胃经。

【功能主治】花：散寒破结，化痰止咳。主治牙痛，咳喘痰多，经闭腹痛。果：暖胃，平肝，散寒。主治虚寒胃痛。根：祛风湿，散寒。主治胃痛，牙痛，风湿筋骨皮疼痛，腰痛，肾虚牙痛。

【用法用量】花：3～12g，煎服，或泡茶、浸酒。外用煎水含漱，或蒸热外熨。果：6～12g，煎服。根：60～90g，煎服。

马钱科

醉鱼草

【别名】闹鱼草、鱼尾草、痒见消、铁线尾。

【来源】马钱科醉鱼草属植物醉鱼草，以带根的全草及叶、花入药。

【采收加工】根及全草全年可采，洗净晒干；花、叶夏秋花盛开时采集，晒干。

【生长习性】生于阳坡灌丛，山脚路边以及溪沟边。

【分布及资源】全县各地，资源较多。

【性味归经】微辛、苦，温，有毒。归肺、脾、胃经。

【功能主治】祛风除湿，止咳化痰，散瘀，杀虫，化骨鲠。主治支气管炎，咳嗽，哮喘，风湿性关节炎，跌打损伤。外用治创伤出血，烧烫伤，并作杀蛆灭孑孓用。

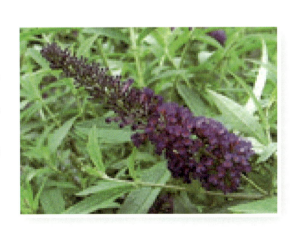

【用法用量】9～15g，煎服。外用适量，捣烂或研粉敷患处。

【注意事项】孕妇忌服。

蓬莱葛

【别名】多花蓬莱葛。

【来源】马钱科蓬莱葛,以根、种子入药。

【生长习性】生于阴坡林下或灌丛中。

【分布及资源】全县各地,量较多。

【性味归经】苦、辛,温。归肝经。

【功能主治】祛风活血。主治关节炎。外用治创伤出血。

【用法用量】鲜根90~120g,鲜五加皮、鲜丹参、鲜土茯苓、勾儿茶根各60~90g,水煎,冲黄酒适量,早晚睡前各服1次。外用种子捣碎,外敷患处。

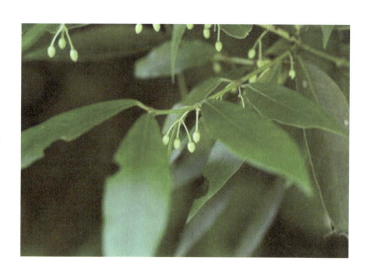

龙胆科

鲤鱼胆(五岭龙胆)

【别名】落地荷花、九头青、鲤鱼胆、九头牛、仙花、倒地莲、地罗汉、大金花管、青叶胆。

【来源】龙胆科植物五岭龙胆的全草。

【采收加工】夏、秋采,鲜用或干用。

【生长习性】生于阴坡林下、林缘及路旁草丛中。

【分布及资源】大溪边、齐溪等地,量极少。

【性味归经】苦,凉。归肝、心经。

【功能主治】清热解毒,利尿明目。主治化脓性骨髓炎,尿路感染,结膜炎,疖,痈。

【用法用量】15~60g,煎服。外用捣敷。

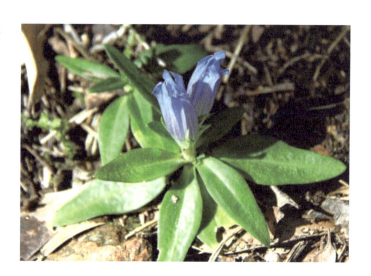

龙胆草

【别名】龙胆、苦胆草、胆草。

【来源】龙胆科植物条叶龙胆、龙胆、三花龙胆或坚龙胆的干燥根及根茎。前三种习称"龙胆",后一种习称"坚龙胆"。

【采收加工】春、秋二季采挖,洗净,干燥。

【生长习性】生于山脊山坡草丛中。

【分布及资源】大溪边、齐溪等地,量少。

【性味归经】苦,寒。归肝、胆经。

【功能主治】清热燥湿,泻肝胆火。主治湿热黄疸,阴肿阴痒,带下,强中,湿疹瘙痒,目赤,耳聋,胁痛,口苦,惊风抽搐。

【用法用量】3～6g,煎服。

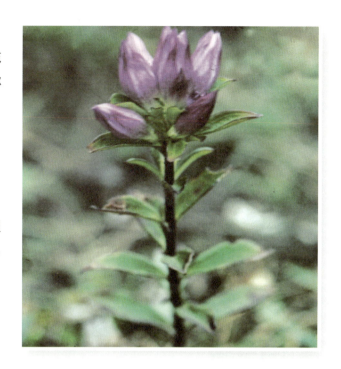

当 药

【别名】紫花当药、獐牙菜、关当药、地格达。

【来源】龙胆科植物瘤毛獐牙菜的干燥全草。

【采收加工】夏、秋二季采挖,除去杂质,晒干。

【生长习性】生于山坡林下、林缘、草丛、路旁。

【分布及资源】全县低山丘陵有零星分布,量少。

【性味归经】苦,寒。归肝、胃、大肠经。

【功能主治】清湿热,健胃。主治湿热黄疸,胁痛,痢疾腹痛,食欲不振。

【用法用量】6～12g,煎服,儿童酌减。

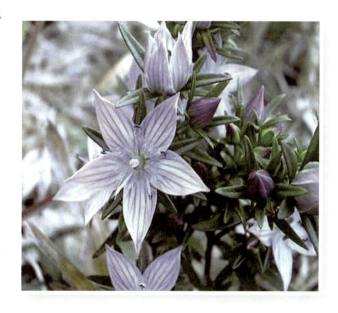

双蝴蝶（肺形草）

【别名】双蝴蝶、黄金线。
【来源】龙胆科双蝴蝶属植物双蝴蝶的全草。
【采收加工】四季可采。洗净，晒干。
【生长习性】生于山坡沟谷阴湿丛林下。
【分布及资源】全县低山丘陵，量少。
【性味归经】甘、辛，寒。归肝、肺经。
【功能主治】清热解毒，止咳止血。主治支气管炎，肺结核咯血，肺炎，肺脓疡，肾炎，泌尿系感染。外用治疗疮疖肿，乳腺炎，外伤出血。
【用法用量】9~30g，煎服。外用适量，鲜品捣烂敷患处。
【注意事项】孕妇忌用。

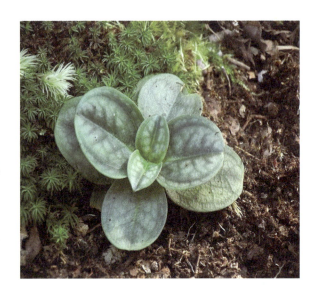

夹竹桃科

夹竹桃

【别名】红花夹竹桃、柳叶桃。
【来源】夹竹桃科夹竹桃属植物夹竹桃，以叶入药。
【采收加工】四季可采，鲜用或晒干。
【生长习性】栽培于庭院或路边。
【分布及资源】芹阳等地，量少。
【性味归经】辛、苦、涩，温，有大毒。归心经。
【功能主治】强心利尿，祛痰杀虫。主治心力衰竭，癫痫。外用治甲沟炎，斑秃，杀蝇。
【用法用量】干叶粉0.09~0.15g，鲜叶3~4片，水煎分3次服。外用适量，鲜品捣烂敷患处。
【注意事项】有大毒，不可过量，必须在医师指导下使用，孕妇忌服。

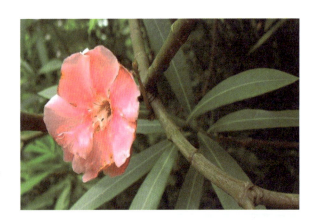

白花夹竹桃

【别名】红花夹竹桃、柳叶桃。

【来源】夹竹桃科夹竹桃属植物夹竹桃,以叶入药。

【采收加工】四季可采,鲜用或晒干。

【生长习性】栽培于庭院或路边。

【分布及资源】芹阳等地,量少。

【性味归经】辛、苦、涩,温,有大毒。归心经。

【功能主治】强心利尿,祛痰杀虫。主治心力衰竭,癫痫。外用治甲沟炎,斑秃,杀蝇。

【用法用量】干叶粉 0.09～0.15g,鲜叶 3～4 片,水煎分 3 次服。外用适量,鲜品捣烂敷患处。

【注意事项】有大毒,不可过量,必须在医师指导下使用,孕妇忌服。

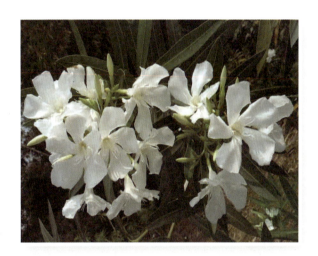

络 石

【别名】石龙藤、万字花、万字茉莉。

【来源】夹竹桃科植物络石的干燥带叶藤茎。

【采收加工】冬季至次春采割,除去杂质,晒干。

【生长习性】攀悬于在大树、岩石或墙垣上。

【分布及资源】全县各地,量多。

【性味归经】苦,微寒。归心、肝、肾经。

【功能主治】祛风通络,凉血消肿。主治风湿热痹,筋脉拘挛,腰膝酸痛,喉痹,痈肿,跌仆损伤。

【用法用量】6～12g,煎服。外用鲜品适量,捣敷患处。

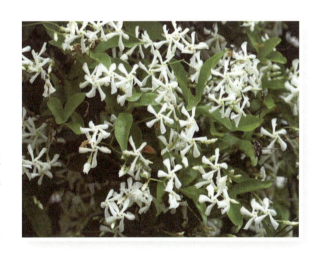

石 血

【别名】九庆藤、铁信、红对叶肾、拉屙肾、对叶肾。

【来源】夹竹桃科石血，以全株入药。

【采收加工】秋季采收，切段，晒干。

【生长习性】攀悬于山野岩石山、墙壁或树干上。

【分布及资源】西部山区，量较少。

【性味归经】苦、微涩，温。归肝、肾经。

【功能主治】祛风止痛，通经络，利关节。主治风湿骨痛，腰膝酸痛，肾虚腹泻，跌打损伤。

【用法用量】鲜品12～24g，煎服。

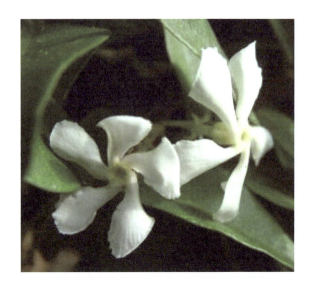

萝藦科

飞来鹤（白首乌）

【别名】山东何首乌、泰山何首乌。

【来源】萝藦科牛皮消属植物戟叶牛皮消，以块根入药。

【采收加工】早春幼苗萌发前，或11月采收，以早春采收最好。采收时不要损伤块根，挖出后洗净泥土，除去残茎和须根，晒干，或切片晒干。

【生长习性】生于山坡路旁和峡谷溪畔，常缠绕于其他植物上。

【分布及资源】东部、西部山区，资源较少。

【性味归经】微苦、甘，微温。归肝、肾、脾经。

【功能主治】补肝肾，强筋骨，健脾胃，解毒。主治肝肾两虚所致头晕眼花，失眠健忘，须发早白，阳痿，遗精，腰膝酸软，脾虚不运，脘腹胀满，食欲不振，泄泻，产后乳少，鱼口疮毒。

【用法用量】9～15g，煎服。

【注意事项】过量服用易引起中毒。

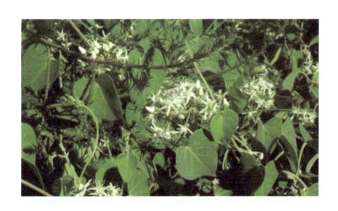

徐长卿（一枝香）

【别名】寮刁竹、逍遥竹、遥竹逍、瑶山竹、了刁竹、对节莲、竹叶细辛、铜锣草、英雄草。

【来源】萝藦科牛皮消属植物徐长卿的干燥根及根茎。

【采收加工】秋季采挖，除去杂质，阴干。

【生长习性】生于乱石草丛、丘陵坡地、杂木林及灌木丛中。

【分布及资源】全县低山丘陵有零星分布，量少。

【性味归经】辛，温。归肝、胃经。

【功能主治】祛风化湿，止痛止痒。主治风湿痹痛，胃痛胀满，牙痛，腰痛，跌仆损伤，荨麻疹，湿疹。

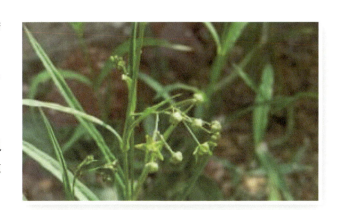

【用法用量】3~12g，煎服，入煎剂宜后下。

【注意事项】体弱者慎服。

柳叶白前

【别名】鹅管白前、水杨柳、水柳子、江杨柳、草白前。

【来源】萝藦科，根及全草入药，8月间采集。

【生长习性】生于山谷、溪滩、田边或水沟边。

【分布及资源】全县各地，尤以中部河谷地区为多。

【性味归经】辛、苦，微寒。归肺经。

【功能主治】清肺热，降肺气，化痰止咳。主治感冒咳嗽喘息，慢性支气管炎等症。

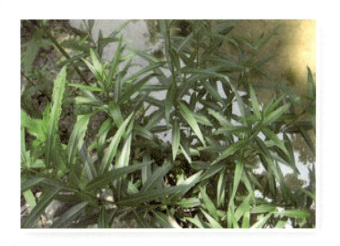

【用法用量】根茎4.5~9g，煎服。

娃儿藤

【别名】七层楼、一见香、小尾伸根、三十六荡（《江西草药》）、老君须、藤老君须、白龙须、黄茅细辛、三十六根（《湖南药物志》）。

【来源】萝藦科植物娃儿藤的根。

【生长习性】生于丘陵地、山坡路边、山脚草丛或林缘。

【分布及资源】全县有零星分布，量少。

【性味归经】辛，温，有小毒。归肝经。

【功能主治】祛风化痰，解毒散瘀。主治小儿惊风，中暑腹痛，哮喘痰咳，咽喉肿痛，胃痛，牙痛，风湿疼痛，跌打损伤。

【用法用量】3～9g，煎服。研末或捣汁。外用捣敷。

【注意事项】孕妇及体弱者慎用。

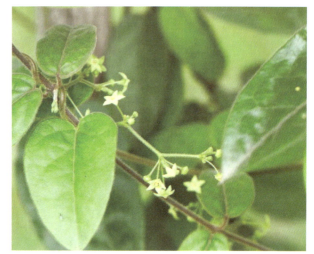

旋花科

打碗花（喇叭花）

【别名】小旋花、面根藤、狗儿蔓、蓇秧、斧子苗、喇叭花。

【来源】旋花科打碗花属植物打碗花，以根状茎及花入药。

【采收加工】秋季挖根状茎，洗净晒干或鲜用，夏秋采花鲜用。

【生长习性】生于耕地、荒坡、路边、沟边草丛中。

【分布及资源】全县各地，量较多。

【性味归经】甘、淡、平。归脾经。

【功能主治】根状茎：健脾益气，利尿，调经，止带。主治脾虚消化不良，月经不调，白带，乳汁稀少。花：止痛。外用治牙痛。

【用法用量】30～60g，煎服。花外用适量。

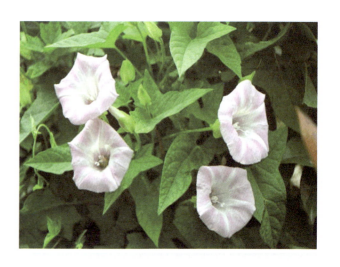

日本打碗花

【别名】小旋花、面根藤、狗儿蔓、葍秧、斧子苗、喇叭花。

【来源】旋花科打碗花属植物打碗花，以根状茎及花入药。

【采收加工】秋季挖根状茎，洗净晒干或鲜用，夏秋采花鲜用。

【生长习性】生于耕地、荒坡、路边、沟边草丛中。

【分布及资源】全县各地，量较多。

【性味归经】甘、淡，平。归脾经。

【功能主治】根状茎：健脾益气，利尿，调经，止带。主治脾虚消化不良，月经不调，白带，乳汁稀少。花：止痛。外用治牙痛。

【用法用量】30~60g，煎服。花外用适量。

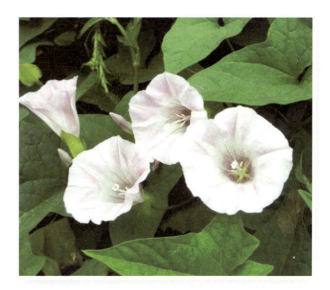

金灯藤

【别名】日本菟丝子。

【来源】旋花科的植物，种子、全草入药。

【采收加工】秋季采收全草，晒干。

【生长习性】生于山坡、路边、村舍附近。常缠绕在灌木或小乔木上。

【分布及资源】全县各地，资源较少。

【性味归经】甘、苦，平。归肝、肾经。

【功能主治】清热，凉血，利水，解毒。主治吐血，衄血，便血，血崩，淋浊，带下，痢疾，黄疸，痈疽，疔疮，热毒痱疹。

【用法用量】9~15g，煎服。外用适量，煎水洗，捣敷或捣汁涂。

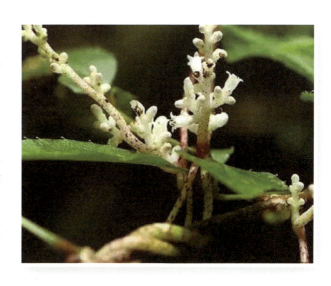

菟丝子

【别名】豆寄生、无根草、黄丝、黄丝藤、无娘藤、金黄丝子。

【来源】本品为旋花科植物菟丝子的干燥成熟种子。

【采收加工】秋季果实成熟时采收植株，晒干，打下种子，除去杂质。

【生长习性】生于山坡、路边、村舍附近。常缠绕在灌木或小乔木上。

【分布及资源】全县各地，资源较少。

【性味归经】甘，温。归肝、肾、脾经。

【功能主治】滋补肝肾，固精缩尿，安胎，明目，止泻。主治阳痿遗精，尿有余沥，遗尿尿频，腰膝酸软，目昏耳鸣，肾虚胎漏，胎动不安，脾肾虚泻。外用治白癜风。

【用法用量】6~12g，煎服。外用适量。

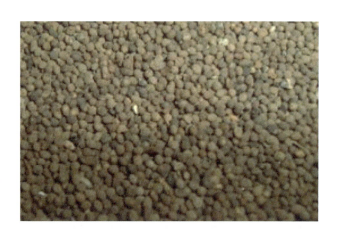

马蹄金（荷包草）

【别名】黄胆草、小金钱草（四川）、螺丕草、小马蹄草、荷包草、九连环、小碗碗草、小迎风草、月亮草。

【来源】旋花科马蹄金属植物马蹄金，以全草入药。

【采收加工】全年可采，洗净晒干或鲜用。

【生长习性】生于路边石隙缝中，墙角边及矮草丛中。

【分布及资源】东北部低山丘陵河谷地区，资源稀少。

【性味归经】辛，平。归肺、肝、大肠经。

【功能主治】清热利湿，解毒消肿。主治肝炎，胆囊炎，痢疾，肾炎水肿，泌尿系感染，泌尿系结石，扁桃体炎，跌打损伤。

【用法用量】15~30g，煎服。外用适量，鲜品捣烂敷患处。

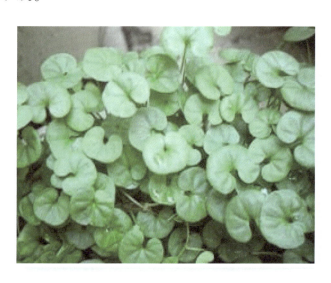

土丁桂

【别名】白毛将、银丝草、毛棘草。
【来源】旋花科土丁桂属植物土丁桂,以全草入药。
【采收加工】秋季采集,晒干或鲜用。
【生长习性】生于旷野、山坡裸岩及路旁草丛中。
【分布及资源】全县各地,量少。
【性味归经】苦、涩,平。归肝、脾、肾经。

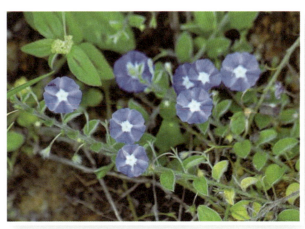

【功能主治】止咳平喘,清热利湿,散瘀止痛。主治支气管哮喘,咳嗽,黄疸,胃痛,消化不良,急性肠炎,痢疾,泌尿系感染,白带异常,跌打损伤,腰腿痛。
【用法用量】3～9g,煎服。

蕹菜(空心菜)

【别名】藤藤菜、蕻菜。
【来源】旋花科植物蕹菜,以全草及根入药。
【采收加工】夏秋采,鲜用或分别晒干。
【生长习性】栽培于湿地或水田中。
【分布及资源】全县各地,量较多。
【性味归经】甘、淡,凉。归胃、大肠经。
【功能主治】清热解毒,利尿,止血。主治食物中毒,黄藤、钩吻、砒霜、野菇中毒,以及小便不利,尿血,鼻衄,咳血。外用治疮疡肿毒。

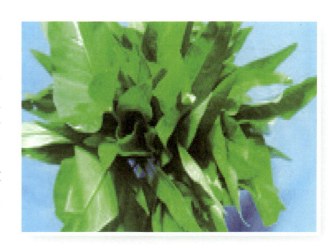

【用法用量】鲜品60～120g,水煎服。解救上述中毒时可用鲜根或鲜全草1～2斤绞汁服。外用适量,鲜品捣烂敷患处。

甘薯（番薯）

【别名】朱薯（《闽书》）、山芋、甘薯（《群芳谱》）、红山药（《农政全书》）、香薯蓣、红薯（《汲县志》）、金薯（《甘薯录》）、番茹、土瓜（《本草纲目拾遗》）、地瓜（《闽杂记》）、红苕（《广州植物志》）、白薯（《岭南草药志》）。

【来源】旋花科植物番薯的块根。

【采收加工】冬季收采，刨出块根，除去泥土。

【生长习性】栽培于疏松、肥沃、排水良好的地上。

【分布及资源】全县各地，量较多。

【性味归经】甘，平。归脾、肾经。

【功能主治】补中和血，益气生津，宽肠胃，通便秘。

【用法用量】内服生食或煮食。外用捣敷。

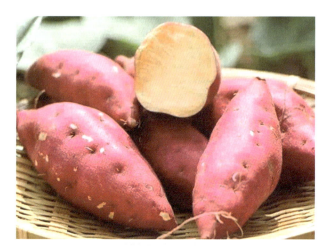

牵牛（喇叭花）

【别名】牵牛子、黑丑、白丑、二丑、喇叭花子。

【来源】本品为旋花科植物裂叶牵牛或圆叶牵牛的干燥成熟种子。

【采收加工】秋末果实成熟、果壳未开裂时采割植株，晒干，打下种子，除去杂质。

【生长习性】栽培于篱笆，墙上。

【分布及资源】芹阳、华埠等地，量不多。

【性味归经】苦、寒，有毒。归肺、肾、大肠经。

【功能主治】泻水通便，消痰涤饮，杀虫攻积。主治水肿胀满，二便不通，痰饮积聚，气逆喘咳，虫积腹痛，蛔虫、绦虫病。

【用法用量】3～6g，煎服。

【注意事项】孕妇禁用，不宜与巴豆、巴豆霜同用。

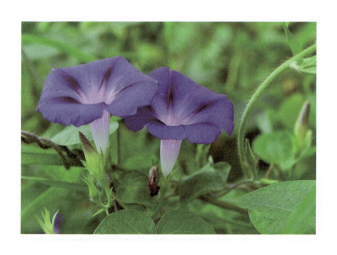

透骨草

【别名】药曲草、粘人裙、接生草、毒蛆草、倒刺草、蝇毒草。

【来源】大戟科地构叶属植物地构叶、凤仙花科草本植物凤仙花、紫葳科角蒿属植物角蒿、豆科野豌豆属植物山野豌豆的全草和杜鹃花科白珠树属植物滇白珠的全株。

【采收加工】夏秋采。

【生长习性】生于山坡阴湿林下或草丛中。

【分布及资源】西部山区,量少。

【性味归经】辛、苦,温。有小毒。归肝、肾经。

【功能主治】祛风除湿,解毒止痛。主治风湿关节痛;外用治疮疡肿毒。

【用法用量】6~9g,煎服。外用适量,煎汤熏洗患处。

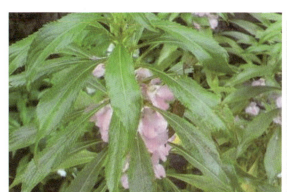

翼萼藤(飞蛾藤)

【别名】打米花、马郎花、白花藤(《贵州民间药物》),小元宝(《广西药植名录》)。

【来源】旋花科植物翼萼藤的根或全草。

【采收加工】秋季采收。

【生长习性】生于山坡路边、旷野草丛,常缠绕于灌木上。

【分布及资源】东北部山区,量少。

【性味归经】辛,温。归肺经。

【功能主治】解表,行气,活血,解毒。主治感冒风寒,食滞腹胀,无名肿毒。

【用法用量】9~15g,煎服。外用适量,捣敷。

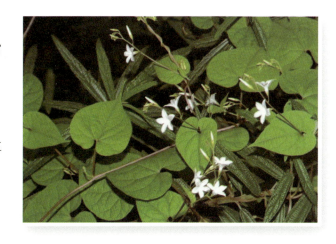

紫草科

附地菜

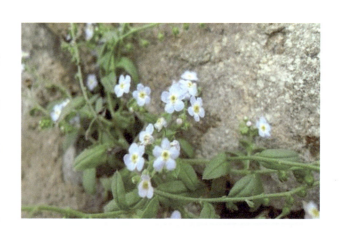

【别名】伏地菜。
【来源】紫草科附地菜属植物附地菜，以全草入药。
【采收加工】夏秋采集，拔取全株，除去杂质，晒干备用。
【生长习性】生于田边路旁，山坡草丛及山谷溪边。
【分布及资源】全县广布，量较多。
【性味归经】甘、辛，温。归心、肝、脾、肾经。
【功能主治】温中健胃，消肿止痛，止血。主治胃痛，吐酸，吐血。外用治跌打损伤、骨折。
【用法用量】3～6g煎服，研粉冲服0.9～1.5g。外用适量，捣烂涂患处。

马鞭草科

紫珠

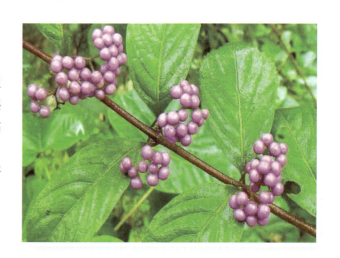

【别名】紫珠草、止血草。
【来源】马鞭草科紫珠属植物杜虹花及白棠子树，以茎、叶及根入药。
【采收加工】春、夏、秋采叶及嫩茎，鲜用或晒干研末。根四季可采，切片晒干。
【生长习性】生于山坡、谷地、溪旁、路边灌木丛中。
【分布及资源】全县零星分布，量少。
【性味归经】苦、涩，平。归肝、肺、胃经。
【功能主治】止血，散瘀，消炎。主治衄血，咯血，胃肠出血，子宫出血，上呼吸道感染，扁桃体炎，肺炎，支气管炎。外用治外伤出血，烧伤。
【用法用量】3～9g，煎服。外用适量，研粉敷患处。

珍珠枫、老鸭糊、红紫珠——同紫珠

兰香草

【别名】山薄荷、莸、独脚球、蓝花草、酒药草、金石香、石上香、齿瓣兰香草。

【来源】马鞭草科兰香草属植物兰香草，以全草或根入药。

【采收加工】全草全年可采。根秋季采挖，洗净鲜用或阴干，切段。

【生长习性】生于山坡、路边草丛及岩石间。

【分布及资源】全县广布，量较多。

【性味归经】辛，温。归肺、脾、肾经。

【功能主治】疏风解表，祛痰止咳，散瘀止痛。主治上呼吸道感染，百日咳，支气管炎、风湿关节痛，胃肠炎，跌打肿痛，产后瘀血腹痛。外用治毒蛇咬伤，湿疹，皮肤瘙痒。

【用法用量】15～30g，煎服。外用适量，鲜品捣烂敷患处。

臭牡丹

【别名】矮桐子、大红花、臭枫根、臭八宝、臭芙蓉、矮脚桐。

【来源】马鞭草科赪桐属植物臭牡丹，以根及叶入药。

【采收加工】夏季采叶、秋季采根，鲜用或晒干备用。

【生长习性】生于山坡路边疏林、灌丛及溪沟旁和农舍附近。

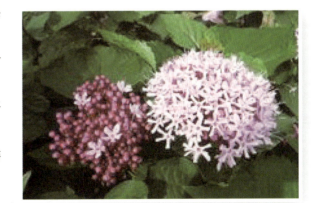

【分布及资源】全县有零星分布，量少。

【性味归经】苦、辛，平。归心、胃、大肠经。

【功能主治】祛风除湿，解毒散瘀。根：主治风湿关节痛，跌打损伤，高血压病，头晕头痛，肺脓疡。叶：外用治痈疖疮疡，痔疮发炎，湿疹，还可作灭蛆用。

【用法用量】根15～30g，煎服。鲜叶外用适量，捣烂敷患处。

大 青

【别名】大青叶、臭大青。

【来源】马鞭草科植物大青的茎、叶。

【采收加工】夏、秋季采收，洗净，鲜用或切段晒干。

【生长习性】生于山坡、路边、林缘及灌木丛中。

【分布及资源】全县低山丘陵，资源较少。

【性味归经】苦，寒。归胃、心经。

【功能主治】清热解毒，凉血止血。主治外感热病热盛烦渴，咽喉肿痛，口疮，黄疸，热毒痢，急性肠炎，痈疽肿毒，衄血，血淋，外伤出血。

【用法用量】15～30g，煎服，鲜品加倍。外用适量，捣敷，或煎水洗。

【注意事项】脾胃虚寒者慎服。

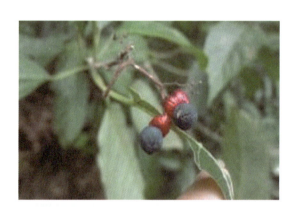

海州常山（臭梧桐）

【别名】臭梧桐、泡花桐、八角梧桐、追骨风、后庭花、香楸、泡火桐、海州常山、海桐、臭桐、臭芙蓉、地梧桐、秋叶、凤眼子、楸叶常山、矮桐子、岩桐子。

【来源】马鞭草料植物臭梧桐的嫩枝及叶。

【采收加工】6—10月采收，捆扎成束，晒干。

【生长习性】生于路边、溪边、山谷及山坡灌木丛中。

【分布及资源】西部山区，资源较少。

【性味归经】辛、苦、甘，凉。归肝经。

【功能主治】祛风湿，通经络，降压，化痰平喘。主治风湿痹痛，肢体麻木，半身不遂。

【用法用量】单用，或与豨莶草配伍，即豨桐丸。煎汤洗湿疹。本品有降血压作用，可用于高血压病，以开花前的叶子降压作用较好，用时不宜高热煎煮，以免减弱降压作用，宜制丸剂或研粉服，亦可与稀莶草配伍。5～15g，煎服。

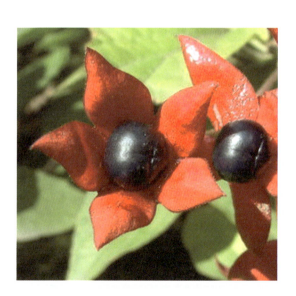

豆腐柴

【别名】黄皮树。

【来源】双子叶植物药马鞭草科豆腐柴属植物石山豆腐柴的叶。

【生长习性】生于山坡路边，山谷溪旁及灌木丛中。

【分布及资源】全县广布，量较多。

【性味归经】苦，寒。归脾、胃经。

【功能主治】祛湿排脓。主治疗、疖、痈等脓肿形成期

【用法用量】9~15g，煎服。外用煎水洗患处。

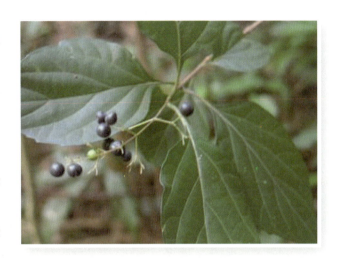

马鞭草

【别名】马鞭梢、铁马鞭。

【来源】本品为马鞭草科植物马鞭草的干燥地上部分。

【采收加工】6—8月花开时采割，除去杂质，晒干。

【生长习性】生于路边、田边及山野草丛中。

【分布及资源】全县广布，量多。

【性味归经】苦，凉。归肝、脾经。

【功能主治】活血散瘀，截疟，解毒，利水消肿。主治癥瘕积聚，经闭痛经，疟疾，喉痹，痈肿，水肿，热淋。

【用法用量】4.5~9g，煎服，或入丸、散。外用捣敷或煎水洗。

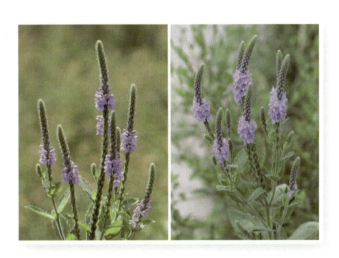

牡 荆

【别名】黄荆、小荆、楚。
【来源】马鞭草科植物牡荆的新鲜叶、根、果实、茎。
【生长习性】生于山坡、路旁草丛及灌木丛中。
【分布及资源】全县广布，资源丰富。
【性味归经】辛、微苦，温。归肺、胃、大肠经。
【功能主治】祛风解表，除湿杀虫，止痛除菌。主治风寒感冒，痧气腹痛吐泻，痢疾，风湿痛，脚气，流火，痈肿，足癣等。
【用法用量】3～5g，煎服。

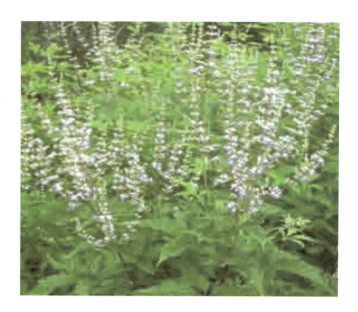

唇形科

筋骨草（白毛夏枯草）

【别名】散血草、金疮小草、青鱼胆草、苦草、苦地胆。
【来源】唇形科筋骨草属植物筋骨草的全草。
【采收加工】春、夏、秋均可采集，晒干或鲜用。
【生长习性】生于路旁、山脚下及荒地上。
【分布及资源】全县广布，量较多。
【性味归经】苦，寒。归肺经。
【功能主治】清热解毒，凉血消肿。主治上呼吸道感染，扁桃体炎，咽炎，支气管炎，肺炎，肺脓疡，胃肠炎，肝炎，阑尾炎，乳腺炎，急性结膜炎，高血压。外用治跌打损伤，外伤出血，痈疖疮疡，烧烫伤，毒蛇咬伤。
【用法用量】15～60g，煎服。外用适量，捣烂敷患处。

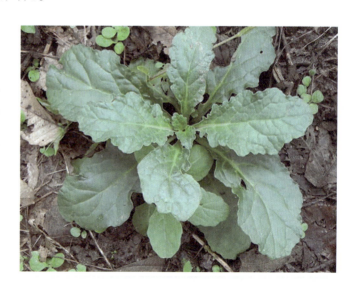

风轮菜

【别名】落地梅花、九塔草、红九塔花、熊胆草、野凉粉草、苦刀草。

【来源】唇形科风轮菜属植物风轮菜，以全草入药。

【采收加工】5—9月采收，鲜用或扎成小把晒干。

【生长习性】生于山坡、路边、草地及农舍前后园地上。

【分布及资源】全县各地，资源较多。

【性味归经】辛、苦，凉。归肝经。

【功能主治】疏风清热，解毒止痢，止血。主治感冒，中暑，痢疾，肝炎。外用治疔疮肿毒，皮肤瘙痒，外伤出血。

【用法用量】9~15g，煎服。外用鲜品适量捣烂敷患处，或煎水洗患处，或干叶研粉敷患处。

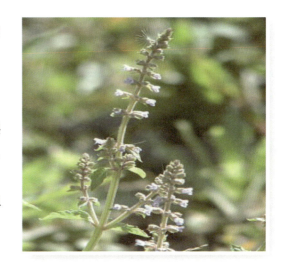

多头风轮菜——同风轮菜

瘦风轮菜

【别名】野薄荷，剪刀草，塔花。野仙人草、小叶仙人草，野薄荷。

【来源】唇形科风轮菜属植物瘦风轮，以全草入药。

【采收加工】6—8月采收全草，晒干或鲜用。

【生长习性】生于山坡、路旁、沟边、田塍、墙角边。

【分布及资源】全县各地，量较多。

【性味归经】辛、苦，凉。归大肠、肝经。

【功能主治】清热解毒，消肿止痛。主治白喉，咽喉肿痛，肠炎，痢疾，乳腺炎，雷公藤中毒。外用治过敏性皮炎。

【用法用量】15~60g，煎服。外用适量，捣烂敷患处。

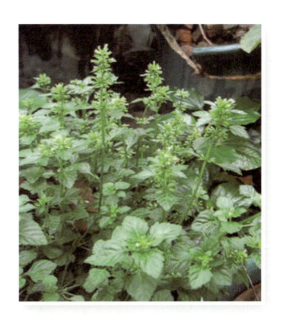

光风轮——同瘦风轮菜

香 薷

【别名】香茹、香草。

【来源】本品为唇形科植物石香薷的干燥地上部分。

【采收加工】夏、秋二季茎叶茂盛、果实成熟时采割，除去杂质，晒干。

【生长习性】生于低山丘陵路边草丛、山脚村旁、田边及沟边。

【分布及资源】全县各地，量较多。

【性味归经】辛，微温。归肺、胃经。

【功能主治】发汗解表，和中利湿。主治暑湿感冒，恶寒发热，头痛无汗，腹痛吐泻，小便不利。

【用法用量】3～9g，煎服。

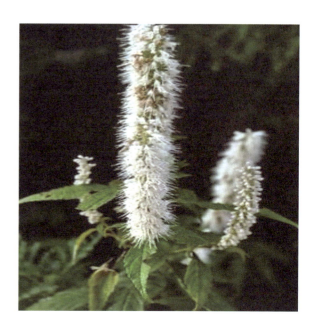

海州香薷

【别名】香茹、香柔、高娃—昂给鲁木—其其格（蒙语名）。

【来源】属管状花目，唇形科直立草本，全草入药。

【生长习性】生于低山丘陵路边的草丛中。

【分布及资源】东北部山区，量较多。

【性味归经】辛，微温。归肺、脾、胃经。

【功能主治】发表解暑，散湿行水。主治暑月乘凉饮冷伤暑，头痛，发热，恶寒，无汗，腹痛，吐泻，水肿，脚气。

【用法用量】3～9g，煎服，不宜久煎。

【注意事项】表虚有汗者不宜食用。

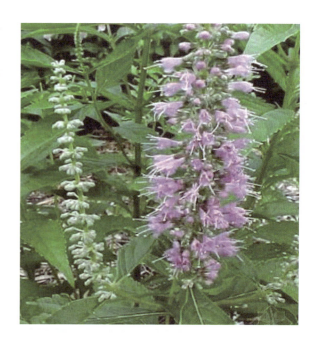

活血丹（连线草、铜钱草）

【别名】遍地香、地钱儿、钹儿草、连钱草、铜钱草、白耳莫、乳香藤、九里香、半池莲、午年冷、遍地金钱、金钱早草、金钱艾、也蹄草、透骨消、透骨风、过墙风、甾骨风、蛮子草、胡薄荷、穿穿墙草、团经药、风草、肺风草、金钱薄荷、十八缺草、江苏金钱草、一串钱、四方雷公根、马蹄筋骨草、破铜钱、对叶金钱草、疳取草、钻地风、接骨消。

【来源】唇形科植物活血丹的全草。

【采收加工】4—5月采收全草，晒干或鲜用。

【生长习性】生于田野、路旁、林缘、林间草地、溪边河畔及农舍附近。

【分布及资源】全县各地，量多。

【性味归经】苦、辛，凉。归肝、胆、膀胱经。

【功能主治】利湿通淋，清热解毒，散瘀消肿。主治热淋石淋，湿热黄疸，疮痈肿痛，跌仆损伤。

【用法用量】15～30g，煎服，或浸酒，或捣汁。外用适量，捣敷或绞汁涂敷。

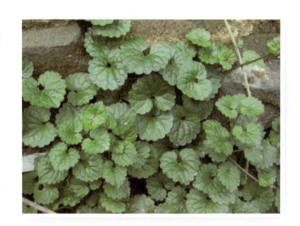

益母草

【别名】益母蒿、益母艾、红花艾、坤草、茺蔚、三角胡麻、四楞子棵。

【来源】本品为唇形科植物益母草的新鲜或干燥地上部分。

【采收加工】鲜品春季幼苗期至初夏花前期采割；干品夏季茎叶茂盛、花未开或初开时采割，晒干，或切段晒干。

【生长习性】生于荒地、路旁草地、溪边、乱石堆中。

【分布及资源】全县各地，量多。

【性味归经】苦、辛，微寒。归肝、心包经。

【功能主治】活血调经，利尿消肿。主治月经不调，痛经，经闭，恶露不尽，水肿尿少，急性肾炎，水肿。

【用法用量】9～30g，煎服。鲜品12～40g，煎服。

【注意事项】孕妇禁用。

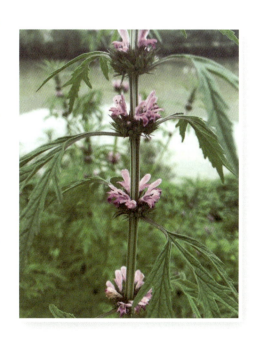

白花益母草

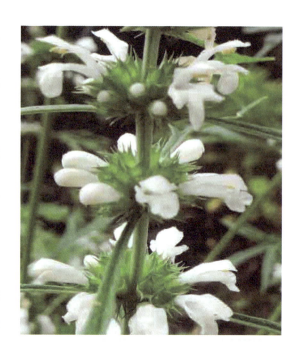

【别名】益母蒿、益母艾、红花艾、坤草、茺蔚、三角胡麻、四楞子棵。

【来源】唇形科植物益母草的新鲜或干燥地上部分。

【采收加工】鲜品春季幼苗期至初夏花前期采割；干品夏季茎叶茂盛、花未开或初开时采割，晒干，或切段晒干。

【生长习性】生于荒地、路旁草地、溪边、乱石堆中。

【分布及资源】全县各地，量多。

【性味归经】苦、辛，微寒。归肝、心包经。

【功能主治】活血调经，利尿消肿。主治月经不调，痛经，经闭，恶露不尽，水肿尿少，急性肾炎水肿。

【用法用量】9～30g，煎服。鲜品12～40g，煎服。

【注意事项】孕妇禁用。

硬毛地瓜儿苗（泽兰）

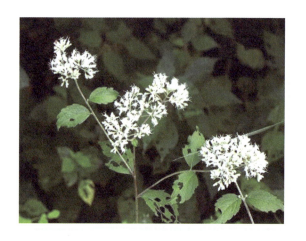

【别名】地瓜儿苗、地笋、甘露子、方梗泽兰。

【来源】本品为唇形科植物毛叶地瓜儿苗的干燥地上部分。

【采收加工】夏、秋季茎叶茂盛时采割，晒干。

【生长习性】生于潮湿地、田边水沟及池塘边。

【分布及资源】林山、大溪边等地，量少。

【性味归经】苦、辛，微温。归肝、脾经。

【功能主治】活血化瘀，行水消肿。主治月经不调，经闭，痛经，产后瘀血腹痛，水肿。

【用法用量】6～12g，煎服。

薄 荷

【别名】银丹草、香薷草、鱼香草、土薄荷、水薄荷、接骨草等。

【来源】本品为唇形科薄荷属植物薄荷的干燥地上部分。

【采收加工】夏、秋二季茎叶茂盛或花开至三轮时，选晴天，分次采割，晒干或阴干。

【生长习性】生于溪边草丛、山谷、路旁较阴湿处。

【分布及资源】各地有零星分布，芳林有成片栽培。

【性味归经】辛，凉。归肺、肝经。

【功能主治】宣散风热，清头目，透疹。主治风热感冒，风温初起，头痛，目赤，喉痹，口疮，风疹，麻疹，胸胁胀闷。

【用法用量】3～6g，煎服，入煎剂宜后下。

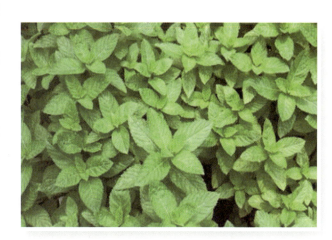

华荠苧

【别名】华荠、痱子草。

【来源】唇形科植物，全草入药。

【采收加工】春夏采收。

【生长习性】生于丘陵岩石、荒坡、路边草丛中。

【分布及资源】全县各地，资源较少。

【性味归经】辛，凉。归大肠、胃经。

【功能主治】利湿行水。主治感寒伤暑头痛，发热，恶寒，腹痛吐泻，全身水肿，疖肿痱子等症。

【用法用量】12～18g，煎服。

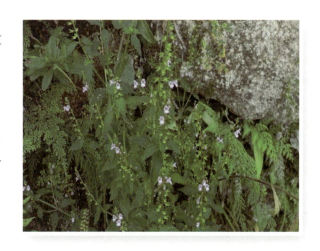

苏州荠苧——同华荠苧

小鱼仙草

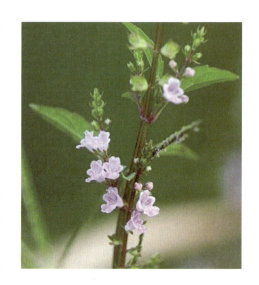

【别名】土荆芥、假鱼香、野香薷、热痱草、痱子草、月味草、红花月味草、姜芥、四方草、山苏麻、疏花荠宁。

【来源】唇形科石荠宁属植物小鱼鲜草，以全草入药。

【采收加工】夏秋采收，洗净，鲜用或晒干。

【生长习性】生于山坡路边及沟边草丛中。

【分布及资源】全县各地，量少。

【性味归经】辛，温。归肺经。

【功能主治】祛风发表，利湿止痒。主治感冒头痛，扁桃体炎，中暑，溃疡病，痢疾。外用治湿疹，痱子，皮肤瘙痒，疮疖，蜈蚣咬伤，取半阴干的全草烧烟可以熏蚊。

【用法用量】9~15g，煎服。外用适量，煎水洗患处。或用鲜品适量，捣烂敷患处。

石荠苧（石荠苎）

【别名】鬼香油（《本草纲目拾遗》）、小鱼仙草（《植物名实图考》）、香茹草、野荆芥、痱子草（《分类草药性》）、土荆芥、野香茹（《福建民间草药》）、热痱草（《浙江中医杂志》，1966，9（6）：47）、香草、野芥菜、白鹤草、天香油、五香草、土茵陈（《浙江民间常用草药》）、紫花草（苏医《中草药手册》）。

【来源】唇形科植物粗糙荠苎的全草。

【采收加工】7—8月采取全草，晒干。

【生长习性】生于山坡草地、田边沟边等潮湿的土壤。

【分布及资源】全县各地，资源丰富。

【性味归经】辛、苦，凉。归肺、肝、脾、膀胱经。

【功能主治】清暑热，祛风湿，消肿，解毒。主治暑热痧症，衄血，血痢，感冒咳嗽，慢性气管炎，痈疽疮肿，风疹，热痱。

【用法用量】4.5~9g，煎服。外用煎水洗或捣敷。

粗齿荠苧——同石荠苧

牛 至

【别名】土香薷（贵州）、白花茵陈（江西、云南）、五香草、暑草、琦香、满坡香、满山香（云南）、小甜草。

【来源】唇形科牛至属牛至，以全草入药。

【采收加工】夏末秋初开花时采收，将全草齐根头割起，或将全草连根拔起，抖净泥沙，晒干后扎成小把。

【生长习性】生于山坡草地或溪谷空旷处。

【分布及资源】东北部山区，量极少。

【性味归经】辛，温。归肺、胃、肝经。

【功能主治】发汗解表，消暑化湿。主治中暑，感冒，急性胃肠炎，腹痛。

【用法用量】3～9g，煎服。

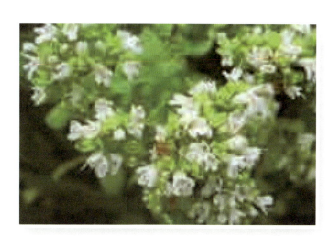

紫 苏

【别名】赤苏、红苏、红紫苏、皱紫苏。

【来源】唇形科紫苏属植物紫苏的带枝嫩叶。

【采收加工】9月上旬花序将长出时，割下全株，倒挂通风处阴干备用。

【生长习性】生于低山丘陵疏林和林边草丛中。

【分布及资源】全县有零星分布，量少。

【性味归经】辛，温。归肺、脾经。

【功能主治】散寒解表，理气宽中。主治风寒感冒，头痛，咳嗽，胸腹胀满。

【用法用量】3～9g，煎服。

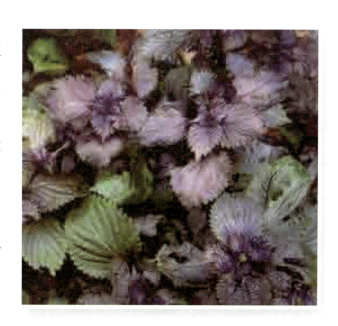

野紫苏、回回苏——同紫苏

夏枯草

【别名】棒槌草、铁色草、大头花、夏枯头。
【来源】本品为唇形科植物夏枯草的干燥果穗。
【采收加工】夏季果穗呈棕红色时采收,除去杂质,晒干。
【生长习性】生于路旁、林边、荒地、山坡及草丛中。
【分布及资源】全县广布,量较多。
【性味归经】辛、苦,寒。归肝、胆经。
【功能主治】清火,明目,散结,消肿。主治目赤肿痛,目珠夜痛,头痛眩晕,瘰疬,瘿瘤,乳痈肿痛,甲状腺肿大,淋巴结结核,乳腺增生,高血压。
【用法用量】9～15g,煎服。
【注意事项】脾胃虚弱者慎服。

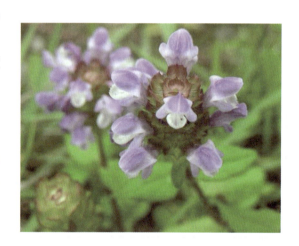

大花夏枯草

功能等基本与夏枯草相同。

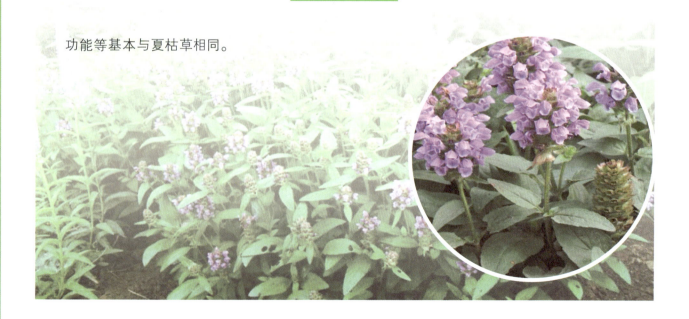

香茶菜

【别名】蛇总管（广西）、蛇通管、小叶蛇总管、母猪花头、铁棱角（浙江）、铁角棱、棱角三七、铁钉角、铁秤锤、铁生姜、盘龙七（云南）。

【来源】唇形科香茶菜属植物香茶菜，以全草或根入药。

【采收加工】秋季开花时割取地上部分或秋后挖根，鲜用或晒干。

【生长习性】生于山坡路边、沟边草丛、杂木林中。

【分布及资源】全县各地，量少。

【性味归经】辛、苦，凉。归肝、肾经。

【功能主治】清热解毒，散瘀消肿。主治毒蛇咬伤，跌打肿痛，筋骨酸痛，疮疡。

【用法用量】15～30g，水煎服或水煎冲黄酒服。外用适量，鲜品捣烂敷患处。

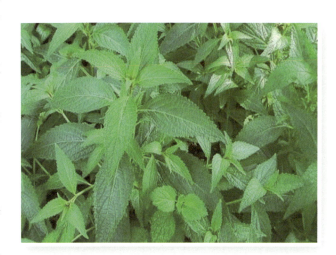

石见穿

【别名】石打穿、月下红、小红参、紫丹花。

【来源】唇形科鼠尾草属植物紫参，以全草入药。

【采收加工】开花期采割全草，晒干。

【生长习性】生于山坡、路边、溪谷两旁、草丛、疏林、裸岩旁以及郊野沟边。

【分布及资源】全县各地，资源较少。

【性味归经】微苦，平。归肝、脾经。

【功能主治】清热解毒，活血镇痛。主治黄疸型肝炎，癌症，肾炎，白带异常，痛经，淋巴结结核，象皮病。外用治面神经麻痹，乳腺炎，疖肿。

【用法用量】15～30g，煎服。外用适量，鲜品捣烂敷患处。

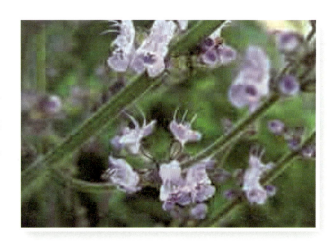

鼠尾草

【别名】石打穿、月下红、小红参、紫丹花。

【来源】唇形科鼠尾草属植物紫参，以全草入药。

【采收加工】开花期采割全草，晒干。

【生长习性】生于山坡、路边、溪谷两旁、草丛、疏林、裸岩旁以及郊野沟边。

【分布及资源】全县各地，资源较少。

【性味归经】微苦，平。归肝、脾经。

【功能主治】清热解毒，活血镇痛。主治黄疸型肝炎，癌症，肾炎，白带异常，痛经，淋巴结结核，象皮病。外用治面神经麻痹、乳腺炎、疖肿。

【用法用量】15～30g，煎服。外用适量，鲜品捣烂敷患处。

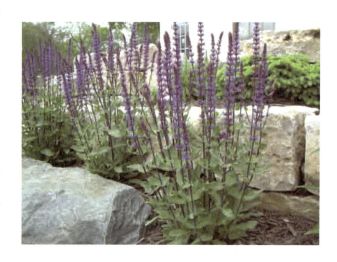

南丹参（紫丹参、赤丹参）

【别名】赤参、红根、奔马草、七里麻。

【来源】唇形科植物南丹参的根。

【采收加工】秋季采挖，除去茎叶及须根，洗净，晒干。

【生长习性】生于山坡、路边、溪边、溪沟边及草丛中。

【分布及资源】全县各地，量较少。

【性味归经】苦，微寒。归心、肝经。

【功能主治】活血化瘀，调经止痛。主治胸痹绞痛，心烦，心悸，脘腹疼痛，月经不调，痛经，经闭，产后瘀滞腹痛，崩漏，脾肿大，关节痛，疝气痛，疮肿。

【用法用量】9～15g，煎服，或入丸、散。

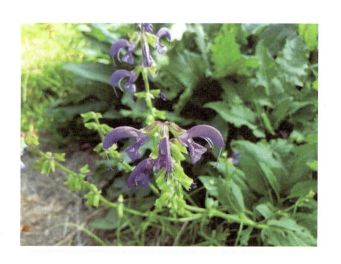

荔枝草

【别名】雪见草、癞蛤蟆草、青蛙草、皱皮草、过冬青。

【来源】唇形科植物荔枝草的地上部分。

【采收加工】夏、秋季花开、穗绿时采收，晒干或鲜用。

【生长习性】生于旷野山脚、田边、沟边、溪滩、河岸及路边草地中。

【分布及资源】全县各地，量较少。

【性味归经】苦、辛，凉。归肺、胃经。

【功能主治】清热，解毒，凉血，利尿。主治咽喉肿痛，支气管炎，肾炎水肿，痈肿。外治乳腺炎，痔疮肿痛，出血。

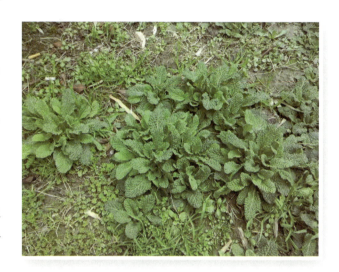

【用法用量】15～30g，煎服。外用适量，鲜品捣烂外敷，或煎水洗。

红根草

【别名】红根子、红地胆、根下红、关公须、落地红。

【来源】唇形科鼠尾草属植物黄埔鼠尾，以全草入药。

【采收加工】夏秋采集，洗净，鲜用或晒干。

【生长习性】生于山坡、山脚路边草丛中。

【分布及资源】全县各地，量少。

【性味归经】苦、微辛，平。归肺、大肠经。

【功能主治】散风热，利咽喉。主治感冒发热，急性扁桃体炎，肺炎，肠炎腹泻，腹痛，痢疾。

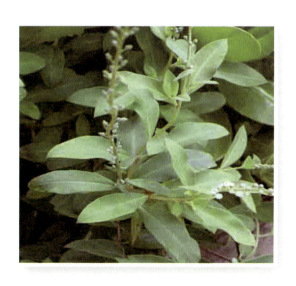

【用法用量】15～30g，煎服。

并头草（半枝莲）

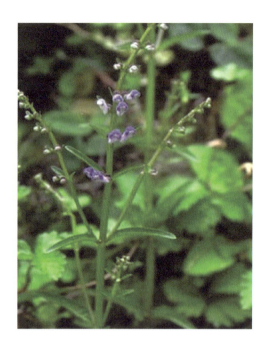

【别名】狭叶韩信草、牙刷草、四方马兰、半枝莲、挖耳草、通经草、紫连草、小韩信草、小韩信、小耳挖草、金挖耳草、盒挖耳、耳挖草、溪边黄芩、野夏枯草、方儿草、半向花、半面花、偏头草、四方草、小号向天盏、虎咬红、再生草、赶山鞭、狭叶向天盏。

【来源】唇形科植物半枝莲的干燥全草。

【采收加工】夏、秋二季茎叶茂盛时采挖，洗净，晒干。

【生长习性】野生于水边，田边潮湿处。

【分布及资源】全县各地，量少。

【性味归经】辛、苦，寒。归肺、肝、肾经。

【功能主治】清热解毒，化瘀利尿。主治疔疮肿毒，咽喉肿痛，毒蛇咬伤，跌仆伤痛，水肿，黄疸。

【用法用量】15～30g，煎服。鲜品30～60g，煎服。外用鲜品适量，捣敷患处。

水 苏

【别名】芥蒩（《神农本草经》）、鸡苏（《吴普本草》）、香苏、龙脑薄荷（《补辑肘后方》）、芥苴、劳蒩（《名医别录》）、野紫苏、山升麻、乌雷公、朋头草、陈痧草（《湖南药物志》）、水鸡苏（江西《草药手册》）。

【来源】唇形科植物水苏的全草。

【采收加工】7—8月采收，晒干。

【生长习性】生于潮湿的田间、泥塘边、水沟边、草丛中。

【分布及资源】全县各地，量较少。

【性味归经】辛，微温。归肺、胃、肝经。

【功能主治】疏风理气，止血消炎。主治感冒，痧症，肺痿，肺痈，头风目眩，口臭，咽痛，痢疾，产后中风，吐血，衄血，血崩，血淋，跌打损伤。

【用法用量】9～15g，煎服。鲜品15～30g，煎服。捣汁或入丸、散。外用煎水洗、研末撒或捣敷。

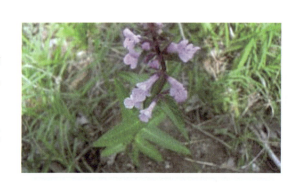

山藿香（血见愁）

【别名】血芙蓉（《生草药性备要》）、野石蚕、野薄荷、仁沙草、苦药菜、假紫苏（《广西中兽医药植》）、皱面草、方枝苦草（广州部队后勤卫生部《常用中草药手册》）。

【来源】唇形科植物山藿香的全草。

【采收加工】7—8月采收，洗净，鲜用或晒干。

【生长习性】生于山坡、林下及路旁草丛中。

【分布及资源】芹阳、林山等地，有零星分布，量少。

【性味归经】辛，凉，归肺、大肠经。

【功能主治】凉血散瘀，消肿解毒，主治吐血，肠风下血，跌打损伤，痈肿，痔疮，流火。

【用法用量】15～30g，鲜品加倍，煎服，捣汁或研末。外用煎水熏洗或捣敷。

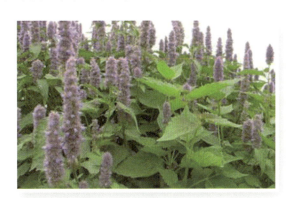

骨碎补科

草石蚕

【别名】石蚕（《本草图经》）、石奇蛇（《生草药性备要》）、石祁蛇（《岭南采药录》）、白伸筋、石伸筋（《江西民间草药》）、白毛岩蚕、岩蚕（《浙江民间草药》）、老鼠尾（《泉州本草》）、土知母、墙蛇、石蚯蚓、飞线蜈蚣（《闽东本草》）、上核树、骨蛇药、马骝尾、筋碎补（《广西药植名录》）、白毛蛇（广州空军《常用中草药手册》）、白毛骨碎补（《福建中草药》）、石岩蚕、白花石蚕、毛石蚕（《浙江民间常用草药》）。

【来源】骨碎补科植物圆盖阴石蕨的根茎或全草。

【采收加工】全年可采。采后除去叶及须根，晒干或鲜用。

【生长习性】生于荒地路边。

【分布及资源】中村、长虹等地，资源较少。

【性味归经】甘、淡，凉。归肺、脾经。

【功能主治】解表清肺，利湿解毒，补虚健脾。主治风热感冒，虚劳咳嗽，黄疸，淋症，疮毒肿毒，毒蛇咬伤。

【用法用量】9～15g，煎服，研末或浸酒。外用捣敷。

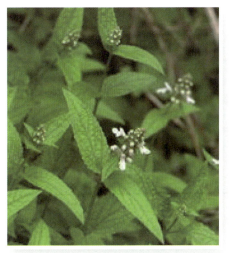

茄 科

辣 椒

【别名】辣子、辣角、牛角椒、红海椒、海椒、番椒、大椒、辣虎。

【来源】茄科辣椒属植物辣椒,以果实、根和茎枝入药。

【采收加工】6—7月果红时采收,晒干。

【生长习性】栽培于菜园或农地上。

【分布及资源】全县广布,量多。

【性味归经】辛,热。归心、脾经。

【功能主治】果:温中散寒,健胃消食。主治胃寒疼痛,胃肠胀气,消化不良。外用治冻疮、风湿痛、腰肌痛。根:活血消肿。

【用法用量】果3~9g,食用。根外用适量,煎水洗患处。

【注意事项】胃及十二指肠溃疡、急性胃炎、肺结核、痔疮或眼部疾病患者忌用。

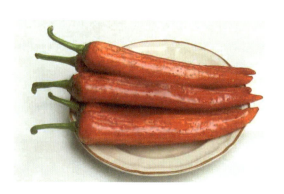

朝天椒、灯笼椒——同辣椒

白花曼陀罗(洋金花)

【别名】曼陀罗、羊惊花、山茄花、风茄花、枫茄花、醉仙桃、大麻子花、广东闹羊花、大喇叭花、金盘托荔枝、假荔枝。

【来源】本品为茄科植物白曼陀罗的干燥花。

【采收加工】4—11月花初开时采收,晒干或低温干燥。

【生长习性】栽培于庭院或野生于山坡、路旁乱石丛。

【分布及资源】芹阳等地有栽培,量少。

【性味归经】辛,温,有毒。归肺、肝经。

【功能主治】平喘止咳,镇痛,解痉。主治哮喘咳嗽,脘腹冷痛,风湿痹痛,小儿慢惊,外科麻醉。

【用法用量】0.3~0.6g,宜入丸散,亦可作卷烟分次燃吸(一日量不超过1.5g)。外用适量。

【注意事项】外感及痰热咳喘、青光眼、高血压及心动过速患者禁用。

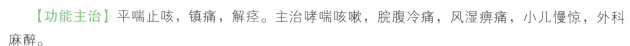

地骨皮

【别名】枸杞根、枸根、地骨、红榴根皮。
【来源】茄科植物枸杞 或宁夏枸杞的干燥根皮。
【采收加工】春初或秋后采挖根部，洗净，剥取根皮，晒干。
【生长习性】生于旷野、路边、池塘、石坎、墙脚或山坡灌丛中。
【分布及资源】马金溪两岸，量少。
【性味归经】甘，寒。归肺、肝、肾经。
【功能主治】凉血除蒸，清肺降火。主治阴虚潮热，骨蒸盗汗，肺热咳嗽，咯血，衄血，内热消渴。
【用法用量】9～15g，煎服。

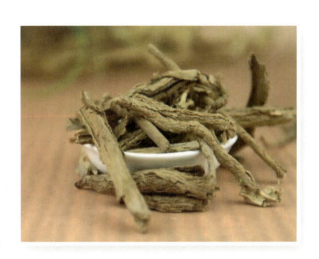

烟　草

【别名】烟、烟叶。
【来源】茄科烟草属植物烟草的全草。
【采收加工】通常于7月间，俟烟叶由深绿色变为淡黄色，叶尖下垂时采收。由于叶的成熟有先后，可分数次采摘，采后先晒干或烘干，再经回潮、发酵，干燥后即成。
【生长习性】栽培于农地上。
【分布及资源】山区有零星种植，量少。
【性味归经】辛，温。有毒。归心、肺经。
【功能主治】消肿解毒，杀虫。主治疔疮肿毒，头癣，白癣，秃疮，毒蛇咬伤。灭钉螺、蚊、蝇、老鼠。
【用法用量】多外用，适量。鲜草捣烂外敷，或用烟油擦涂患处。除"四害"将烟草制成5%浸出液喷洒，或点烟熏。

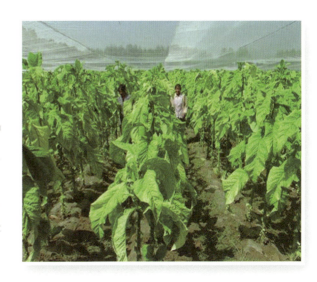

苦 职

【别名】小苦耽、灯笼草、鬼灯笼、天泡草、爆竹草。

【来源】茄科植物苦职的全草。

【采收加工】夏季采收。

【生长习性】生于田野、山坡林下、林缘、溪边及宅旁。

【分布及资源】全县各地，资源较少。

【性味归经】苦，寒。归肺经

【功能主治】清热，利尿，解毒。主治感冒，肺热咳嗽，咽喉肿痛，龈肿，湿热黄疸，痢疾，水肿，热淋，天疱疮，疔疮。

【用法用量】15～30g，煎服，或捣汁。外用适量，捣敷。煎水含漱或熏洗。

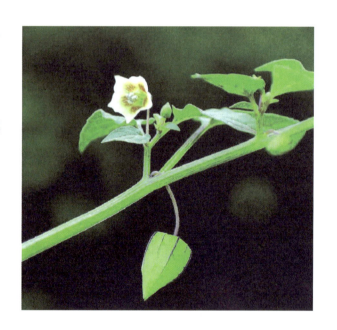

龙葵（野辣椒）

【别名】龙葵草、天茄子、黑天天、苦葵、野辣椒、黑茄子、野葡萄。

【来源】茄科茄属植物龙葵，以全草入药。

【采收加工】夏秋采收，鲜用或晒干。

【生长习性】生于山坡林缘、溪畔灌草丛和园圃空地上。

【分布及资源】芹阳、马金、华埠等地，资源较多。

【性味归经】苦，寒，有小毒。归肝、膀胱、肾、肺、胃经。

【功能主治】清热解毒，利水消肿。主治感冒发热，牙痛，慢性支气管炎，痢疾，泌尿系感染，乳腺炎，白带过多，癌症。外用治痈疖疔疮，天疱疮，蛇咬伤。

【用法用量】9～30g，煎服。外用适量，鲜品捣烂敷患处。

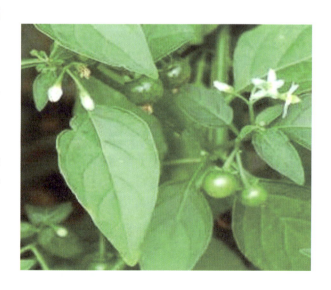

白英（白毛藤）

【别名】苻（《尔雅》）、蜀羊泉、谷菜（《神农本草经》）、鬼目草（《尔雅》郭璞注）、白草（《别录》）、排风、白幕（《本草拾遗》）、鬼目菜（《吴志》）、天灯笼、和尚头草（《本草纲目拾遗》）、望冬红、酸尖菜（《植物名实图考》）、排风藤（《分类草药性》）、土防风、耳坠菜（《贵州民间方药集》）、金线绿毛龟草、葫芦草（《福建民间草药》）、毛风藤（《江西民间草药》）、毛老人（《江西中药》）、红道士、毛和尚（《浙江民间草药》）、野猫耳朵（《四川中药志》）、胡毛藤、羊仔耳、生毛梢、龙毛龟、毛燕仔、红麦禾（《闽东本草》）。

【来源】茄科植物白英的全草。

【采收加工】一般于5—6月或9—11月间割取全草，洗净晒干。

【生长习性】生于阴湿的路边、荒坡及灌木丛中。

【分布及资源】全县广布，量多。

【性味归经】甘、苦，寒，有小毒。归肝、胃经。

【功能主治】清热，利湿，祛风，解毒。主治疟疾，黄疸，水肿，淋病，风湿关节痛，丹毒，疔疮。

【用法用量】15~24g，煎服，鲜品30~60g，或浸酒。外用，煎水洗、捣敷或捣汁涂。

【注意事项】体虚无湿热者忌用。

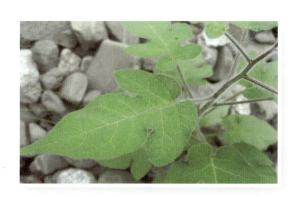

茄

【别名】矮瓜、白茄、吊菜子、紫茄。

【来源】茄科茄属植物茄的果实。

【采收加工】夏、秋季果实成熟时采摘。

【生长习性】栽培于园圃或农地上。

【分布及资源】全县广布，量多。

【性味归经】甘，凉。归脾、胃、大肠经。

【功能主治】清热，活血，消肿。主治肠风下血，热毒疮痈，皮肤溃疡。

【用法用量】15~30g，煎服。外用适量，捣敷。

【注意事项】虚寒腹泻者禁服。

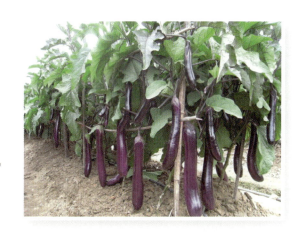

龙 珠

【别名】赤珠、龙珠根、红珠草、类笼珠草、野靛青。

【来源】茄科龙珠，以全草、根或果实入药。

【采收加工】7—8月采收。

【生长习性】生于山坡林缘，溪畔灌丛中。

【分布及资源】杨林、桐村等地，量少。

【性味归经】苦，寒。全草归脾、膀胱经。根归大肠经。

【功能主治】清热解毒，利小便，除烦热。主治恶疮，疔肿，小便淋痛，痢疾。

【用法用量】9～15g，煎服。

【注意事项】《药性论》："不与葱、薤同啖。"

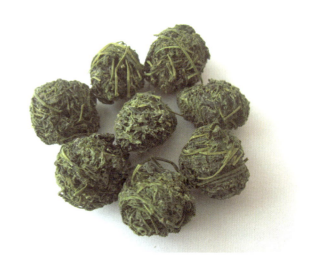

玄参科

母 草

【别名】四方草、小叶蛇针草、铺地莲（《常用中草药手册》）、四方拳草、蛇通管、气痛草（《常用中草药手册》）。

【来源】玄参科植物母草的全草。

【采收加工】夏、秋季采收，鲜用或晒干。

【生长习性】生于沟边或水田中。

【分布及资源】全县广布，量少。

【性味归经】微苦、淡，凉。归心、肺、大肠经。

【功能主治】清热利湿，解毒。主治感冒，急、慢性菌痢，肠炎，痈疖疔肿。

【用法用量】3～9g，鲜品30～60g，煎服。研末或浸酒。外用捣敷。

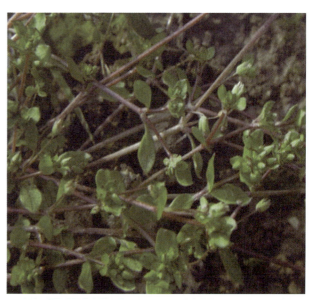

长果母草——同母草

通泉草

【别名】脓泡药、汤湿草、猪胡椒、野田菜、鹅肠草、绿蓝花、五瓣梅、猫脚迹、尖板猫儿草。

【来源】玄参科通泉草属植物通泉草，以全草入药。

【采收加工】春夏秋可采收，洗净，鲜用或晒干。

【生长习性】生于郊野湿润的草地、路边货田埂。

【分布及资源】全县广布，量少。

【性味归经】苦，平。归胃经。

【功能主治】止痛，健胃，解毒。主治偏头痛，消化不良。外用治疗疮、脓疱疮、烫伤。

【用法用量】9～15g，煎服。外用适量，捣烂敷患处。

【注意事项】身体虚寒及血寒必经者少服。

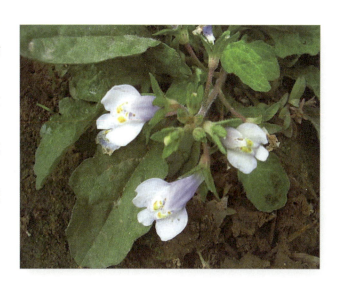

弹刀子菜

【别名】水苏叶通泉草、四叶细辛（湖北咸宁）。

【来源】玄参科通泉草属植物弹刀子菜，以全草入药。

【采收加工】花果期采收全草，鲜用或晒干。

【生长习性】生于路旁草丛及林缘阴湿处。

【分布及资源】全县各地，资源较少。

【性味归经】微辛，凉。归肝经。

【功能主治】清热解毒，凉血散瘀。主治便秘下血，疮疖肿毒，毒蛇咬伤，跌打损伤。

【用法用量】鲜全草适量捣烂敷伤口周围。

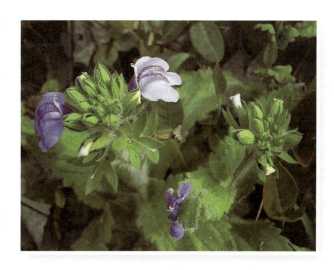

山萝花

【别名】球锈草。
【来源】玄参科山萝花，以全草、根入药。
【采收加工】7—8月采收，鲜用或晾干。
【生长习性】生于林缘、灌丛、荒地及阴湿沟边。
【分布及资源】苏庄、齐溪等山区，量少。
【性味归经】苦，凉。归心经。
【功能主治】清热解毒。主治痈疮肿毒，肺痈，肠痈。
【用法用量】全草15～30g，煎服。或根适量，泡茶。外用鲜品适量，捣敷。

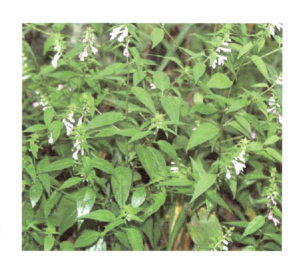

绵毛鹿茸草（沙氏鹿茸草）

【别名】千年艾（《庐山志》）、千重塔（《植物名实图考》）、瓶儿蜈蚣草、山门弯（《杭州药植志》）、千层矮、龙须草、白路箕、毛茵陈、白丝草、土茵陈（《湖南药物志》）、栀子草、牙痛草、白头翁、六月霜（《江西草药》）、白山艾、白龙骨、白杉笠、千层楼（《福建中草药》）、千年春（江西《草药手册》）、千年霜、满山白、白头毛、白鸡毛、四季青、瓜子草、老鼠牙草（《浙江民间常用草药》）。
【来源】玄参科植物绵毛鹿茸草的全草。
【生长习性】生于山坡岩石旁、路边或灌草丛中。
【分布及资源】芹阳、音坑等地，量较多。
【性味归经】微苦、涩，平。归心经。
【功能主治】清热解毒，祛风行气，凉血止血，祛痰。主治感冒，慢性气管炎，肺炎，咳血，吐血，便血，牙龈炎，牙髓炎，乳痈，痈肿，小儿口疮，风湿关节痛。
【用法用量】9～15g，鲜品30～60g，煎服。外用煎水洗或捣敷。

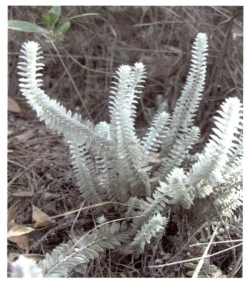

鹿茸草——同绵毛鹿茸草

泡 桐

【别名】空桐木、白桐、水桐、桐木树、紫花树。

【来源】玄参科植物泡桐或毛泡桐的花和根。

【采收加工】花：春季花开时采收，晒干或鲜用。根：秋季采挖，洗净，鲜用或晒干。

【生长习性】栽培于土壤深厚肥沃的庭园宅旁。

【分布及资源】全县各地，资源较多。

【性味归经】苦，寒。归肺经。

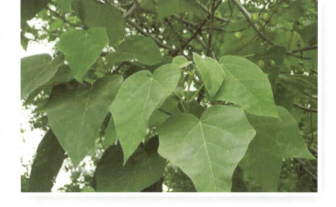

【功能主治】花：清肺利咽，解毒消肿。主治肺热咳嗽，急性扁桃体炎，菌痢，急性肠炎，急性结膜炎，腮腺炎，疖肿，疮癣。根：祛风止痛，解毒活血。主治风湿痹症、筋骨疼痛、疮疡肿毒、跌打损伤。

【用法用量】10～25g，煎服。外用鲜品适量，捣烂敷。或制成膏剂搽。

松蒿（草茵陈）

【别名】糯蒿、土茵陈。

【来源】玄参科植物松蒿的全草，夏、秋采收。

【生长习性】生于山脚或旷野草丛中。

【分布及资源】全县有零星分布，量少。

【性味归经】微辛，平。归肺、脾、胃经。

【功能主治】清热，利湿。主治黄疸病，水肿，风热感冒，鼻衄，口蟨，牙蟨。

【用法用量】15～30g，煎服。外用煎水洗或研末敷。

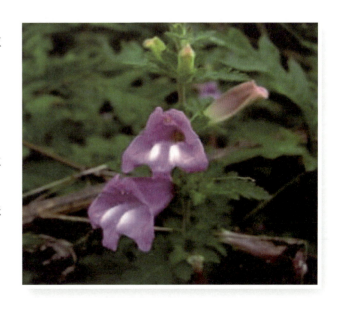

天目地黄

【别名】浙地黄、鲜生地、秦氏地黄(浙江)。
【来源】双子叶植物药玄参科植物天目地黄的根状茎。
【生长习性】生于低山坡、山脚郊野草丛中及山谷旁石堆上。
【分布及资源】大溪边、林山等地，量较少。
【性味归经】甘、苦，寒。归肝、肾经。
【功能主治】清热凉血，补益肝肾。主治鼻衄，热病口干，耳病。
【用法用量】3~9g，煎服。外用适量，捣敷。

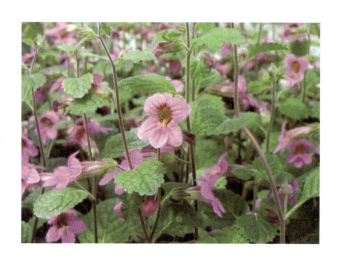

玄参(浙玄参)

【别名】元参、乌元参、黑参。
【来源】玄参科植物玄参的干燥根。
【采收加工】冬季茎叶枯萎时采挖。除去根茎、幼芽、须根及泥沙，晒或烘至半干，堆放3~6天，反复数次至干燥。
【生长习性】生于山坡、山脚路边或山谷草丛及溪沟边。多为农田栽培。
【分布及资源】西部山区，量少。
【性味归经】甘、苦、咸，微寒。归肺、胃、肾经。
【功能主治】凉血滋阴，泻火解毒。主治热病伤阴，舌绛烦渴，温毒发斑，津伤便秘，骨蒸劳嗽，目赤，咽痛，瘰疬，白喉，痈肿疮毒。
【用法用量】9~15g，煎服。
【注意事项】不宜与藜芦同用。

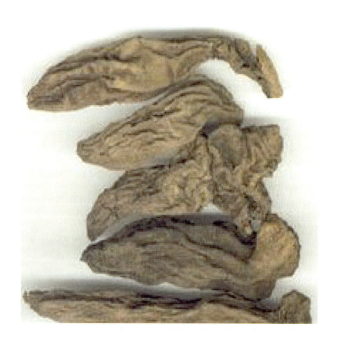

阴行草（角茵陈）

【别名】刘寄奴（华北）、土茵陈（江西）、金钟茵陈、黄花茵陈、铃茵陈、芝麻蒿（辽宁、山东）、鬼麻油（甘肃、福建）、阴阳连。

【来源】玄参科阴行草属植物阴行草的全草。

【生长习性】生于山坡路旁、林下荒地、丘陵草丛中。

【分布及资源】全县各地，资源较少。

【性味归经】苦，寒。归膀胱、胆、肾经。

【功能主治】清热利湿，凉血止血，祛瘀止痛。主治黄疸型肝炎，胆囊炎，蚕豆病，泌尿系结石，小便不利，尿血，便血，产后瘀血腹痛。外用治创伤出血，烧伤烫伤。

【用法用量】3~9g，煎服。外用适量，研末调敷或撒患处。

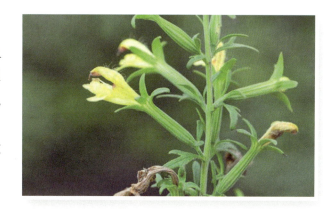

腺毛阴行草——同阴行草

紫色翼蓼

【别名】紫萼蝴蝶草。

【来源】玄参科蝴蝶草属下的一个植物种。夏秋季采收，洗净，晒干。

【生长习性】生于山坡路旁草丛中或山谷溪边林下。

【分布及资源】全县各地，资源较少。

【性味归经】微苦，凉。归脾、肝、胃经。

【功能主治】消食化积，解暑，清肝。主治小儿疳积，中暑呕吐，腹泻，目赤肿痛。

【用法用量】10~15g，煎服。

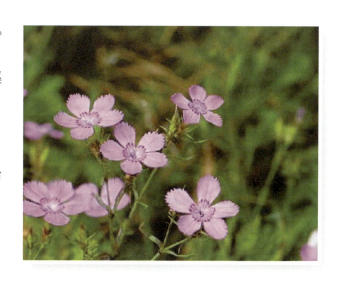

婆婆纳

【别名】卵子草、石补钉、双铜锤、双肾草、桑肾子。

【来源】玄参科婆婆纳属植物婆婆纳，以全草入药。

【采收加工】春夏秋均可采收，洗净晒干。

【生长习性】生于路边、墙脚、田野阴湿处。

【分布及资源】全县广布，量少。

【性味归经】淡，凉。归肝、肾经。

【功能主治】凉血止血，理气止痛。主治吐血，疝气，睾丸炎，白带异常。

【用法用量】15～30g，煎服。

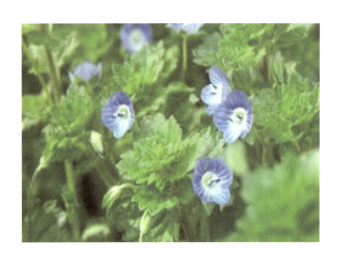

直立婆婆纳

【别名】卵子草、石补钉、双铜锤、双肾草、桑肾子。

【来源】玄参科婆婆纳属植物婆婆纳，以全草入药。

【采收加工】春夏秋均可采收，洗净晒干。

【生长习性】生于路边、墙脚、田野阴湿处。

【分布及资源】全县广布，量少。

【性味归经】淡，凉。归肝、肾经。

【功能主治】凉血止血，理气止痛。主治吐血，疝气，睾丸炎，白带过多。

【用法用量】15～30g，煎服。

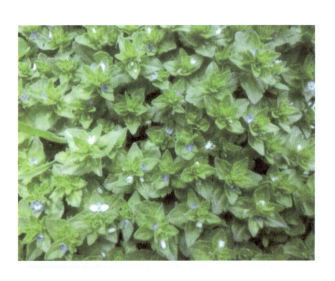

蚊母草

【别名】蚊虫草、芒种草、仙桃草、接骨草、接骨仙桃草、衣蚊母婆婆等。

【来源】玄参科，婆婆纳属蚊母草，全草入药。

【采收加工】春夏间（小虫未逸出前）采收，焙干研末，备用。

【生长习性】生于河畔、田野潮湿处。

【分布及资源】全县各地，量少。

【性味归经】苦，温。归肺经。

【功能主治】活血止血，消肿止痛。主治吐血，咯血，便血，跌打损伤，瘀血肿痛。

【用法用量】9~21g，煎服。

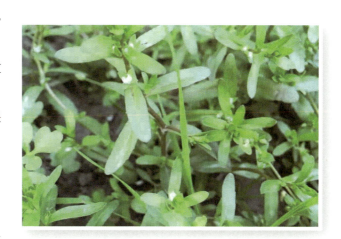

波斯婆婆纳

【别名】灯笼草、波斯水苦荬。

【来源】玄参科婆婆纳的全草。

【采收加工】夏季采收，鲜用或晒干。

【生长习性】生于路边、田边、墙脚、池边、旷地等阴湿处。

【分布及资源】全县各地，量少。

【性味归经】辛、苦、咸，平。归肝、肾经。

【功能主治】祛风除湿，壮腰，截疟。主治风湿痹痛，肾虚腰痛，外疟。

【用法用量】15~30g，煎服。外用适量，煎水熏洗。

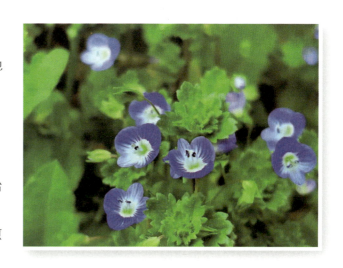

水苦荬

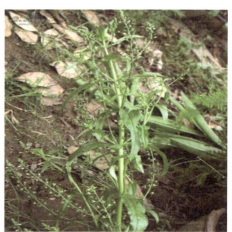

【别名】水仙桃草、仙桃草（云南、四川）、水接骨丹、接骨仙桃草、虫虫草、水莴苣、水对叶莲。

【来源】玄参科婆婆纳属植物水苦荬和芒种草，以带虫瘿果的全草入药。

【采收加工】夏季采集有虫瘿果的全草，洗净，切碎，晒干或鲜用。

【生长习性】生于山坡湿地、沟边或田塍上。

【分布及资源】全县有零星分布，量少。

【性味归经】苦，平。归肺、肝、肾经。

【功能主治】活血止血，解毒消肿。主治咽喉肿痛，肺结核咯血，风湿疼痛，月经不调，血小板减少性紫癜，跌打损伤。外用治骨折，痈疖肿毒。

【用法用量】15～30g，煎服。外用适量，鲜品捣烂敷患处。

腹水草

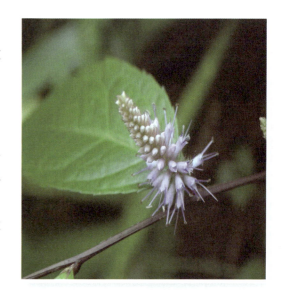

【别名】两头爬、两头粘、两头镇、仙桥草、钓鱼竿、钓竿藤、爬岩红、两头生根。

【来源】玄参科腹水草属植物腹水草，以全草入药。

【采收加工】夏秋采收，晒干。

【生长习性】生于向阳山坡灌丛、石缝、溪沟两旁草丛内。

【分布及资源】全县各地，资源较多。

【性味归经】苦、辛，凉，有小毒。归肝、脾、肾经。

【功能主治】利尿消肿，散瘀解毒。主治腹水，水肿，小便不利，月经不调，闭经，跌打损伤。外用治腮腺炎，疔疮，烧烫伤，毒蛇咬伤。

【用法用量】15～30g，煎服。外用适量，鲜品捣烂敷患处。

【注意事项】孕妇忌服。

毛腹水草

【别名】两头爬、两头粘、两头镇、仙桥草、钓鱼竿、钓竿藤、爬岩红、两头生根。
【来源】玄参科腹水草属植物腹水草，以全草入药。
【采收加工】夏秋采收，晒干。
【生长习性】生于向阳山坡灌丛、石缝、溪沟两旁草丛内。
【分布及资源】全县各地，资源较多。
【性味归经】苦、辛，凉，有小毒。归肝、脾、肾经。

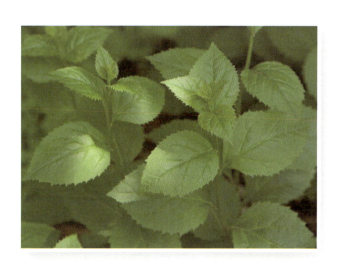

【功能主治】利尿消肿，散瘀解毒。主治腹水，水肿，小便不利，月经不调，闭经，跌打损伤。外用治腮腺炎，疔疮，烧烫伤，毒蛇咬伤。
【用法用量】15～30g，煎服。外用适量，鲜品捣烂敷患处。
【注意事项】孕妇忌服。

列当科

野 菰

【别名】烟管头草、僧帽花、蛇箭草、烧不死。
【来源】列当科野菰属植物野菰，以全草入药。
【采收加工】秋季采收，晒干。
【生长习性】生于阴湿的林下草丛及沟边，常与禾草类植物混生。
【分布及资源】苏庄、大溪边、村头等地，量较少。
【性味归经】苦，凉，有小毒。归肝、肾经。
【功能主治】解毒消肿，清热凉血。主治扁桃体炎，咽喉炎，尿路感染，骨髓炎。外用治毒蛇咬伤，疔疮。

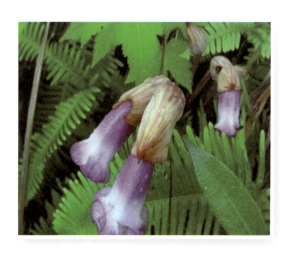

【用法用量】3～9g，煎服。外用适量，捣烂敷或浸麻油擦患处。

中国野菰

【别名】烟管头草、僧帽花、蛇箭草、烧不死。
【来源】列当科野菰属植物野菰，以全草入药。
【采收加工】秋季采，晒干。
【生长习性】生于阴湿的林下草丛及沟边，常与禾草类植物混生。
【分布及资源】苏庄、大溪边、村头等地，量较少。
【性味归经】苦，凉，有小毒。归肝、肾经。
【功能主治】解毒消肿，清热凉血。主治扁桃体炎，咽喉炎，尿路感染，骨髓炎。外用治毒蛇咬伤，疔疮。
【用法用量】3～9g，煎服。外用适量，捣烂敷或浸麻油擦患处。

凌霄花（倒挂金钟）

【别名】紫葳、五爪龙、红花倒水莲、倒挂金钟、上树龙、上树蜈蚣、白狗肠、吊墙花、堕胎花。
【来源】紫葳科植物凌霄或美洲凌霄的干燥花及根。
【采收加工】夏、秋二季花盛开时采收，干燥。根春秋采，洗净，切片晒干。
【生长习性】生于山坡、路旁、沟边阴湿处，常缠绕在其他树上，或栽培于庭园。
【分布及资源】全县零星分布，量少。
【性味归经】花：甘，酸，寒。根：苦，凉。花：归肝、心包经。根：归肝、脾、肾经。
【功能主治】花：凉血，化瘀，祛风。主治月经不调，经闭癥瘕，产后乳肿，风疹发红，皮肤瘙痒，痤疮。根：活血散瘀，解毒消肿。主治风湿痹痛，跌打损伤，骨折，脱臼，急性胃肠炎。
【用法用量】花5～9g，根9～30g，煎服。外用鲜根适量，捣烂敷患处。
【注意事项】孕妇慎用。

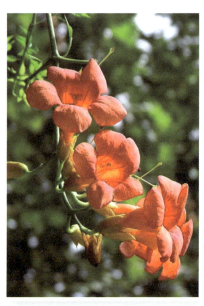

梓 树

【别名】臭梧桐、黄金树、豇豆树、水桐、梓实、梓白皮。

【来源】紫葳科梓属植物梓树，以果实、树白皮和根白皮入药。秋季果实成熟时摘下果实，阴干或晒干；冬春可采剥树皮及根皮，去外层粗皮，晒干。

【生长习性】栽培于低山、河边、路边。

【分布及资源】西部山区，量少。

【性味归经】果实（梓实）：甘，平。归肾、膀胱经。皮（梓白皮）：苦，寒。归胆、胃经。叶：苦，寒。归心、肝经。

【功能主治】果实：利尿，消肿。主治浮肿，慢性肾炎，膀胱炎，肝硬化腹水。皮：利湿热，杀虫。外用治湿疹，皮肤瘙痒，小儿头疮。

【用法用量】果实：9~15g，煎服。皮：5~9g，煎服。外用适量，煎水洗患处。叶：外用适量，煎汤洗或煎汁涂，或鲜品捣敷。

【使用注意】脾胃虚寒者慎用或禁用。

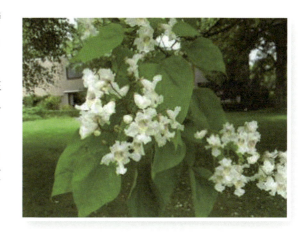

脂麻科

脂麻（芝麻）

【别名】胡麻、油麻、巨胜、脂麻。

【来源】脂麻科（胡麻科）脂麻属植物脂麻的干燥成熟种子。

【采收加工】秋季果实成熟时采割植株，晒干，打下种子，除去杂质，晒干。

【生长习性】栽培于山坡、荒滩、农地。

【分布及资源】全县各地，资源丰富。

【性味归经】甘，平。归肝、肾、大肠经。

【功能主治】补肝肾，益精血，润肠燥。主治头晕眼花，耳鸣耳聋，须发早白，病后脱发，肠燥便秘。

【用法用量】9~15g，煎服。

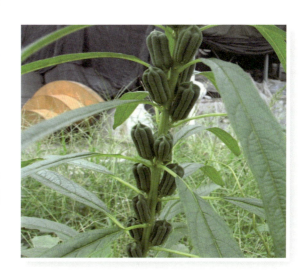

苦苣苔科

旋蒴苣苔

【别名】牛耳散血草、散血草（陕西）。

【来源】苦苣苔科旋蒴苣苔，以全草入药。

【生长习性】生于山坡、山谷及沟边的岩壁上。

【分布及资源】西部山区，量少。

【性味归经】苦、涩，凉。归肺经。

【功能主治】散瘀，止血，解毒。主治创伤出血，跌打损伤，吐泻，中耳炎，小儿疳积，食积，咳嗽痰喘。

【用法用量】9～15g，煎服。鲜品适量，捣烂外敷或干品研粉撒敷。

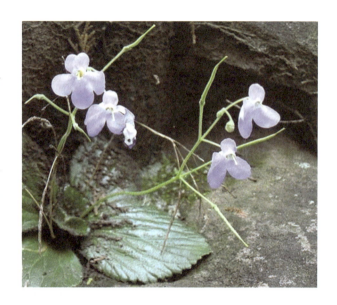

浙皖粗筒苣苔

【别名】华东佛、肚苣苔、岩青菜。

【来源】苦苣苔科浙皖粗筒苣苔，以全草入药。

【生长习性】生于潮湿的山坡、林下、岩石峭壁上。

【分布及资源】林山、齐溪等地，量少。

【性味归经】微苦，平。归肝经。

【功能主治】解毒，祛风，活血，消肿毒。主治小儿惊风，感冒头痛，筋骨酸痛。外治痈，无名肿毒，外耳渗出性湿疹。

【用法用量】9～15g，煎服。外用鲜品适量捣烂敷患处，或取汁滴耳。

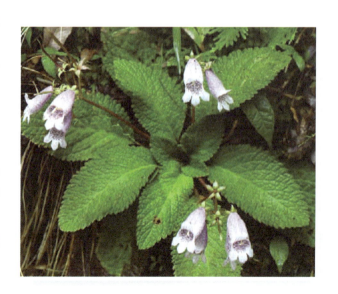

苦苣苔

【别名】锯齿三七、一张白、岩菜、水鳖草。
【来源】苦苣苔科植物苦苣苔的全草。
【采收加工】夏、秋季采收,洗净,鲜用。
【生长习性】生于阴湿山坡岩石上或岩石间隙中。
【分布及资源】全县有零星分布,量少。
【性味归经】苦,寒。归心经。
【功能主治】解蛇毒。主治毒蛇咬伤。
【用法用量】外用适量,捣敷。

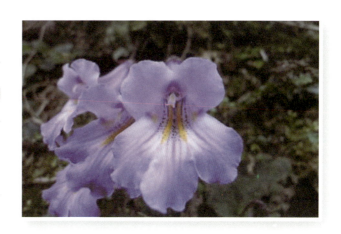

半蒴苣苔

【别名】山白菜、天目降龙草。
【来源】苦苣苔科半蒴苣苔,以全草入药。
【生长习性】生于丘陵、山地林下、沟边或潮湿的岩石上。
【分布及资源】东北部山区,量少。
【性味归经】微苦,平。归肝经。
【功能主治】清热,利湿,解毒。主治湿热黄疸,咽喉肿痛,毒蛇咬伤,烧烫伤。
【用法用量】15～30g,煎服。外用适量,捣敷,或鲜品绞汁涂。

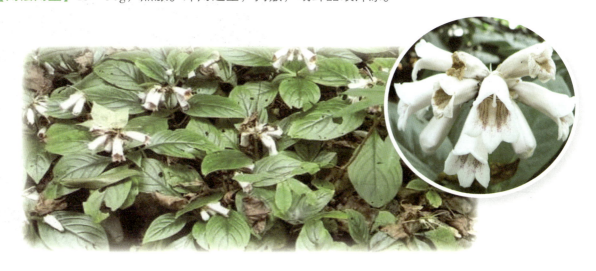

石吊兰

【别名】石豇豆、岩泽兰、赶山鞭、石三七（江西）。

【来源】苦苣苔科吊石苣苔属植物石吊兰，以全株入药。

【采收加工】四季可采，洗净晒干或鲜用。

【生长习性】生于溪谷两旁山坡林下阴湿的裸岩上，常以葡萄茎的须根攀附于它物上。

【分布及资源】全县各地，资源较少。

【性味归经】苦，凉。归肺经。

【功能主治】清热利湿，祛痰止咳，活血调经。主治咳嗽，支气管炎，痢疾，钩端螺旋体病，风湿疼痛，跌打损伤，月经不调，白带过多。

【用法用量】6～15g，煎服。

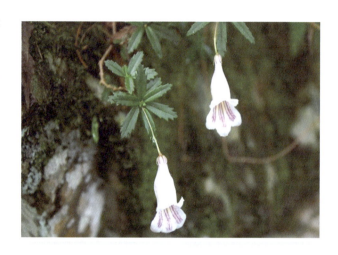

爵床科

白接骨

【别名】接骨草、玉接骨、接骨丹、金不换、橡皮草、白龙骨、六厘草、猢狲节根、血见愁（浙江）。

【来源】爵床科白接骨属植物白接骨，以全草或根状茎入药。

【采收加工】夏秋采收，洗净，鲜用或晒干。

【生长习性】生于阴湿山坡林下、旷野、溪畔。

【分布及资源】全县各地，量少。

【性味归经】淡，凉。归肺经。

【功能主治】清热解毒，散瘀止血，利尿。主治肺结核，咽喉肿痛，糖尿病，腹水。外用治外伤出血，扭伤，疖肿。

【用法用量】9～15g，鲜品。30～60g，煎服。外用适量，捣烂敷患处，或晒干研末撒伤口。

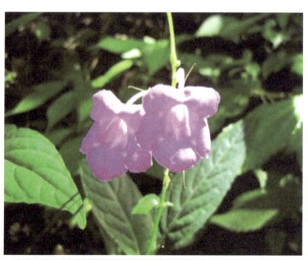

杜根藤

【别名】大青草。

【来源】爵床科杜根藤。

【生长习性】生于山坡路旁或林下草丛中。

【分布及资源】全县各地，量少。

【性味归经】苦，寒。归心经。

【功能主治】清热解毒。主治口舌生疮，时行热毒，丹毒，黄疸。

【用法用量】3~9g，煎服。

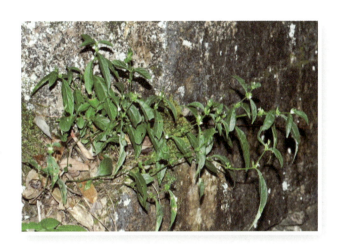

水蓑衣

【别名】穿心蛇、鱼骨草、九节花、墨菜。

【来源】爵床科水蓑衣属植物水蓑衣，以全草入药。

【采收加工】全年可采，鲜用，或洗净晒干。

【生长习性】生于沟边或阴湿草丛中。

【分布及资源】全县各地，资源较多。

【性味归经】甘、微苦，凉。归肝经。

【功能主治】清热解毒，化瘀止痛。主治咽喉炎，乳腺炎，吐血，衄血，百日咳。外用治骨折，跌打损伤，毒蛇咬伤。

【用法用量】15~30g，煎服。外用适量，鲜品捣烂敷患处。

【注意事项】胃寒者慎服。

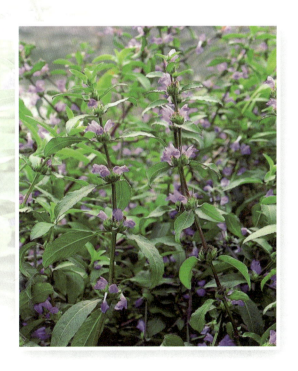

九头狮子草

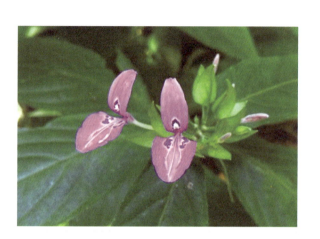

【别名】川白牛膝、九节篱、六角英（福建）、化痰青、绿豆青、竹叶青。

【来源】爵床科九头狮子草属植物九头狮子草的全草。

【采收加工】野生品四季可采。栽培品可夏、秋采收。拔取全草，除去杂质，晒干。

【生长习性】生于低山坡向阳竹木林，溪谷草丛中，山脚路边。

【分布及资源】全县各地，量少。

【性味归经】辛、微苦，凉。归肺、肝经。

【功能主治】发汗解表，清热解毒，镇痉。主治感冒，咽喉肿痛，白喉，小儿消化不良，小儿高热，痈疖肿毒，毒蛇咬伤。

【用法用量】15～30g，煎服。外用鲜品适量，捣烂敷患处。

爵　床

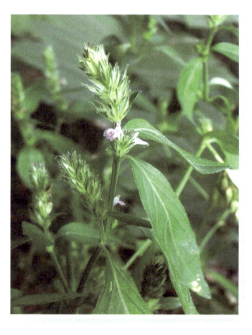

【别名】小青草、六角英、赤眼老母草、麦穗癀、鼠尾癀、孩儿草、野万年青、节节寒、大鸭草、毛泽兰（四川）。

【来源】爵床科爵床属植物爵床的全草。

【采收加工】夏秋采集，鲜用或晒干。

【生长习性】生于旷野、草地、路旁、沟边等阴湿处。

【分布及资源】全县各地，资源丰富。

【性味归经】微苦，寒。归肝、胆经。

【功能主治】清热解毒，利尿消肿，截疟。主治感冒发热，疟疾，咽喉肿痛，小儿疳积，痢疾，肠炎，肾炎水肿，泌尿系感染，乳糜尿。外用治痈疮疖肿，跌打损伤。

【用法用量】15～30g，煎服。外用适量，鲜品捣烂敷患处。

车前草科

车前（车前草）

【别名】芣苢（《诗经》）、马舄（《毛诗传》）、当道（《神农本草经》）、陵舄（《列子》）、牛舌草（陆机《诗疏》）、车前草、虾蟆衣（《尔雅》郭璞注）、牛遗、胜舄（《名医别录》）、车轮菜、胜舄菜（《救荒本草》）、蛤蚂草（《滇南本草》）、虾蟆草（《简便单方》）、钱贯草（《生草药性备要》）、牛舄（《医林纂要》）、地胆头、白贯草（《中国药植志》）、猪耳草（《青海药材》）、饭匙草、七星草、五根草、黄蟆龟草（《福建民间草药》）、蟾蜍草、猪肚菜、灰盆草（《广西中兽医药植》）、打官司草（《江苏植药志》）、车轱辘菜。

【来源】车前草科植物车前及平车前的全株。

【采收加工】夏季采收，去尽泥土，晒干。

【生长习性】生于阴湿的田野、沟渠旁、山地路边。

【分布及资源】全县广布，量较多。

【性味归经】甘，寒。归肝、脾、小肠经。

【功能主治】利水，清热，明目，祛痰。主治小便不通，淋浊，带下，尿血，黄疸，水肿，泄泻，鼻衄，目赤肿痛，喉痹乳蛾，咳嗽，皮肤溃疡。

【用法用量】9~15g，煎服。外用适量，捣敷。

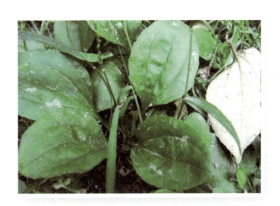

蛤蟆草

【别名】细桑子草。

【来源】紫草科斑仲草植物斑仲草，以全草入药。

【采收加工】夏季采集，去净泥土，晒干。

【生长习性】生长于湿润的区域，尤其是滩涂上或小溪边。

【分布及资源】分布广，量少。

【性味归经】微苦，凉。归大肠经。

【功能主治】解毒消肿，利湿止痒。主治痔疮，肛门肿痛，湿疹。

【用法用量】外用适量，煎水洗患处。

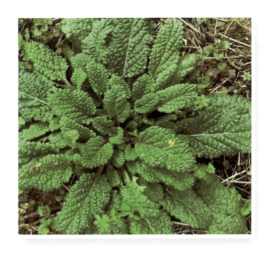

大车前

【别名】芣苢（《诗经》）、马舄（《毛诗传》）、当道（《本经》）、陵舄（《列子》）、牛舌草（陆玑《诗疏》）、车前草、虾蟆衣（《尔雅》郭璞注）、牛遗、胜舄（《别录》）、车轮菜、胜舄菜（《救荒本草》）、蛤蚂草（《滇南本草》）、虾蟆草（《简便单方》）、钱贯草（《生草药性备要》）、牛舄（《医林纂要》）、地胆头、白贯草（《中国药植志》）、猪耳草（《青海药材》）、饭匙草、七星草、五根草、黄蟆龟草（《福建民间草药》）、蟾蜍草、猪肚菜、灰盆草（《广西中兽医药植》）、打官司草（《江苏植药志》）、车轱辘菜。

【来源】车前草科植物车前及平车前的全株。

【采收加工】夏季采收，去尽泥土，晒干。

【生长习性】生于阴湿的田野、沟渠旁、山地路边。

【分布及资源】全县广布，量较多。

【性味归经】甘，寒。归肝、脾、小肠经。

【功能主治】利水，清热，明目，祛痰。主治小便不通，淋浊，带下，尿血，黄疸，水肿，热肉，泄泻，鼻衄，目赤肿痛，喉痹乳蛾，咳嗽，皮肤溃疡。

【用法用量】9～15g，煎服。外用适量，捣敷。

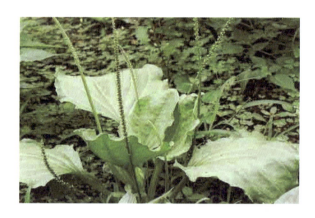

茜草科

香果树

【别名】大猫舌、紫油厚朴、叶上花、小冬瓜。

【来源】双子叶植物药茜草科植物香果树的根、树皮。

【采收加工】全年均可采，切片晒干。

【生长习性】生于高山林中的湿润肥沃土壤。

【分布及资源】东北部、北部、西部山区，资源较少。

【性味归经】辛、甘，微温。归胃经。

【功能主治】温中和胃，降逆止呕。主治反胃，呕吐，呃逆。

【用法用量】6～15g，煎服。

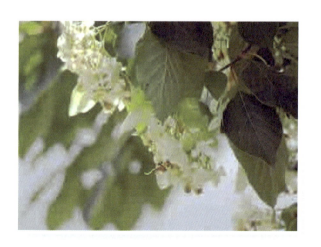

水团花

【别名】水杨梅（《广州植物志》）、水黄凿（《陆川本草》）、青龙珠（《广西中兽医药植》）、穿鱼柳、假杨梅（广州部队后勤卫生部《常用中草药手册》）、水加橹、溪棉条（《福建中草药》）、满山香、球花水杨梅（《草药手册》）。

【来源】茜草科植物水团花。

【药用部位】枝叶或花果。

【采收加工】随时可采，鲜用或晒干用。

【生长习性】生于山坡林下，溪沟两旁。

【分布及资源】西部山区，资源较少。

【性味归经】苦、涩，凉。归肝、脾、大肠经。

【功能主治】清热利湿，消瘀定痛，止血生肌。主治痢疾，肠炎，湿热浮肿，痈肿疮毒，湿疹，烂脚，溃疡不敛，创伤出血。

【用法用量】花果9~18g，煎服；枝、叶15~30g，煎服。外用枝、叶煎水洗或捣敷。

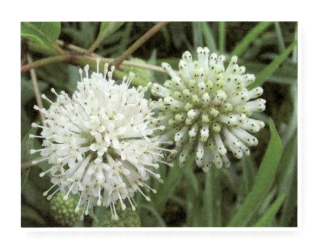

水杨梅

【别名】水石榴、小叶团花、白消木、鱼串鳃。

【来源】茜草科水杨梅属植物水杨梅。

【药用部位】以根、茎皮、叶、花及果实入药。

【采收加工】6—8月采花；9—11月采果实；根、茎皮，全年可采；夏、秋采叶，晒干或鲜用。

【生长习性】生于溪边或湿润的沙滩上。

【分布及资源】全县广布，较多。

【性味归经】苦、涩，凉。归大肠经。

【功能主治】清热解毒，散瘀止痛。根：感冒发热，腮腺炎，咽喉肿痛，风湿疼痛。花、果：细菌性痢疾，急性胃肠炎，阴道滴虫病。叶、茎皮：跌打损伤，骨折，疖肿，创伤出血，皮肤湿疹。

【用法用量】根，15~30g，煎服；花、果，9~15g，煎服。叶、茎皮外用适量。

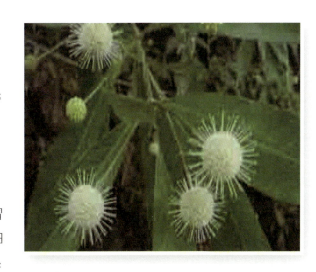

风箱树

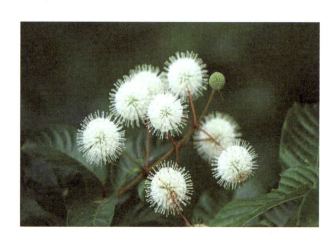

【别名】假杨梅、大叶水杨梅、珠花树、水壳木。

【来源】茜草科风箱树属植物风箱树。

【药用部位】以根、叶和花序入药。

【采收加工】夏秋采收，洗净，鲜用或晒干。

【生长习性】生于沟边或溪旁湿地灌丛中。

【分布及资源】全县各地，资源较少。

【性味归经】苦，凉。归大肠、小肠经。

【功能主治】根：清热解毒，散瘀止痛，止血生肌，祛痰止咳。主治流行性感冒，上呼吸道感染，咽喉肿痛，肺炎，咳嗽，睾丸炎，腮腺炎，乳腺炎。外用治跌打损伤，疖肿，骨折（或用根皮酒浸1～2天，焙干研末敷，可止血止痛）。花序：清热利湿。主治肠炎，细菌性痢疾。叶：清热解毒。外用治跌打损伤，骨折。

【用法用量】根15～30g，煎服。外用根皮叶适量，捣烂敷患处。花序：15～20个。

虎刺（绣花针）

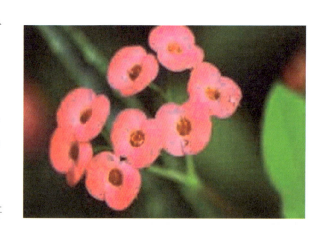

【别名】绣花针、伏牛花、千口针、针上叶、老鼠刺、鸟不踏、黄鸡脚。

【来源】茜草科虎刺属植物虎刺。

【药用部位】以根或全株入药。

【采收加工】全年可采，洗净，切碎，鲜用或晒干。

【生长习性】生于向阳山坡灌丛中，及溪谷两旁。

【分布及资源】苏庄、林山等地，量少。

【性味归经】甘、苦，平。归心经。

【功能主治】祛风利湿，活血止痛。主治肝炎，风湿筋骨痛，跌打损伤，龋齿痛。

【用法用量】15～30g，煎服。

串珠虎刺、大叶虎刺（短刺虎刺）——同虎刺

猪殃殃

【别名】 拉拉藤、锯锯藤、细叶茜草、锯子草、小锯子草、活血草、小禾镰草、锯耳草。

【来源】 茜草科拉拉藤属植物猪殃殃。

【药用部位】 以全草入药。

【采收加工】 夏季采收，鲜用或晒干。

【生长习性】 生于墙边、路边、荒地田坎边、农垦地。

【分布及资源】 全县广布，量较多。

【性味归经】 辛、苦，凉。归肝经。

【功能主治】 清热解毒，利尿消肿。主治感冒，牙龈出血，急慢性阑尾炎，泌尿系感染，水肿，痛经，崩漏，白带异常，癌症，白血病。外用治乳腺炎初起，痈疖肿毒，跌打损伤。

【用法用量】 30～60g，煎服。外用适量，鲜品捣烂敷或绞汁涂患处。

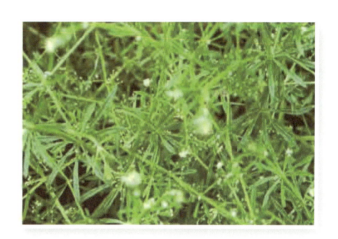

四叶葎

【别名】 四叶七、小锯锯藤、红蛇儿、天良草、蛇舌癀、四棱香草。

【来源】 茜草科拉拉藤属植物四叶葎。

【药用部位】 以全草入药。

【采收加工】 夏秋采集，鲜用或晒干。

【生长习性】 生于郊野、路边、土丘、乱石堆及水沟边。

【分布及资源】 全县各地，量较多。

【性味归经】 甘，平。归肝经。

【功能主治】 清热解毒，利尿，止血，消食。主治痢疾，尿路感染，小儿疳积，白带异常，咳血。外用治蛇头疔。

【用法用量】 15～30g，煎服。外用适量，鲜草捣烂敷患处。

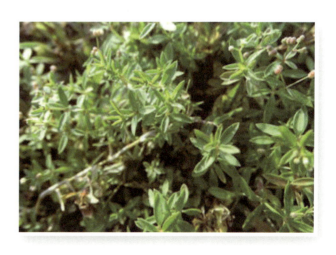

栀子（山栀、栀黄）

【别名】黄栀子、黄果树、山栀子、红枝子。
【来源】茜草科植物栀子。
【药用部位】干燥成熟果实，其根也可入药。
【采收加工】9—11月果实成熟呈红黄色时采收，除去果梗及杂质，蒸至上汽或置沸水中略烫，取出，干燥。根夏秋采挖，洗净晒干。
【生长习性】生于低荒坡或疏林中。
【分布及资源】苏庄、马金等地，资源较少。
【性味归经】苦，寒。归心、肺、三焦经。
【功能主治】果实：泻火除烦，清热利尿，凉血解毒。主治热病心烦，黄疸尿赤，血淋涩痛，血热吐衄，目赤肿痛，火毒疮疡。外治扭挫伤痛。根：泻火解毒，清热利湿，凉血散瘀。主治传染性肝炎，跌打损伤，风火牙痛。
【用法用量】6～9g，煎服。外用生品适量，研末调敷。根30～60g，煎服。

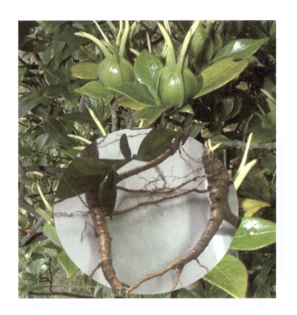

重瓣栀子

【别名】黄栀子、山枝子、大红栀。
【来源】茜草科，栀子属重瓣栀子。
【药用部位】果实和根。
【采收加工】同栀子。
【生长习性】栽培于庭园。
【分布及资源】华埠等地，量少。
【性味归经】苦，寒。归心、肺、三焦经。
【功能主治】果实：泻火除烦，清热利尿，凉血解毒。主治热病心烦，黄疸尿赤，血淋涩痛，血热吐衄，目赤肿痛，火毒疮疡。外治扭挫伤痛。根：泻火解毒，清热利湿，凉血散瘀。主治传染性肝炎，跌打损伤，风火牙痛。
【用法用量】6～9g，煎服。外用生品适量，研末调敷。根30～60g，煎服。

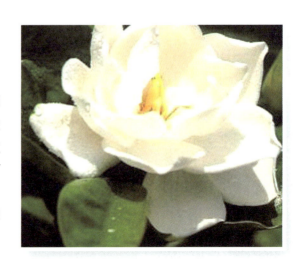

黄毛耳草

【别名】拖地莲、铺地蜈蚣、白头走马仔、细种节节花、蜈蚣草。

【来源】茜草科耳草属植物黄毛耳草。

【药用部位】全草。

【采收加工】全年可采，洗净鲜用或晒干。

【生长习性】生于山地林下、岩石上、山坡路旁、溪边及田野草丛中。

【分布及资源】全县各地，量较多。

【性味归经】苦，凉。归肝、胆、大肠、膀胱经。

【功能主治】清热利湿，解毒消肿。主治肠炎，痢疾，急性黄疸型肝炎，小儿急性肾炎，乳糜尿，功能性子宫出血，咽喉肿痛。外用治毒蛇、蜈蚣咬伤，跌打损伤，外伤出血，疗疮肿毒。

【用法用量】15～60g，煎服。外用适量，鲜品捣烂敷患处。

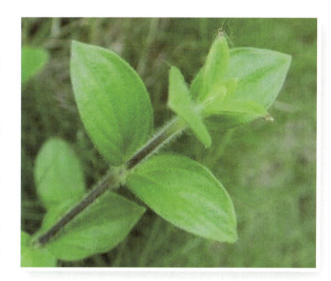

伞房花耳草

【别名】水线草。

【来源】双子叶植物药茜草科植物水线草。

【药用部位】全草。

【采收加工】全年可采，洗净鲜用或晒干。

【生长习性】生于山脚水边、田边及路边。

【分布及资源】西部山区，资源较少。

【性味归经】苦，寒。归肺、大肠经。

【功能主治】清热解毒。主治疟疾，肠痈，肿毒，烫伤。

【用法用量】15～30g，煎服。外用煎水洗。

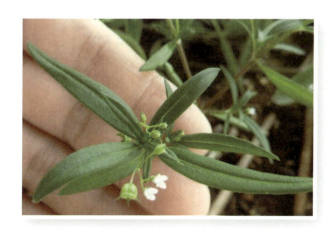

白花蛇舌草

【别名】蛇舌草、蛇舌癀、蛇针草、蛇总管、二叶葎、白花十字草、尖刀草、甲猛草、龙舌草、蛇脷草、鹤舌草。

【来源】茜草科耳草属植物白花蛇舌草。

【药用部位】全草。

【采收加工】夏秋采集，洗净，鲜用或晒干。

【生长习性】生于山坡、田边、旷野、路边及水沟边。

【分布及资源】华埠、池淮、苏庄等地，量较多。

【性味归经】甘、淡，凉。归胃、大肠、小肠经。

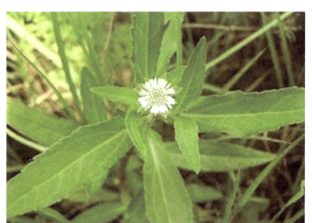

【功能主治】清热解毒，利尿消肿，活血止痛。主治肠痈（阑尾炎），疮疖肿毒，湿热黄疸，小便不利等。外用治疮疖痈肿，毒蛇咬伤。

【用法用量】15～30g，煎服。外用适量，捣烂敷患处。

纤花耳草

【别名】虾子草、鸡口舌。

【来源】茜草科耳草属植物纤花耳草。

【药用部位】全草入药。

【采收加工】夏秋采集，洗净晒干或鲜用。

【生长习性】生于田边、山坡路边或旷野草地。

【分布及资源】西部山区，量少。

【性味归经】苦、辛，凉。归大肠、小肠经。

【功能主治】清热解毒，消肿止痛。主治癌症，阑尾炎，痢疾。外用治跌打损伤，蛇咬伤。

【用法用量】9～60g，煎服。外用鲜品适量，捣烂敷患处。

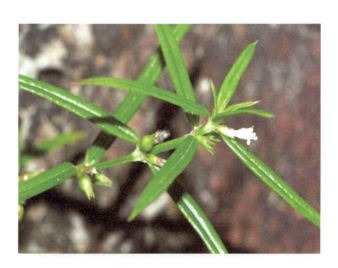

羊角藤

【别名】乌苑藤、巴戟天（福建）。

【来源】茜草科巴戟天（羊角藤）属植物羊角藤。

【药用部位】以根及全株入药。

【采收加工】全年可采，鲜用或晒干。

【生长习性】生于山坡阴湿林下、溪边及岩石旁。

【分布及资源】全县山区，资源较少。

【性味归经】甘，凉。归肾经。

【功能主治】祛风除湿，补肾止血。主治胃痛，风湿关节痛，肾虚腰痛，阳痿。叶外用治创伤出血。

【用法用量】15～30g，煎服。外用适量。

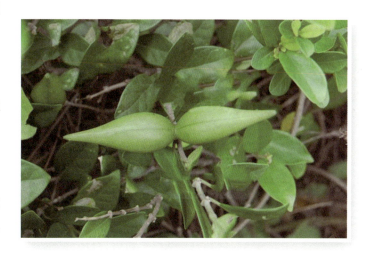

大叶白纸扇

【别名】黐花、大叶靛青、山膏药、惊风草、鸡母樵、铁尺树、白纸扇、臭叶树、合叶通草。

【来源】茜草科植物大叶白纸扇。

【药用部位】茎叶或根。

【采收加工】茎叶夏季采集，根全年可采，切碎，晒干或鲜用。

【生长习性】生于山坡、沟边或竹林下阴湿处。

【分布及资源】齐溪、马金等地，量少。

【性味归经】苦、微甘，凉。归肺、胃、大肠经。

【功能主治】清热解毒，解暑利湿。主治感冒，中暑高热，咽喉肿痛，痢疾，泄泻，小便不利，无名肿毒，毒蛇咬伤

【用法用量】10～30g，煎服。外用适量，捣敷。

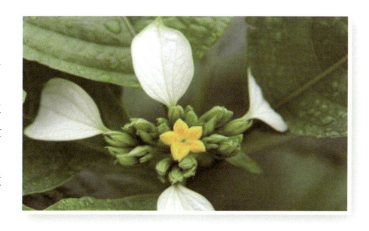

蛇根草

【别名】血和散、雪里梅、四季花。
【来源】茜草科蛇根属植物蛇根草。
【药用部位】全草。
【采收加工】四季可采，洗净晒干或鲜用。
【生长习性】生于山坡、路边、林下、阴湿草丛及水沟边。
【分布及资源】全县各地，量少。
【性味归经】淡，平。归肝经。
【功能主治】止渴祛痰，活血调经。主治肺结核咯血，气管炎，月经不调。外用治扭挫伤。
【用法用量】15～30g，煎服。外用适量，鲜品捣烂敷患处。

鸡矢藤

【别名】鸡屎藤、牛皮冻、解暑藤、狗屁藤、臭藤、皆治藤、清风藤（福建）。
【来源】茜草科鸡矢藤属植物鸡矢藤。
【药用部位】以根或全草入药。
【采收加工】夏季采全草，秋冬采根，洗净晒干。
【生长习性】生于山谷溪边、旷野草丛及山地灌木丛中。
【分布及资源】全县各地，量多。
【性味归经】甘、微苦，平。归肝、脾经。
【功能主治】祛风利湿，消食化积，止咳，止痛。主治风湿筋骨痛，跌打损伤，外伤性疼痛，肝胆胃肠绞痛，黄疸型肝炎，肠炎，痢疾，消化不良，小儿疳积，肺结核咯血，支气管炎，放射反应引起的白血球减少症，农药中毒。外用治皮炎，湿疹，疮疡肿毒。
【用法用量】15～30g，煎服。外用适量，捣烂敷患处。

毛鸡矢藤——同鸡矢藤

茜　草

【别名】锯锯藤、拉拉秧、活血草、红茜草、四轮车、挂拉豆、红线草、小血藤、血见愁。
【来源】茜草科植物茜草。
【药用部位】干燥根及根茎。
【采收加工】春、秋二季采挖，除去泥沙，干燥。
【生长习性】生于杂木林、灌木林、路边、沟边、山坡及草丛中。
【分布及资源】全县各地，资源较少。
【性味归经】苦，寒。归肝经。
【功能主治】凉血，止血，祛瘀，通经。主治吐血，衄血，崩漏，外伤出血，经闭瘀阻，关节痹痛，跌仆肿痛。
【用法用量】6~9g，煎服。

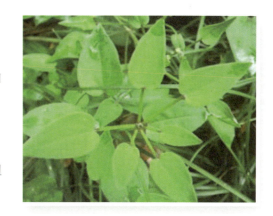

白马骨（六月雪）

【别名】六月雪、路边金（《宁乡县志》）、满天星（《阳春县志》）、路边鸡（《草木便方》）、六月冷、曲节草（《岭南采药录》）、路边荆、鱼骨刺、光骨刺、过路黄荆（《中医药实验研究》）、硬骨柴（《江西民间草药》）、天星木、凉粉草、细牙家、白点秤（《广西中药志》）、鸡骨头草、鸡脚骨（《浙江民间草药》）、路边姜（《四川中药志》）、鸡骨柴、千年勿大、白马里梢、野黄杨树、永勿大、米筛花、冻米柴、月月有、朱米雪（《浙江民间常用草药》）。

【来源】茜草科植物白马骨或六月雪。

【药用部位】全草。

【采收加工】全年可采，洗净鲜用或切段晒干。

【生长习性】生于山坡、山脚、路边、溪谷两旁草丛中，灌木中及岩石缝中。

【分布及资源】全县广布，量较多。

【性味归经】苦、辛，凉。归肝、脾经。

【功能主治】祛风，利湿，清热，解毒。主治风湿腰腿痛，痢疾，水肿，目赤肿痛，喉痛，齿痛，妇女白带，痈疽，瘰疬。

【用法用量】9~15g，鲜者30~60g，煎服。外用烧灰淋汁涂，煎水洗或捣敷。

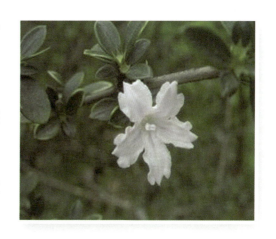

毛乌口树（乌口树）

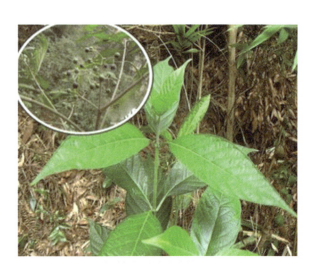

【别名】茶山虫、土五味子、达仑木。
【来源】茜草科植物乌口树。
【药用部位】叶及果实。
【采收加工】10月采叶及果，略晒干备用。
【生长习性】生于山坡、山谷、溪边及灌木丛中。
【分布及资源】西部山区，量少。
【性味归经】微苦，凉。归肝，肾经。
【功能主治】清热解毒，祛风利湿。主治感冒发热，咳嗽，急性扁桃体炎，头痛，风湿性关节炎，坐骨神经痛，肾炎水肿，创伤，疮疖脓肿。
【用法用量】30～60g，煎服。外用适量，鲜叶捣敷。

狗骨柴

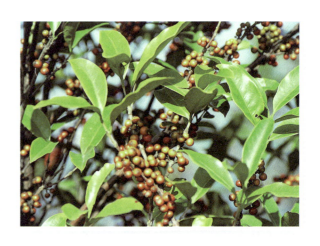

【别名】狗骨子、白鸡金、白秋铜盘、三萼木。
【来源】双子叶植物药茜草科植物狗骨柴。
【药用部位】根。
【采收加工】夏、秋季采挖，洗净，切片晒干或鲜用。
【生长习性】生于山坡、溪沟边、杂木林内。
【分布及资源】杨林、苏庄等地，量少。
【性味归经】苦，凉。归肝经。
【功能主治】清热解毒，消肿散结。主治瘰疬，背痈，头疖，跌打肿痛
【用法用量】30～60g，煎服。外用适量，鲜品捣敷。

钩藤（双钩藤）

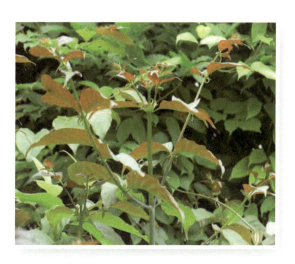

【别名】双钩藤、鹰爪风、吊风根、金钩草、倒挂刺。

【来源】茜草科植物钩藤、大叶钩藤、毛钩藤、华钩藤或无柄果钩藤。

【药用部位】干燥带钩茎枝。

【采收加工】秋、冬二季采收，去叶，切段，晒干。

【生长习性】生于温暖湿润的溪边，灌木丛、山脚路边及山谷林下。

【分布及资源】苏庄、齐溪等地，资源较少。

【性味归经】甘，凉。归肝、心包经。

【功能主治】清热平肝，息风定惊。主治头痛眩晕，感冒夹惊，惊痫抽搐，妊娠子痫，高血压。

【用法用量】3~12g，煎服，宜后下。

忍冬科

忍冬（金银花）

【别名】银花、双花、二花、二宝花。

【来源】忍冬科植物忍、红腺忍冬、山银花（毛萼忍冬）或毛花柱忍冬。

【药用部位】干燥花蕾或带初开的花。

【采收加工】夏初花开放前采收，干燥。

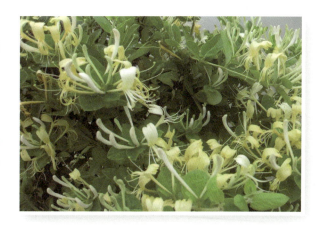

【生长习性】生于山野灌木林缘、沟边、地边及石隙间，常缠绕于它物上。

【分布及资源】全县各地，量较多。

【性味归经】甘，寒。归肺、心、胃经。

【功能主治】清热解毒，凉散风热。主治痈肿疔疮，喉痹，丹毒，热毒血痢，风热感冒，温病发热。

【用法用量】6~15g，煎服。

大花忍冬、盾腺忍冬、拟大花忍冬、短柄忍冬功能主治同忍冬

蒴藋（陆英）

【别名】走马前、走马风、八棱麻、八里麻、臭草、苛草、七叶金。
【来源】忍冬科接骨木属植物陆英。
【药用部位】以根、茎及叶入药。
【采收加工】全年可采，洗净切碎，晒干或鲜用。
【生长习性】生于山坡林边、路旁、山谷、溪边及农舍附近。
【分布及资源】西部低山丘陵，量少。
【性味归经】甘、淡、微苦，平。归肝经。
【功能主治】根：散瘀消肿，祛风活络。主治跌打损伤，扭伤肿痛，骨折疼痛，风湿关节痛。茎、叶：利尿消肿，活血止痛。主治肾炎水肿，腰膝酸痛。外用治跌打肿痛。
【用法用量】均为30～60g，煎服。外用适量，捣烂敷患处。

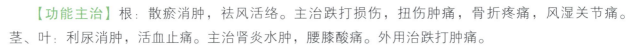

接骨木功能主治同蒴藋

荚 迷

【别名】雪球荚迷、蝴蝶绣球、木绣球。
【来源】忍冬科植物荚。
【药用部位】茎、叶。
【采收加工】春、夏采摘，洗净，晒干或鲜用。
【生长习性】生于向阳山坡、林下、灌木丛中。
【分布及资源】全县各地，量少。
【性味归经】苦，平。归肝经。
【功能主治】清热解毒，杀虫，止血。主治热病发斑，腮腺炎，湿热疮毒，蛔虫腹痛，蛲虫病，便血，尿血，吐血，衄血，血崩。
【用法用量】15～30g，煎服。

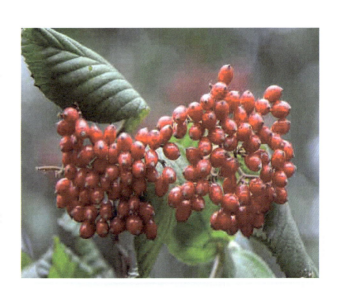

糯米条荚迷（糯米柴）

【别名】糯米条。
【来源】双子叶植物忍冬科植物糯米条。
【药用部位】全株。
【采收加工】春、夏采摘，洗净，晒干或鲜用。
【生长习性】生于山坡、路边、溪边及灌木丛中。
【分布及资源】全县山区，资源较少。
【性味归经】苦，凉。归心、胃、肝经。
【功能主治】清热解毒，凉血止血。主治湿热滞于肌表，发为痈疽疮疖，焮红肿痛，瘙痒难耐；或湿热壅内，注于脏腑，下痢赤白，里急后重；或血热妄行之衄血、咯血、呕血、便血。
【用法用量】6~15g，煎服。外用煎汤洗或捣敷。

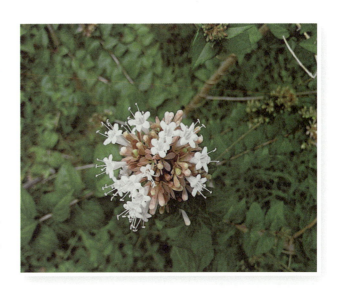

蝴蝶荚迷

【别名】蝴蝶戏珠花、蝴蝶花、蝴蝶木、绣球花、苦酸汤。
【来源】忍冬科荚蒾属植物。
【药用部位】根、茎入药。
【采收加工】全年可采，洗净，晒干或鲜用。
【生长习性】生于山坡、沟边、林下、灌木丛中。
【分布及资源】西部低山丘陵地区，量较少。
【性味归经】苦、酸、辛，微温。归脾、胃经。
【功能主治】清热解毒，健脾消积。主治疳积、消化不良。
【用法用量】3~9g，煎服。外用适量，烧存性研末调敷。

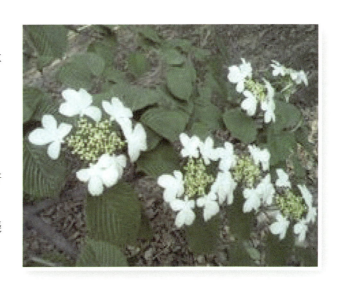

饭汤子

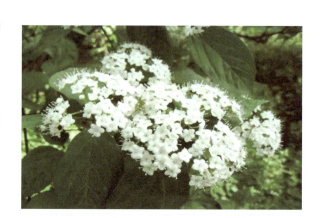

【别名】跑路杆子、水茶子、霜降子、虎柴子、刚毛荚蒾。

【来源】忍冬科饭汤子。

【药用部位】以果实、根入药。

【采收加工】秋季果实成熟时采收，洗净，晒干或鲜用。

【生长习性】生于山野坡地、林下及灌木丛中。

【分布及资源】全县低山丘陵，量少。

【性味归经】辛、苦，平。归肺、脾、胃、肾经。

【功能主治】健脾，止咳，排脓，利湿通淋。主治脾胃虚弱，肺痈，白浊。

【用法用量】6～9g，煎服。

川续断科

续　断

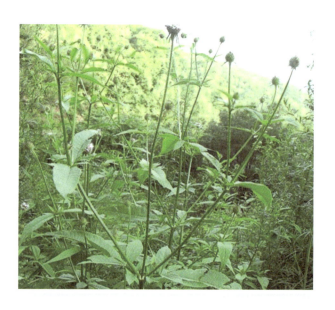

【别名】川续断、和尚头、山萝卜。

【来源】川续断科植物川续断。

【药用部位】干燥根。

【采收加工】秋季采挖，除去根头及须根，用微火烘至半干，堆置"发汗"至内部变绿色时，再烘干。

【生长习性】生于湿润肥沃的山坡草丛或灌木林中。

【分布及资源】东北部山区，资源较少。

【性味归经】苦、辛，微温。归肝、肾经。

【功能主治】补肝肾，强筋骨，续折伤，止崩漏。主治腰膝酸软，风湿痹痛，崩漏，胎漏，跌仆损伤。酒续断多主治风湿痹痛、跌仆损伤，s盐续断多用于腰膝酸软。

【用法用量】9～15g，煎服。

葫芦科

盒子草

【别名】黄丝藤、葫篓棵子、天球草、鸳鸯木鳖、盒儿藤、龟儿草。

【来源】葫芦科盒子草属植物盒子草。

【药用部位】以全草、种子和叶入药。

【采收加工】待果实成熟后,收集全草,分别晒干。

【生长习性】生于溪沟边及灌丛中。

【分布及资源】全县各地,量少。

【性味归经】苦,寒。归肾、膀胱经。

【功能主治】利尿消肿,清热解毒。主治肾炎水肿,湿疹,疮疡肿毒。

【用法用量】9~15g,煎服。外用鲜品煎水熏洗患处,也可捣烂外敷。

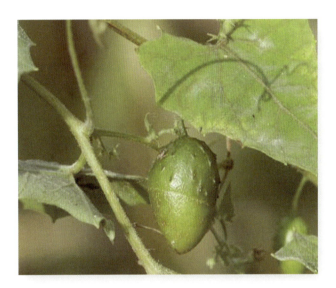

冬 瓜

【别名】白瓜、水芝(《本经》)、蔬𥖄(《广志》)、白冬瓜(《别录》)、地芝(《神仙本草》)、濮瓜(孟诜)、蔬苽(《群芳谱》)、东瓜(《瀛涯胜览》)、枕瓜(《中国药植志》)。

【来源】葫芦科植物冬瓜。

【药用部位】果实。

【采收加工】夏末、秋初,果实成熟时采摘。

【生长习性】栽培于庭园及农地中。

【分布及资源】全县各地,量较多。

【性味归经】甘、淡,凉。归肺、大小肠、膀胱经。

【功能主治】利水,消痰,清热,解毒。主治水肿,胀满,脚气,淋病,痰吼,咳喘,暑热烦闷,消渴,泻痢,痈肿,痔漏,并解鱼毒、酒毒。

【用法用量】60~120g,煎服,煨熟或捣汁。外用捣敷或煎水洗。

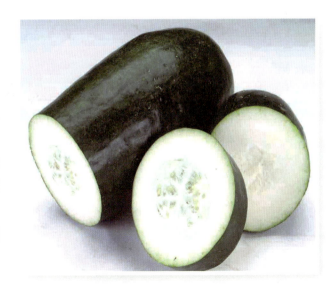

西 瓜

【别名】寒瓜（陶弘景）、天生白虎汤（汪颖《食物本草》）。

【来源】葫芦科植物西瓜。

【药用部位】果瓤。

【采收加工】夏季采收。

【生长习性】栽培于农地及庭园中。

【分布及资源】全县各地，量较多。

【性味归经】甘，寒。归心、胃、膀胱经。

【功能主治】清热解暑，除烦止渴，利小便。主治暑热烦渴，热盛津伤，小便不利，喉痹，口疮。

【用法用量】内服取汁饮。

【注意事项】中寒湿盛者忌服。

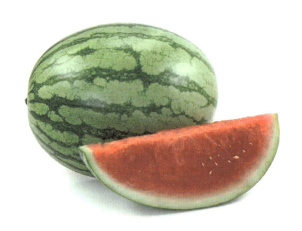

甜 瓜

【别名】甘瓜（《别录》）、香瓜（《滇南本草》）、果瓜（《纲目》）、熟瓜（《本草从新》）。

【来源】葫芦科植物甜瓜。

【药用部位】果实。

【采收加工】7—8月果实成熟时采收。

【生长习性】栽培于田园。

【分布及资源】芹阳、华埠等地，量不多。

【性味归经】甘，寒。归心、胃经。

【功能主治】清暑热，解烦渴，利小便。主治暑热所致胸膈满闷不舒、食欲不振、烦热口渴、热结膀胱、小便不利等症。

【用法用量】内服生食。

【注意事项】脾胃虚寒，腹胀便溏者忌服。

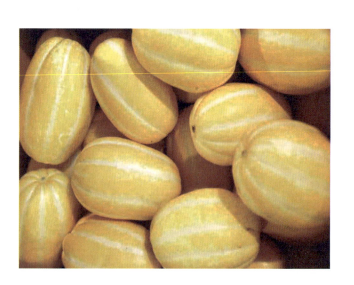

黄 瓜

【别名】胡瓜、勤瓜、王瓜、刺瓜。

【来源】葫芦科黄瓜。

【药用部位】以果、藤、叶入药。

【采收加工】7—8月间采取果实，鲜用。

【生长习性】栽培于园圃中。

【分布及资源】全县各地，量多。

【性味归经】甘，凉。归脾、胃、大肠经。

【功能主治】清热利尿，美容降脂。主治烦渴，小便不利，咽喉肿痛，火眼。外用治烫火伤。

【用法用量】15~18g，煎服。外用适量。

【注意事项】脾胃虚寒，痛经者忌服。

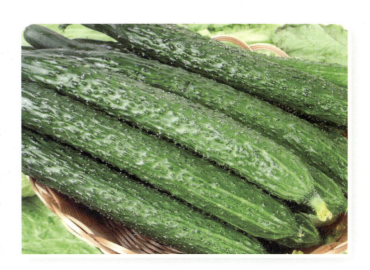

南 瓜

【别名】麦瓜（《滇南本草》）、番南瓜（《群芳谱》）、番瓜（《本草求原》）、倭瓜（《植物名汇》）、北瓜、金冬瓜、冬瓜（《广州植物志》）、伏瓜（《民间常用草药汇编》）、金瓜（《陆川本草》）、饭瓜、老缅瓜、窝瓜（《中国药植图鉴》）、番蒲（江西《草药手册》）。

【来源】葫芦科植物南瓜。

【药用部位】果实。

【采收加工】夏，秋果实成熟时采收。

【生长习性】栽培于园地、山地。

【分布及资源】全县各地，量多。

【性味归经】甘，温。归脾、胃经。

【功能主治】补中益气，消炎止痛，解毒杀虫。主治头晕、心烦、口渴等阴虚火旺病症。

【用法用量】内服适量蒸煮或生捣汁。外用捣敷。

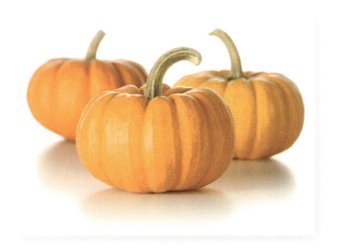

绞股蓝

【别名】七叶胆、小苦药、公罗锅底。
【来源】葫芦科绞股蓝属植物绞股蓝。
【药用部位】以根状茎入药。
【采收加工】秋季采集，洗净晒干，研粉。
【生长习性】生于山地林中及水沟边。
【分布及资源】西部及东北部山区，量较少。
【性味归经】甘、苦，寒。归肺、脾、肾经
【功能主治】益气健脾，化痰止咳，清热解毒。主治脾虚证，肺虚咳嗽证，肿瘤热毒之证。
【用法用量】15～30g，煎服。3～6g，研末，或泡茶饮。外用适量，捣烂涂擦。

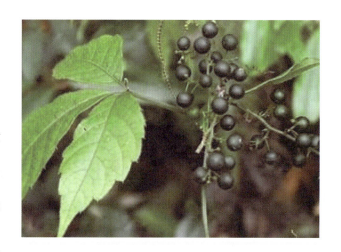

葫芦

【别名】葫芦壳、抽葫芦、壶芦、蒲芦。
【来源】葫芦科葫芦属植物葫芦，以果皮及种子入药。立冬前后，摘下果实，剖开，掏出种子，分别晒干。
【生长习性】栽培于庭园农地。
【分布及资源】全县有零星栽培，量少。
【性味归经】甘，平。归肺、肾、胃经。
【功能主治】利尿，消肿，散结。主治水肿，淋证，腹水，颈淋巴结结核。
【用法用量】15～30g，鲜者加倍，煎服。

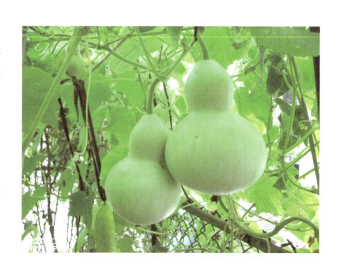

丝瓜(天罗)

【别名】天丝瓜、天罗、蛮瓜(《本事方》)、绵瓜(《续本事方》)、布瓜(《古今合璧事类备要》)、天罗瓜(《普济方》)、鱼鳅(《奇效良方》)、天吊瓜、纯阳瓜、倒阳菜(《滇南本草》)、天络丝(《医学正传》)、天罗布瓜(《妇人良方补遗》)、虞刺、洗锅罗瓜(《本草纲目》)、天罗絮(《群芳谱》)、纺线(《医林纂要》)、菜瓜(《植物名汇》)、水瓜(《岭南采药录》)、縑瓜(《中国药植志》)、絮瓜、砌瓜(《广州植物志》)、坭瓜(《广西中兽医药植》)。

【来源】双子叶植物药葫芦科植物丝瓜或粤丝瓜。

【药用部位】鲜嫩果实,或霜后干枯的老熟果实(天骷髅)。以上两种植物的根(丝瓜根)、茎(丝瓜藤)、茎中汁(天萝水)、叶(丝瓜叶)、花(丝瓜花)、瓜蒂(丝瓜蒂)、果皮(丝瓜皮)、老瓜内的纤维(丝瓜络)及种子(丝瓜子),亦供药用。

【生长习性】栽培于庭园、农地,常攀悬在它物上。

【分布及资源】全县各地,量多。

【性味归经】甘,凉。归肝、肾经。

【功能主治】清热解毒。主治热病身热烦渴,痰喘咳嗽,肠风痔漏,崩带,血淋,疔疮,乳汁不通,痈肿。

【用法用量】9~15g,鲜者60~120g,煎服;或烧灰研末。外用捣汁涂或研末调敷。

【注意事项】①《滇南本草》:"不宜多食,损命门相火,令人倒阳不举。"②《本经逢原》:"丝瓜嫩者寒滑,多食泻人。"

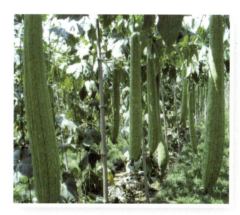

铁灯兔耳风

【别名】永嘉兔耳风。

【来源】菊科铁灯兔耳风。

以全草入药。

【采收加工】春、夏季采收,切段晒干。

【生长习性】生于山坡林下或灌木丛中。

【分布及资源】全县各地,量少。

【性味归经】微辛,凉。归胃经。

【功能主治】清热解毒。主治鹅口疮。

【用法用量】15~30g,煎服。

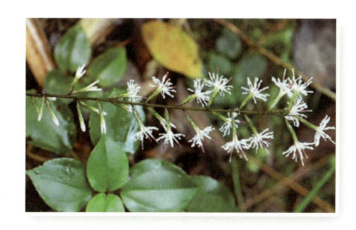

马交儿

【别名】老鼠拉冬瓜、土花粉、土白蔹。
【来源】葫芦科马交儿属植物马交儿。
【药用部位】以根或叶入药。
【采收加工】夏季采叶，秋季挖根，洗净晒干或鲜用。
【生长习性】生于低山丘陵、林缘、溪沟边、山坡路旁或草丛中。
【分布及资源】芹阳等地，量较少。
【性味归经】甘、苦，凉。归肺、肝、肾经。
【功能主治】清热解毒，消肿散结。主治咽喉肿痛、结膜炎。外用治疮疡肿毒，淋巴结结核，睾丸炎，皮肤湿疹。
【用法用量】9～15g，煎服。外用适量，鲜根、叶捣烂敷患处。

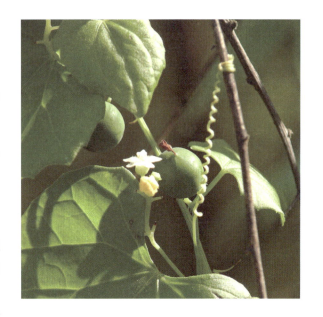

苦 瓜

【别名】癞瓜。
【来源】葫芦科苦瓜属植物苦瓜。
【药用部位】以瓜、根、及叶入药。
【采收加工】夏季采集，分别处理，晒干。
【生长习性】栽培于园地。
【分布及资源】全县各地，量较多。
【性味归经】苦，凉。归心、肝、脾、胃经。
【功能主治】清热解毒。主治中暑发热，牙痛，肠炎，痢疾，便血。外用治痱子，疔疮疖肿。
【用法用量】60～90g，煎服。外用适量，捣烂敷或搽患处。
【注意事项】《滇南本草》："脾胃虚寒者，食之令人吐泻腹痛。"

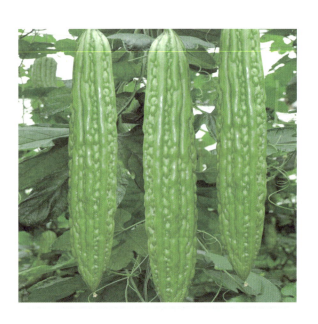

南赤瓟

【别名】野冬瓜、球子莲、地黄瓜、麻皮栝楼、野瓜蒌、乌瓜、苦瓜蒌、秦岭赤瓟、野丝瓜、丝瓜南。

【来源】葫芦科植物南赤瓟。

【药用部位】根或叶。

【采收加工】春、夏季采叶,鲜用或晒干。秋后采根,鲜用或切片晒干。

【生长习性】生于山地草丛或灌木丛中。

【分布及资源】华埠等地,资源较少。

【性味归经】苦,凉。归胃、大肠经。

【功能主治】清热解毒,消食化滞。主治痢疾,肠炎,消化不良,脘腹胀闷,毒蛇咬伤。

【用法用量】9~18g,煎服。外用鲜品适量,捣敷。

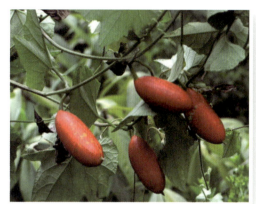

王　瓜

【别名】钩、藈姑(《尔雅》)、土瓜(《本经》)、雹瓜(《太平圣惠方》)、老鸦瓜(《本草图经》)、野甜瓜、马雹儿(《丹溪纂要》)、马剥儿(《医学入门》)、马瓟瓜、公公须(《本草纲目》)、杜瓜、鸽蛋瓜(《福建民间草药》)、吊瓜(《浙江中药手册》)、山冬瓜、水瓜(《闽东本草》)、苦瓜莲、小苦兜(《江西民间草药验方》)。

【来源】葫芦科植物王瓜。

【药用部位】果实。

【采收加工】秋季果熟后采收,鲜用或连柄摘下,防止破裂,用线将果柄串起,挂于日光下或通风处干燥。

【生长习性】生于山坡草丛路边及灌木丛中。

【分布及资源】全县零星分布,量少。

【性味归经】苦,寒。归心、肾经。

【功能主治】清热,生津,消瘀,通乳。主治消渴,黄疸,噎膈反胃,经闭,乳汁滞少,痈肿,慢性咽喉炎。

【用法用量】9~15g,煎服,或烧存性研末入丸、散。外用捣敷。

【注意事项】①《本草品汇精要》:"妊娠不可服。"②《本草从新》:"稍稍挟虚,切勿妄投。"

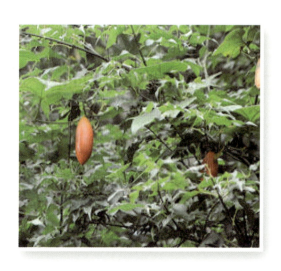

栝楼（瓜蒌、黄栝楼）

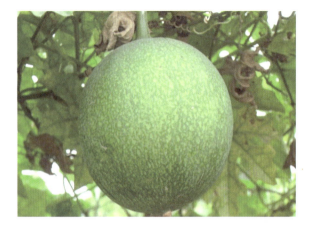

【别名】瓜蒌、糖瓜蒌、蒌瓜、马普蛋。
【来源】葫芦科植物栝楼或双边栝楼。
【药用部位】干燥成熟果实。
【采收加工】秋季果实成熟时，连果梗剪下，置通风处阴干。
【生长习性】生于阳坡草丛、林缘、路边。
【分布及资源】全县各地，资源较多。
【性味归经】甘、微苦，寒。归肺、胃、大肠经。
【功能主治】清热涤痰，宽胸散结，润燥滑肠。主治肺热咳嗽，痰浊黄稠，胸痹心痛，结胸痞满，乳痈，肺痈，肠痈，痈肿疮毒，大便秘结。
【用法用量】9～15g，煎服。
【注意事项】不宜与乌头类药材同用。

桔梗科

杏叶沙参（沙参、南沙参）

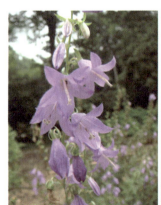 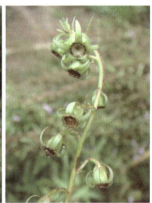

【别名】南沙参、泡参、泡沙参。
【来源】桔梗科沙参属植物四叶沙参、杏叶沙参或其同属植物。
【药用部位】以根入药。
【采收加工】秋季刨采，除去地上部分及须根，刮去粗皮，即时晒干。
【生长习性】生于向阳山坡、路旁及山野丛中。
【分布及资源】齐溪、何田、大溪边等地，量较少。
【性味归经】甘，凉。归肺、胃经。
【功能主治】清热养阴，润肺止咳。主治气管炎，百日咳，肺热咳嗽，咯痰黄稠。
【用法用量】6～12g，煎服。

轮叶沙参功能主治同杏叶沙参

土党参

【别名】浮萍参、香浮参、蔓人参、土人参（广东）、奶参（四川）。

【来源】桔梗科金钱豹属植物大花金钱豹或金钱豹（土党参）。

【药用部位】根。

【采收加工】以秋、冬采集为好，采后不要立即水洗，以免折断，待根内缩水变软后再洗净蒸熟，晒干。

【生长习性】生于山坡丛林和河谷灌丛草地，常缠绕于它物生长。

【分布及资源】西部山区，量少。

【性味归经】甘，平。归脾、肺经。

【功能主治】补中益气，润肺生津。主治气虚乏力，脾虚腹泻，肺虚咳嗽，小儿疳积，乳汁稀少。

【用法用量】9～15g，煎服。

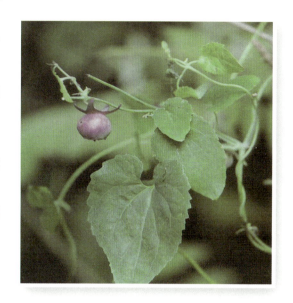

羊乳参（山海螺）

【别名】地黄（《名医别录》）、白河车（王安卿《采药志》）、牛奶子（《植物名实图考》）、四叶参（《苏南种子植物》）、白蟒肉、山胡萝卜（《东北药植志》）、乳薯（《江西民间草药》）、奶参、土党参（《广西中药志》）、通乳草、奶奶头（《南京地区常用中草药》）。

【来源】桔梗科植物羊乳

【药用部位】根。

【采收加工】8—9月挖根，洗净，晒干。

【生长习性】生于山坡路边、溪边及灌木林下，常缠绕他物上。

【分布及资源】桐村、大溪边等地，资源较少。

【性味归经】甘、辛，平。归脾、肺经。

【功能主治】消肿，解毒，排脓，祛痰，催乳。主治肺痈，乳痈，肠痈，肿毒，瘰疬，喉蛾，乳少，白带。

【用法用量】15～45g，鲜者45～120g煎服。外用捣敷。

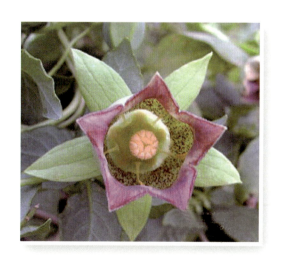

半边莲

【别名】细米草，急解索、半边花、蛇脷草（广东）、长虫草（河南）。

【来源】桔梗科植物半边莲。

【药用部位】干燥全草。

【采收加工】夏季采收，除去泥沙，洗净，晒干。

【生长习性】生于水田边、沟边、路边、阴坡及荒地上。

【分布及资源】全县各地，资源较多。

【性味归经】辛，平。归心、小肠、肺经。

【功能主治】利尿消肿，清热解毒。主治大腹水肿，面足浮肿，痈肿疔疮，蛇虫咬伤，晚期血吸虫病腹水。

【用法用量】9~15g，煎服。

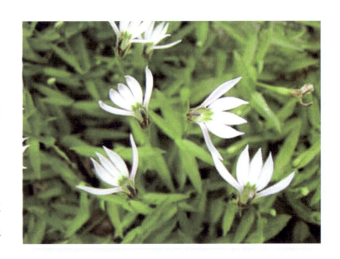

桔 梗

【别名】包袱花、铃当花、道拉基。

【来源】桔梗科植物桔梗。

【药用部位】干燥根。

【采收加工】春、秋二季采挖，洗净，除去须根，趁鲜剥去外皮或不去外皮，干燥。

【生长习性】生于向阳干燥的山丘荒地及林缘。

【分布及资源】东、西部山区有野生，大溪边等地有较多的家种。

【性味归经】苦、辛，平。归肺经。

【功能主治】宣肺，利咽，祛痰，排脓。主治咳嗽痰多，胸闷不畅，咽痛，音哑，肺痈吐脓，疮疡脓成不溃。

【用法用量】3~9g，煎服。

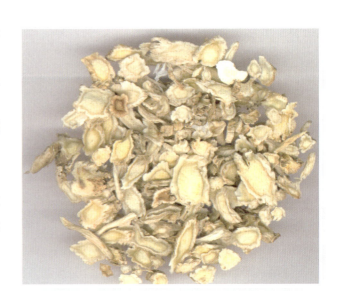

兰花参

【别名】土参（《滇南本草》）、细叶沙参、金线吊葫芦（《质问本草》）、娃儿草、乳浆草（《植物名汇》）、蓝花参、蓝花草（《滇南本草图谱》）、拐棍参（《滇南本草》），罐罐草、蛇须草、沙参草、破石珠（《四川中药志》）、鼓捶草（《重庆草药》）、金线草、天蓬草、葫芦草（《闽东本草》）、霸王草、一窝鸡、小绿细辛（《贵州民间药物》）、寒草（《福建中草药》）。

【来源】桔梗科植物兰花参。

【药用部位】根或带根全草。

【采收加工】夏季采收，晒干。

【生长习性】生于山脚沟边、田边或路边低湿的草丛中。

【分布及资源】全县各地，资源较少。

【性味归经】甘、苦，平。归脾、心经。

【功能主治】补虚，解表。主治虚损劳伤，咳血，衄血，自汗，盗汗，白带异常，伤风咳嗽，胃痛，泻痢，刀伤。

【用法用量】6~15g，鲜者30~60g，煎服。外用捣烂敷。

菊 科

下田菊

【别名】白龙须（云南思茅）、水胡椒、风气草、汗苏麻。

【来源】菊科下田菊属下田菊。

【药用部位】以全草入药。

【采收加工】夏、秋采收，洗净晒干。

【生长习性】生于低洼的河岸或湿地。

【分布及资源】全县有零星分布，量少。

【性味归经】苦，寒。归肺、肝、胃经。

【功能主治】清热利湿，解毒消肿。主治感冒高热，支气管炎，咽喉炎，扁桃体炎，黄疸型肝炎。外用治痈疖疮疡，蛇咬伤。

【用法用量】9~15g，煎服。外用适量，鲜品捣烂敷患处。

藿香蓟（胜红蓟）

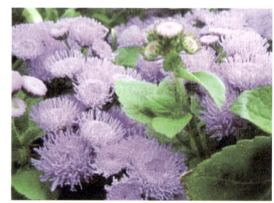

【别名】咸虾花、白花草、白花香草、白花臭草、柠檬菊、七星菊、白毛苦、猫屎草、脓泡草、胜红药、消炎草。

【来源】菊科胜红蓟属植物藿香蓟。

【药用部位】以全草或叶及嫩茎入药。

【采收加工】夏秋采收，洗净，鲜用或晒干。

【生长习性】生于路旁、草丛及园地。

【分布及资源】全县各地，量少。

【性味归经】辛、微苦，凉。归肺、心包经。

【功能主治】祛风清热，止痛，止血，排石。主治上呼吸道感染，扁桃体炎，咽喉炎，急性胃肠炎，胃痛，腹痛，崩漏，肾结石，膀胱结石。外用治湿疹，鹅口疮，痈疮肿毒，蜂窝组织炎，下肢溃疡，中耳炎，外伤出血。

【用法用量】15～30g，煎服。外用适量，鲜草捣烂或干品研末撒敷患处，或绞汁滴耳，或煎水洗。

杏香兔耳风

【别名】一支香（浙江、福建）、兔耳风（广东）、兔耳一支香、朝天一支香、四叶一支香、扑地金钟。

【来源】菊科兔耳风属植物杏香兔耳风。

【药用部位】以全草入药。

【采收加工】夏秋采收，洗净，鲜用或晒干备用。

【生长习性】生于山坡林下、灌丛、溪沟边、裸岩旁、草丛中。

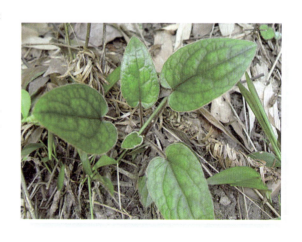

【分布及资源】全县各地，资源较少。

【性味归经】苦、辛，平。归肺经。

【功能主治】清热解毒，消积散结，止咳，止血。主治上呼吸道感染，肺脓疡，肺结核咯血，黄疸，小儿疳积，消化不良，乳腺炎。外用治中耳炎，毒蛇咬伤。

【用法用量】9～15g，煎服。外用适量，鲜全草捣烂敷患处。

牛蒡（大力子）

【别名】东洋参、东洋牛鞭菜、白肌人参、吴某、吴帽、夜叉头、牛菜、鼠粘、蒡翁菜、便牵牛、蝙蝠刺、牛旁、便南牛。

【来源】菊科二年生草本植物牛蒡。

【药用部位】干燥成熟果实。

【采收加工】采收后将果序摊开暴晒，充分干燥后用木板打出果实种子，除净杂质晒至全干。

【生长习性】栽培于沟边、房前屋后。

【分布及资源】村头、中村等地，量少。

【性味归经】辛、苦，寒。归肺、胃经。

【功能主治】疏散风热，宣肺透疹，清热解毒。主治风热感冒，牙龈肿痛，风湿痹痛等。

【用法用量】6～12g，煎服，或入丸、散剂。入汤剂宜捣碎，炒用寒性略减。

【注意事项】本品有滑肠通便之弊，脾虚腹泻者慎用。

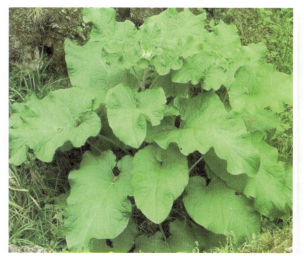

黄花蒿（青蒿）

【别名】草蒿、青蒿、臭蒿、犹蒿、黄蒿、臭黄蒿、苘蒿、黄香蒿、野苘蒿、秋蒿、香苦草、野苦草、鸡虱草、黄色土因呈、假香菜、香丝草、酒饼草、苦蒿、"沙拉翁"、"莫林—沙里尔日"（蒙语名）、"好尼—沙里勒吉"（蒙药名）、"康帕"（维吾尔语名）、"克朗"（藏语名）。

【来源】菊科蒿属的一年生草本植物黄花蒿。

【药用部位】地上部分。

【采收加工】秋季花盛开时采割，阴干，切段，生用。

【生长习性】生于山坡草丛、荒地、路边、田边、河岸。

【分布及资源】全县各地，资源丰富。

【性味归经】苦、辛，寒。归肝、胆、肾经。

【功能主治】清热解疟，驱风止痒。主治伤暑，疟疾，潮热，小儿惊风，热泻，恶疮疥癣。

【用法用量】3～10g，煎服，不宜久煎，或鲜品绞汁。

【注意事项】脾胃虚弱、肠滑者忌服。

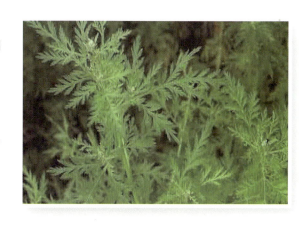

青蒿

【别名】草蒿、廪蒿、茵陈蒿、邪蒿、香蒿、苹蒿、黑蒿、白染艮、苦蒿。
【来源】菊科植物青蒿。
【药用部位】干燥地上部分。
【采收加工】花蕾期采收,割取地上部分,切碎,晒干。
【生长习性】生于山坡草丛、荒地、路边、田边、河岸。
【分布及资源】全县各地,资源丰富。
【性味归经】苦、辛,寒。归肝、胆、肾经。
【功能主治】清虚热,凉血,解暑,截疟。主治暑湿外感,急慢性肝炎,胆囊炎。
【用法用量】3~10g,煎服,不宜久煎。或鲜品绞汁。
【注意事项】脾胃虚弱、肠滑者忌服。

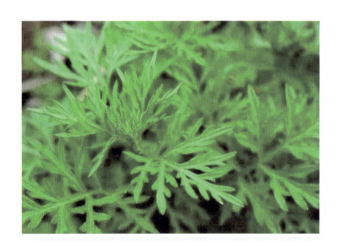

六月霜(刘寄奴)

【别名】六月雪、广东土牛膝、千层楼、鹿茸草、白丝草、千层矮、龙须草等。
【来源】菊科艾属植物奇蒿。
【药用部位】全草。
【采收加工】秋季开花时采割,除去杂志,晒干。
【生长习性】生于山坡树林、山谷、溪边、旷野草丛中。
【分布及资源】全县广布,量多。
【性味归经】苦,温。归心、肝、脾经。
【功能主治】清暑利湿,活血行瘀,通经止痛。主治经闭腹痛,产后瘀阻,跌打损伤,食积腹胀,肠炎,痢疾。
【用法用量】9~15g,煎服。

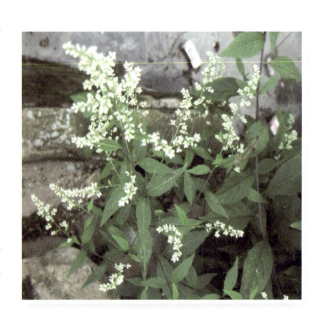

艾

【别名】萧茅、冰台、遏草、香艾、蕲艾、艾萧、艾蒿、艾蒿、蓬藁、艾、灸草、医草、黄草、艾绒等。

【来源】菊科多年生艾。

【药用部位】叶和梗。

【采收加工】春末夏初花未开采摘，晒干或阴干，生用、捣绒或制碳用。

【生长习性】野生于山坡、路旁、草地、旷野。栽培于庭园。

【分布及资源】全县有零星分布，量少。

【性味归经】苦、辛，温，有小毒。归肝、脾、肾经。

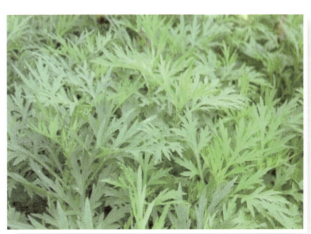

【功能主治】温经止血，散寒止痛，调经安胎，祛湿止痒。主治虚寒性出血证，尤宜于崩漏，虚寒性腹痛，虚寒性月经不调，胎动不安，泻痢霍乱，妇女带下及湿疹，疮癣。

【用法用量】3～15g，煎服。外用适量，煎水熏洗，捣敷或捣绒做艾条，艾炷熏灸。

茵陈蒿

【别名】茵陈、绵茵陈、绒蒿。

【来源】菊科蒿属植物茵陈蒿。

【药用部位】幼嫩茎叶。

【采收加工】早春采收幼苗，除去老茎及杂质晒干。

【生长习性】生于山坡、河岸、砂砾地。

【分布及资源】全县各地，量较少。

【性味归经】苦，寒。归脾、胃、肝、胆经。

【功能主治】清热利湿，利胆退黄。主治黄疸，胆囊炎，膀胱湿热，风痒疮疥。

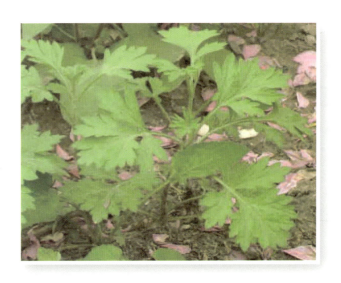

【用法用量】10～30g，煎服。外用适量。

【注意事项】血虚萎黄慎用。

野蒿（野艾）

【别名】野艾、冰台、艾蒿、蕲艾、灸草、黄草、艾蓬、香艾、家艾、狼尾蒿子、野莲头、阿及艾。

【来源】菊科多年生艾。

【药用部位】叶片。

【生长习性】生于溪边、路边、山坡草地。

【分布及资源】全县各地，资源较少。

【性味归经】苦，微温。归脾、肝、肾经。

【功能主治】逐寒湿，理气血，调经，安胎止血。主治心腹冷痛，泄泻转筋，久痢，吐衄，下血，月经不调，崩漏，带下，胎动不安，肠痈。

【用法用量】用以烧灸，适量。

【注意事项】阴虚血热者慎用。

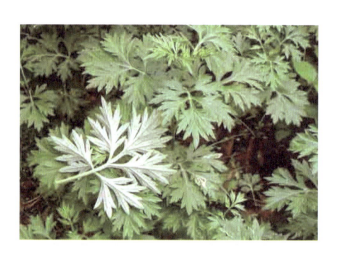

牧 蒿

【别名】牡菣、齐头蒿、水辣菜、土柴胡、油蒿、花等草、布菜、铁菜子、日本牡蒿、假柴胡、菊叶柴胡、流水蒿、香蒿、茼蒿、鸡肉菜、脚板蒿、青蒿、香青蒿、油艾、花艾草、六月雪、熊掌草、白花蒿、细艾、匙叶艾（台湾）、"胃痛灵"（瑶族土名）。

【来源】菊科艾属植物牡蒿。

【药用部位】全草。

【采收加工】未开花前采收，夏季晒干。

【生长习性】生于林缘、河边、路边、田野、山坡、草地。

【分布及资源】全县各地，量多。

【性味归经】苦、微甘，寒。归肺、胃经。

【功能主治】解表，清热，杀虫。主治感冒身热，劳伤咳嗽，潮热，小儿疳热，疟疾，口疮，疥癣，湿疹。

【用法用量】4.5～9g，煎服。或捣汁。外用煎水洗。

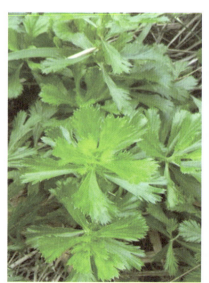

四季菜（白蒿）

【别名】蘩、皤蒿、由胡、莓母、旁勃、白艾蒿。

【来源】菊科植物大籽蒿。

【药用部位】全草。

【生长习性】生于村边、路旁、林缘、山坡地。

【分布及资源】东部山区，量少。

【性味归经】辛、微苦，温。归脾、胃、肝、胆经。

【功能主治】清热利湿，凉血止血。主治风寒湿痹，黄疸，热痢，疥癞恶疮，通身发黄、小便不利等。

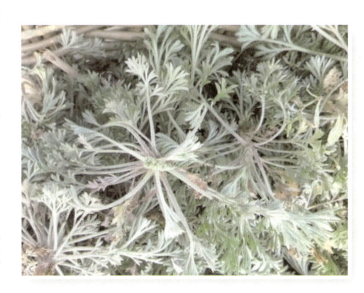

【用法用量】10~15g，鲜品加倍，煎服。或捣汁，或研末。

细叶艾

【别名】矮蒿、青蒿。

【来源】双子叶植物药菊科植物细叶艾。

【药用部位】叶及根。

【生长习性】生于路旁荒野。

【分布及资源】全县各地，量较多。

【性味归经】辛、苦，温，有小毒。归肺经。

【功能主治】散寒止痛，温经止血。主治小腹冷痛，月经不调，宫冷不孕，吐血，衄血，崩漏，妊娠下血，皮肤瘙痒。

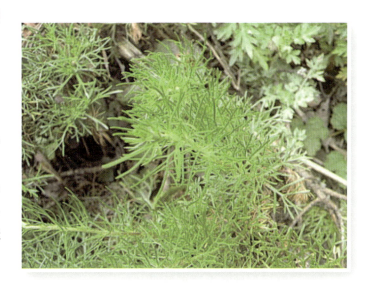

【用法用量】3~15g，煎服。

矮 蒿

【别名】牛尾蒿、小艾、野艾蒿、细叶艾。
【来源】菊科蒿属多年生草本植物矮蒿。
【药用部位】全草。
【生长习性】生于路旁荒野。
【分布及资源】全县各地，量较多。
【性味归经】辛、苦，温，有小毒。归肺经。
【功能主治】散寒止痛，温经止血，安胎。主治小腹冷痛，月经不调，宫冷不孕，吐血，衄血，崩漏，妊娠下血，皮肤瘙痒。
【用法用量】9～8g，煎服，或捣汁饮服。外用捣敷，或研末撒或煎液熏洗。

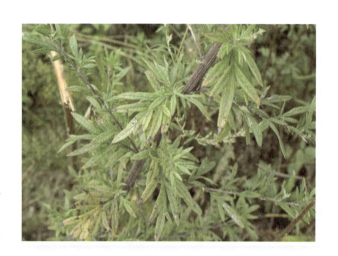

鳢肠（墨旱莲）

【别名】旱莲草、黑墨草、野葵花、烂脚草，水旱莲、莲子草、白花蟛蜞草、白花磨琪草、墨斗草、野向日葵、墨菜、墨汁草、墨水草、乌心草。
【来源】菊科植物鳢肠。
【药用部位】全草。
【采收加工】花开时采割，晒干。切段，生用。
【生长习性】生于沟边、田边、路旁等湿润处。
【分布及资源】全县各地，资源较多。
【性味归经】甘、酸，寒。归肾、肝经。
【功能主治】滋补肝肾，凉血止血。主治牙齿松动，须发早白，眩晕耳鸣，腰膝酸软，阴虚血热，吐血，血衄，尿血，血痢，崩漏下血，外伤出血。
【用法用量】10～15g，煎服。熬膏，捣汁，或入丸、散。外用捣敷、研末撒或捣绒塞鼻。
【注意事项】脾肾虚寒者忌服。

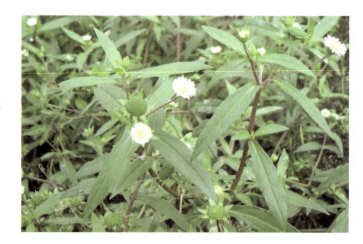

三脉叶马兰

【别名】野白菊花、山白菊、山雪花、白升麻、三脉紫菀、鸡儿肠。

【来源】菊科紫菀属的植物。

【药用部位】根及全草。

【生长习性】生于低山丘陵、疏林、林缘及溪沟两旁灌草丛中。

【分布及资源】全县各地，资源较多。

【性味归经】苦、辛，微寒。归肺经。

【功能主治】清热解毒，利尿止血。主治咽喉肿痛，咳嗽痰喘，乳蛾，痄腮，乳痈，小便淋痛，痈疖肿毒，外伤出血。

【用法用量】10～30g，煎服。

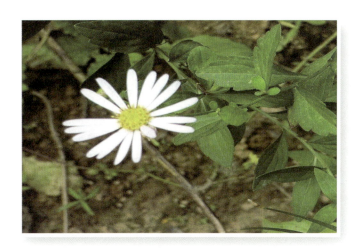

白　术

【别名】桴蓟、于术、冬白术、浙术、杨桴、吴术、山蓟、杨枹蓟、山芥。

【来源】菊科多年生草本白术。

【药用部位】根状茎。

【采收加工】冬季下部叶枯黄、上部叶变脆时采挖。烘干或晒干，生用或土炒、麸炒用。

【生长习性】栽培。

【分布及资源】芹阳、何田等地，量少。

【性味归经】苦、甘，温。归脾、胃经。

【功能主治】健脾益气，燥湿利水，固表止汗，安胎。主治脾虚食少，腹胀泄泻，痰饮眩悸，水肿，自汗，胎动不安。

【用法用量】10～15g，煎服。燥湿利水宜生用，补气健脾宜炒用，健脾止泻宜炒焦用。

【注意事项】阴虚内热或津液亏耗燥渴者慎用，气滞胀闷者忌用。

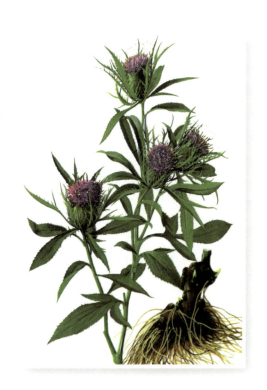

鬼针草

【别名】鬼钗草、虾钳草、蟹钳草、对叉草、粘人草、粘连子、豆渣草。

【来源】菊科鬼针草属植物。

【采收加工】全草。

【生长习性】生于低山坡、山谷、山脚、溪边、郊野路旁等潮湿草丛中。

【分布及资源】全县各地,资源丰富。

【性味归经】甘、淡、微苦,微寒。归肝、肺、大肠经。

【功能主治】清热解毒,散瘀活血,祛风除湿。主治咽喉肿痛,泄泻,痢疾,黄疸,肠痈,风湿痹痛等。外用治疮疖,毒蛇咬伤,跌打肿痛。

【用法用量】15~30g,鲜品倍量,煎服,或捣汁。外用适量,捣敷或取汁涂,或煎水熏洗。

【注意事项】孕妇忌服。

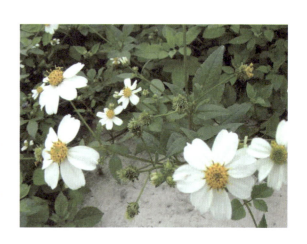

三叶鬼针草

功能等基本与鬼针草相同。

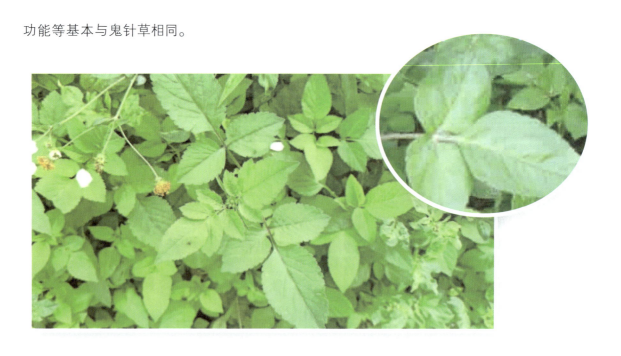

狼把草

【别名】鬼叉、鬼针、鬼刺。
【来源】菊科一年生草本植物狼把草。
【药用部位】全草。
【生长习性】生于路旁沟边或湿地。
【分布及资源】中部、西部地区，量少。
【性味归经】苦、甘，平。归脾、肺经。
【功能主治】清热解毒，养阴敛汗。主治气管炎，肺结核，咽喉炎，扁桃体炎，痢疾，丹毒，癣疮。
【用法用量】6~15g，煎服。外用适量。

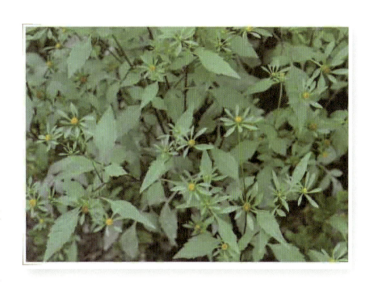

台湾艾纳香

【别名】台北艾纳香。
【来源】菊科艾纳香属植物。
【药用部位】全草。
【生长习性】生于山地路边，疏林下或山坡草丛中。
【分布及资源】苏庄、齐溪等地，量少。
【性味归经】苦、微辛，凉。归心、大肠、肾经。
【功能主治】清热解毒，利尿消肿。主治肺热咳嗽，气喘，痰黄而稠，湿热痢疾，腹痛，腹泻，痈疽疮疡，热淋，水肿，小便不利等。
【用法用量】3~10g，煎服。外用适量，研粉调敷患处。

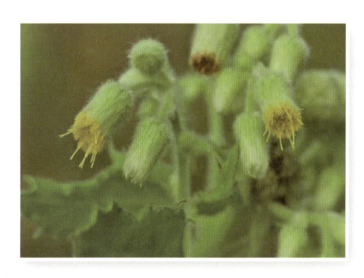

天名精

【别名】天蔓菁、天门精、地菘、玉门精、麦句姜、蟾蜍兰、蛤蟆蓝、蚵草、豕首、彘颅、活鹿草、刘草、皱面草、母猪芥。果实名鹤虱，根名杜牛膝。

【来源】菊科天名精属植物。

【药用部位】瘦果、全草、叶。

【生长习性】生于山坡或平地、路旁。

【分布及资源】全县各地，量多。

【性味归经】甘、寒，有小毒。归肝、肺经。

【功能主治】止血，利尿，清热解毒，破血，生肌。主治吐血，风毒瘰疬，疔疮肿毒，蛔虫，蛲虫。

【用法用量】5~10g，煎服。外用适量。

【注意事项】全草有小毒，能引起过敏性皮炎、疮疹，外用需谨慎。

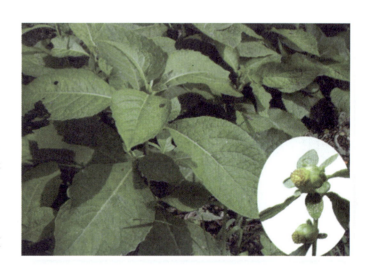

烟管头草

功能等与天名精基本相同。

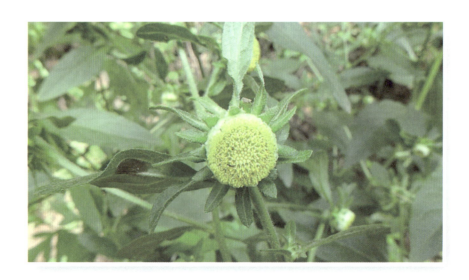

金挖耳

功能等与天名精基本相同。

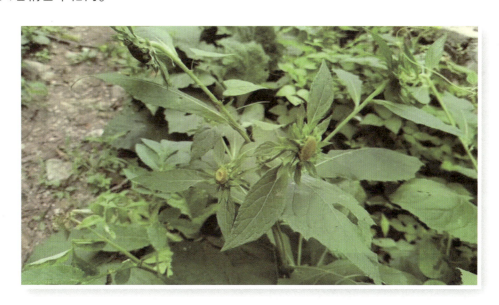

球子草

【别名】鹅不食草、石胡荽、地胡椒、三牙戟。

【来源】双子叶植物药菊科植物石胡荽的带花全草。

【采收加工】夏、秋二季花开时采收，洗去泥沙，晒干。

【生长习性】生于路旁荒野、稻田、低洼地等阴湿处。

【分布及资源】全县各地，资源较少。

【性味归经】辛，温。归肺、肝经。

【功能主治】祛风，散寒，胜湿，祛翳，通窍。主治感冒，寒哮，喉痹，百日咳，痧气腹痛，阿米巴痢疾，疟疾，疳泻，鼻渊，鼻息肉，目翳涩痒，臁疮，疥癣，跌打损伤。

【用法用量】6~9g，煎服。外用适量。

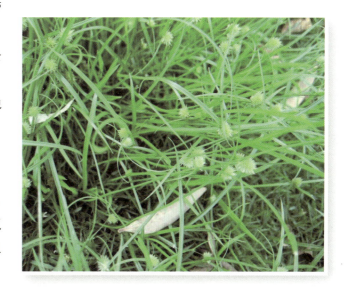

小 蓟

【别名】野红花、小刺盖、刺菜、猫蓟、青刺蓟、千针草、刺蓟菜、刺儿菜、青青菜、萋萋菜、枪刀菜、野红花、刺角菜、刺角芽、木刺艾、刺杆菜、刺刺芽、刺杀草、荠荠毛、小恶鸡婆、刺萝卜、小蓟姆、刺儿草、牛戳刺、刺尖头草、锯锯草、小刺盖等。

【来源】菊科植物刺儿菜的全草或根。

【采收加工】夏、秋二季花开时采割，晒干。

【生长习性】生于荒地、路旁及田野。

【分布及资源】全县各地，资源较多。

【性味归经】甘、苦，凉。归心、肝经。

【功能主治】凉血止血，祛瘀消肿。主治衄血，吐血，尿血，便血，崩漏下血，外伤出血，痈肿疮毒。

【用法用量】10～15g，煎服。鲜品可用至30～60g，或捣汁。外用适量，捣敷。

【注意事项】脾胃虚寒而无瘀滞者忌服。

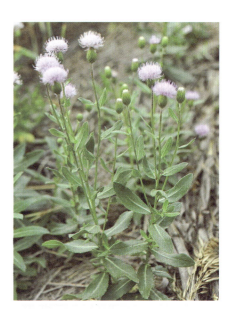

大 蓟

【别名】大刺儿菜、大刺盖、老虎脚。

【来源】菊科植物蓟的干燥地上部分。

【采收加工】夏、秋二季花开时采割地上部分，除去杂质，晒干。

【生长习性】生于山野路旁和旷地。

【分布及资源】全县各地，资源丰富。

【性味归经】甘、苦，凉。归心、肝经。

【功能主治】凉血止血，祛瘀消肿。主治衄血，吐血，尿血，便血，崩漏，外伤出血，痈肿疮毒。

【用法用量】10～15g，煎服，鲜品可用30～60g。外用适量，捣敷患处。

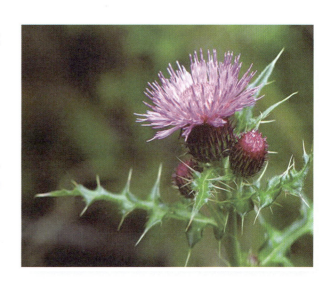

线叶蓟

【别名】野红花、山红花、尖叶小蓟。
【来源】菊科植物线叶蓟的根或花。
【采收加工】秋季采根，鲜用或晒干备用。
【生长习性】生于向阳丘陵、低山疏林下。
【分布及资源】全县各地，资源较少。
【性味归经】酸，温。归肝、肾经。
【功能主治】活血散瘀，解毒消肿。主治月经不调，闭经，痛经，乳腺炎，跌打损伤，尿路感染，痈疖，痛，神经性皮炎，毒蛇咬伤。
【用法用量】15～30g，煎服。外用适量，捣敷。

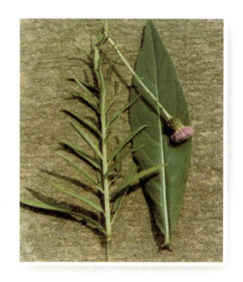

小飞蓬

【别名】小蓬草、加拿大蓬、小白酒草、小白酒菊、祁州一枝、破布艾、鱼胆草、竹叶艾、臭艾、小山艾。
【来源】菊科飞蓬属植物小飞蓬，以全草或鲜叶入药。
【采收加工】夏、秋采收，洗净，鲜用或晒干。
【生长习性】生于田野路旁、地山坡、丘陵、荒地。
【分布及资源】全县各地，量少。
【性味归经】微苦、辛，凉。归肝、胆、胃、大肠经。
【功能主治】清热利湿，散瘀消肿。主治肠炎，痢疾，传染性肝炎，胆囊炎。外用治牛皮癣，跌打损伤，疮疖肿毒，风湿骨痛，外伤出血。鲜叶捣汁治中耳炎、眼结膜炎。
【用法用量】15～30g，煎服。外用适量，鲜品捣烂敷或绞汁滴。

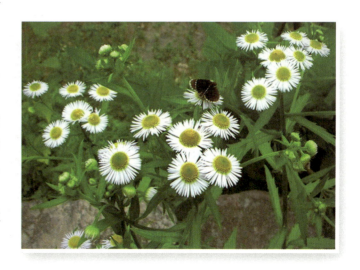

野菊花

【别名】野黄菊花、苦薏。

【来源】菊科多年生草本野菊的叶、花及全草入药。

【生长习性】生于山野路边、丘陵荒地及林缘。

【分布及资源】全县各地,量较多。

【性味归经】苦、辛,微寒。归肺、肝经。

【功能主治】清热解毒,疏风散热,散瘀,明目,降血压。防治流行性脑脊髓膜炎、流行性感冒、感冒,用于治疗高血压、肝炎、痢疾、痈疖疔疮。

【用法用量】10~15g,煎服。外用适量。

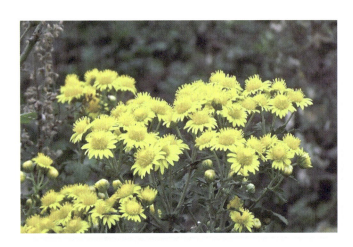

菊 花

【别名】寿客、金英、黄华、秋菊、陶菊、日精、女华、延年、隐逸花。

【来源】菊科多年生草本菊的头状花序。

【生长习性】栽培于肥沃、排水良好的砂质土壤。

【分布及资源】芹阳、华埠等地,量少。

【性味归经】辛、甘、苦,微寒。归肺、肝经。

【功能主治】发散风热,清肝明目,平抑肝阳,清热解毒。主治外感风热及温病初起,发热头痛,目疾,肝阳上亢,头痛眩晕,疔疮肿毒。

【用法用量】10~15g,煎服。疏散风热多用黄菊花,平肝明目多用白菊花。

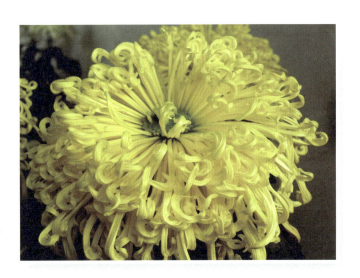

东风菜

【别名】山蛤芦、钻山狗、白云草、疙瘩药、草三七、大耳毛、老母猪豁子。

【来源】菊科多年生草本东风菜的根状茎及全草。

【生长习性】生于山坡路边、溪边或湿润的疏林、草丛。

【分布及资源】全县各地，资源丰富。

【性味归经】苦，寒，有小毒。归肝经。

【功能主治】清热解毒，祛风止痛，行血活血。主治毒蛇咬伤，风湿性关节炎，跌打损伤，感冒头痛，目赤肿痛，咽喉肿痛，肠炎，腹痛。外用治疥疮及毒蛇咬伤。

【用法用量】15～30g，煎服。外用适量，鲜全草捣敷。

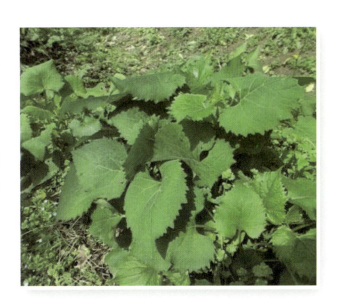

一点红

【别名】红背叶、羊蹄草、野木耳菜、红头草、叶下红、紫背叶。

【来源】菊科一年生草本植物一点红的全草。

【生长习性】生于山坡、山脚、沟边及田野草丛中。

【分布及资源】全县有零星分布，量少。

【性味归经】苦、微辛，凉。归心、肺经。

【功能主治】清热解毒，散瘀消肿。主治肺炎，睾丸炎，麦粒肿，中耳炎，痈疖，蜂窝组织炎，泌尿系感染，急性扁桃体炎。

【用法用量】10～15g，煎服。外用适量。

【使用注意】孕妇慎用。

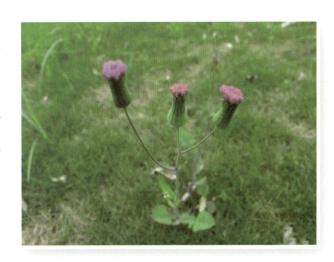

一年蓬（长毛草）

【别名】千层塔、治疟草、野蒿。

【来源】菊科飞蓬属植物一年蓬的全草。

【采收加工】夏、秋采集。

【生长习性】生于丘陵、山坡林缘、路边、沟边及旷地。

【分布及资源】全县各地，量较多。

【性味归经】甘、苦，凉。归胃、大肠经。

【功能主治】消食止泻，清热解毒，截疟。主治消化不良，胃肠炎，齿龈炎，疟疾，毒蛇咬伤。

【用法用量】30~60g，煎服。外用适量，捣敷。

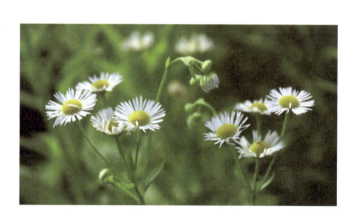

泽 兰

【别名】水香、都梁香、虎蒲、龙枣、孩儿菊、风药。

【来源】唇形科多年生草本毛叶地瓜儿苗的地上部分、根。

【生长习性】生于山坡疏林、山谷溪边、路边草丛中，也有栽培。

【分布及资源】全县各地，量少。

【性味归经】苦、辛，微温。归肝、脾经。

【功能主治】活血化瘀，行水消肿，解毒。主治月经不调，痛经，经闭，产后瘀滞腹痛，跌打损伤，身面浮肿，腹水，痈肿疮毒。

【用法用量】10~15g，煎服。

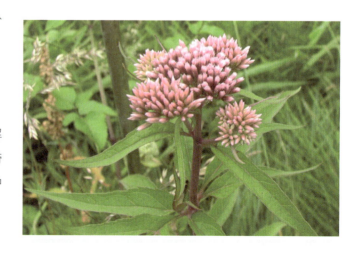

上海佩兰

功能等与泽兰基本相同。

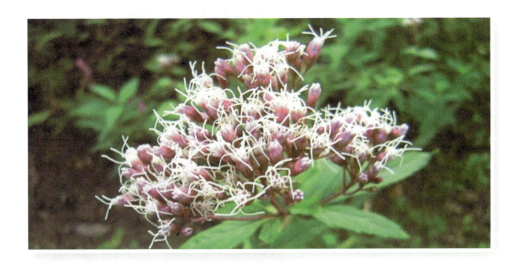

白鼓钉

功能等与泽兰基本相同。

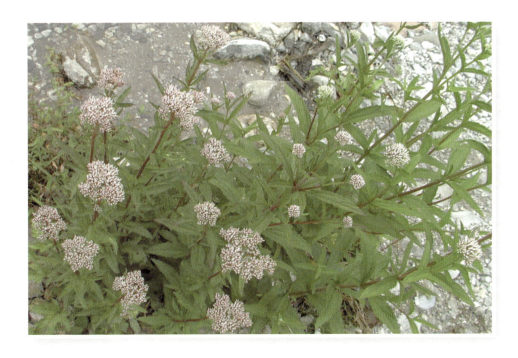

鼠曲草

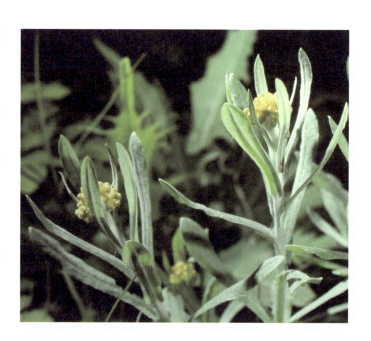

【别名】菠菠草、佛耳草、软雀草、软芡、蒿菜、面蒿、清明菜、水萩、无心、无心草、田艾、蓬草、糯米青。

【来源】菊科、鼠麴草属植物的带花地上部分。

【生长习性】生于原野、田边、山边、路旁。

【分布及资源】全县各地,资源较少。

【性味归经】甘,平。归肺经。

【功能主治】宣肺祛痰,止咳平喘。主治气喘和支气管炎以及非传染性溃疡,创伤。

【用法用量】10~15g,煎服。可食用。

多茎鼠曲草

功能等与鼠曲草基本相同。

秋鼠曲草

功能等与鼠曲草基本相同。

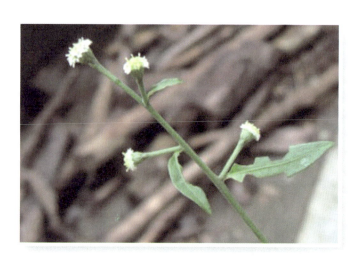

白背鼠曲草（天青地白）

【别名】毛女儿菜、清明草、细叶鼠曲草、父子草、小地罗汉、小叶金鸡舌、白招曲(《福建民间草药》)，小火草(《四川中药志》)，野清明草(《重庆草药》)，毛水蚁、雷公青、菠萝草(《湖南药物志》)，叶下白、锦鸡舌、白草仔、小白根菊(《闽东本草》)，乌云盖雪、棉花草(《福建中草药》)。

【来源】菊科植物日本鼠曲草的全草。

【生长习性】生于郊野路边、田埂旷野、低山丘陵向阳草丛中。

【分布及资源】全县各地，量少。

【性味归经】甘、淡，微寒。归肺、肝、脾经。

【功能主治】解表，清热，明目，利尿。主治感冒，咳嗽，头痛，喉痛，目赤翳障，小便热闭，淋浊，白带，痈肿，疔疮。

【用法用量】鲜者30～90g，煎服，或捣汁。

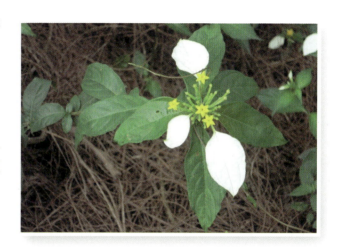

菊叶三七

【别名】三七草、菊三七、土三七、血当归、牛头三七。

【来源】菊科土三七属植物土三七的根或全草。

【采收加工】秋冬挖根，除去残茎、须根及泥土晒干。夏秋采全草，洗净，鲜用或晒干。

【生长习性】生于山间疏林、坡地草丛，或栽培于园圃、路边。

【分布及资源】大溪边等地有栽培，量少。

【性味归经】甘、苦，温，有小毒。归肝、胃经。

【功能主治】破血散瘀，止血，解毒消肿。主治跌打损伤，创伤出血，吐血，产后血气痛。

【用法用量】3～9g，煎服。外用适量，鲜品捣烂敷患处。

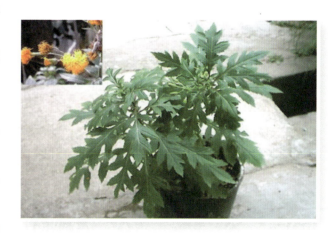

向日葵

【别名】葵花、向阳花、太阳花。

【来源】菊科植物向日葵的茎心、花盘及种子。

【生长习性】栽培于园圃或庭院中。

【分布及资源】全县各地,量多。

【性味归经】淡、苦,平。归肝、胃经。

【功能主治】平肝潜阳,消食健胃。主治高血压,头痛,眩晕,胃脘胀满,嗳腐吞酸,腹痛等。

【用法用量】15~30g,煎服。

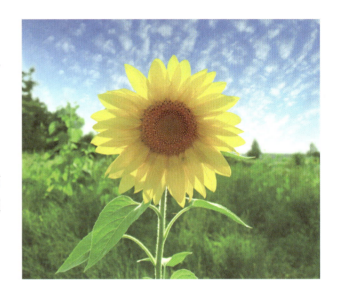

菊芋(洋生姜)

【别名】菊薯、五星草、洋羌、番羌。

【来源】菊科植物菊芋的块茎或茎叶。

【采收加工】秋季采挖块茎,夏、秋季采收茎叶。鲜用或晒干。

【生长习性】栽培于田边或住宅附近。

【分布及资源】全县各地,量较多。

【性味归经】甘、微苦,凉。归肾、膀胱经。

【功能主治】清热凉血,消肿。主治热病,肠热出血,跌打损伤,骨折肿痛。根茎捣烂外敷治无名肿毒,腮腺炎。

【用法用量】10~15g,煎服。或块根1个,生嚼服。

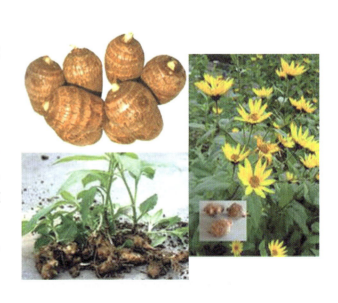

泥胡菜

【别名】苦马菜、牛插鼻、石灰菜、糯米菜、猫骨头、剪刀草、绒球、苦郎头、苦蓝关菜、石灰青、田青、野苦麻、苦荬菜、猪兜菜、艾草。

【来源】菊科植物泥胡菜的全草。

【生长习性】生于路旁、荒地、水塘边。

【分布及资源】全县各地，量少。

【性味归经】辛、苦，寒。归肝、肾经。

【功能主治】清热解毒，散结消肿。主治痔漏，痈肿疔疮，乳痈，淋巴结炎，风疹瘙痒，外伤出血，骨折。

【用法用量】9～15g，煎服。外用适量，捣敷或煎水洗。

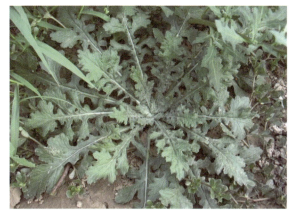

旋覆花

【别名】金佛草、白芷胡、旋覆梗、黄花草、毛柴胡、黄柴胡。

【来源】菊科多年生草本旋覆花的头状花序。

【采收加工】夏秋两季花开时采收。

【生长习性】生于山坡、路旁、田埂或沟旁湿地。

【分布及资源】全县各地，量较多。

【性味归经】辛、咸，温，有小毒。归肺、胃经。

【功能主治】降气化痰，降逆止呕。主治胸中痰结，胁下胀满，咳喘，呃逆，唾如胶漆，心下痞硬，噫气不除，大腹水肿。

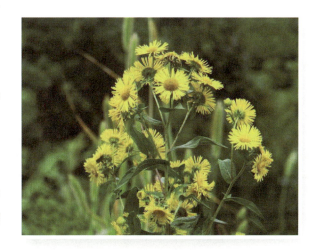

【用法用量】3～10g，煎服(包煎或滤去毛)；或入丸、散。外用煎水洗，研末干撒或调敷。

【注意事项】阴虚劳嗽，津伤燥咳者忌用。

窄叶旋覆花

功能等基本与旋覆花相同。

苦荬菜

【别名】苦菜、节托莲、小苦麦菜、苦叶苗、败酱、苦麻菜。
【来源】菊科植物山苦荬的全草。
【采收加工】早春采收，洗净，鲜用或晒干。
【生长习性】生于田野路边。
【分布及资源】全县各地，资源较少。
【性味归经】辛、苦，微寒。归肝、胃、大肠经。
【功能主治】清热解毒，凉血，消痈排脓，祛瘀止痛。主治肠痈，肺痈高热，咳吐脓血，热毒疮疔，疮疖痈肿，胸腹疼痛，阑尾炎，肠炎，痢疾，产后腹痛，痛经。
【用法用量】9～15g，鲜者60～120g，煎服。外用捣敷。
【注意事项】脾胃虚弱者慎用。

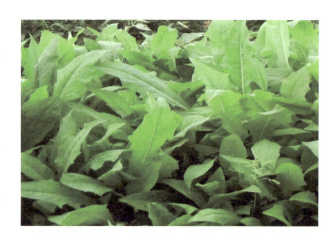

多头苦荬

功能等基本与苦荬菜相同。

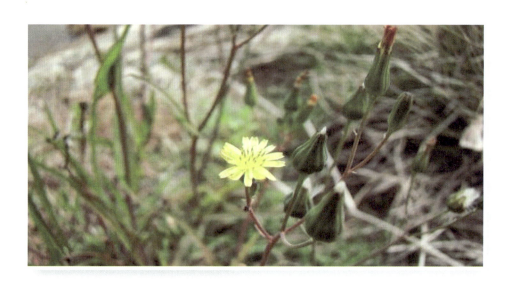

马兰(马兰头、鸡儿肠)

【别名】马兰、红梗菜、鸡儿肠、田边菊、紫菊、螃蜞头草等。

【来源】菊科植物马兰的根及全草。

【生长习性】生于路边、田野、山坡。

【分布及资源】全县各地，资源较多。

【性味归经】苦、辛，凉。归肺、肝、胃、大肠经。

【功能主治】清热解毒，利尿，凉血止血。主治感冒发热、咳嗽、急性咽炎、扁桃体炎、流行性腮腺炎、感染性肝炎、消化性溃疡、小儿疳积、肠炎、痢疾、吐血、崩漏、月经不调等。外用治疮疖肿痛、乳腺炎、外伤血症。

【用法用量】菜肴。

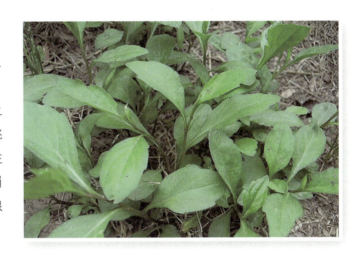

丁萝卜

【别名】小山萝卜、苦丁、灰地菜、野莴苣、野苦菜、蛾子草、高脚蒲公英、九刀参、八楞麻。

【来源】菊科莴苣属植物台湾莴苣的全草及根。

【采收加工】春夏秋均可采收，洗净晒干。

【生长习性】生于山坡、旷野、路旁。

【分布及资源】全县各地，量少。

【性味归经】苦，寒。归肺、胃经。

【功能主治】清热解毒，祛风活血。主治口腔溃疡，咽喉肿痛，慢性阑尾炎，阑尾周围炎，瘀血腹痛，白带。外用治乳腺炎，疮痈肿毒，毒蛇咬伤，痔疮。

【用法用量】干根3~6g，鲜全草15~30g，煎服。外用适量捣烂敷，或煎水洗患处。

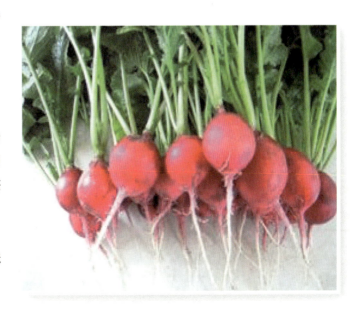

山莴苣

【别名】苦菜、苦马地丁、鸭子食。
【来源】菊科一年或二年生草本植物山莴苣的全草。
【生长习性】生于路边、田间、灌丛中。
【分布及资源】全县有零星分布，量少。
【性味归经】苦，寒，有小毒。归肺经。
【功能主治】清热解毒，活血祛瘀。主治阑尾炎，扁桃腺炎，疮疖肿毒，宿食不消，产后瘀血。
【用法用量】9～15g，煎服。外用适量，鲜品捣敷。

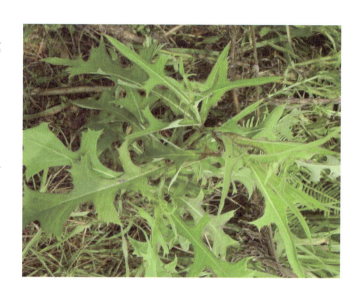

六棱菊

【别名】百草王、六耳铃、四棱锋、六达草、四方艾。
【来源】菊科多年生草本六棱菊的根及全草。
【生长习性】生于旱坡地、路旁及草地上。
【分布及资源】全县各地，资源较少。
【性味归经】苦、辛，微温。归肝经。
【功能主治】全草：清热解毒，散瘀消肿，祛风利湿。主治感冒咳嗽，气管炎，肺炎，口腔炎，胃寒气痛，活血解毒，风湿关节炎，闭经，肾炎水肿。外用治痈疖肿毒，跌打损伤，烧烫伤，毒蛇咬伤，湿疹。根：调气补虚，清热解表。主治妇女虚劳，闭经，风热感冒。
【用法用量】15～30g，煎服。外用适量，鲜品捣烂敷或煎水洗患处。

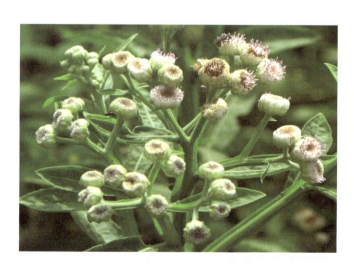

稻槎菜

【别名】鹅里腌、回荠。
【来源】菊科植物稻槎菜的全草。
【采收加工】春、夏季采收,洗净,鲜用或晒干。
【生长习性】生于田边、溪边、路旁。
【分布及资源】全县各地,量较少。
【性味归经】苦,寒。归肺、肝经。
【功能主治】清热解毒,发表透疹。主治咽喉肿痛,痢疾,疮疡肿毒,蛇咬伤,麻疹透发不畅。
【用法用量】15～30g,煎服,或捣汁。外用适量,鲜品捣敷。

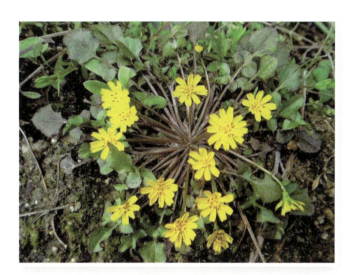

大丁草

【来源】菊科植物大丁草的全草。
【采收加工】夏、秋季采收,洗净,鲜用或晒干。
【生长习性】生于山坡、路旁、林边及沟边。
【分布及资源】各地有零星分布,量少。
【性味归经】苦,寒。归脾、肾、肝、肺经。
【功能主治】清热利湿,解毒消肿。主治肺热咳嗽,湿热泻痢,热淋,风湿关节痛,痈疖肿毒,臁疮,毒蛇咬伤,烫伤,外伤出血。
【用法用量】15～30g,煎服,或泡酒。外用适量,捣敷。

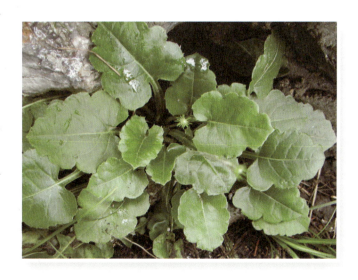

蜂斗菜

【别名】掌叶菜、老山芹、蛇头草、蛇头草、水钟流头、八角亭、黑南瓜、野饭瓜、南瓜三七、野南瓜、野金瓜头、蜂斗叶、网丝皮。

【来源】菊科，多年生蜂斗菜的根状茎及全草。

【采收加工】夏、秋季采挖根基，鲜用或晒干。

【生长习性】生于向阳山坡林下、溪谷旁潮湿草丛中。

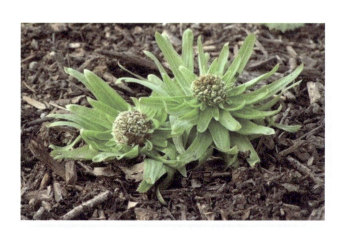

【分布及资源】西部山区，资源较少。

【性味归经】苦、辛，凉，归心、肺经。

【功能主治】解毒祛瘀，消肿止痛。主治扁桃体炎，痈肿疔毒，毒蛇咬伤，跌打损伤等。

【用法用量】9～15g，煎服。或捣汁服。或捣汁含漱。

【注意事项】脾胃虚寒，脘部冷痛，大便稀溏者忌用。

风毛菊

【别名】八棱麻、八楞麻、三棱草。

【来源】菊科，风毛菊的全草。

【采收加工】于7月左右割取地上部分，除去杂质，晒干。

【生长习性】生于山脚、路边、草坡上。

【分布及资源】全县各地，量少。

【性味归经】苦、辛，温，归心、肺经。

【功能主治】清热解毒，祛风，清肺止咳。主治流行性感冒，咽喉肿痛，麻疹，荨麻疹。

【功能主治】9～15g，水煎服或泡酒服。

【注意事项】孕妇忌服。

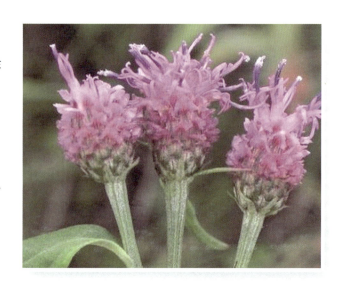

狗舌草

【别名】狗舌头草、白火丹草、铜交杯、糯米青、铜盘一枝香。
【来源】菊科千里光属植物狗舌草的根及全草。
【采收加工】夏秋采收,洗净,晒干。
【生长习性】生于山坡草丛中。
【分布及资源】东部、西部山区,量少。
【性味归经】苦、微甘,寒,归肺、脾经。
【功能主治】清热解毒,利尿。主治肺脓疡,尿路感染,小便不利,白血病,口腔炎,疖肿。
【功能主治】9～15g,煎服。外用研末撒或捣敷。

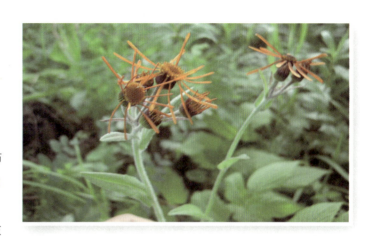

蒲儿根

【别名】矮千里光、猫耳朵、肥猪苗。
【来源】菊科千里光属植物蒲儿根的根及全草。
【采收加工】春夏秋采收,鲜用或晒干。
【生长习性】生于山坡、山脚疏林下、林边、路旁、沟边草丛中。
【分布及资源】全县各地,量较多。
【性味归经】辛、苦,凉,有小毒。归脾、胃、肾经。
【功能主治】清热解毒。主治痈疖肿毒。
【用法用量】外用适量,鲜草捣烂敷患处。

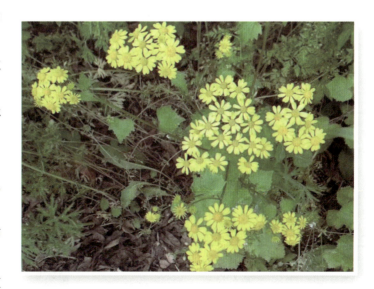

千里光

【别名】九里明、黄花母、九龙光、九岭光。

【来源】菊科千里光属多年生攀缘草本植物，千里光的干燥地上部分。

【采收加工】夏、秋季枝叶茂盛、花将开放时采割，晒干。

【生长习性】生于山坡、疏林下、林边、路旁、沟边草丛中。

【分布及资源】全县各地，资源丰富。

【性味归经】苦，寒，归肝、肺经。

【功能主治】清热解毒，明目，止痒。主治风热感冒，目赤肿痛，泄泻痢疾，皮肤湿疹，疮疖。

【用法用量】15～30g，煎服。

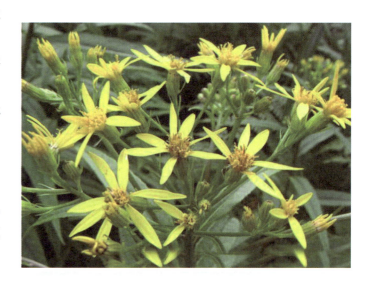

豨莶

【别名】粘金强子、粘为扎、珠草、棉苍狼。

【来源】菊科植物腺梗豨莶、豨莶或毛梗豨莶的除去地下部分的全草。

【采收加工】夏季开花前割取全草，除去杂质，晒至半干后，再置通风处晾干。

【生长习性】生于山坡灌丛、路边、田边及宅旁。

【分布及资源】全县各地，资源丰富。

【性味归经】辛、苦，寒，有小毒。归肝、肾经。

【功能主治】祛风湿，利关节，解毒。主治风湿痹痛，筋骨无力，腰膝酸软，四肢麻痹，半身不遂，风疹湿疮。

【用法用量】9～12g，煎服。

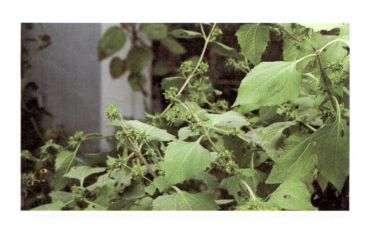

毛梗豨莶

功能等基本与豨莶相同。

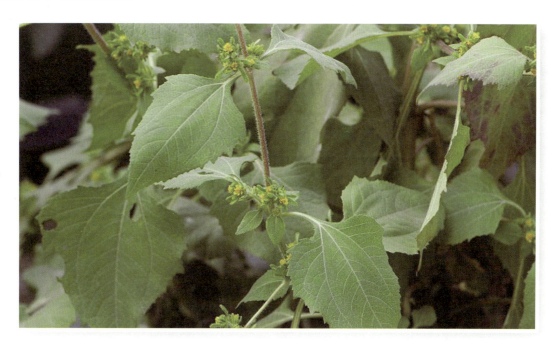

一枝黄花

【别名】野黄菊、黄花一枝香、千根癀、一枝香。

【来源】菊科，多年生草本一枝黄花的全草。

【生长习性】生于山坡林缘及路边草丛中。

【分布及资源】全县各地，资源较少。

【性味归经】辛、苦，凉。归肺、肝经。

【功能主治】清热解毒，疏散风热。主治喉痹，乳蛾，咽喉肿痛，疮疖肿毒，风热感冒。

【用法用量】9～15g，煎服。

【注意事项】脾胃虚寒、大便溏薄者慎用。

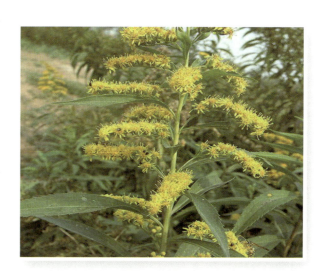

苦苣菜

【别名】苦菜、苦荬菜、小鹅菜。

【来源】菊科一年生草本植物苦苣菜的全草。

【生长习性】生于路边田野、疏林或荒地上。

【分布及资源】全县各地，量较多。

【性味归经】苦，寒，有小毒，归肺经。

【功能主治】清热解毒，凉血止血。主治肠炎，痢疾，黄疸，淋证，咽喉肿痛，痈疮肿毒，乳腺炎，痔瘘，吐血，衄血，咯血，尿血，便血，崩漏。

【用法用量】食用。

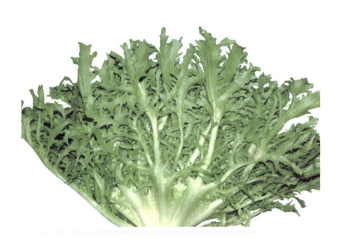

兔儿伞

【别名】七里麻、把伞、南天扇、伞把草、贴骨伞、破阳伞、铁凉伞、雨伞草、雨伞菜、帽头菜、龙头七。

【来源】菊科植物兔儿伞的根及全草。

【采收加工】秋季采取，除净泥土后晒干。

【生长习性】生于山野、阴坡、林缘及路旁。

【分布及资源】全县各地，量少。

【性味归经】苦、微辛，微温，有小毒，归肺、肾经。

【功能主治】祛风除湿，解毒活血，消肿止痛。主治风湿麻木，肢体疼痛，跌打损伤，月经不调，痛经，痈疽肿毒，瘰疬，痔疮。

【功能主治】10~25g，煎汤，或浸酒。外用捣敷。

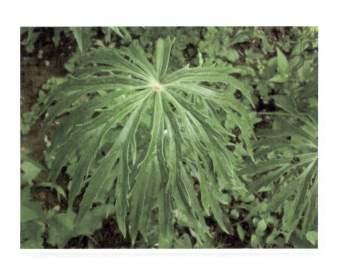

臭山牛蒡

【来源】菊科植物山牛蒡的全草。
【采收加工】夏、秋季采收，全草切段晒干。
【生长习性】生于山坡林下。
【分布及资源】东北部、西部山区，量少。
【性味归经】辛、苦，凉，有小毒。归肺经。
【功能主治】清热解毒，消肿散结。主治感冒，咳嗽，瘰疬，妇女炎症腹痛，带下。
【用法用量】60～90g，煎服。

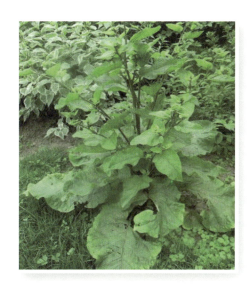

万寿菊

【别名】臭芙蓉、万寿灯、蜂窝菊、臭菊花、蝎子菊。
【来源】菊科植物，万寿菊的全草。
【采收加工】夏、秋间采摘。
【生长习性】庭园栽培。
【分布及资源】芹阳办、华埠等地，量少。
【性味归经】甘，寒。归肺、肝经。
【功能主治】平肝清热，祛风，化痰。主治头晕目眩，风火眼痛，小儿惊风，感冒咳嗽，百日咳，乳痈，痄腮。
【用法用量】9～15g。外用适量，花研粉，醋调匀搽患处，鲜根捣烂敷患处。

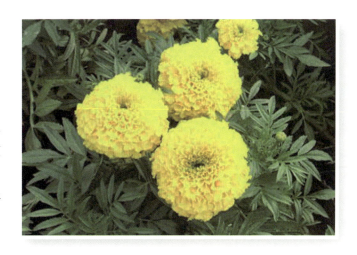

蒲公英

【别名】蒲公草、食用蒲公英、尿床草、西洋蒲公英。

【来源】菊科，多年生草本，蒲公英的全草。

【生长习性】生于路边、沟边、宅旁及天边草地。

【分布及资源】全县各地，资源较少。

【性味归经】甘、微苦，寒。归肝、胃经。

【功能主治】清热解毒，消肿散结，利尿通淋。主治痈肿、疔毒，乳痈内痈，热淋涩痛，湿热黄疸，目赤肿痛。

【用法用量】15～30g，煎服。捣汁或入散剂。外用捣敷。

【注意事项】阳虚外寒、脾胃虚弱者忌用。用量过大，可致缓泻。

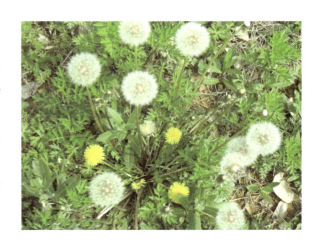

苍 耳

【别名】卷耳、葹、苓耳、胡葈、地葵、枲耳、薬耳、白胡荾等。

【来源】菊科，苍耳属一年生草本植物。

【药用部位】以全草、根、花和带总苞的果实入药。

【采收加工】9—10月割取地上部分，打下果实，晒干，去刺，生用或炒用。需碾去刺，或再炒黄。

【生长习性】生于荒地、原野、路边及村落。

【分布及资源】全县各地，尤以中部河谷地区为多。

【性味归经】苦、甘、辛，温，有小毒。归肺、肝经。

【功能主治】发散风寒，通鼻窍，祛风湿，止痛。主治风寒感冒，鼻渊，风湿痹痛，风疹瘙痒等。

【用法用量】3～9g，煎服，或入丸散。

【注意事项】血虚头痛不宜服用，过量服用易致中毒。

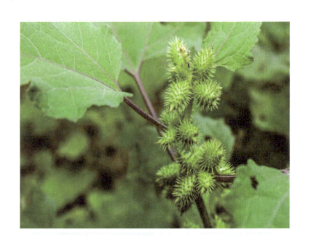

百日菊

【别名】百日草、步步高、火球花、对叶菊、秋罗、步步登高。
【来源】菊科一年生草本百日菊的全草。
【生长习性】庭园栽培。
【分布及资源】林山等地，资源较少。
【性味归经】苦、辛，凉。归膀胱经。
【功能主治】清热，利湿，解毒。主治湿热痢疾，淋证，乳痈，疖肿。
【用法用量】15～30g，煎服。外用鲜品捣敷。

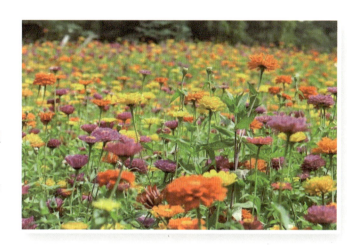

眼子菜科

眼子菜

【别名】水案板、水板凳、金梳子草、地黄瓜、压水草。
【来源】眼子菜科眼子菜属植物眼子菜的全草。
【采收加工】春秋采集，晒干。
【生长习性】生于静水池或水稻田中。
【分布及资源】西部丘陵河谷地区，量少。
【性味归经】苦，凉。归肝、胆、膀胱经。
【功能主治】清热解毒，利尿，消积。主治急性结膜炎，黄疸，水肿，白带过多，小儿疳积，蛔虫病。外用治痈疖肿毒。
【用法用量】25～50g，煎服。外用适量，捣烂敷患处。

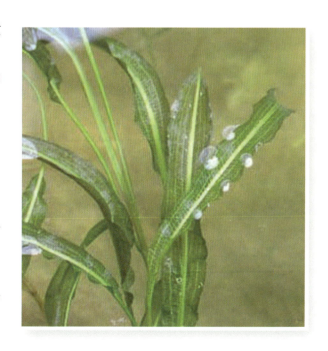

泽泻科

长瓣慈姑

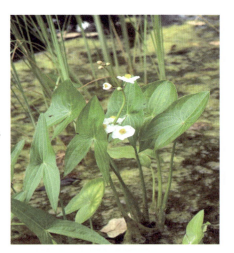

【来源】泽泻科沼生多年生草本植物长瓣慈姑的全草。
【生长习性】生于沼泽、溪坑边或水田中。
【分布及资源】各地有零星分布，量少。
【性味归经】辛，寒，有小毒。归肺、肝、肾经。
【功能主治】清热，解毒，利尿。主治疮毒，湿疹，喉炎。
【用法用量】10～15g，煎服。

矮慈姑
功能等基本与长瓣慈姑相同。

禾本科

看麦娘

【别名】山高粱。
【来源】禾本科植物看麦娘的全草。
【采收加工】春、夏季采收，晒干或鲜用。
【生长习性】生于田间及路边潮湿处。
【分布及资源】全县各地，量较多。
【性味归经】淡，凉。归脾、肾经。
【功能主治】利湿消肿，解毒。主治水肿，水痘。外用治小儿腹泻，消化不良。
【用法用量】15～25g，煎服。外用适量，煎水洗脚。

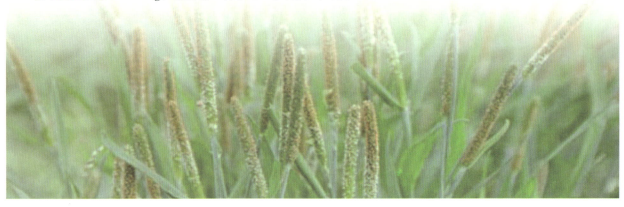

荩草

【别名】绿竹、马耳草、马耳朵草、中亚荩草。
【来源】禾本科一年生植物荩草的茎及叶。
【采收加工】秋季采收。
【生长习性】生于田边、路旁及山坡草地。
【分布及资源】全县各地,资源较少。
【性味归经】苦,平。归肺经。
【功能主治】清热,降逆,止咳平喘,解毒,祛风湿。主治肝炎,久咳气喘,咽喉炎,口腔炎,鼻炎,淋巴腺炎,乳腺炎。外用治疥癣,皮肤瘙痒,痈疖。
【用法用量】10~20g,煎服。外用煎水洗或捣敷。

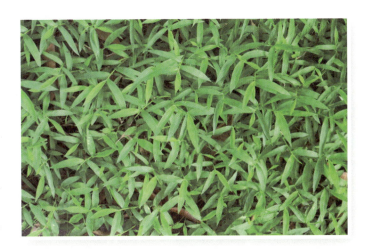

芦竹(芦竹根)

【别名】芦荻头、楼梯杆、绿竹。
【来源】禾本科植物芦竹的根状茎。
【采收加工】夏季拔起全株,砍取根茎洗净,剔除须根,切片或整条晒干。
【生长习性】生于河堤两岸及池塘边。
【分布及资源】全县河谷两岸,量较多。
【性味归经】苦,寒。归肾经。
【功能主治】清热利水。主治热病发狂,虚劳骨蒸,淋病,小便不利,风火牙痛。
【用法用量】1.5~3g,煎服,或熬膏。外用适量,捣敷。
【注意事项】体虚无热者慎用。

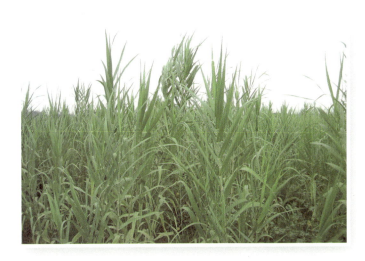

野燕麦（乌麦）

【别名】乌麦，铃铛麦、燕麦草。
【来源】禾本科一年生野燕麦的果实。
【生长习性】生于田间路边草地。
【分布及资源】全县各地，量少。
【性味归经】甘，温。归肝、肺经。
【功能主治】果实：补虚，敛汗，止血。主治自汗，盗汗，虚汗不止，吐血，崩漏。野燕麦全草功效基本同果实，主治吐血，血崩，便血，自汗，盗汗。
【用法用量】15～30g（果实），15～60g（全草），煎服。

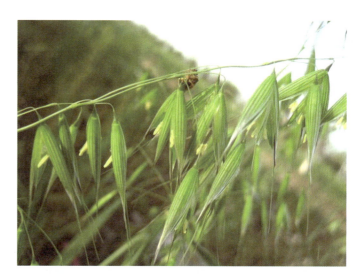

毛臂形草

【来源】禾本科植物毛臂形草的全草。
【生长习性】生于田野、路边及山坡草地。
【分布及资源】全县各地，资源较少。
【性味归经】甘，平。归肾、膀胱经。
【功能主治】清热利尿。主治小便赤涩，便秘。
【用法用量】3～9g，煎服。

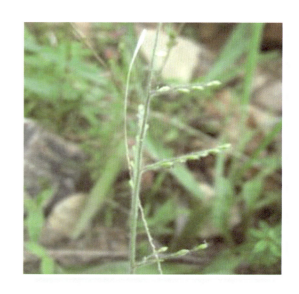

薏苡仁

【别名】薏米。

【来源】禾本科植物薏苡的干燥成熟种仁。

【采收加工】秋季果实成熟时采割植株，晒干，打下果实，再晒干，除去外壳、黄褐色种皮和杂质，收集种仁。

【生长习性】栽培于池塘、水库、渠道、田埂及水沟边。

【分布及资源】全县各地，量稀少。

【性味归经】甘、淡，凉。归脾、胃、肺经。

【功能主治】利水渗湿，健脾止泻，清热排脓，除痹。主治水肿，脚气，小便不利，脾虚泄泻，肺痈肠痈，湿痹筋脉拘挛。

【用法用量】10~30g，煎服。清热利湿宜生用，健脾止泻宜炒用。本品力缓，用量宜大。除入汤剂，丸散剂外，亦可作粥食用，为食疗佳品。

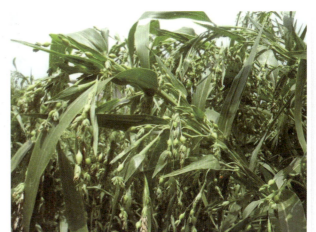

狗牙根

【别名】百慕达绊根草、爬根草、感沙草、铁线草。

【来源】禾本科狗牙根的全草。

【生长习性】生于路边草地。

【分布及资源】全县各地，量少。

【性味归经】苦、微甘，平。归肝经。

【功能主治】解热利尿，舒筋活血，止血，生肌。主治风湿痿痹拘挛，半身不遂，劳伤吐血，跌打，刀伤，臁疮。

【用法用量】25~50g，煎服。外用捣敷。

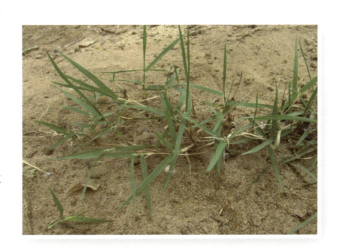

光头稗子

【别名】芒稷。

【来源】禾本科植物芒稷的根。

【采收加工】夏、秋季挖根,除去地上部分,洗净,鲜用或晒干。

【生长习性】生于田野、路边及草地。

【分布及资源】全县各地,量少。

【性味归经】微苦,平。归肝、肾、肺经。

【功能主治】利水消肿,止血。主治水肿,腹水,咯血。

【用法用量】30~120g,大剂量可用至180g,煎服。

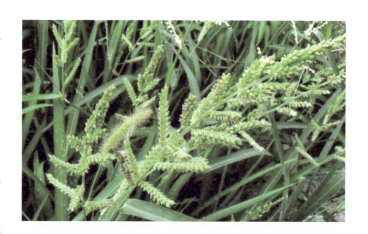

牛筋草

【别名】千千踏、忝仔草、粟仔越、野鸡爪、粟牛茄草。

【来源】禾本科植物牛筋草的带根全草。

【采收加工】8、9月份采收,洗净、晒干、切断。

【生长习性】生于荒野路边草地。

【分布及资源】全县各地,量少。

【性味归经】甘、淡,凉。归肺、胃、肝经。

【功能主治】清热,利湿。主治伤暑发热,小儿急惊风,黄疸,痢疾,淋病,小便不利,并能防治乙脑。

【用法用量】30~60g,煎服。外用适量,鲜全草捣烂敷患处。

【注意事项】脾胃虚弱及阴虚患者慎服。

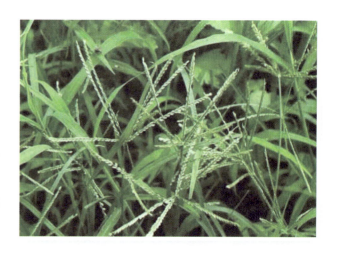

无毛画眉草

【别名】星星草、蚊子草。

【来源】禾本科画眉草的全草及花序。

【生长习性】生于荒野路边草地。

【分布及资源】全县各地,量少。

【性味归经】全草:甘、淡,凉。花序:淡,平。归膀胱经。

【功能主治】全草:疏风清热,利尿。主治膀胱结石,肾结石,肾炎,肾盂肾炎,膀胱炎,结膜炎,角膜炎。花序:解毒,止痒。主治黄水疮。

【用法用量】全草9~15g,花序外用适量。

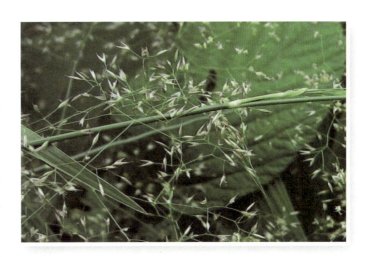

大 麦

【别名】䴥、倮麦,䴥麦、牟麦、饭麦、赤膊麦。

【来源】禾本科植物大麦的发芽后的颖果。

【生长习性】栽培于耕地。

【分布及资源】全县各地,量较多。

【性味归经】甘、咸,凉。归脾、胃经。

【功能主治】益气,宽中,化食,回乳。主治小便淋痛,消化不良,饱闷腹胀等。

【用法用量】30~60g,煎服,或研末。外用炒研调敷或煎水洗。

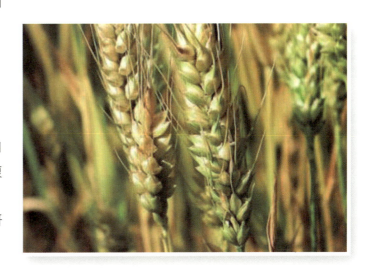

白 茅

【别名】丝茅草、茅草、白茅草。
【来源】禾本科植物白茅的根状茎及圆锥花序。
【采收加工】春、秋二季采挖，洗净，晒干，除去须根及膜质叶鞘，捆成小把。
【生长习性】生于向阳山坡及路边草地。
【分布及资源】全县各地，资源丰富。
【性味归经】甘，寒。归肺、胃、膀胱经。
【功能主治】凉血止血，清热利尿。主治血热吐血，衄血，尿血，热病烦渴，黄疸，水肿，热淋涩痛，急性肾炎水肿。
【用法用量】9～30g，鲜品30～60g，煎服。

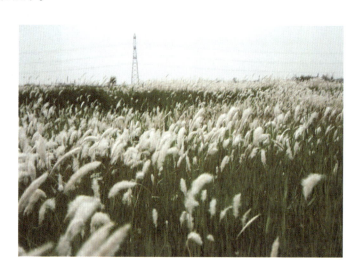

阔叶箬竹（竹箬）

【别名】寮竹、箬竹。
【来源】禾本科阔叶箬竹的叶、果实。
【生长习性】生于阴坡及谷地。
【分布及资源】全县各地，资源丰富。
【性味归经】甘，寒。归肺、肝经。
【功能主治】清热解毒，止血。主治喉痹，失音，妇女血崩。
【用法用量】10～30g，煎服。

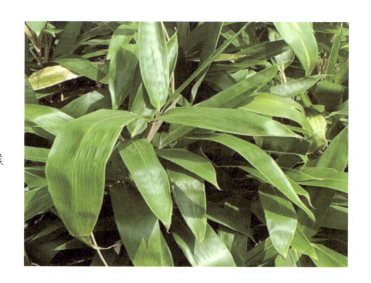

假 稻

【别名】水游草。
【来源】禾本科植物假稻的全草。
【采收加工】春、夏采收。
【生长习性】生于潮湿土地，路边和水中。
【分布及资源】全县山区，量少。
【性味归经】辛，温。归脾经。
【功能主治】除湿，利水。主治风湿麻痹，下肢浮肿。
【用法用量】15～24g，煎服。外用煎水熏洗。

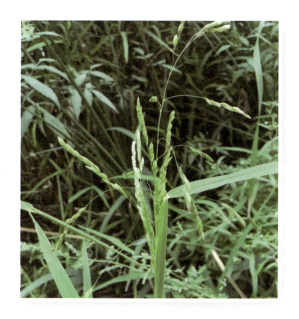

淡竹叶（竹叶麦冬）

【别名】竹叶、碎骨子、山鸡米、金鸡米、迷身草、竹叶卷心。
【来源】禾本科多年生草本植物淡竹叶的茎叶。
【采收加工】夏末抽花穗前采摘，晒干，切段，生用。
【生长习性】生于林下或沟边阴湿处。
【分布及资源】全县各地，量较少。
【性味归经】甘、淡，寒。归心、胃、小肠经。
【功能主治】清热泻火，除烦，利尿。主治热病烦渴，口舌生疮，尿赤淋浊。
【用法用量】10～15g，煎服。

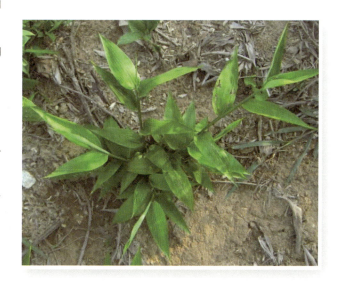

芒

【别名】芭芒。

【来源】乔本科多年生牧草芒的花序、根状茎、气笋子（幼茎内有寄生虫的）。

【生长习性】生于向阳山坡、荒野。

【分布及资源】全县广布，资源丰富。

【性味归经】甘，平。归肾经。

【功能主治】花序：活血通经。主治月经不调，半身不遂。根状茎：利尿，止渴。主治小便不利，热病口渴。气笋子：调气、补肾、生津。主治妊娠呕吐，精枯阳萎。

【用法用量】3~6g，煎服。

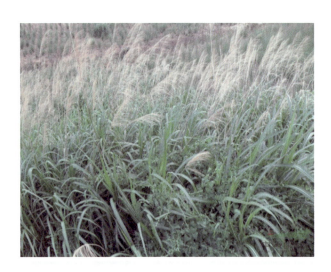

稻

【来源】乔本科稻的谷芽、糯稻根。

【生长习性】栽培于水田。

【分布及资源】全县各地，量多。

【性味归经】谷芽：甘，平。归脾、胃经。糯稻根：甘，寒。归心、肝、肺经。

【功能主治】谷芽：健脾开胃，消食和中。糯稻根：止汗退热，益胃生津。主治自汗盗汗，虚热不退，骨蒸潮热。

【用法用量】谷芽：9~15g，大剂量30g，煎服。炒用长于和中，生用偏于消食。

糯稻根：15~30g，大剂量可用至60~120g，以鲜品为佳，煎服。

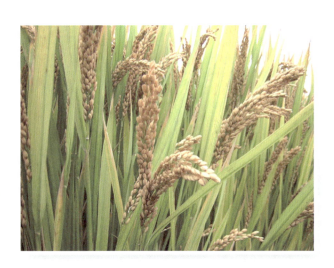

狼尾草

【别名】：大狗尾草、庆草、光明草、稂、童粱、孟、狼尾、董蕲、宿田翁、守田、狼茅、小芒草、狗尾草、者鼠根、狗仔尾、黑狗尾草、芦秆莛、老鼠根、光明草等。

【来源】禾本科植物狼尾草的根及全草。

【生长习性】生于田边、路旁、荒野及山坡草地。

【分布及资源】全县各地，量较多。

【性味归经】甘，平。归肺、肝经。

【功能主治】清肺止咳，凉血明目。主治肺热咳嗽，目赤肿痛。

【用法用量】9~15g，煎服。

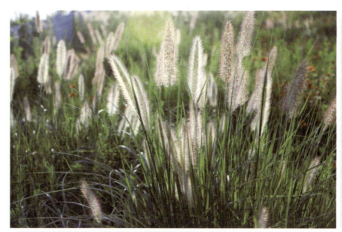

石竹科

石 竹

【别名】兴安石竹、北石竹、钻叶石竹、蒙古石竹、丝叶石竹、高山石竹、辽东石竹、长萼石竹、长苞石竹、林生石竹、三脉石竹、瞿麦草。

【来源】双子叶植物纲石竹科石竹属多年生草本。根和全草入药。

【生长习性】生于草原和山坡草地。

【分布及资源】全县各地，量少。

【性味归经】苦，寒。归心、小肠经。

【功能主治】清热利尿，破血通经，散瘀消肿。主治尿路感染，热淋，尿血，妇女闭经，疮毒，湿疹。

【用法用量】6~9g，煎服。

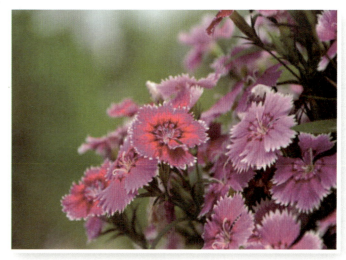

刚 竹

【别名】榉竹、胖竹、柄竹、台竹、光竹。
功能等基本与石竹相同。

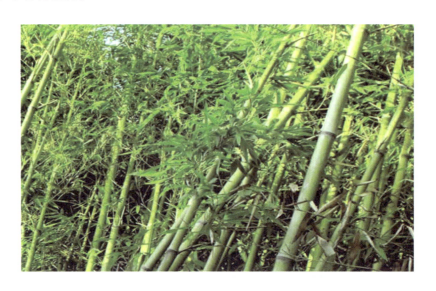

乔本科

毛 竹

【别名】楠竹、茅竹、南竹、江南竹、猫竹、猫头竹、唐竹等。
【来源】乔本科毛竹的叶。
【生长习性】生于向阳山坡。
【分布及资源】全县各地，量多。
【性味归经】甘、淡、微涩，寒。归膀胱经。
【功能主治】清热利尿。主治热淋尿痛。
【用法用量】叶15～30g，根状茎60～150g，煎服。鲜笋外用适量，捣烂敷患处。

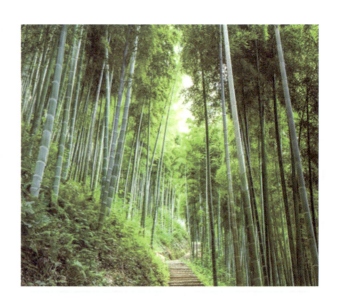

苦　竹

【别名】伞柄竹。
【来源】乔本科苦竹的叶及根。
【生长习性】生于向阳山坡或谷地。
【分布及资源】全县低山丘陵，量较多。
【性味归经】叶：苦，寒。根：苦，寒。归心、肝经。
【功能主治】叶：清心，利尿，明目，解毒。根：清热，除烦，清痰。
【用法用量】6~12g，煎服。外用适量，烧存性研末调敷。

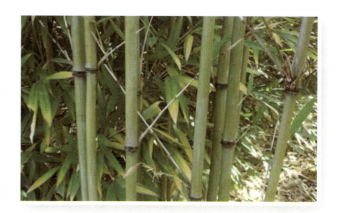

金丝草

【别名】落苏、黄毛草、毛毛草、笔仔草、猫仔草、墙头竹等。
【来源】禾本科金丝草属植物金丝草的全草。
【采收加工】全年可采，洗净，晒干备用。
【生长习性】生于山坡草地或石缝中。
【分布及资源】西部、中部地区，量少。
【性味归经】甘、淡，凉。归肝经。
【功能主治】清热解暑，利尿通淋，凉血止血。主治感冒高热，中暑，尿路感染，肾炎水肿，黄疸型肝炎，糖尿病，小儿久热不退，热病烦渴，吐血，衄血，咳血，尿血，血崩，黄疸，水肿，淋浊带下，泻痢，小儿疳热，疔疮痈肿。
【用法用量】1、9~15g，煎服，鲜品可用至30~60g。外用适量，煎汤熏洗，或研末调敷。

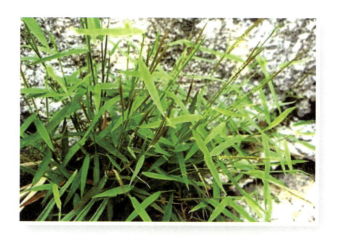

甘蔗

【别名】薯蔗、糖蔗、黄皮果蔗。
【来源】乔本科甘蔗的鲜茎。
【生长习性】栽培。
【分布及资源】全县各地,量多。
【性味归经】甘、涩,平。归肺、脾、胃经。
【功能主治】清热生津,润燥和中,解毒。主治烦热,消渴,呕秽反胃,虚热咳嗽,大便燥结,痈疽疮肿。
【用法用量】30～90g,煎服,或榨汁饮。外用适量,捣敷。
【注意事项】脾胃虚寒者慎服。

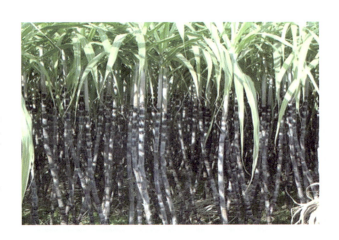

粟

【别名】谷子、小米、狗尾粟。
【来源】乔本科粟的种子。
【生长习性】栽培于田地中。
【分布及资源】全县各地,量较多。
【性味归经】咸,微寒。归脾、胃经。
【功能主治】和中,益肾,除热,解毒。主治脾胃虚热,反胃呕吐,腹满食少,消渴,泻痢,火烫伤。陈粟米:除烦,止痢,利小便。
【用法用量】15～30g,煎服,或煮粥。外用适量,研末撒,或熬汁涂。
【注意事项】不能和杏仁同吃,易致上吐下泻。

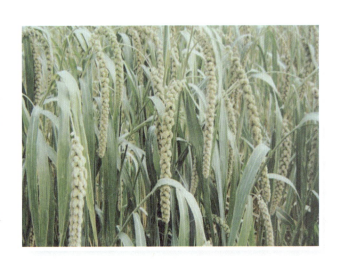

皱叶狗尾草

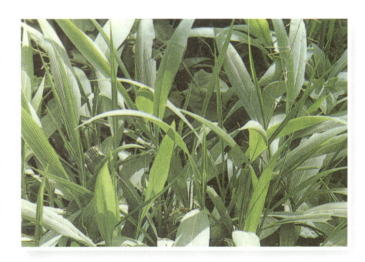

【别名】烂衣草、马草、扭叶草、风打草草。
【来源】乔本科皱叶狗尾草的全草。
【采收加工】秋后采收,晒干。
【生长习性】生于山地沟边或山坡草地。
【分布及资源】全县各地,量较多。
【性味归经】淡,平。归脾、大肠经。
【功能主治】解毒杀虫,祛风。主治铜钱癣,丹毒。
【用法用量】15~30g,煎服。外用适量,捣敷。

棕叶狗尾草

功能等基本与皱叶狗尾草相同。

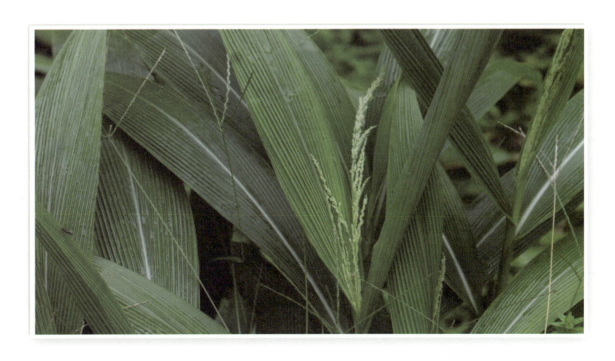

狗尾草（狗尾巴草）

【别名】阿罗汉草、稗子草、狗尾巴草。
【来源】乔本科一年生狗尾草的根、花穗及全草。
【生长习性】生于荒野田边及路旁。
【分布及资源】全县各地，量较多。
【性味归经】甘、淡，平。归肝经。
【功能主治】清热利湿，祛风明目，解毒，杀虫。主治风热感冒，黄疸，小儿疳积，痢疾，小便涩痛，目赤涩痛，目赤肿痛，痈肿，寻常疣，疮癣。
【用法用量】6～12g（鲜者30～60g），煎服。外用煎水洗或捣敷。

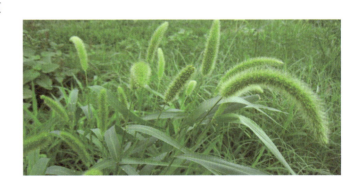

大狗尾草
功能等基本与狗尾草相同。

金色狗尾草
功能等基本与狗尾草相同。

蜀黍（高粱）

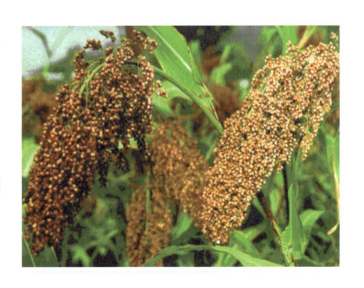

【别名】高粱、桃黍、木稷、荻粱、乌禾、芦檫、茭子等。
【来源】乔本科高粱的种子及根。
【生长习性】栽于地边、田埂上。
【分布及资源】全县各地，量少。
【性味归经】甘，温。归脾、胃经。
【功能主治】种子：固肠胃。根：利小便。
【用法用量】食用。
【注意事项】大便燥结应少食或不食。

黄背草

【别名】黄背茅。
【来源】禾木科植物黄背草的全草。
【生长习性】生于向阳山坡草地。
【分布及资源】全县各地,资源较少。
【性味归经】甘,温。归肝经。
【功能主治】活血调经,平肝潜阳。主治闭经,月经不调,崩漏,头晕,目眩,心悸失眠,耳鸣,高血压,风湿疼痛。
【用法用量】3～9g,煎服。

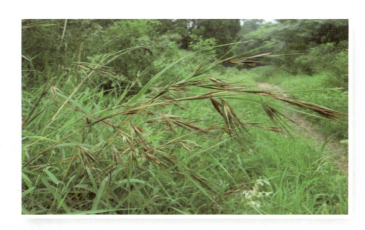

小 麦

【别名】麸麦、浮麦、浮小麦、空空麦、麦子软粒、麦。
【来源】乔本科小麦的颖果(小麦)、干瘪的轻浮的颖果(浮小麦)。
【生长习性】栽培于田地。
【分布及资源】全县各地,量较多。
【性味归经】甘,凉。归心、脾、肾经。
【功能主治】小麦:养心安神,除烦。浮小麦:益气,除热,止汗。主治心神不宁,失眠,妇女脏躁,烦躁不安,精神抑郁,悲伤欲哭。浮小麦:治自汗,盗汗,骨蒸劳热。
【用法用量】50～100g,煎服;或煮粥。小麦面炒黄,温水调服。外用适量,小麦炒黑,研末调敷,干撒或炒黄调敷。
【注意事项】小麦面畏汉椒、萝菔。

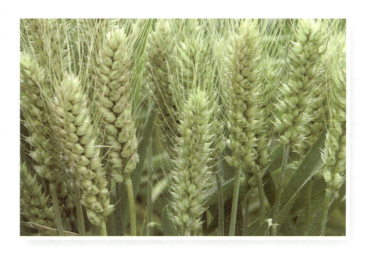

玉蜀黍（玉米）

【别名】玉高粱、番麦、御麦、西番麦、玉米、玉麦、玉蜀秫、玉蜀黍、戎菽、红须麦、薏米苞、珍珠芦粟、苞芦、鹿角黍、御米、包谷、陆谷、玉黍、西天麦、玉露秫秫、纤粟、珍珠米、粟米、苞粟、苞麦米、苞米。

【来源】乔本科玉蜀黍的花柱及柱头。

【生长习性】栽培于山坡、旱地。

【分布及资源】全县各地，量多。

【性味归经】甘，平。归胃、大肠经。

【功能主治】调中开胃，利尿消肿。主治食欲不振，小便不利，水肿，尿路结石。

【用法用量】30～60g，煎服；煮食或磨成细粉做饼。

【注意事项】久食则助湿损胃。鲜者助湿生虫，尤不宜多食。

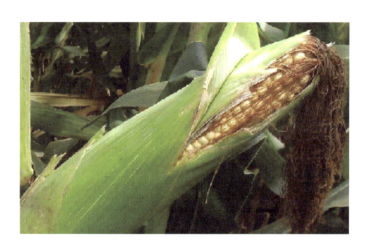

菰（茭白）

【别名】茭瓜、茭笋、菰手、雕胡、高瓜、菰瓜、高笋、篁芭、水笋。

【来源】乔本科茭白的颖果。

【生长习性】栽培于水田、沼泽。

【分布及资源】华埠等地，量少。

【性味归经】甘，寒。归肝、脾、肺经。

【功能主治】解热毒，除烦渴，利二便。主治烦热，消渴，二便不通，黄疸，痢疾，热淋，目赤，汗不下，疮疡。

【用法用量】30～60g，煎服。

【注意事项】脾虚泄泻者慎服。

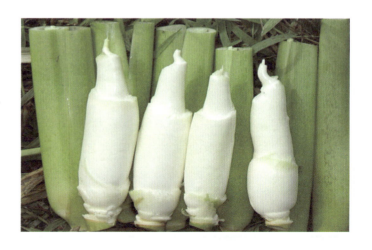

莎草科

异型莎草

【别名】球穗碱草。

【来源】莎草科植物界型莎草的带根全草。

【生长习性】生于田畔及溪沟边。

【分布及资源】全县各地，资源较少。

【性味归经】咸、微苦，凉。归心、肝、肺、膀胱经。

【功能主治】行气，活血，通淋，利小便。主治热淋，小便不通，跌打损伤，吐血。

【用法用量】鲜者30~60g，煎服，或烧存性研末。

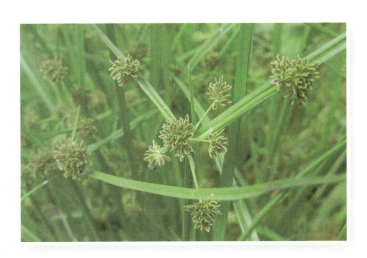

三方草（碎米莎草）

【别名】白郎苔、亚大苔草。

【来源】莎草科草本植物三方草的全草及根。

【采收加工】夏季采收，洗净，晒干。

【生长习性】生于路边草丛、溪边、水田、旷野中。

【分布及资源】全县各地，量少。

【性味归经】甘、苦，平。归肝经。

【功能主治】理气止痛，驱风除湿。主治小儿夜哭，风湿骨痛。

【用法用量】15~30g，水煎或泡酒服。

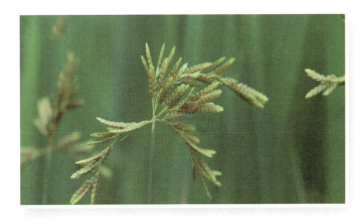

莎草（香附子）

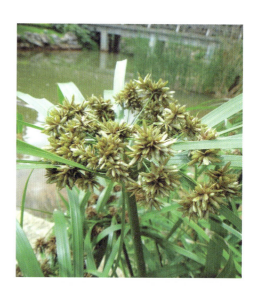

【别名】莎随、薃侯、莎、地毛。

【来源】莎草科莎草的块茎。

【采收加工】春、夏季采收，洗净，鲜用或晒干。

【生长习性】生于旷野、草地、路边、溪边及河滩砂地上。

【分布及资源】全县各地，以池淮、马金为多。

【性味归经】辛、微苦、甘，平。归肝、三焦经。

【功能主治】理气解郁，调经止痛。主治肝气郁结之胸胁及胃腹胀痛，肝气郁结之月经不调，小腹胀痛。

【用法用量】10～30g，煎服。外用适量，鲜品捣敷，或煎汤洗浴。

荸荠

【别名】马蹄、水栗、芍、凫茈、乌芋、菩荠、地栗、马蹄儿、钱葱、土栗。

【来源】莎草科植物荸荠的茎（通天草）、淀粉（地栗粉）、球茎（荸荠）。

【生长习性】多栽培于水田中。

【分布及资源】全县各地，量少。

【性味归经】甘，微寒。归肺、膀胱经。

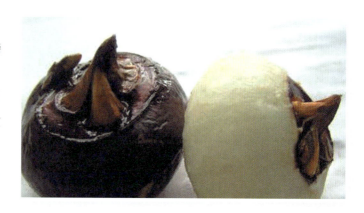

【功能主治】清热解毒，凉血生津，利尿通便，化湿祛痰，消食除胀。主治黄疸，痢疾，小儿麻痹，便秘等。

【用法用量】10～15g，煎服。荸荠、地栗粉可食用。

牛毛毡(地毛)

【别名】松毛蔺,牛毛草,绒毛头。
【来源】莎草科牛毛毡的全草。
【采收加工】夏季、秋季采收,洗净,晒干。
【生长习性】生于塘边,田边或潮湿黏土地上。
【分布及资源】全县各地,量少。
【性味归经】辛,温。归肺经。
【功能主治】发表散寒,祛痰平喘。主治感冒咳嗽,痰多气喘,咳嗽失音。
【用法用量】9~30g,煎服。

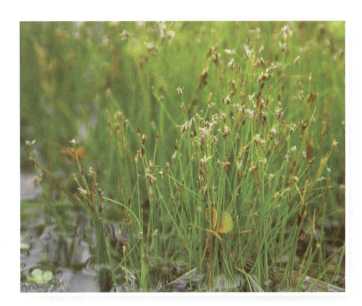

日照飘拂草

【别名】筅帚草、鹅草。
【来源】莎草科日照飘拂草的全草。
【生长习性】生于沟边、围墙边及田坎边。
【分布及资源】全县各地,量少。
【性味归经】甘、淡,凉。归膀胱、肾经。
【功能主治】清热利尿,解毒消肿。主治暑热少尿,尿赤。
【用法用量】10~15g,煎服。

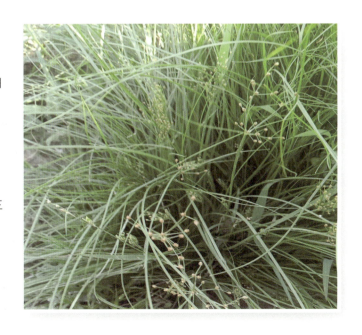

水蜈蚣

【别名】裂叶秋海棠。

【来源】莎草科植物水蜈蚣的全草及根状茎。

【生长习性】生于空旷湿地、沼泽地、水田边及路边草丛中。

【分布及资源】全县各地，量少。

【性味归经】辛，温。归肺、肝经。

【功能主治】清热，截疟，止痛。主治风寒感冒，寒热头痛，筋骨疼痛，咳嗽，疟疾，黄疸，痢疾，疮疡肿毒，跌打刀伤。

【用法用量】30~60g，煎服。或捣汁。外用捣敷。

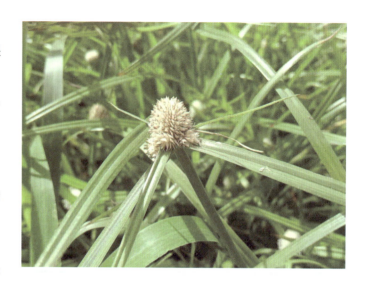

砖子苗

【来源】莎草科植物密穗砖子苗的全草。

【采收加工】7—9月采收。

【生长习性】生于阴山坡、路旁草地、溪边及池沼地。

【分布及资源】全县各地，资源较少。

【性味归经】苦、辛，平。归肺经。

【功能主治】止咳化痰，宣肺解表。主治风寒感冒，咳嗽痰多。

【用法用量】3~9g，煎服。

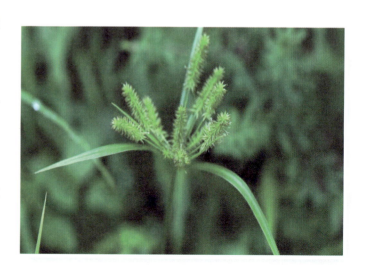

萤蔺

【来源】莎草科多年生草本萤蔺的全草。

【生长习性】生于路旁、荒地、田边、池塘边、溪边和沼泽地。

【分布及资源】各地有零星分布，量少。

【性味归经】甘、苦，平。归肺、膀胱、肝经。

【功能主治】清热凉血，解毒利湿，消积开胃。主治肺痨咳血，麻疹病毒，牙痛，目赤，热淋，白浊，食积停滞。

【用法用量】10～15g，煎服。

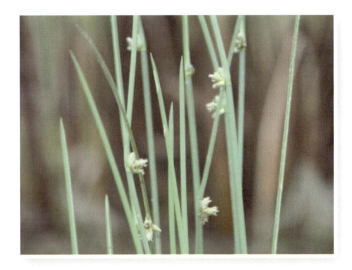

灯心草科

龙须草

【别名】灯芯草，水灯花，水灯心，蔺草，灯草，龙须草，野席草，马棕根。

【来源】灯心草科植物拟灯心草的全草及根。

【采收加工】9—10月间，割取地上部分，晒干。

【生长习性】生于林边湿地、溪旁、岩缝及山坡路旁灌木丛中。

【分布及资源】全县山区，量少。

【性味归经】甘、淡，平。归脾、膀胱经。

【功能主治】利尿通淋，泄热安神。主治小便赤涩，热淋，肾炎水肿，头昏，齿痛，鼻衄，咽痛，心烦失眠，消渴，梦遗。

【用法用量】6～15g，煎服。

【注意事项】小便多者忌用。

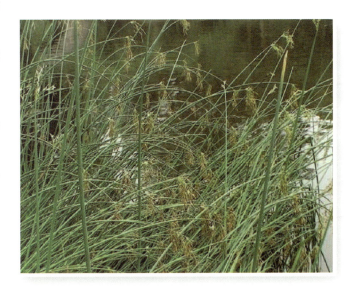

棕榈科

棕榈（棕树）

【别名】棕衣树、棕树、陈棕、棕板、棕骨、棕皮。

【来源】棕榈科植物棕榈的陈旧叶鞘纤维及果实。

【采收加工】棕榈：除去杂质，洗净，干燥。棕榈炭：取净棕榈，照煅炭法制炭。

【生长习性】栽培于温暖的溪边、庭园、山脚路边及村舍前后。

【分布及资源】全县各地，量多。

【性味归经】苦、涩，平。归肺、肝、大肠经。

【功能主治】收涩止血。主治吐血，衄血，尿血，便血，崩漏下血。

【用法用量】煎服，3～9g。

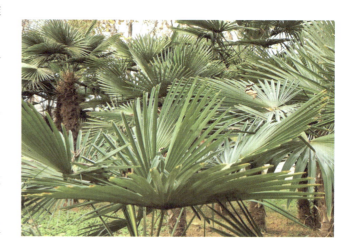

天南星科

菖蒲（水菖蒲）

【别名】臭蒲、泥菖蒲、大叶菖蒲、白菖蒲。

【来源】天南星科菖蒲的根状茎。

【生长习性】生于浅水池塘、水沟及溪涧湿地。

【分布及资源】全县有零星分布，量少。

【性味归经】辛、苦，温。归心、脾、肝经。

【功能主治】开窍化痰，辟秽杀虫，解毒，杀虫。主治癫狂，惊痫，痰厥昏迷，风寒湿痹，噤口毒痢。外敷治痈疽疥癣。

【用法用量】5～10g，煎服。

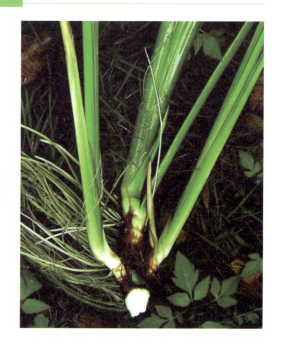

石菖蒲（九节菖蒲）

【别名】山菖蒲、药菖蒲、金钱蒲、菖蒲叶、水剑草等。

【来源】天南星科植物石菖蒲的根状茎。

【采收加工】秋、冬二季采挖，除去须根及泥沙，晒干。

【生长习性】生于沼泽地及山溪岩石隙缝中。

【分布及资源】全县各地，量较多。

【性味归经】辛，温。归胃经、心经。

【功能主治】化湿开胃，开窍豁痰，醒神益智。主治脘痞不饥，噤口下痢，神昏癫痫，健忘耳聋，心胸烦闷，胃痛，腹痛，风寒湿痹，痈疽肿毒，跌打损伤。

【用法用量】3～6g，煎服，鲜品加倍，或入丸、散。外用适量，煎水洗、或研末调敷。

【注意事项】阴虚阳亢，汗多、精滑者慎服。

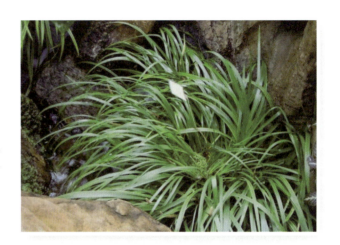

华东魔芋

【别名】疏毛魔芋。

【来源】天南星科疏毛魔芋的块茎及茎叶。

【生长习性】栽培于土层较厚的山坡及住宅旁。

【分布及资源】林山、大溪边等地，量少。

【性味归经】辛，温，有毒。归肝经。

【功能主治】解毒消肿，止痛。主治闭经，跌打损伤，疔疮，痈肿，丹毒等。

【用法用量】9～15g，煎服。

【注意事项】本品有毒，内服慎用。

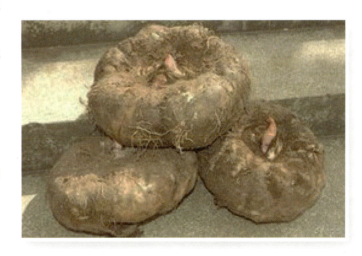

异叶天南星

【别名】独角莲，狗爪南星、母子半夏、虎掌半夏、狗爪半夏、独叶一枝枪。
【来源】天南星科异叶天南星的块茎。
【采收加工】秋、冬二季茎叶枯萎时采挖。
【生长习性】生于沟边或山坡林下阴湿处。
【分布及资源】全县有零星分布，量少。
【性味归经】苦、辛，温，有毒。归肺、肝、脾经。
【功能主治】燥湿化痰，祛风止痉，散结消肿。主治中风痰壅，口眼歪斜，半身不遂，癫痫，破伤风。外用消痈肿。
【用法用量】3~9g，煎汤（多制用），或入丸、散。外用生品适量，研末撒或以醋、酒调敷。
【注意事项】生品有毒，内服慎用，阴虚燥咳，热盛、血虚动风者禁服，孕妇禁服。

天南星
功能等基本与异叶天南星相同。

细齿灯台莲
功能等基本与异叶天南星相同。

粗齿灯台莲
功能等基本与异叶天南星相同。

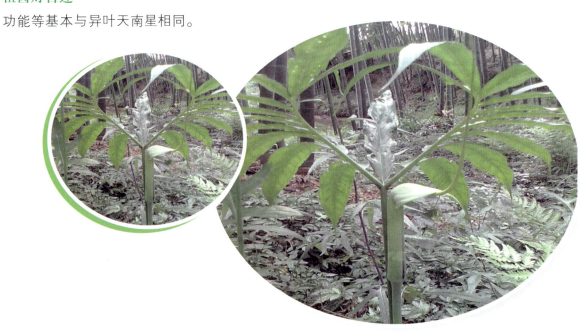

芋（芋头）

【别名】芋头、青芋、芋艿。
【来源】天南星科芋的块茎。
【采收加工】8—9月间采挖，去净须根及地上部分，洗净，晒干。
【生长习性】栽培于潮湿地。
【分布及资源】全县各地，量较大。
【性味归经】甘、辛，平，有毒。归大肠、胃经。
【功能主治】祛痰散结，消肿止痛。主治瘰疬，肿毒，腹中癖块，牛皮癣，烫伤。
【用法用量】60~120g，煎汤，或入丸、散。外用捣敷或煎水洗。
【注意事项】多食滞气困脾，生食有毒。

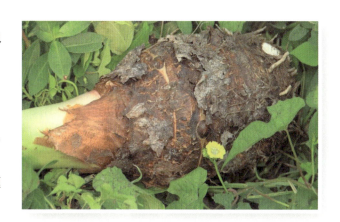

滴水珠（独龙珠）

【别名】一面锣、白铃子（四川叙永）、水半夏、深山半夏。
【来源】单子叶植物药天南星科植物滴水珠全草。
【生长习性】生于阴湿草丛、岩石边和陡峭的石壁上。
【分布及资源】全县各地，量少。
【性味归经】辛、苦，温，小毒。归心、肺、膀胱、脾、肝经。
【功能主治】解毒散结，止痛通窍。主治痈疽肿毒，瘰疬痰核，瘿瘤肿块，淋浊，尿闭，尿频，尿急，尿痛及闭痛者。
【用法用量】3~6g，煎汤。外用适量。
【注意事项】孕妇及阴虚、热证禁服。内服切忌过量，否则可引起喉舌麻痹。

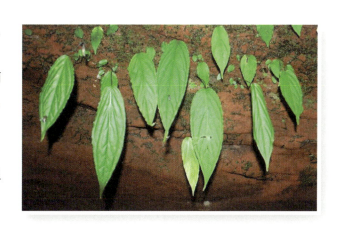

半　夏

【别名】地文、守田、羊眼半夏、蝎子草、麻芋果、三步跳等。
【来源】天南星科半夏的去皮块茎。
【生长习性】生于旱地、麦地、桑园地等排水良好的砂质土中。
【分布及资源】全县各地，资源丰富。
【性味归经】辛，温，有毒。归脾、胃、肺经。
【功能主治】燥湿化痰，降逆止呕，消痞散结，外用消肿止痛。主治痰多咳喘，痰饮眩悸，风痰眩晕，痰厥头痛，呕吐反胃，胸脘痞闷，梅核气。生用外治痈肿痰核。
【用法用量】3~10g，煎服，内服一般制用。外用生品适量，磨汁或研末调敷患处。
【注意事项】反乌头。阴虚燥咳、血症、热痰、燥痰应慎用。剂量过大（30~90g）或生品内服（0.1~2.4g）可引起中毒。

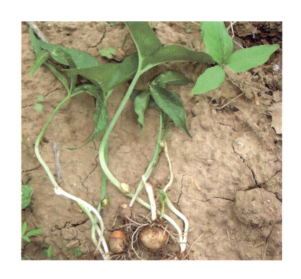

大藻（大浮萍）

【别名】大浮萍。
【来源】天南星科植物水浮莲的全草。
【采收加工】夏季采收，除去须根，晒干。
【生长习性】常漂浮于水库、池塘等静水中。
【分布及资源】全县有零星分布，量少。
【性味归经】辛，寒，微毒。归肺、脾肝经。
【功能主治】凉血，活血，利尿除湿。主治荨麻疹，丹毒，水臌，湿疮，跌打损伤，无名肿毒。
【用法用量】9~15g，煎汤。外用捣敷或煎水熏洗。
【注意事项】孕妇及非实热实邪者禁用。根有微毒，内服应去根。

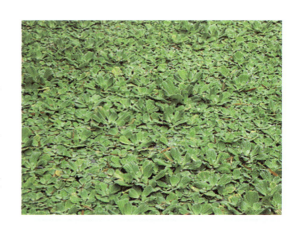

浮萍科

紫萍（浮萍）

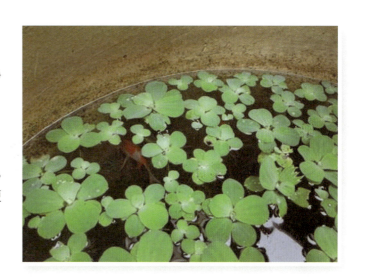

【别名】紫背浮萍、水萍、鸭并草。
【来源】浮萍科紫萍的全草。
【生长习性】生于池沼、稻田、水塘等静水中。
【分布及资源】全县各地，量少。
【性味归经】辛，寒。归肺经。
【功能主治】发汗，祛风，利尿，消肿。主治感冒发热无汗，斑疹不透，水肿，小便不利，皮肤湿热。
【用法用量】10~15g，煎服。

浮萍
功能等基本与紫萍相同。

谷精草科

谷精草

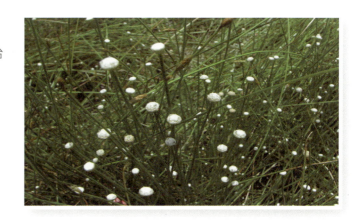

【别名】挖耳朵草、珍珠草。
【来源】谷精草科谷精草的头状花序。
【生长习性】生于浅水池边、水田及水沟边。
【分布及资源】全县有零星分布，量少。
【性味归经】辛、甘，平。归肺、肝经。
【功能主治】疏散风热，明目退翳。主治风热目赤，肿痛羞明，眼生翳膜，风热头痛。
【用法用量】5~10g，煎服。
【注意事项】阴虚血亏之眼疾者不宜用。

白药谷精草
功能等基本与谷精草相同。

鸭跖草科

鸭跖草

【别名】竹节菜、鸭鹊草、耳环草、蓝花菜、翠蝴蝶、三角菜、三荚菜、桂竹草、蓝花水竹草、淡竹叶。

【来源】鸭跖草科植物的全草。

【采收加工】夏、秋二季采收,晒干。

【生长习性】生于山坡路边,溪边阴湿处。

【分布及资源】全县各地,量较多。

【性味归经】甘、淡,寒。归肺、胃、小肠经。

【功能主治】清热解毒,利水消肿。主治风热感冒,高热不退,咽喉肿痛,水肿尿少,热淋涩痛,痈肿疔毒。

【用法用量】15~30g,煎服,鲜品60~90g。外用适量。

【注意事项】脾胃虚寒者慎服。

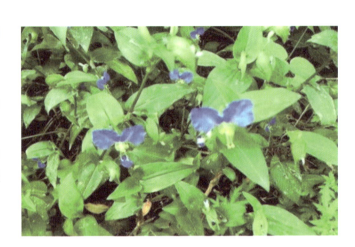

裸花水竹叶

【别名】山韭菜、竹叶草地韭菜,天芒针等。

【来源】鸭跖草科裸花水竹叶的全草。

【生长习性】生于潮湿地、溪边或村舍附近。

【分布及资源】全县各地,量较少。

【性味归经】甘,淡,温。归肺、三焦、肝经。

【功能主治】清热解毒,止咳止血。治肺热咳嗽,吐血,乳痈,肺痈,无名肿毒。全草和烧酒捣烂,外敷可治蛇疮。

【用法用量】3~15g,煎汤。外用捣敷。

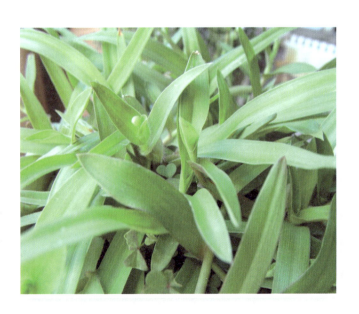

水竹叶

【别名】鸡舌草、鸡舌癀。

【来源】鸭跖草科植物水竹叶的全草。

【生长习性】生于阴湿地、水边或稻田中。

【分布及资源】全县各地，资源较少。

【性味归经】甘，寒，有微毒。归肝、脾经。

【功能主治】清热利尿，消肿解毒。主治肺热喘咳，赤白下痢，小便不利，咽喉肿痛，痈疖疔肿。

【用法用量】煎汤，9～15g（鲜者30～60g两）。外用捣敷。

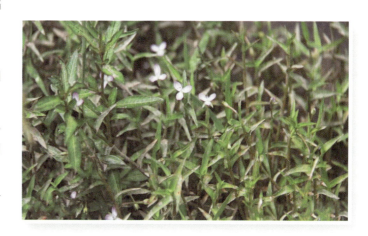

杜 若

【别名】地藕，竹叶莲，山竹壳菜。

【来源】鸭跖草科植物杜若的根及全草。

【生长习性】生于沟谷林边、溪边湿地。

【分布及资源】西部、北部山区，量少。

【性味归经】辛，微温。归肺、肝经。

【功能主治】理气止痛，疏风消肿。主治胸胁气痛，胃痛，腰痛，头肿痛，流泪；外用治毒蛇咬伤。

【用法用量】6～12g，煎服。外用适量捣烂敷患处。

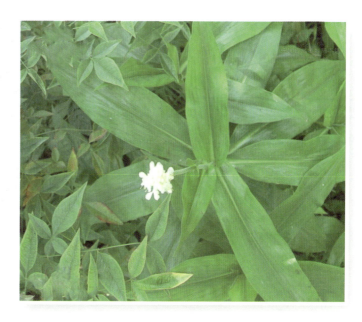

吊竹梅

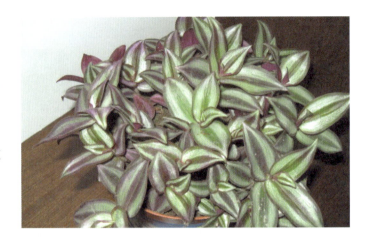

【别名】吊竹兰、斑叶鸭跖草、花叶竹夹菜、红莲等。
【来源】鸭跖草科植物吊竹梅的全草。
【生长习性】多庭园栽培。
【分布及资源】西部山区,量少。
【性味归经】微辛,寒。归膀胱、肺、大肠经。
【功能主治】凉血止血,清热解毒,利尿。主治急性结膜炎,咽喉肿痛,白带过多,毒蛇咬伤等。
【用法用量】10~15g,煎服。外用适量。

雨久花科

鸭舌草

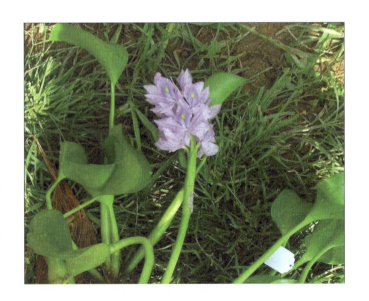

【别名】蕻草、蕻荣、接水葱、鸭儿嘴。
【来源】雨久花科植物鸭舌草的全草。
【采收加工】全年可采,鲜用或晒干。
【生长习性】生于水田及水沟中。
【分布及资源】全县各地,量少。
【性味归经】苦,凉。归大肠、肺经。
【功能主治】清热解毒,止痛止血。主治痢疾,肠炎,急性扁桃体炎,丹毒,疔疮等。
【用法用量】50~100g,煎服。外用适量,捣烂敷患处。

灯心草科

野灯心草

【来源】灯心草科野灯心草的全草。

【生长习性】生于溪沟边及沼泽边缘。

【分布及资源】全县各地，量少。

【性味归经】甘、淡，凉。归小肠、膀胱、脾经。

【功能主治】利尿通淋，泄热安神。主治小便不利，热淋，水肿，小便涩痛，心烦失眠，鼻衄，目赤，齿痛，血崩。

【用法用量】10~30g，煎服。

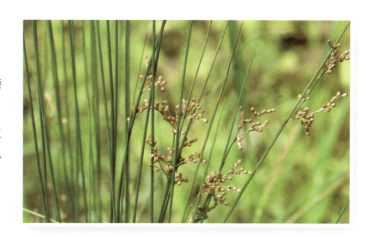

地杨梅

【来源】灯心草科植物地杨梅和多花地杨梅的茎及果实。

【生长习性】生于山坡林下、荒地、沼泽地或旷野。

【分布及资源】大溪边、林山等东部山区，量少。

【性味归经】辛，平，无毒。归胃、肠经。

【功能主治】清热解毒。主治赤白痢疾。

【用法用量】3~9g，煎服。

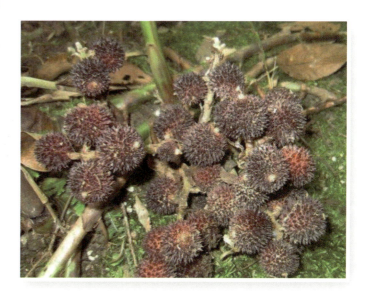

百部科

百 部

【别名】百部草、百条根、闹虱、玉箫、箭杆、药虱药。

【来源】百部科百部的块根。

【采收加工】春秋二季采挖，置沸水中略烫或蒸至无白心，晒干。生用或蜜制用。

【生长习性】生于山坡林缘、郊野或竹林中。

【分布及资源】桐村、杨林等地，量少。

【性味归经】甘、苦，微温。归肺经。

【功能主治】润肺止咳，杀虫灭虱。主治新久咳嗽，顿咳，肺痨咳嗽，蛲虫，阴道滴虫，头虱及疥癣等。

【用法用量】5～15g，煎服。久咳虚嗽宜蜜炙用。外用适量，煎水洗或研末调敷。

【注意事项】脾虚食少，便溏者忌用。本品过量服用可引起胸闷灼热感，口鼻、咽喉发干，头晕，胸闷气急；中毒症状为恶心、呕吐、头痛、面色苍白、呼吸困难，严重者可因呼吸中枢麻痹而死亡。

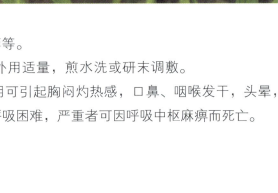

百合科

肺筋草

【别名】肺经草。

【来源】百合科植物肺筋草的根。

【采收加工】春、夏、秋均可采收，除去根茎及须根，晒干。

【生长习性】生于向阳空旷草地，山坡路边，杂木林缘。

【分布及资源】全县各地，资源较少。

【性味归经】甘、苦，微寒。归肺、膀胱经。

【功能主治】利水通淋，清肺泄热。主治淋痛，尿血，尿路结石，肾炎，崩漏，痢疾，肺热咳嗽，慢性气管炎，金疮，痈疽。

【用法用量】4.5～9g，煎汤，或入散剂。

【注意事项】阴虚及无湿热者忌服。

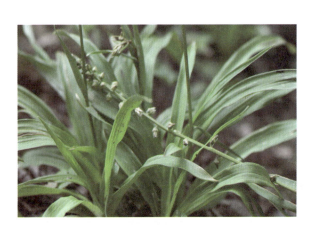

葱

【来源】百合科植物葱的葱白及种子。

【生长习性】栽于菜园地。

【分布及资源】全县各地,量较多。

【性味归经】辛,温。葱白:归肺经。葱子:归肝经。

【功能主治】葱白:解表散寒,消肿止痛。主治外感风寒表证。葱子:补肾明目。

【用法用量】5~15g,煎服。

【注意事项】患有胃肠道疾病特别是溃疡病的人不宜多食。表虚、多汗者也应忌食大葱。眼疾患者过多食用葱会损伤视力,因此不宜过多食用大葱。

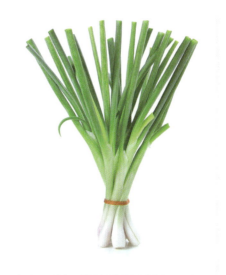

山蒜(野白头、薤白)

【别名】小根蒜、密花小根蒜、团葱。

【来源】百合植物小根蒜、藠子、长梗薤白或天蓝小根蒜等的鳞茎。

【生长习性】生于丘陵山脚边、路旁、草丛、田边及园圃地等。

【分布及资源】全县各地,以大溪边、村头等地为多。

【性味归经】辛、苦,温。归心、肺、胃、大肠经。

【功能主治】通阳散结,行气导滞。主治胸痹心痛,脘腹痞满胀痛,泻痢后重。

【用法用量】5~10g,鲜品30~60g,煎服。或入丸、散,亦可煮粥食。外用适量,捣敷,或捣汁涂。

【注意事项】薤白性温,易发热病,春三月勿食生者。

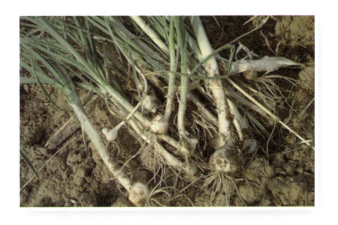

薤（荞头）

【别名】薤头、荞头、火葱、三白、菜芝、莜子、鸿荟、野韭等。

功能等基本与山蒜相同。

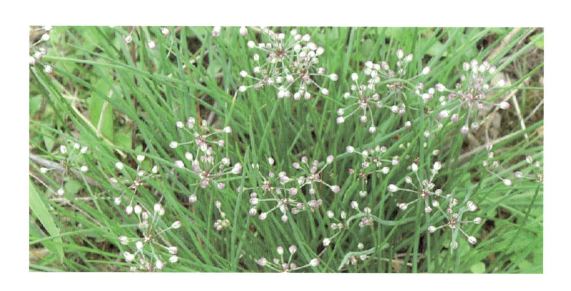

大 蒜

【别名】蒜头、大蒜头、胡蒜、葫、独蒜、独头蒜。

【来源】百合科植物大蒜的鳞茎。以独头紫皮者为佳。

【生长习性】栽培于向阳山坡地或园圃内。

【分布及资源】全县各地，以马金等地为多。

【性味归经】辛、甘，温。归脾、胃、肝经。

【功能主治】解毒杀虫，消肿止痛，止泻止痢，治肺，驱虫，温脾暖胃。主治痈疽肿毒，白秃癣疮，痢疾泄泻，肺痨顿咳，蛔虫蛲虫，饮食积滞，脘腹冷痛，水肿胀满。

【用法用量】4.5～9g，煎服。生食，煨食，或捣泥为丸外用捣敷，做栓剂或切片灸。

【注意事项】阴虚火旺者，以及目疾、口齿、喉、舌诸患和时行病后均忌食。

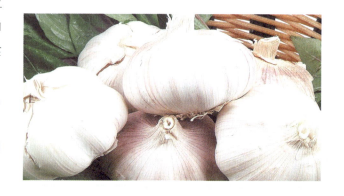

韭（韭菜）

【别名】山韭、长生韭、丰本、扁菜、懒人菜、草钟乳、起阳草、韭芽。

【来源】百合科植物韭菜的种子。

【采收加工】秋季果实成熟时采收果序，晒干，搓出种子，除去杂质。

【生长习性】栽培于园圃内。

【分布及资源】全县各地，量多。

【性味归经】辛、甘，温。归肾、脾、胃经。

【功能主治】补肝肾，暖腰膝，助阳，固精。主治阳痿，遗精，遗尿小便频数，腰膝酸软，冷痛，白带过多。

【用法用量】3~9g，煎服，或入丸、散剂。

【注意事项】阴虚内热及疮疡、目疾患者均忌食。

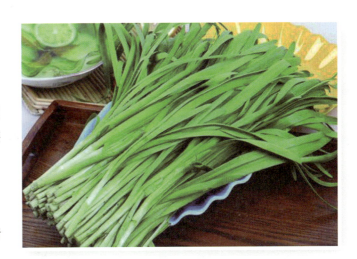

天门冬

【别名】三百棒、丝冬、老虎尾巴根、天冬草、明天冬、非洲天门冬、满冬。

【来源】百合科多年生攀缘草本天门冬去除外皮的根块。

【生长习性】生于山坡路边、溪边灌丛或阴湿的杂木林下。

【分布及资源】全县有零星分布，量少。

【性味归经】苦、甘，寒。归肺、肾经。

【功能主治】养阴润燥，清火，生津。主治阴虚发热，咳嗽吐血，肺痿，肺痈，咽喉肿痛，消渴，便秘，小便不利。

【用法用量】10~15g，煎服，熬膏或入丸、散。

【注意事项】虚寒泄泻及外感风寒致嗽者忌。

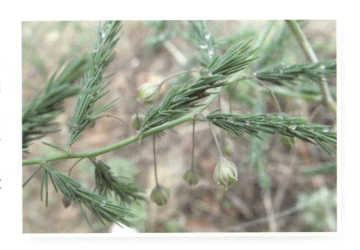

宝铎草

【别名】淡竹花。

【来源】百合科多年生草本植物宝铎草的根状茎及根。

【生长习性】生于山地林下或灌木丛中。

【分布及资源】全县各地，量少。

【性味归经】甘、淡，寒。归肺、肾经。

【功能主治】益气补肾，润肺止咳。主治脾胃虚弱，食欲不振，泄泻，肺气不足，气短，喘咳，自汗，津伤口渴，慢慢性肝炎，病后或慢性病身体虚弱，小儿消化不良等。

【用法用量】10～15g，煎服。

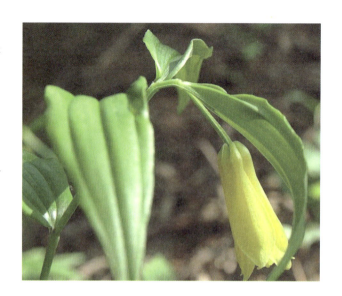

金针菜（黄花萱草）

【别名】柠檬萱草，忘忧草，黄花菜。

【来源】百合科多年生草本植物黄花菜的根。

【生长习性】栽培于园圃及田埂边。

【分布及资源】全县各地，量少。

【性味归经】甘，凉。归肝、膀胱经。

【功能主治】养血平肝，利尿消肿。主治头晕，耳鸣，心悸，腰痛，吐血，衄血，大肠下血，水肿，淋病，咽痛，乳痈。

【用法用量】9～15g，煎服，或炖肉。

【注意事项】黄花菜鲜花中含有秋水仙碱，在人体内由秋水仙碱转化为二氧秋水仙碱而使人中毒，应将鲜黄花菜经60℃以上高温处理，或用凉水浸泡，吃时用沸水焯的时间稍长一些，以免中毒。长时间干制也可破坏秋水仙碱。

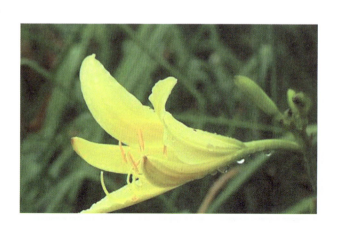

萱 草

【别名】鹿葱、川草花、忘郁、丹棘等。

【来源】百合科多年生草本植物萱草的根状茎及根。

【生长习性】生于向阳山坡路边、溪边、灌丛中。

【分布及资源】全县各地，量较多。

【性味归经】甘，凉，有毒。归肝、胆经。

【功能主治】清热利尿，凉血止血，解毒消肿。主治腮腺炎，黄疸，膀胱炎，尿血，小便不利，乳汁缺乏，月经不调，衄血，便血。外用治乳腺炎。

【用法用量】6～12g，煎服。外用适量，捣烂敷患处。

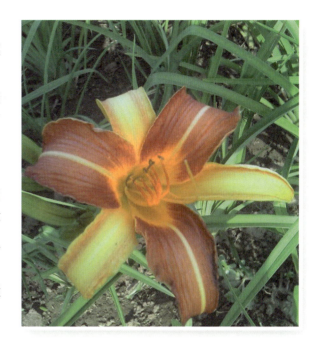

紫 萼

【别名】河白菜、东北玉簪、剑叶玉簪。

【来源】百合科多年生草本植物紫萼的根、花及全草。

【生长习性】生于山坡林下阴湿处。

【分布及资源】西部山区，量较少。

【性味归经】甘、苦，平，有毒。归肺、肾经。

【功能主治】根：拔毒生肌。主治咽喉肿痛，牙痛，胃痛，血崩，带下病，痈疽，瘰疬。花：理气，和血，补虚。主治遗精，吐血，妇女虚弱，带下病。叶：主治崩漏，带下病，溃疡。

【用法用量】10～15g，煎服。

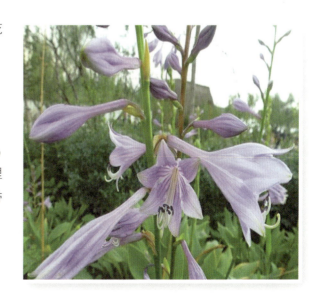

白花百合

【别名】百合。
【来源】百合科白花百合的鳞片。
【生长习性】生于丘陵山坡灌丛、疏林或溪沟两旁草丛中。
【分布及资源】全县各地，资源较多。
【性味归经】甘，平。归心、肺经。
【功能主治】润肺止咳，养阴清热，清心安神。主治咳嗽，眩晕，夜寐不安，天疱湿疮。
【用法用量】10～15g，煎服。
【注意事项】肺有风邪者忌用。

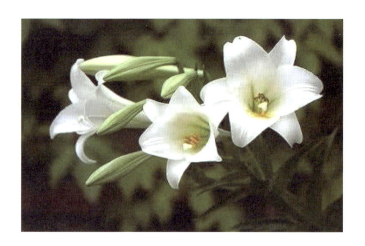

卷 丹

【别名】虎皮百合、倒垂莲、药百合、黄百合、宜兴百合、南京百合。
功能等基本与百合花相同。

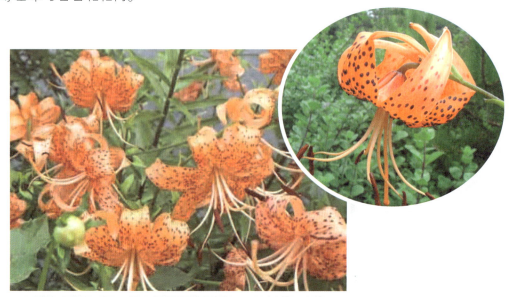

麦冬(麦门冬)

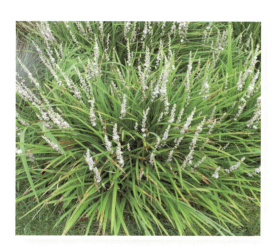

【别名】麦门冬、沿阶草。

【来源】百合科植物麦冬的块根。

【采收加工】夏季采挖,反复暴晒、堆置,至七八成干,除去须根,干燥。

【生长习性】生于溪沟岸边、阴湿的山谷、山坡林下或山甸草丛中。

【分布及资源】全县有零星分布,量少。

【性味归经】甘、微苦,微寒。归心、肺、胃经。

【功能主治】养阴润肺,益胃生津,清心除烦。主治肺阴虚燥热干咳、痰黏;胃阴虚或热伤胃阴口渴咽干、大便燥结;心阴虚及温病热邪扰及心营所致心烦不眠、舌绛而干等。

【用法用量】10～15g,煎服。

【注意事项】外感风寒或痰饮湿浊所致咳嗽,以及脾胃虚寒泄泻者均忌服。

阔叶土麦冬

功能等基本与麦冬相同。

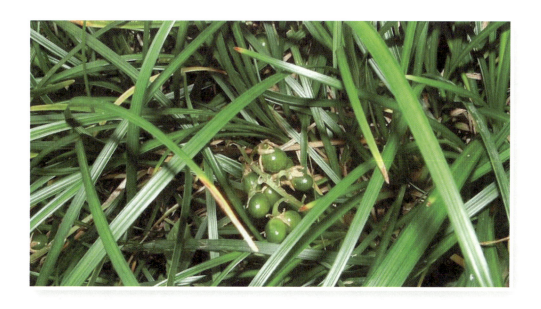

多花黄精（野生姜）

【别名】南黄精、山姜、野生姜形黄精。
【来源】百合科黄精的根状茎。
【生长习性】生于山坡林下或林缘、路边和溪边灌丛中。
【分布及资源】全县各地，资源丰富。尤以齐溪等地为多。
【性味归经】甘，平。归脾、肺、肾经。
【功能主治】滋肾润肺，补脾益气。主治脾虚胃弱，体倦乏力，口干食少，肺虚燥咳，精血不足，内热消渴。
【用法用量】10～30g，煎服。
【注意事项】脾虚有湿、咳嗽痰多及中寒便溏者均忌服。

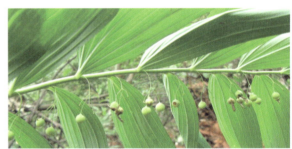

长梗黄精
功能等与多花黄精基本相同。

玉 竹

【别名】葳（《神农本草经》）、地管子（河北）、尾参（湖北）、铃铛菜、葳蕤。
【来源】百合科多年生草本玉竹的根状茎。
【采收加工】秋季采挖，晒至柔软后，反复揉搓，晾晒至无硬心，晒干；或蒸透后，揉至半透明，晒干。切厚片或段，生用。
【生长习性】生于排水良好的山坡、林下草丛及灌丛中。
【分布及资源】西部山区，量较少。
【性味归经】甘，寒。归肺、胃经。
【功能主治】养阴润燥，清热生津，止咳。主治热病伤阴，虚热燥咳，心脏病，糖尿病，结核病等。
【用法用量】10～15g，煎服。
【注意事项】脾虚而有湿痰者忌服。

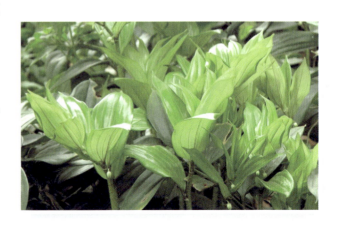

吉祥草

【别名】小青胆、小叶万年青、玉带草、观音草。

【来源】百合科吉祥草属植物吉祥草的全草。

【采收加工】全年可采,洗净,鲜用或切段晒干。

【生长习性】生于阴湿林下、沟边或庭园栽培。

【分布及资源】东北部山区有野生,芹阳有栽培,资源较少。

【性味归经】甘,平。归肺、肝经。

【功能主治】润肺止咳,祛风,接骨。主治肺结核,咳嗽咯血,慢性支气管炎,哮喘,风湿性关节炎。外用治跌打损伤,骨折。

【用法用量】15~30g,煎服。外用适量,捣烂酒炒敷患处。

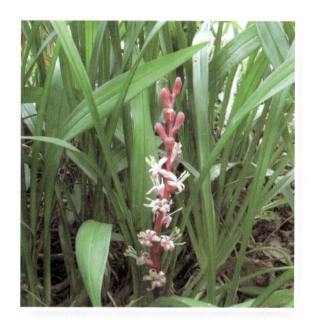

万年青(白重楼)

【别名】白重楼。

【来源】百合科植物万年青的根状茎、成熟的果实、叶。

【生长习性】栽培于庭园和村舍附近,野生于阴湿林下、山谷、岩石边肥沃土地中。

【分布及资源】芹阳办、大溪边、林山等地,资源较少。

【性味归经】苦,微寒,有小毒。归肺、心经。

【功能主治】清热解毒,消肿止痛,凉肝定惊。主治疔肿痈肿,咽喉肿痛,毒蛇咬伤,跌仆伤痛,惊风抽搐。

【用法用量】3~9g,煎服。鲜品可用至30g。或浸酒,或捣汁。外用适量,鲜品捣敷,或捣汁涂,或塞鼻,或煎水熏洗。

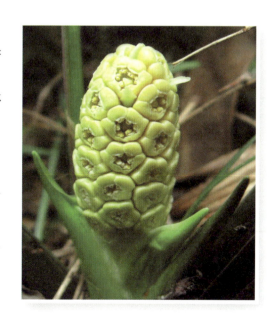

绵枣儿

【别名】地枣、黏枣。
【来源】百合科绵枣儿的鳞茎及全草。
【生长习性】生于荒坡地、路边草丛中。
【分布及资源】全县各地，资源较少。
【性味归经】甘，寒。归肝、肺经。
【功能主治】活血解毒，消肿止痛。主治乳痈，肠痈，跌打损伤，腰腿痛。
【用法用量】10～15g，煎服。

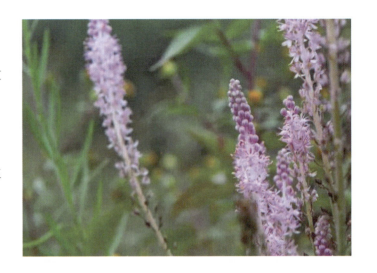

菝葜

【别名】金刚刺、金刚藤、乌鱼刺、铁菱角、马加勒、山归来。
【来源】百合科菝葜的根状茎及叶。
【生长习性】生于山坡路边、林缘、溪边或荒坡草丛中。
【分布及资源】全县各地，资源丰富。
【性味归经】甘、酸，平。归肝经。
【功能主治】祛风利湿，解毒消痈，驱风。主治风湿痹痛，淋浊，带下过多，泄泻，痢疾，痈肿疮毒，顽癣，烧烫伤。叶捣烂外敷治恶疮为疮科要药。
【用法用量】10～30g，煎服，或浸酒，或入丸、散。

小菝葜
功能等基本与菝葜相同。

粉菝葜
功能等基本与菝葜相同。

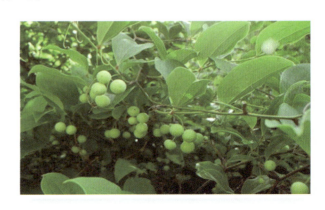

光菝葜（土茯苓、硬饭）

【别名】冷饭团、硬饭头、红土苓。
【来源】百合科光菝葜的根状茎。常于夏、秋二季采挖，除去须根，洗净后干燥入药；或趁鲜切成薄片后干燥、入药。
【生长习性】生于山坡路边或溪边灌木丛中。
【分布及资源】全县各地，资源较多。
【性味归经】甘、淡，平。归肝、胃经。
【功能主治】解毒，除湿，通利关节。主治梅毒及汞中毒所致肢体拘挛，筋骨疼痛，湿热淋浊，带下，痈肿，瘰疬，疥癣。
【用法用量】15～60g，煎服。
【注意事项】肝肾阴亏者慎服。

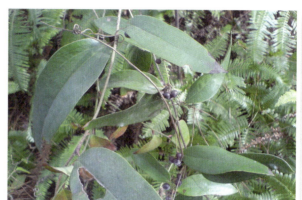

牛尾菜（千层塔）

【别名】鞭鞘子菜、草菝葜、鞭杆菜、千层塔。
【来源】百合科牛尾菜的根。
【采收加工】夏季采，洗净切片，晒干。
【生长习性】生于山坡下。
【分布及资源】全县各地，量少。
【性味归经】甘、苦，平。归肝、肺经。
【功能主治】祛风活络，祛痰止咳。主治风湿性关节炎，筋骨疼痛，跌打损伤，腰肌劳损，支气管炎，肺结核咳嗽咯血。
【用法用量】15～30g，水煎或泡酒服。

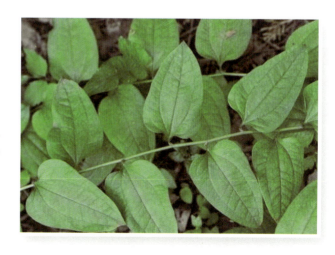

白背牛尾菜
功能等基本与牛尾菜相同。

油点草

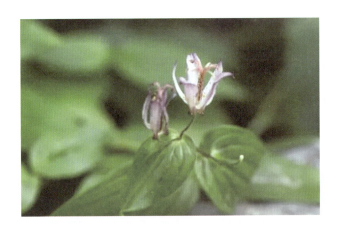

【来源】百合科植物粗柄油点菜的全草及根。

【生长习性】生于山坡草丛中。

【分布及资源】全县各地,量较少。

【性味归经】甘、微涩,温。归肺、肝经。

【功能主治】理气止痛,散结。主治肺虚咳嗽。

【用法用量】10~15g,煎服。

凤尾兰(剑麻)

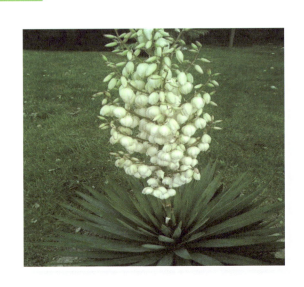

【别名】菠萝花、厚叶丝兰、凤尾丝兰。

【来源】百合科凤尾兰的花。

【生长习性】栽培于庭园山坡道边。

【分布及资源】林山等地,量少。

【性味归经】辛、微苦,平。归肺经。

【功能主治】止咳平喘。主治支气管哮喘,咳嗽。

【用法用量】3~9g,煎服。

黑药花科

华重楼(七叶一枝花)

【别名】七叶一枝花。
【来源】黑药花科华重楼的根状茎。
【采收加工】全年可采，切片，晒干，生用，亦用生品。
【生长习性】生于山坡林下或溪边阴湿处。
【分布及资源】东、北、西部山区，资源很少。
【性味归经】苦，寒，有小毒。归心、肝、肺、胃、大肠经。
【功能主治】清热解毒，消肿止痛，凉肝定惊。主治疗肿痈肿，咽喉肿痛，毒蛇咬伤，跌仆伤痛，惊风抽搐。
【用法用量】3~9g，煎服。磨汁、捣汁或入散剂。外用捣敷或研末调涂。
【注意事项】过量易中毒。中毒症状：恶心、呕吐、头痛，严重者引起痉挛。

狭叶重楼
功能等基本与重楼相同。

石蒜科

石 蒜

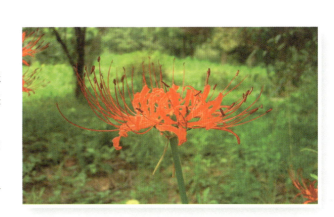

【别名】等老鸦蒜、乌蒜、银锁匙。
【来源】石蒜科石蒜的鳞茎。
【采收加工】秋季将鳞茎挖出，选大者洗净，晒干入药，小者做种。野生者四季均可采挖鲜用或洗净晒干。
【生长习性】生于阴湿山地、林缘荒山路边。
【分布及资源】全县各地，大溪边、村头一带，量较多。
【性味归经】辛，温。有小毒。归肺、膀胱经。
【功能主治】解毒，祛痰，利尿，催吐。主治咽喉肿痛，水肿，小便不利，痈肿疮毒，瘰疬，咳嗽痰喘，食物中毒。
【用法用量】1.5~3g，煎服。外用捣敷或煎水熏洗。
【注意事项】体虚，无实邪及素有呕恶的患者忌服。石蒜碱接触皮肤后即红肿发痒，进入呼吸道会引起鼻出血，用水反复洗涤鳞茎可除去淀粉中的有毒生物碱，操作时应注意。

水 仙

【别名】凌波仙子、金盏银台、落神香妃、玉玲珑、金银台、雪中花、天蒜等。

【来源】石蒜科植物水仙的鳞茎。

【采收加工】春秋采集，洗去泥沙，开水烫后，切片晒干或鲜用。

【生长习性】盆栽。

【分布及资源】芹阳办、华埠等地，量少。

【性味归经】苦、微辛，寒，有小毒。归肝、肺经。

【功能主治】清热解毒，散结消肿。主治腮腺炎，痈疖疔毒初起出现红肿热痛等症。

【用法用量】外用适量。

【注意事项】水仙鳞茎多液汁，有毒，含有石蒜碱、多花水仙碱等多种生物碱；外科用作镇痛剂；鳞茎捣烂敷治痈肿。牛羊误食鳞茎，立即出现痉挛、瞳孔放大、暴泻等。

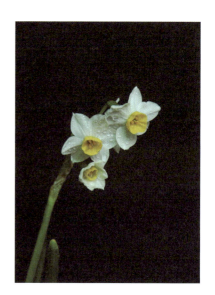

薯蓣科

黄 独

【别名】黄药、山慈姑、零余子薯蓣、零余薯、黄药子、山慈姑。

【来源】薯蓣科植物黄独的块茎。

【生长习性】生于阴湿的山谷溪畔、杂木林或灌木丛中。

【分布及资源】全县各地，资源较少。

【性味归经】苦，平，有小毒。归肺、肝经。

【功能主治】清热消肿解毒，化痰散结，凉血止血。主治瘿瘤，咳嗽痰喘，瘰疬，疮疡肿毒，毒蛇咬伤等。外用治疮疖。

【用法用量】4.5～9g，煎服。外用捣敷或研末调敷。

【注意事项】痈疽已溃不宜服。

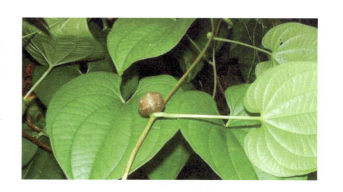

天门冬科

文　竹

【别名】云片竹、山草、鸡绒芝。
【来源】天门冬科植物文竹的全草。
【生长习性】园圃栽培。
【分布及资源】芹阳办、华埠、村头等地，量少。
【性味归经】甘、苦，寒。归肺、肾经。
【功能主治】润肺止咳，凉血通淋，利尿解毒。主治肺结核咳嗽，急性支气管炎，阿米巴痢疾，阴虚肺燥，咳嗽，咯血，小便淋沥。
【用法用量】6~30g，煎服。

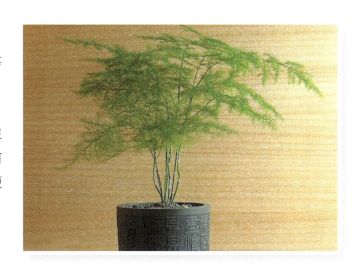

荞麦叶贝母

【别名】大叶百合、荞麦叶贝母、荞麦叶大百合。
【来源】天门冬科荞麦叶贝母的鳞茎。
【生长习性】生于山地林下阴湿处或山谷两旁草丛中。
【分布及资源】齐溪等地，量少。
【性味归经】甘、淡，凉。归肺经。
【功能主治】清肺止咳，解毒。主治肺结核咯血，鼻窦炎，中耳炎。
【用法用量】3~9g，煎服。外用适量，鲜品捣烂绞汁滴鼻或耳。

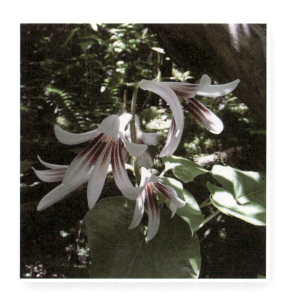

薯莨（红孩儿）

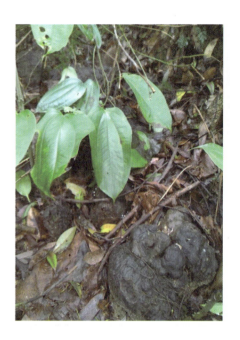

【别名】赭魁、薯良、鸡血莲、血母、朱砂七、红药子、金花果、红孩儿、孩儿血、牛血莲、染布薯。

【来源】薯蓣科植物薯莨的块茎。

【采收加工】5—8月采挖，洗净，捣碎鲜用或切片晒干。

【生长习性】生于山坡、谷地、疏林或灌丛中。

【分布及资源】苏庄等地，资源较少。

【性味归经】微酸、涩，凉。归肝经。

【功能主治】活血止血，理气止痛，清热解毒。主治功能性子宫出血，产后出血，产后腹痛，消化道出血，咯血，吐血，便血，尿血，内伤出血，崩漏，月经不调，痢疾，臌胀，哮喘，半身不遂，半身麻木，筋骨痛，关节炎，腰痛，阴痒，疮疖，毒蛇咬伤，中暑发痧。

【用法用量】3～9g，煎服，绞汁或研末。外用适量，研末敷或磨汁涂。

粉萆薢

【别名】大萆薢、山畚箕、山薯。

【来源】薯蓣科植物粉背薯蓣的根状茎。

【采收加工】秋、冬二季采挖，除去须根，洗净，切片，晒干。

【生长习性】生于山坡沟边阴湿处、疏林或灌丛中的腐殖质土上。

【分布及资源】全县各地，资源丰富，以村头、大溪边一带为多。

【性味归经】苦，平。归肾、胃经。

【功能主治】利湿去浊，祛风除痹。主治膏淋，白浊，白带过多，风湿痹痛，关节不利，腰膝疼痛。

【用法用量】9～15g，煎服。

【注意事项】肾阴亏虚、遗精滑精者慎用。

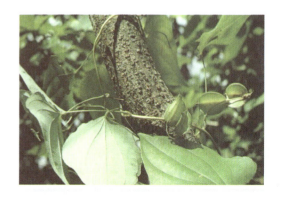

纤细薯蓣

功能等与粉萆薢基本相同。

山萆薢

【来源】薯蓣科山萆薢的根状茎。

【生长习性】生于阴湿山谷、沟畔、疏林下的腐殖质土上。

【分布及资源】全县各地，量多。

【性味归经】苦，平。归肝经。

【功能主治】祛风湿，疏筋，止痛。主治风湿痹痛，筋肉挛急。

【用法用量】9~15g，煎服。

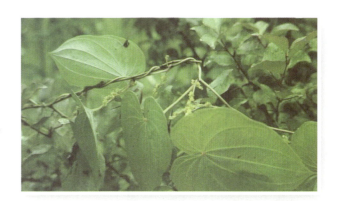

绵萆薢（山奋箕）

【别名】大萆薢、山奋箕、山薯。

【来源】薯蓣科植物绵萆薢或福州薯蓣的根状茎。

【采收加工】秋、冬二季采挖，除去须根，洗净，切片，晒干。

【生长习性】生于半阴山坡、疏林或灌丛中。

【分布及资源】全县各地，资源丰富，尤以杨林、桐村、芹阳办、音坑等地较多。

【性味归经】平，苦。归肾、胃经。

【功能主治】利湿去浊，祛风除痹。主治膏淋，白浊，白带过多，风湿痹痛，关节不利，腰膝疼痛。

【用法用量】9~15g，煎服。

【注意事项】肾阴亏虚、遗精滑精者慎用。

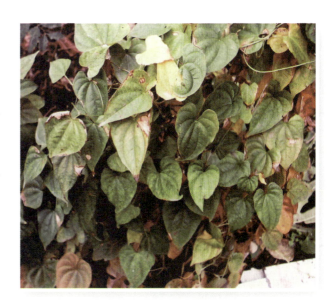

薯蓣（山药）

【别名】怀山药、山蓣、麻山药。
【来源】薯蓣科植物薯蓣的去外皮的根状茎。
【采收加工】冬季茎叶枯萎后采挖。
【生长习性】野生于向阳的山坡林缘或矮灌丛中，栽培于旱地。
【分布及资源】苏庄等地，量少。
【性味归经】甘，平。归脾、肺、肾经。
【功能主治】补脾养胃，生津益肺，补肾涩精。主治脾虚久泻，肺虚，肾虚，带下过多，尿频。
【用法用量】15～30g，煎服。
【注意事项】不可与甘遂同用，一次吃得太多，容易胀闷，个别人有过敏反应。

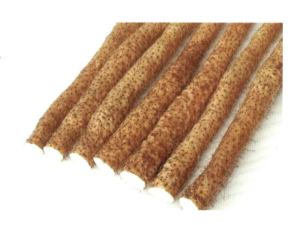

野山药
功能等基本与薯蓣相同。

鸢尾科

射干

【别名】乌扇、乌蒲、黄远、乌萐、夜干、乌翣、乌吹、草姜、鬼扇、凤翼。
【来源】鸢尾科植物射干的根状茎。
【采收加工】初春刚发芽或秋末茎叶枯萎时采挖，晒干，切片，生用。
【生长习性】生于山坡路旁草丛、杂木林缘、岩石旁及溪边草丛中。
【分布及资源】全县有零星分布，量少。
【性味归经】苦，寒，微毒。归肺经。
【功能主治】清热解毒，利咽化痰。主治扁桃体炎及腰痛等。
【用法用量】3～10g，煎服。
【注意事项】孕妇慎用。

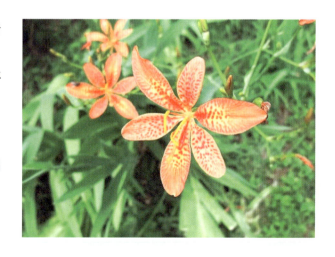

蝴蝶花

【来源】鸢尾科植物蝴蝶药的全草及根状茎。

【生长习性】生于林缘阴湿处或路边、水沟边。

【分布及资源】西部山区,量少。

【性味归经】苦,寒,有小毒。归肝经。

【功能主治】全草:清热解毒,消肿止痛。根状茎:泻下通便。主治肝炎,肝肿大,肝区痛,胃痛,咽喉肿痛,便血。

【用法用量】5~10g,煎服。

【注意事项】孕妇慎用。

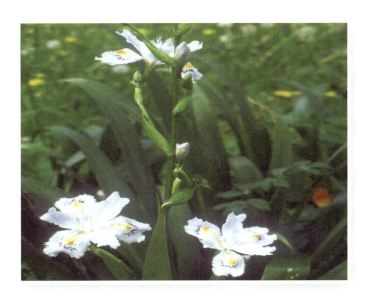

马 蔺

【别名】马莲、马兰、马兰花、旱蒲、马韭等。

【来源】鸢尾科植物马蔺的根及种子。

【生长习性】生于沟边草地及草甸。

【分布及资源】杨林、中村等地,量少。

【性味归经】甘,平。归肾、膀胱、肝经。

【功能主治】马蔺子:清热解毒,止血。主治黄疸,泻痢,白带过多,痈肿,喉痹,疝肿,风寒湿痹,吐血,衄血,血崩等。马蔺根:清热解毒。主治喉痹,痈疽,风湿痹痛。

【用法用量】6~15g,煎服。

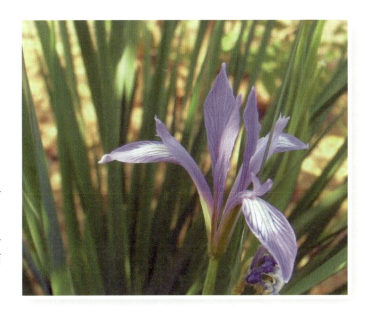

芭蕉科

芭 蕉

【别名】芭蕉根、芭蕉头、芭苴、板焦、板蕉、大芭蕉头、大头芭蕉。

【来源】芭蕉科芭蕉的根。

【生长习性】栽培于庭园间及村舍附近。

【分布及资源】全县有零星栽培，量少。

【性味归经】甘，凉。归膀胱经。

【功能主治】清热，止渴，利尿，解毒。主治天行热病，水肿，脚气，血淋，血崩，痈肿，疔疮，丹毒。

【用法用量】5～15g，煎汤。外用捣敷或研末调敷。

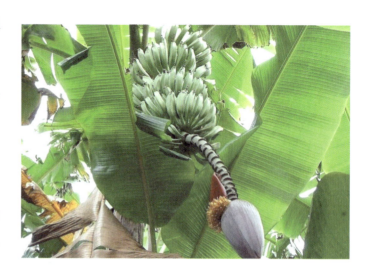

大花美人蕉

【别名】红艳蕉、兰蕉。

【来源】芭蕉科植物大花美人蕉的根状茎及花。

【生长习性】庭园栽培。

【分布及资源】芹阳办、华埠等地，量少。

【性味归经】甘、淡，凉。归脾、肺经。

【功能主治】清热利湿，解毒，止血。主治急性黄疸型肝炎，白带过多，跌打损伤，疮疡肿毒，异常子宫出血，外伤出血。

【用法用量】根茎15～30g，鲜品60～90g；花9～15g，煎服。外用适量，捣敷。

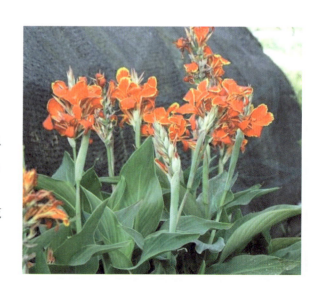

姜 科

山 姜

【别名】箭杆风、九姜连、九龙盘。
【来源】姜科植物山姜的种子、根及全草。
【采收加工】3—4月采挖，洗净，晒干。
【生长习性】生于林下湿地。
【分布及资源】全县有零星栽培，量少。
【性味归经】辛，温。归肺、胃经。
【功能主治】祛风通络，理气止痛。主治风湿性关节炎，跌打损伤，牙痛，胃痛。
【用法用量】3～9g，煎服。

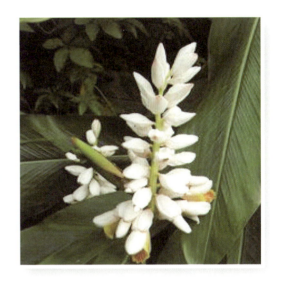

蘘 荷

【别名】嘉草、猼月、蒚蒩、芋渠、覆葅、阳藿、阳荷、山姜、观音花、野老姜、土里开花、野生姜、野姜、莲花姜等。
【来源】姜科蘘荷的根状茎。
【采收加工】宜于夏、秋季采收，洗净，刮去粗皮，鲜用或晒干用。
【生长习性】生于低山竹林下、阴湿地或水沟边。
【分布及资源】全县有零星分布，量少。
【性味归经】辛，温。归肝、肺经。
【功能主治】活血调经，镇咳祛痰，消肿解毒。主治妇女月经不调，老年咳嗽，疮肿，瘰疬，目赤，喉痹。
【用法用量】9～15g，煎汤，研末或鲜者捣汁。外用捣汁含漱、点眼或捣敷。
【注意事项】忌铁。

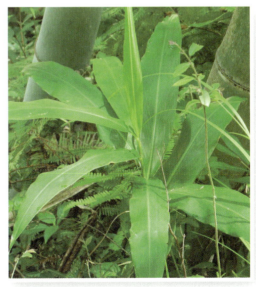

姜（生姜）

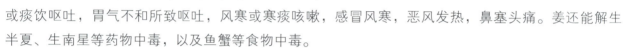

【别名】生姜、白姜、川姜。

【来源】姜科植物姜的老根状茎，外皮。

【生长习性】栽培于园地。

【分布及资源】全县有零星种植，芹阳办蟠桃山较多。

【性味归经】温，辛。归肺、胃、脾经。

【功能主治】解表散寒，温中止呕，温肺止咳，解毒。主治脾胃虚寒，食欲减退，恶心呕吐，或痰饮呕吐，胃气不和所致呕吐，风寒或寒痰咳嗽，感冒风寒，恶风发热，鼻塞头痛。姜还能解生半夏、生南星等药物中毒，以及鱼蟹等食物中毒。

【用法用量】3～10g，煎服，或捣汁服。外用捣敷、擦患处或炒热熨贴于患处。

【注意事项】阴虚内热及实热证者禁服。不宜一次食入过多，痈肿疮疖、目赤内热、便秘、痔疮患者不宜食用。烂姜中含有黄樟素，可使肝细胞变性、坏死，诱发肝癌、食道癌等，也不宜食用。

兰 科

无柱兰（独叶一枝花）

【别名】细葶无柱兰、小雏兰、合欢山兰。

【来源】兰科植物无柱兰的根及全草。

【生长习性】生于山野川谷较潮湿处，常成片生长。

【分布及资源】全县有零星分布，量少。

【性味归经】甘，凉。归肺经。

【功能主治】解毒，消肿，止血。主治肺热燥咳，痨嗽，虚损劳伤，虚热，盗汗，肾虚腰痛，外伤出血。

【用法用量】15～30g，煎服，或入丸、散。外用适量，鲜叶捣敷，或干叶研末撒。

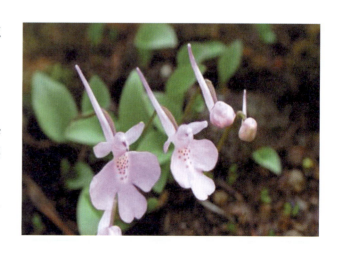

广东石豆兰

【来源】兰科植物广东石豆兰的全草。
【生长习性】生于山坡林下阴湿的岩石上。
【分布及资源】齐溪、苏庄等地有零星分布，量少。
【性味归经】甘、淡，寒。归肺经。
【功能主治】滋阴润肺，止咳化痰，清热消肿。主治咽喉肿痛，乳蛾，口疮，高热口渴，乳痈，咳嗽痰喘，顿咳，肺痨，吐血，咯血，风湿痹痛，跌打损伤。
【用法用量】3～9g，煎服。

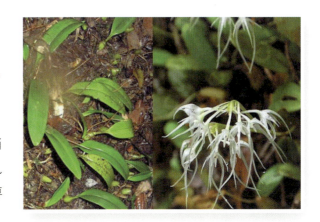

白 及

【别名】白根、地螺丝、羊角七。
【来源】兰科植物白及的块茎。
【采收加工】每年9—10月当茎叶枯萎时采挖，除去须根，洗净，置沸水中煮或蒸至无白心，晒至半干，除去外皮，晒干。
【生长习性】生于山野川谷较潮湿处。
【分布及资源】大溪边、马金、苏庄等地，量多。
【性味归经】涩、苦、甘，微寒。归肺、肝、胃经。
【功能主治】收敛止血，消肿生肌。主治咯血，吐血，外伤出血，疮疡肿毒，皮肤皲裂。
【用法用量】6～15g，煎服。3～6g，研末吞服。外用适量。
【注意事项】不宜与川乌、制川乌、草乌、制草乌、附子同用。

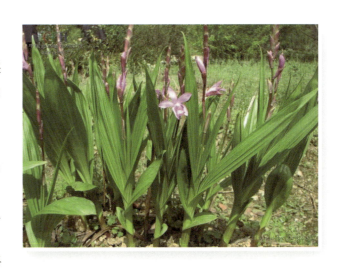

广东石豆兰

【来源】兰科植物广东石豆兰的全草。
【生长习性】生于山坡林下阴湿的岩石上。
【分布及资源】齐溪、苏庄等地有零星分布，量少。
【性味归经】甘、淡，寒。归肺经。
【功能主治】滋阴润肺，止咳化痰，清热消肿。主治咽喉肿痛，乳蛾，口疮，高热口渴，乳痈，咳嗽痰喘，顿咳，肺痨，吐血，咯血，风湿痹痛，跌打损伤。
【用法用量】3～9g，煎服。

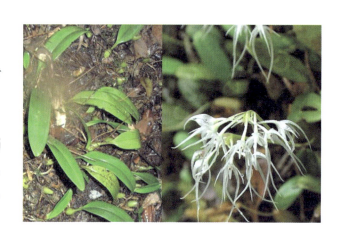

钩距虾脊兰

【来源】兰科植物钩距虾脊兰的根状茎及全草。
【生长习性】生于山坡林下及沟边湿地。
【分布及资源】西部山区，量少。
【性味归经】辛、微苦，寒。归肝，肺，肾经。
【功能主治】清热解毒，活血消肿。主治咽喉痛，痔疮，脱肛，风湿痹痛。
【用法用量】3～9g，煎服。

反瓣虾脊兰
功能等基本与钩距虾脊兰相同。

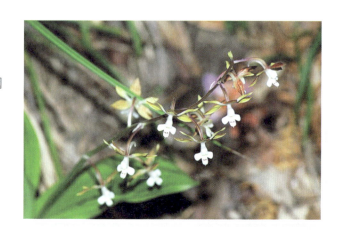

春 兰

【别名】朵兰、扑地兰、幽兰、朵朵香、草兰。

【来源】兰科春兰的根。

【生长习性】生于阴湿灌丛及石缝中。

【分布及资源】全县各地,资源较多。

【性味归经】辛,平。归膀胱经。

【功能主治】清热利湿,消肿。主治尿路感染,白带过多。

【用法用量】5~10g,煎服。

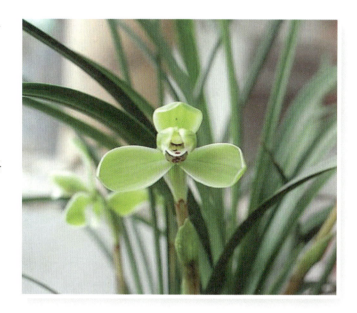

铜皮石斛

【别名】细茎石斛。清水山石斛、台湾石斛。

【来源】兰科植物细茎石斛的茎。

【生长习性】附生于海拔较高的阴湿的悬崖上火山坡树干上。

【分布及资源】齐溪、大溪边等地,量较多。

【性味归经】甘、淡,寒。归胃、肾经。

【功能主治】滋阴清热,养胃生津。主治热病伤津,痨伤咳血,口干烦渴,病后虚热,食欲不振。

【用法用量】10~15g,鲜用15~30g,煎服。

【注意事项】温热病不宜早用,湿热尚未化燥者忌服。

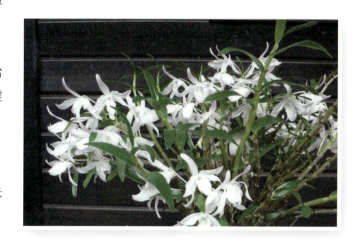

天麻（明天麻）

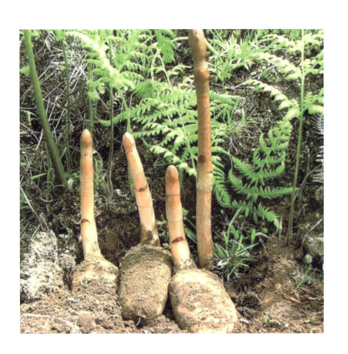

【别名】赤箭、独摇芝、离母、合离草、神草、鬼督邮、木浦、明天麻、定风草、白龙皮等。

【来源】兰科多年生寄生草本天麻的块茎。

【生长习性】栽植。

【分布及资源】芹阳办、长虹、苏庄有栽培，量少。

【性味归经】平，甘。归肝经。

【功能主治】息风止痉，平抑肝阳，祛风通络。主治眩晕眼黑，头风头痛，肢体麻木，半身不遂，语言謇涩，小儿惊痫动风。

【用法用量】煎服，3~10g。研末冲服，每次1~1.5g。

斑叶兰

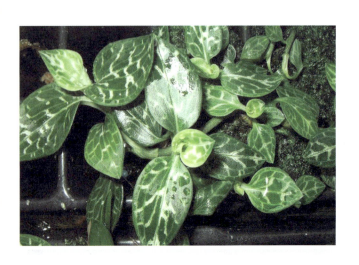

【别名】大斑叶兰、白花斑叶兰、大武山斑叶兰、偏花斑叶兰。

【来源】兰科植物斑叶兰的全草。

【生长习性】生于林间腐殖质丰富的阴湿处或岩石边。

【分布及资源】全县各地，量稀少。

【性味归经】甘，平。归肺经。

【功能主治】清肺止咳，解毒消肿，止痛。主治肺痨咳嗽，痰喘，肾气虚弱。外用治毒蛇咬伤，骨节疼痛，痈疖疮疡。

【用法用量】10~15g，煎服。

鹅毛玉凤兰

【别名】白凤兰、齿玉凤兰。

【来源】兰科鹅毛玉凤兰的块茎。

【生长习性】生于山坡林下、路旁、沟边草丛中。

【分布及资源】苏庄等地有零星分布，量少。

【性味归经】辛，平。归肾经。

【功能主治】利尿消肿，壮腰补肾。主治腰痛，疝气。

【用法用量】10～15g，煎服。

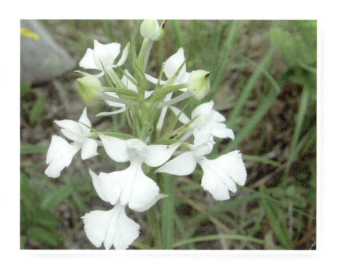

大唇羊耳兰

【来源】兰科大唇羊耳兰的全草。

【生长习性】生于溪边林下潮湿处。

【分布及资源】苏庄等地有零星分布，量少。

【性味归经】苦，寒。归肝经。

【功能主治】清热解毒，凉血止血。主治崩漏，月经过多。

【用法用量】5～15g，煎服。

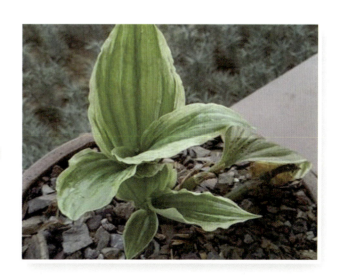

小舌唇兰

【别名】小长距兰、卵唇粉蝶兰、高山粉蝶兰。

【来源】兰科小舌唇兰的根及全草。

【生长习性】生于山坡密林下或草丛中。

【分布及资源】苏庄等地，量少。

【性味归经】甘，平。归肺经。

【功能主治】养阴润肺，益气生津。主治咳痰带血，咽喉肿痛，病后体弱，遗精，头昏身软，肾虚腰痛，咳嗽气喘，肠胃湿热，小儿疝气。

【用法用量】5～15g，煎服。

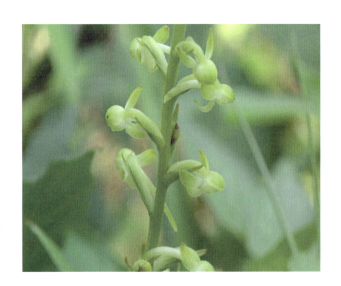

独蒜兰

【来源】兰科植物独蒜兰的球茎。

【生长习性】生于山坡林下或草丛中。

【分布及资源】西部山区，量少。

【性味归经】甘、微辛，凉，有小毒。归肝经。

【功能主治】清热解毒，消肿散结。主治疮疖痈肿，毒蛇咬伤。

【用法用量】5～15g，煎服。

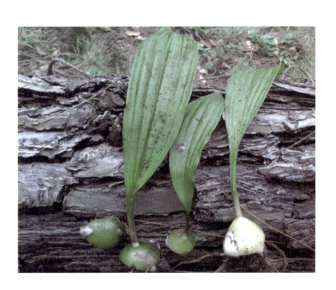

盘龙参

【别名】龙抱柱、盘龙草、双瑚草、猪牙参、猪鞭草。

【来源】兰科盘龙参属植物绶草的根或全草。

【采收加工】秋季挖根，除去茎叶，洗净晒干。春夏采收全草，洗净晒干。

【生长习性】生于山坡、林下、溪边或田埂草丛中。

【分布及资源】全县各地，资源较少。

【性味归经】甘、淡、苦，温。归肺、心、肝、肾经。

【功能主治】益气养阴，清热解毒，补气壮阳。主治病后虚弱，神经衰弱，阴虚内热，咳嗽吐血，肺结核咳血，头痛，腰痛酸软，小儿夏季热，小儿急惊风，糖尿病，遗精，白带，淋浊带下，脚气，带状疱疹。外用治毒蛇咬伤，火烫伤，疮疡痈肿。

【用法用量】9~15g，鲜全草15~30g，煎服。外用适量，鲜根或鲜草捣烂敷患处。

【注意事项】有湿热瘀滞者忌服。

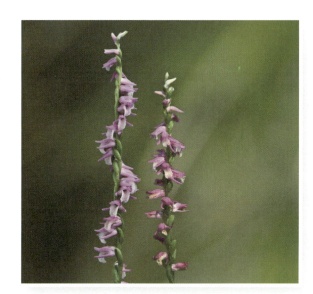

小花蜻蜓兰

【来源】兰科蜻蜓兰属下的一个种

【生长习性】生于山地、林下、山麓、溪沟边等较阴湿处。

【分布及资源】苏庄、齐溪等地，量少。

【性味归经】苦、辛，凉。归肾经。

【功能主治】清凉，消肿，解毒。

根(半春莲)：辛、苦，凉。解毒，消肿。主治鹅口疮。外用主治痈疖肿毒，跌打损伤。全草：甘，平。补肾壮阳。主治肾虚，身体虚弱，咳嗽气喘。

【用法用量】3~9g，煎服。

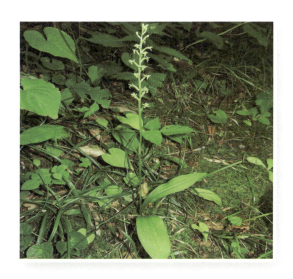

动物类
DONG WU LEI

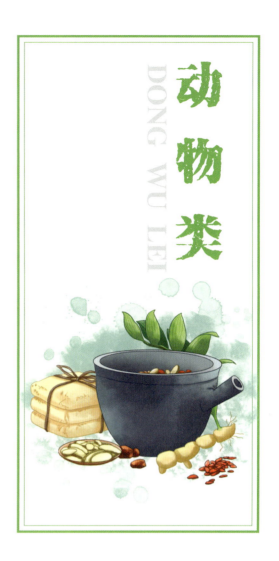

水蛭科

宽体蚂蟥

【别名】马蛭、蚂蟥。

【来源】水蛭科动物蚂蟥、水蛭 或柳叶蚂蟥的全体。

【采收加工】夏秋两季捕捉，用开水烫死、晒干或低温干燥。生用或用滑石粉烫至微鼓起。

【生长习性及分布】生活在池塘、溪流、河沟及水田中。全县各地均有分布，量少。

【性味归经】咸、苦，平。归肝经。

【功能主治】破血逐瘀消癥。主治月经闭止，癥瘕腹痛，蓄血，跌打损伤瘀血作痛，痈肿丹毒等症。

【用法用量】煎服，1.5~3g，研末服0.3~0.5g。或用活水蛭放于瘀肿局部以吸血消肿。

【注意事项】体弱血虚，无瘀血停聚及孕妇忌服。

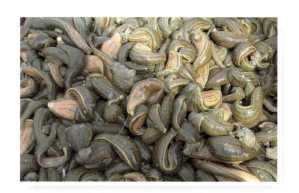

田螺科

方环棱螺

【别名】湖螺、石螺、豆田螺、金螺、蜗螺牛、丝螺。

【来源】田螺科动物方形环棱螺或其他同属动物的壳或全体。

【生长习性及分布】生活于河沟、湖泊、池沼及水田边；多栖息于腐殖质较多的水底。全县各地均有分布，量少。

【性味归经】甘，咸，寒。归肾、大肠经。

【功能主治】清热，利水，明目。主治黄疸，水肿，淋浊，消渴，痢疾，目赤翳障，痔疮，肿毒。

【用法用量】煮食、煎汤或捣汁饮。外用捣敷。

【注意事项】脾胃虚寒者忌食，风寒感冒者忌食，女子行经期间及妇人产后忌食，胃寒病者忌食。

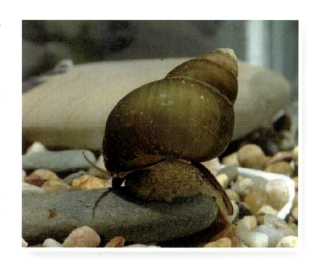

蜈蚣科

蜈 蚣

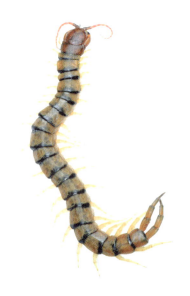

【别名】天龙、百脚、吴公。

【来源】蜈蚣科蜈蚣的全体。

【采收加工】夏春两季捕捉,用竹片插入头尾,绷直,晒干。

【生长习性及分布】生活在低山丘陵和多砂土地区。全县各地均有分布,量少。

【性味归经】辛,温,有毒。归肝经。

【功能主治】息风镇痉,攻毒散结,通络止痛。主治小儿惊风,抽搐痉挛,中风口眼歪斜,半身不遂,破伤风症,风湿顽痹,疮疡,瘰疬,毒蛇咬伤。

【用法用量】煎服,1~3g。研末吞服,每次0.6~1g。外用适量。

【注意事项】本品有毒,用量不宜过大,孕妇忌服。

金龟子科

粪食金龟子

【别名】金龟子。

【来源】金龟子科金龟子的全体。

【生长习性及分布】栖息在牛粪、人粪堆中或在粪堆下穴居,全县各地均有分布,量少。

【性味归经】咸,寒,有毒。归肝经。

【功能主治】解热镇惊,破瘀攻毒,通便,消肿。主治肝阳上亢,肾虚阳痿等。

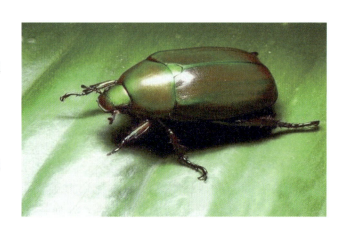

芫青科

南方大斑蝥

【别名】花斑蝥、斑猫、羊米虫、花壳虫、花罗虫、章瓦。

【来源】芫青科昆虫南方大斑蝥的干燥体。

【采收加工】夏、秋二季捕捉，闷死或烫死，晒干。

【生长习性及分布】多集聚于大豆、棉花、花生、茄子及瓜类植物的芽、叶、花上，全县大部分地区都有分布，量少。

【性味归经】辛，热，有大毒。归肝、胃、肾经。

【功能主治】破血消癥，攻毒蚀疮，发泡冷灸。主治症瘕癌肿，积年顽癣，瘰疬，赘疣，痈疽不溃，恶疮死肌。

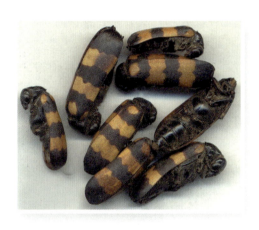

【用法用量】0.03~0.06g，炮制后多入丸散用。外用适量，研末或浸酒醋，或制油膏涂敷患处，不宜大面积用。

【注意事项】本品有大毒，内服慎用，孕妇禁用。

蚕蛾科

家 蚕

【别名】桑蚕、蚕。

【来源】蚕蛾科桑蚕的粪便、僵蚕、蚕茧。

【生长习性及分布】全县各地均有家养，量少。

【性味归经】蚕沙：辛、甘，温。归胃、脾、肝经。僵蚕：咸、辛，平。归肝、肺经。蚕茧：甘，温。

【功能主治】蚕沙：祛风除湿，和胃化浊，活血通经。主治风湿痹痛，肢体不遂，风疹瘙痒，吐泻转筋，闭经，崩漏。僵蚕：息风止痉，祛风止痛，化痰散结。主治肝风夹痰，惊痫抽搐，小儿急惊，破伤风，中风口㖞，风热头痛，目赤咽痛，风疹瘙痒，发颐痄腮等。蚕茧：止血，消肿解毒。主治便血，尿血，血崩，消渴，反胃，疳疮，痈肿。

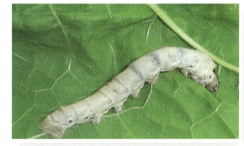

【用法用量】蚕沙：5~15g，煎服，宜布包入煎。外用适量。僵蚕：5~10g，煎服。蚕茧：3~9g，煎汤，或入散剂。外用研末撒或调敷。

【注意事项】僵蚕：阴虚火旺者禁服。

蜜蜂科

中华蜜蜂

【别名】中华蜂，土蜂。

【来源】蜜蜂科中华蜜蜂的蜂蜜、蜂胶、蜂乳、蜂子、蜂蜡。

【生长习性及分布】全县各地均有养殖，量少。

【性味归经】蜂蜜：甘，平。蜂乳：辛、酸，微温。蜂蜡：微温，甘。

【功能主治】蜂蜜：补益脾胃，润肺止咳，滑肠通便，缓中止痛。蜂乳：滋补强壮。蜂蜡：收涩，止痛，生肌。蜂胶：治鸡眼。蜂子：祛风，解毒，杀虫。

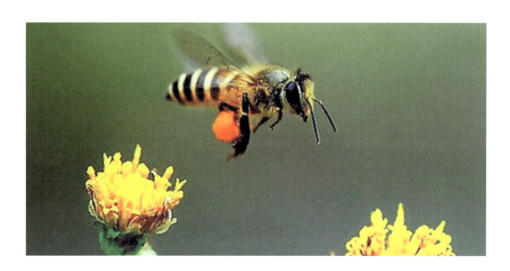

鳖蠊科

中华地鳖

【别名】地鳖虫、土元、地乌龟

【来源】鳖蠊科中华地鳖的全体。

【生长习性及分布】生于阴暗潮湿的腐土，常用牛粪与腐土拌匀后进行饲养。池淮等地有养殖，量少。

【性味归经】咸，寒，有毒。归肝经。

【功能主治】逐瘀，破积通络，续筋骨。主治跌打损伤，淤血脚痛，闭经，瘀血腹痛。

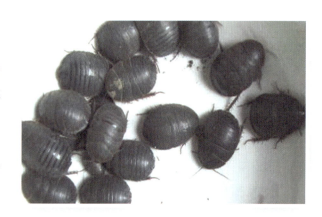

鲤 科

鲢 鱼

【别名】白鲢、水鲢、跳鲢、鲢子。

【来源】鲤科动物鲢鱼的肉。

【生长习性及分布】生于水的上层，主食浮游生物及植物群屑，全县各地池塘水库均有养殖，量较多。

【性味归经】甘，温。归脾、胃经。

【功能主治】温中益气，利水。主治久病体虚，水肿。

【用法用量】煮食，100～250g。

【注意事项】患痘疹、疟疾、痢疾、目疾及疮疡者慎服。痈疽疔疮，无名肿毒，瘙痒性皮肤病，目赤肿痛者忌食。红斑狼疮者慎食。

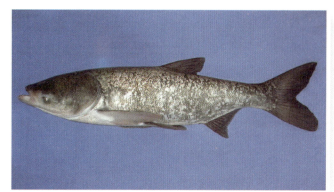

鲫 鱼

【别名】刀子鱼、鲫瓜子、月鲫仔、土鲫、细头、鲋鱼、寒鲋。

【来源】鲤科鲫鱼的肉。

【生长习性及分布】生活在江河、湖泊、池塘下层水底，全县各地均有饲养，量较多。

【性味归经】甘，平。归脾、胃、大肠经。

【功能主治】健脾开胃，益气利水，通乳，除湿。主治脾胃虚弱，少食乏力，呕吐或腹泻；脾虚水肿，小便不利；气血虚弱，乳汁减少；便血，痔疮出血。

【用法用量】煎汤，煨食，蒸熟，入菜肴。

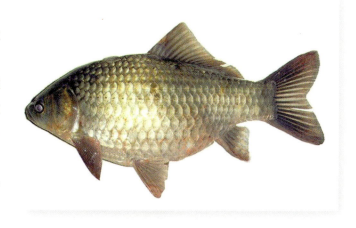

草 鱼

【别名】鲩、油鲩、草鲩、白鲩、草鱼、乌青、草苞、草根（东北）、混子。
【来源】鲤科草鱼的肉。
【生长习性及分布】生活在水的中下层和近岸多水草的区域，水库、鱼塘均有养殖，量较多。
【性味归经】甘，温。归肝、脾、胃经。
【功能主治】平肝祛风，暖胃和中。
【用法用量】煮食。

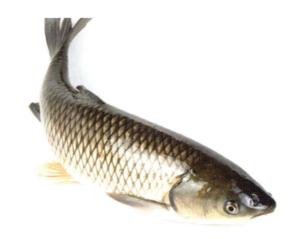

鳅 科

泥 鳅

【别名】鱼鳅，泥鳅鱼。
【来源】鳅科泥鳅的全体。
【生长习性及分布】生活在河流及水沟，喜在泥中活动。全县各地都有分布，量少。
【性味归经】甘，平。归脾、肝、肾经。
【功能主治】补益脾肾，利水，解毒。主治脾虚泻痢，热病口渴，消渴，小儿盗汗水肿，小便不利，阳事不举，病毒性肝炎，痔疮，疔疮，皮肤瘙痒。
【用法用量】煮食，100~250g。或烧存性，入丸、散，每次6~10g。外用适量，烧存性，研末调敷，或生品捣敷。

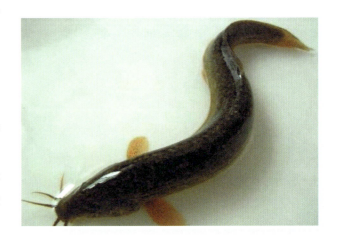

合腮科

黄鳝

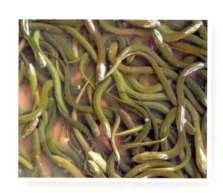

【别名】黄鳝鱼、鳝鱼。

【来源】合腮科黄鳝鱼的肉、血。

【生长习性及分布】生活在泥塘、沟渠、稻田等处,全县各地均有分布,量少。

【性味归经】甘,温。归肝、脾、肾经。

【功能主治】补中益气,养血固脱,温阳益脾,强精止血,滋补肝肾,祛风通络。主治内痔出血,气虚脱肛,产后瘦弱,妇女劳伤,子宫脱垂,肾虚腰痛,四肢无力,风湿麻痹、口眼歪斜。

【用法用量】食用。

【注意事项】有瘙痒性皮肤病者忌食;有痼疾宿病者,如支气管哮喘、淋巴结核、癌症、红斑性狼疮等应谨慎食用;凡病属虚热,或热证初愈,痢疾,腹胀属实者不宜食用。鳝鱼不宜与狗肉、狗血、南瓜、菠菜、红枣同食。

蟾蜍科

黑眶蟾蜍

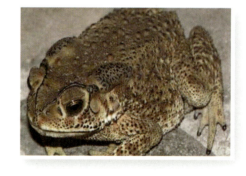

【别名】癞蛤蟆、蛤巴、癞疙疱、蟾蜍。

【来源】蟾蜍科动物中华大蟾蜍或黑眶蟾蜍的除去内脏的全体及分泌物。

【采收加工】夏、秋季捕捉,捕得后,先采去蟾酥,然后将蟾蜍杀死,直接晒干。

【生长习性及分布】栖息于阴沟边、草丛和土穴内,全县各地均有,量少。

【性味归经】蟾酥:辛,凉,有毒。归心、肝、脾、肺经。干蟾:甘、辛,凉,有毒。

【功能主治】蟾酥:解毒散结,消积利水,杀虫消疳。主治痢疾,疔疮,发背,瘰疬,恶疮,癥瘕癖积,臌胀,水肿,小儿疳积,破伤风,慢性咳喘。干蟾:解毒消肿,止痛利尿。

【用法用量】蟾酥:煎汤,1只;或入丸、散,1~3g。外用适量,烧存性研末敷或调涂;或活蟾蜍捣敷。

【注意事项】表热、虚脱的人忌用。

蛙 科

棘胸蛙

【别名】石鸡、棘蛙、石鳞、石蛙、石蛤等。

【来源】蛙科棘胸蛙的除去内脏的新鲜全体。

【生长习性及分布】生活于山溪水坑，西部、东部山区有栖息，量少。

【性味归经】甘，平。归脾、胃经。

【功能主治】滋补强壮。主治小儿疳积，羸瘦，病后虚弱等。

【用法用量】食用。

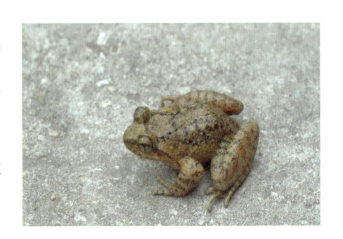

龟 科

乌 龟

【别名】金龟、草龟、泥龟、山龟、花龟、象龟等。

【来源】龟科乌龟的龟板、龟肉、龟血。

【生长习性及分布】栖息在川泽湖池中，全县各地均有分布，量少。

【性味归经】龟板：咸、甘，平。归心、肝、肾经。龟肉：甘、酸，温。

【功能主治】龟板：滋阴潜阳，补肾健骨。主治肾阴不足，骨蒸劳热，吐血，衄血，久咳，遗精，崩漏，带下过多，腰痛，骨痿，阴虚风动，久痢，久疟，痔疮。龟肉：祛风湿，止血痢。

【用法用量】龟板：15～40g，煎服，熬膏或入丸、散。外用烧灰研末敷。龟肉作药用配方时可采用煮食或炙灰研末的方法。

【注意事项】龟板：孕妇或胃有寒湿者忌服。龟肉不宜与酒、果、瓜、猪肉、苋菜、带鱼、平鱼、银鱼同食。龟肉与人参相克，服用人参、沙参时食用龟肉能产生不良反应或影响疗效，故服人参、沙参时不宜食用龟肉。

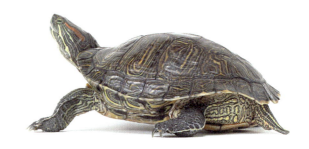

鳖科

鳖

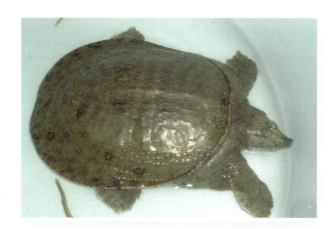

【别名】甲鱼、水鱼、团鱼、老鳖、王八、泥龟。

【来源】鳖科鳖的肉、甲、头骨。

【生长习性及分布】生于河港、池塘边的沙泥里。全县各地均有分布，量少。

【性味归经】甲鱼肉甘，平。归肝经。鳖甲：咸，微寒。归肝、肾经。

【功能主治】肉：滋阴清热，补虚养肾，补血补肝。鳖甲：滋阴潜阳，软坚散结，退热除蒸。主治阴虚发热，劳热骨蒸，虚风内动，闭经，癥瘕，久疟。头骨：主治脱肛。

【用法用量】鳖甲：煎汤，10～30g，先煎；或熬膏；或入丸、散。外用适量，烧存性研末掺或调敷。

【注意事项】肝病患者忌食；患有肠胃炎、胃溃疡、胆囊炎等消化系统疾病者不宜食用；失眠、孕妇及产后腹泻者不宜食用。鳖甲：脾胃虚寒、食少便溏及孕妇禁服。

壁虎科

多疣壁虎

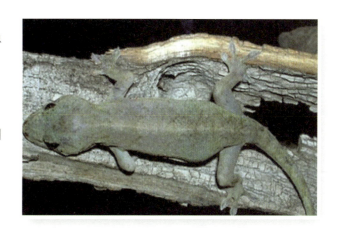

【别名】四脚蛇、马蛇子、麻蛇子。

【来源】壁虎科多疣壁虎的全体。

【生长习性及分布】栖息于壁洞、檐下等隐蔽处。全县各地均有栖息，量少。

【性味归经】咸，寒，有小毒。归肝经。

【功能主治】消瘿散瘰。主治瘰疬，癥瘕。

【用法用量】内服研末，1个。外用研末调敷，适量。

无疣壁虎

功能等基本与多疣壁虎相同。

游蛇科

乌蛇（乌梢蛇）

【别名】乌梢蛇。

【来源】游蛇科乌梢蛇的除去内脏的全体及蛇蜕。

【生长习性及分布】生活于丘陵地带及田野草丛或水边。全县各地均有分布，量少。

【性味归经】甘，平，无毒。归肝经。

【功能主治】祛风，活络，定惊。主治风湿顽痹，麻木拘挛，中风口眼㖞斜，半身不遂，抽搐痉挛，破伤风，麻风疥癣，瘰疬恶疮。

【用法用量】4.5~12g，煎服；酒浸或焙干研末为丸、散。外用烧灰调敷。

【注意事项】血虚生风者忌用。忌犯铁器。

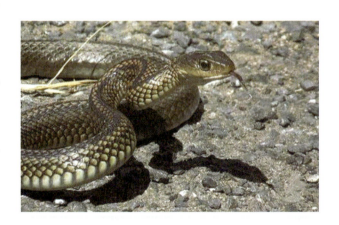

水 蛇

【别名】红点锦蛇、水长虫、白线蛇。

【来源】游蛇科红点锦蛇的肉。

【生长习性及分布】生活于水田、池塘、溪沟，捕食鱼类。全县各地均有分布，量少。

【性味归经】甘、咸，寒。归肝、胃、心经。

【功能主治】清热，除烦，明目。主治消渴，烦热，毒痢，明目。

【用法用量】内服煮食；或入丸、散。

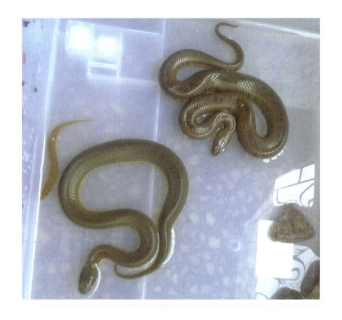

蝰 科

蕲蛇（齐蛇、五步蛇）

【别名】 大白花蛇、棋盘蛇、五步蛇、百步蛇。

【来源】 蝰科五步蛇除去内脏的全体。

【采收加工】 多于夏、秋二季捕捉，剖开蛇腹，除去内脏，洗净，用竹片撑开腹部，盘成圆盘状，干燥后拆除竹片。置干燥处储存，防霉，防蛀。

【生长习性及分布】 生活于山地丘陵草木茂盛的阴湿处。主食蛙、鼠类。全县各地均有分布，量少。

【性味归经】 甘、咸，温。归肝经。

【功能主治】 祛风湿，散风寒，舒筋活络。主治风湿顽痹，麻木拘挛，中风口眼歪斜，半身不遂，抽搐痉挛，破伤风，麻风疥癣。

【用法用量】 3~9g；研末吞服，一次1~1.5g，每日2~3次。

【注意事项】 阴虚血热者不宜。

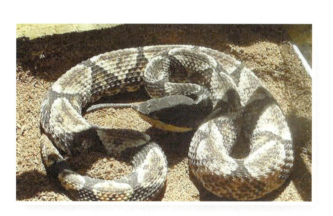

竹叶青

【别名】 竹叶青蛇、青竹蛇、青竹彪、刁竹青、焦尾巴。

【来源】 蝰科竹叶青蛇的全体。

【生长习性及分布】 盘绕于山野、林中及溪边灌乔木的枝叶上，山区均有分布，量少。

【性味归经】 甘、咸，温。归肝经。

【功能主治】 散疮毒。主治恶疮肿疖。

【用法用量】 外用茶油浸涂。

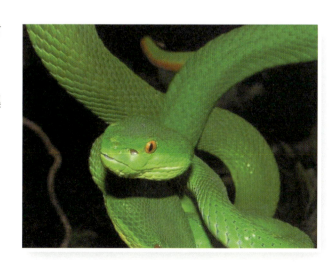

鸭 科

家 鹅

【别名】鹅。

【来源】鸭科鸿雁的肉、血、鹅内金、鹅胆、鹅涎。

【生长习性及分布】生活于溪河近旁、嗜食青草。全县各地有零星饲养，量较多。

【性味归经】肉：甘，平。血：咸，平。鹅内金：甘，平。归胃经。胆：苦，寒。归肝经。

【功能主治】肉：益气补虚，和胃止渴。血：解毒。主治噎膈反胃。鹅内金：理脾胃，消水谷。胆：清热解毒。涎：主治小儿鹅口疮。

【用法用量】鹅血：内服，趁热生饮，100～200ml；或制成糖浆、片剂服。鹅胆：外用适量，涂敷，内服取汁。鹅肉：内服适量，煮熟，食肉或汤汁。

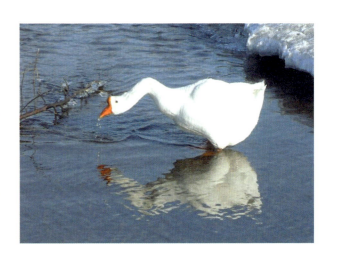

鸭

【来源】鸭科绿头鸭的肉、血、蛋、脂、胆、涎、鸭内金。

【生长习性及分布】生于河港、水库或稻田中。全县各地均有饲养，量较多。

【性味归经】肉：甘，平。血，咸，平。鸭内金：甘，平。胆：苦，寒。

【功能主治】肉：补中益气。血：补血解毒。蛋：滋阴清肺。脂：治风寒虚热。胆：治痔核。涎：治小儿痉风。内金：消食导滞。

【用法用量】食用。

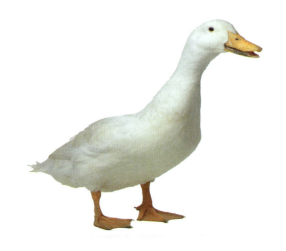

雉 科

乌骨鸡（家鸡）

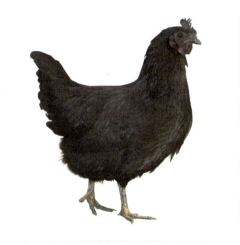

【别名】丝羽乌骨鸡、乌鸡。

【来源】雉科动物乌骨鸡的肉或除去内脏的全体。

【生长习性及分布】各地家养，食植物种子及昆虫。全县均有家养，量少。

【性味归经】甘，平。归肝、肾经。

【功能主治】补肝肾，益气血，养阴退热，调经止带。主治虚劳骨蒸羸瘦，消渴，脾虚滑泄，下痢口噤，崩中，带下。

【用法用量】煮食，烧存性研末，或入丸、散。

【注意事项】感冒发热，咳嗽多痰或湿热内蕴而见食少、腹胀者，有急性菌痢肠炎者忌食。此外，体胖、患严重皮肤疾病者也不宜食用。

家 鸡

【来源】雉科家鸡的鸡内金、鸡蛋、肌肉、鸡胆、鸡子壳。

【生长习性及分布】家养，以食植物种子及昆虫。全县均有家养，量多。

【性味归经】鸡内金：甘，平。归脾、胃、小肠、膀胱经。鸡肉：甘，温。归脾、肾经。鸡胆：苦，寒。归肺、肝、胆经。

【功能主治】鸡内金：健胃消食，涩精止遗，通淋化石。主治食积不消，呕吐泻痢，小儿疳积，遗尿，遗精，石淋涩痛，胆胀胁痛。鸡肉：温中补脾，益气养血，补肾益精。鸡胆：清热解毒，祛痰止咳，明目。主治百日咳，慢性支气管炎，中耳炎，小儿菌痢，砂淋，目赤流泪，白内障，耳后湿疮，痔疮。

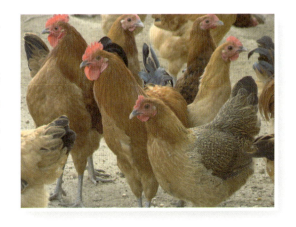

【用法用量】鸡内金：3~10g，煎服。研末服，每次1.5~3g。研末服效果优于煎剂。鸡肉：煮食。鸡胆：鲜鸡胆1~3个取汁加糖服，亦可烘干研粉或制成片剂，或制成鸡胆口服液。外用适量，取鲜鸡胆汁点眼。

【注意事项】鸡内金：脾虚无积滞者慎用。

雉（山鸡）

【别名】野鸡、山鸡。
【来源】雉科雉的肉。
【生长习性及分布】栖息于漫生草莽中或其他隐蔽处，食谷类及昆虫，全县各地均有分布，量少。
【性味归经】酸，微寒。归脾、胃经
【功能主治】补中益气，止痢，除蚁瘘。
【用法用量】煮食。

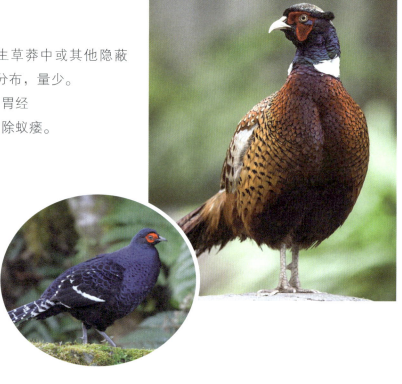

鸠鸽科

鸽

【别名】鸽子。
【来源】鸠鸽科鸽的肉及蛋。
【生长习性及分布】芹阳等地有饲养，量少。
【性味归经】咸，平。归肾经。
【功能主治】补肾益气，解毒。
【用法用量】食用。

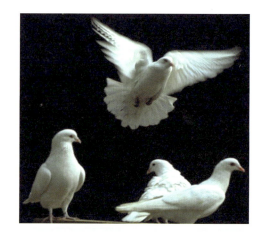

椋鸟科

八哥

【别名】黑八哥、鸲鹆、寒皋、凤头八哥、了哥仔、鸲鹆。

【来源】椋鸟科八哥的肉。

【生长习性及分布】栖息在茂密的树林，夜间有固定的栖息场所，主食蚱蜢、蝗虫、地老虎及果实种子类。全县各地均有分布，量少。

【性味归经】咸，平。归肺、肝、大肠经。

【功能主治】解毒，止血，止咳，止喘。主治久嗽，呃逆，痔疮出血。

【用法用量】内服：炙干研末作丸、散，或煮羹。

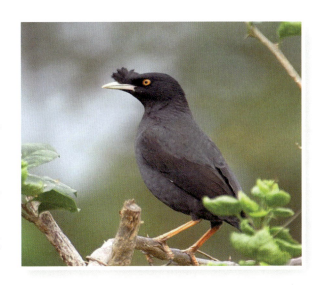

鸦科

乌鸦

【别名】鸦、楚乌、鹎乌、巨喙乌、黑老鸦、老鸦。

【来源】鸦科乌鸦的肉。

【生长习性及分布】常见于田野、屋旁树中，以食玉米、花生、豆类及昆虫、腐肉为主。全县各地均有，量少。

【性味归经】酸、涩，平。归肝、肾、肺经。

【功能主治】祛风定痫，滋阴止血。主治头风眩晕，小儿风痫，肺痨咳嗽，吐血。

【用法用量】内服：煎汤，1只；或焙研，入丸、散。外用适量，煅研调敷。

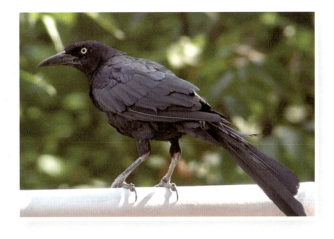

文鸟科

雀

【别名】麻雀嘉宾、家雀、瓦雀、宾雀、麻禾雀。

【来源】文鸟科动物麻雀的除去内脏的全体。

【生长习性及分布】栖息于丘陵和山地及平原的丛林、果园、竹林，主食种子及昆虫类。全县各地均有分布，量少。

【性味归经】甘，温。归肾、肺、膀胱经。

【功能主治】补肾壮阳，益精固涩。主治肾虚阳痿，早泄，遗精，腰膝酸软，疝气，小便频数，崩漏，带下过多，百日咳，痈毒疮疖。

【用法用量】内服：煨，蒸，适量；或熬膏；或浸酒；或煅存性入丸、散。

【注意事项】阴虚火旺者及孕妇禁服。

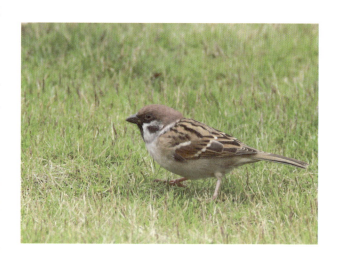

蝙蝠科

蝙蝠

【别名】天鼠、挂鼠、天蝠、老鼠皮翼、飞鼠、燕别故、蜜符、盐老鼠。

【来源】蝙蝠科蝙蝠的全体及夜明砂。

【生长习性及分布】栖息于建筑物的缝隙或树洞、石洞中，以食昆虫为主。全县各地均有分布，量少。

【性味归经】咸，平。归肝经。

【功能主治】止咳平喘，利水通淋，平肝明目，解毒。主治咳嗽，喘息，淋证，带下过多，目昏，目翳，瘰疬。

【用法用量】内服：入丸、散，1～3g。外用适量，研末撒，或调敷。

【注意事项】虚寒者及孕妇慎服，夜明砂与白蔹、白薇相克。

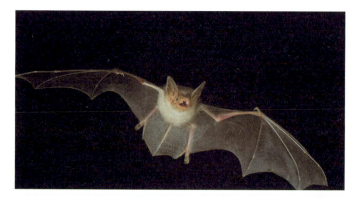

松鼠科

赤腹松鼠

【别名】红腹松鼠。

【来源】松鼠科赤腹松鼠的全体。

【生长习性及分布】栖息于常绿阔叶林、次生稀疏灌丛或果园中,主食各种果实。全县各地均有分布,量少。

【性味归经】甘、咸,平。归肺、肝经。

【功能主治】理气调经,行气止痛,益肺抗痨。主治肺结核,月经不调,痛经。

【用法用量】内服:3~9g,焙干研粉。

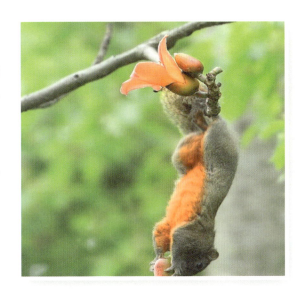

兔科

华南兔

【别名】山兔、短耳兔、糙毛兔、野兔等。

【来源】兔科华南兔的粪便。

【生长习性及分布】多栖息于山地丘陵的稀疏灌丛、杂草丛,以青草等细嫩叶为食。全县各地均有分布,量少。

【性味归经】辛,平。归肺、肝经。

【功能主治】明目去翳,解毒杀虫。主治目翳,痔疮,疳积等。

【用法用量】3~6g,煎服。

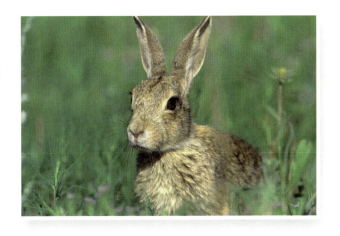

犬　科

狗

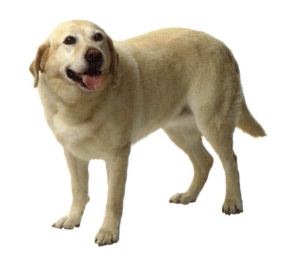

【别名】犬。

【来源】犬科动物灰狼的狗宝（胃中结石）、狗肾、狗肉、狗骨。

【生长习性及分布】全县各地均有家养，食性杂，量少。

【性味归经】狗宝：甘、咸，平。归肝经。狗肾：咸，大热。归肾经。肉：咸、酸，温。归胃、肾经。骨：甘，平。

【功能主治】狗宝：降逆气，散郁结，解毒。狗肾：暖肾，益精壮阳。肉：补胃气，壮阳道，暖腰膝，益力气。骨：生肌解毒，补虚，祛湿。

【用法用量】食用。

猪　科

野　猪

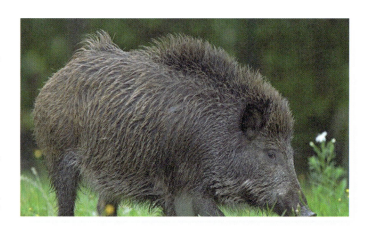

【别名】山猪、豕舒胖子。

【来源】猪科动物野猪的肉、皮。

【生长习性】栖息于山林中或山涧沟谷附近，没有固定巢穴，量较多。

【性味归经】甘、咸，平。归心、肺、脾、肾经。

【功能主治】滋阴润肺，解毒疗疮。主治虚劳咳嗽，鼠瘘恶疮。

【用法用量】30～50g，煎汤。外用适量，研末调敷。

家　猪

【来源】猪科动物家猪的胆、肾、脑、肝、肺、心、前蹄及蹄壳。

【产地分布】全县各地广为养殖，量多。

【性味归经】胆：苦，寒。归心、肝、肺经。肾：咸，凉。归肾、膀胱经。肝：甘、苦，温。归肝经。脑：甘，寒。归肾经。肺：甘，微寒。归肺经。

【功能主治】肝：补肝明目，养血。脑：益虚劳，补骨髓。

【用法用量】食用。

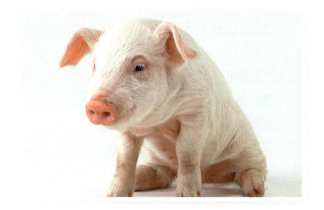

牛　科

水　牛

【别名】印度水牛、河水牛。

【产地分布】全县各地均有分布，食草为主，量少。

【性味归经】水牛角：酸、咸，寒。归心、肝经。

【功能主治】清热凉血，解毒，定惊。主治温病高热，神昏谵语，发斑发疹，吐血衄血，惊风，癫狂。

【用法用量】15～30g，煎服，宜先煎3小时以上。

【注意事项】孕妇、中虚胃寒者慎服。大量服用，常有上腹部不适，恶心，腹胀，食欲不振等反应。

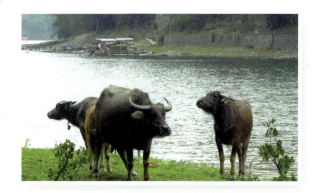

黄 牛

【来源】牛科动物黄牛的牛胆结石（牛黄）、肉、肝、胆、角、肾、粪（百草霜）。

【生长习性及产地分布】全县各地均有分布，食草为主，量少。

【性味归经】牛黄：甘，凉。归心、肝经。牛胆汁：苦，寒。归心、肝、胃经。牛角：苦，温。牛肉：甘，温。归脾、胃、肝经。牛粪：苦，寒。归肝、肺、胃经。

【功能主治】牛黄：清心，豁痰开窍，凉肝息风，解毒。主治热病神昏，中风痰迷，惊痫抽搐，癫痫发狂，咽喉肿痛，口舌生疮，痈肿疔疮。牛胆汁：除心腹热渴，明目消肿。牛角：止血。主治血热妄行的吐血，衄血，痈疮疔肿。肉：补中益气，滋养脾胃，强筋健骨。牛粪：止血，消积，清毒散火。主治吐血，衄血，便血，血崩，带下过多，食积，痢疾，黄疸，咽喉肿痛，口舌生疮，臁疮，白秃头疮，外伤出血。

【用法用量】牛黄：0.15～0.35g，多入丸散用。外用适量，研末敷患处。牛角：内服，5～15g，锉为细粉或磨汁服。或入丸散剂。百草霜：内服，3～9g，煎服；1～3g，入丸、散。外用适量，研末撒，或调敷。

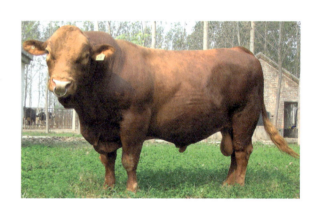

【注意事项】牛黄：孕妇慎服。百草霜：阴虚火燥，咳嗽肺损者，勿用。